"十三五"国家重点出版物出版规划项目

中国食物成分表 标准版

China Food Composition Table Standard Edition

（第6版 第一册）

中国疾病预防控制中心营养与健康所 编著

主　　编 杨月欣
副 主 编 王光亚 何　梅 潘兴昌 王　竹
秘　　书 杨晶明 陆　颖

编校人员 杨晶明 杨月欣 陆　颖 王　竹
沈　湘 向雪松 韩军花 何　梅
陈月晓 徐维盛 潘兴昌 王国栋
门建华 郭　军 李建文 周瑞华
高　超 张雪松 李　东 边立华

北京大学医学出版社

ZHONGGUO SHIWU CHENGFENBIAO（BIAOZHUNBAN）

图书在版编目（CIP）数据

中国食物成分表：标准版. 第一册 / 杨月欣主编；
中国疾病预防控制中心营养与健康所编著. —6 版.
—北京：北京大学医学出版社，2018. 7（2024. 3 重印）
“十三五”国家重点出版规划项目
ISBN 978-7-5659-1699-1

Ⅰ. ①中… Ⅱ. ①杨… ②中… Ⅲ. ①食品营养
分析－数据－中国 Ⅳ. ① R151.3

中国版本图书馆 CIP 数据核字（2017）第 251130 号

中国食物成分表标准版（第 6 版　第一册）

主　　编：杨月欣
出版发行：北京大学医学出版社
地　　址：（100191）北京市海淀区学院路 38 号　北京大学医学部院内
电　　话：发行部 010-82802230；图书邮购 010-82802495
网　　址：http://www.pumpress.com.cn
E-mail：booksale@bjmu.edu.cn
印　　刷：北京信彩瑞禾印刷厂
经　　销：新华书店
责任编辑：赵　莳　　**责任校对**：金彤文　　**责任印制**：李　啸
开　　本：889 mm × 1194 mm　1/16　　**印张**：24　　**字数**：813 千字
版　　次：2018 年 7 月第 6 版　2024 年 3 月第 7 次印刷
书　　号：ISBN 978-7-5659-1699-1
定　　价：168.00 元

序

《中国食物成分表》经历了多年的发展，在不同的时期完成了代表一个时期膳食特点的数据，至今已经积累了数十万计的食物数据信息。如今食物数据已经“渗透”到很多科研及相关业务领域，对食物数据的挖掘和应用成为当今重要的生产因素。与此同时，营养学及相关学科也在不断地发展，实验室分析技术及数据共享等方面的进步都促进着我国食物成分数据库的成长。为了与国际食物成分数据保持同步发展，保障国家在居民营养与健康状况调查中食物成分数据的使用，对我国的食物成分工作也提出了更高的要求，既要科学地整合不同时期多个资源的数据，也要完成数据价值的“提纯”和“共享”，为获得更为深刻和全面的科研发现提供更大的空间和基础。

食物成分数据库的建立和研究是一项艰巨、宏大的基础事业，是健康中国2030国家营养计划的支撑性工作。在国家有关部委的支持下，中国食物成分数据研究工作近年来得到较大的发展。自2010年以来，中国疾病预防控制中心营养与健康所（原营养与食品安全所）在食物成分数据研究方面先后开展了“全国食物成分监测”等几个项目的工作，在各地疾病预防控制中心的支持下，采集消费量大、流通广的食物进行实验室分析，严格控制数据质量，完善食物描述信息和数据来源档案建立，进一步弥补了我国食物成分数据的空白。大数据时代的到来，使得科学界和全民更加关注食物数据，感谢为食物成分数据库坚持不懈努力工作的团队，希望你们的工作做得越来越好。

梁晓峰

中国疾病预防控制中心（CDC）

2017年10月于北京

前言

食物成分数据作为重要的公共卫生数据，与众多科学数据一样，具有学术、经济和社会的多重价值，成为知识创新、科技资源的重要内容。

《中国食物成分表（2002/2009）》和《中国食物成分表（2004）》的出版距今已有十年多了，这十余年，营养学和食品科学及其相关学科都有了长足的进步。这些进步已经或将给食物成分数据的分析和产生等方面带来冲击。FAO食物营养部和INFOODS近年来一直积极倡导食物成分准确、标准化的表达和数据共享。2010年我国启动多省市自治区的食物成分监测工作，第5次全国营养和慢性病监测工作也在展开，为确保我国营养调查数据的科学性和准确性，并跟上国际同行发展的步伐，我们组织了相关人员对我国的食物成分数据表进行了修订并再版。

本书是一本以专业人员为主要读者的参考书，包括科研院所的研究人员、高等院校师生、临床营养学工作者以及在疾病预防控制战线工作的科技人员等。本次修订力求吸收营养学、分析化学和食品科学的发展与进步成果，并努力反映新的观点和概念；力求在食物分类、成分命名、数据表达等方面与专业发展同步，并尽量与国际组织INFOODS的规范和标准相一致；力求方便读者，并使之在营养学研究、膳食调查、膳食与疾病关系研究、营养教育等有关工作中最大限度地应用。“食物成分”一词包含着无限的学术潜力，对人类营养学、食物营养学以及食品工业发展领域都蕴藏着无穷的共进魅力。在互动的知识增长中，她是人类营养学的基础和再现，是推动农作物更新、营养强化、新资源食品、保健食品以及整个食品工业不断进步的关键。我希望细心的读者还可以从本书中体会到营养学和食品科学的进步与浩瀚。

中国的“食物成分表”从1952年第一次问世，到今天本书的出版已经有六十余年的历程。这项工作一直在默默地延续和进步着。从吴宪、周启源、沈治平、王光亚到现在的编者，中国食物成分数据不断增加，凝聚了几代人的心血和努力。实际上，目前我们仍然有许多对食物的未知或无能为力，也许这正是需要我们为之奋斗一生的原因。希望不久的将来，您将会看到《中国食物成分表（标准版）》三个分册陆续从我们研究所走出来。

我们高兴地将此书献给每一位在营养学、流行病学、临床医学、食品行业等各相关领域工作的科技人员，并衷心希望能实现与您们的工作构成良性的互馈，或成为您们工作的助手和成就的阶石。

前言

本书的修订基于《中国食物成分表（2009）》与《中国食物成分表（2004）》的合并、修订、更新及补充。本书是我国现有植物性食物和食品数据的集合。在工作过程中，核对和编辑工作花费了大量的时间和人力。由于本书的数据多、涉及面广等特殊性，加之编者水平所限，或许本书中仍然存在这样或那样的失误或错误。我们衷心盼望广大读者能函告您发现的错误之处和看法，以便我们及时纠正。来函请寄：中国疾病预防控制中心营养与健康所，北京西城区南纬路29号，100050或发邮箱：fct_s2018@163.com。

杨月欣
中国疾病预防控制中心营养与健康所
2017年10月于北京

目录

CONTENTS

第 6 版使用说明

Introductions（6 Edition）

1 概述

我国的食物营养价值研究始于 20 世纪 30 年代。我国第 1 版《食物成分表》于新中国成立后 1952 年出版，是由中国疾病预防控制中心营养与健康所的前身中央卫生实验研究院营养学系的营养科学家在两年多时间内完成的（1949—1951）。该书在新中国成立之初为改善我国人民的营养缺乏病发挥了重要的作用。继后，在近 60 年的营养学研究和科学发展的长河中，食物成分研究一直积极发展和扩充。第 6 版《中国食物成分表（标准版）》即是在前面研究的基础上总结和发展而成的。

我国食物成分数据研究和相关书籍出版，一直由中国疾病预防控制中心营养与健康所团队负责。不同时期的出版物，虽然看起来是不同单位编著，但那只是由于机构调整或名称变更而已。《中国食物成分表》出版简史见下表，详细内容见附录 7。

《中国食物成分表》出版简史

版 次	名 称		主 编	出版年代
第 6 版	中国食物成分表（标准版）	（第一册 植物性食物）	杨月欣	2018
	中国食物成分表（标准版）	（第二册 动物性食物）	杨月欣	2019
	中国食物成分表（标准版）	（第三册 加工食品）		
第 5 版	中国食物成分表（第一册）		杨月欣 王光亚 潘兴昌	2002 2009
	中国食物成分表（第二册）		杨月欣	2004
第 4 版	食物成分表（全国代表值）		王光亚 主编 沈治平 主审	1991
	食物成分表（全国分省值）		王光亚 主编 沈治平 主审	1992
第 3 版	食物成分表		沈治平	1981
第 2 版	食物成分表		周启源	1963
第 1 版	食物成分表		周启源 杨恩孚	1952
首 发	食物成分表		吴 宪	1940
	营养概论		吴 宪	1929

《中国食物成分表（标准版）》是在第 5 版《中国食物成分表（2009，第一册）》和《中国食物成分表（2004，第二册）》的基础上修订而成的。其主要内容包括三个部分：使用说明、食物成分表及附录。

本书所列食物以植物性原料和食品为主，共收集了 1110 余条食物的一般营养成分数据，包括能量、水分、灰分、膳食纤维等宏量营养素共 10 种，维生素 11 种，矿物质 10 种，氨基酸 20 种，脂肪酸 45 种。修订了食物的维生素 A 的表达方式，修正和统一了两本书数据和食物种类、编排方式、编码、食物成分的表达等内容。修订并增加了常见食物碘、维生素、植物化学物等 9 个特别成分表；增加了食物血糖生成指数数据和脂肪酸、食用油数据，大大扩充了植物性食物的营养成分数据源。特别指出的是，为提高对食物的理解和应用的准确性，本书还给出了较为详细的食物样品描述，书后附上带有编号的食物图片。

本版定名为“标准版”，是为了强调其是食物基本数据，并以示与其他科普用途、实验室用途版本的区别。

2 数据来源和修订

本书（第 6 版，第一册）共有食物 3300 余条，数据 57 000 余个，全部以植物原料和食品为主。

2.1 实验室数据来源

数据来源主要有以下两个方面：

（1）基本数据来源：合并 2009 版和 2004 版的中国食物成分表数据的植物性食物部分，主要是便于查阅和方便使用。原始数据基于国家自然科学基金资助项目（1988 年）；1998 年至 2004 年间，国家科技部公益基金项目和基础项目，北京市自然科学基金项目，中国营养学会、达能营养中心基金项目等的支持，数据均由中国疾病预防控制中心营养与健康所团队（以下简称本实验室）完成。

（2）新增补数据来源：附录部分，食物血糖生成指数原始数据基于原卫生部基金课题（1998 年）和 2010—2016 年间科技部粮油专项研究，增补了 50 余种新谷类数据；食物碘增补了 283 个数据，均由本实验室完成。另外本实验室卫生行业专项课题中油脂监测数据，以及借用的企业研发监测数据共计增补了 230 余个油类脂肪酸数据。

新增的数据包括植物化学物和部分维生素的数据。这些数据主要基于 2005 年以后本实验室完成的国家科技部的公益基金项目，“十一五”、“十二五”卫生专项等项目。植物化学物部分还包括凌文华、郭长江等团队实验室的研究数据和借用 USDA 的数据等。其中包括 550 余个叶酸、胆碱、生物素等数据；860 余个选择食物中植物甾醇、胡萝卜素、类黄酮、花青素、白藜芦醇等数据。

2.2 借用或引用数据

借用或引用数据指参考国内或国外食物成分数据库及他人发表文献的数据。对于各种借用或引用的数据，或在食物成分表“备注”栏中标注了其来源代码，或在数据表格的下面对其来源作了具体说明。

食物来源代码含义如下：

“BJV”	借用“北京市蔬菜研究所”数据
“BJRN”	借用“北京市营养源研究所”数据
ShH-FCT	——上海食物成分表数据
YN-FCT	——云南食物成分表数据
TW-FCT	——台湾食物成分表数据
FJ-FCT	——福建食物成分表数据
“UK”	——引用“英国食物成分表”数据
“USDA”	——借用“美国食物成分表”数据
“Japan-FCT”	——日本食物成分表数据
“Korea-FCT”	——韩国食物成分表数据
“FNL”	——食品营养标签数据

2.3 代表值和修订值

为了便于使用，当来自不同地区的同一种食物有多条时，本书对不同产区或不同品种的多条同个食物营养素含量计算了“x”，为代表值。代表值是在剔除异常离群数据后以中位数表示。由于气候条件、土壤特点及种植方式等因素的差异性，导致变化或多样性的存在，食物中某些数据变化是正常的。当数据差别较大的时候则不能合并。本书中食物的代表值是 2004 版和 2009 版数据的整合，是将同一种食物剔除异常值后重新计算获得的（可能与第 6 版的代表值不同）。

本书主要的修订数据是维生素 A 的数据表达，由原来的 1μg RE 维生素 A = 6μg β - 胡萝卜素，改为 1μg RAE 维生素 A = 12μg β - 胡萝卜素。这可能引起食物维生素 A 含量的成倍变化，详见 6.3 维生素 A 部分。

3 食物的名称、分类与编码

3.1 食物名称

食物名称由中文学名和别名组成，均在食物名称中列出。为便于使用者对食物的辨识，本书将食物名称描述清晰化，对于部分易混淆的食物，在名称中对食物的颜色、形状、质地、生产加工方式、地区来源、分析部位等进行说明。食物的英文和拉丁文名称分别见附录 1 和附录 2。

3.2 食物分类

采用“食物类和亚类”的双级分类方法：参照 INFOODS 的分类原则，结合我国食品行业和营养学界以往的食物分类原则，将所有食物分为 若干个食物类；对于一个食物类中的食物，根据其某一属性的不同，又分成不同的亚类，对那些难以归类到某一具体亚类的食物，一律归入到相应食物类名称为“其他”的亚类中。食物分类及本书所收录的食物类别见表 1。

表 1　食物分类一览表

分　册	食物类编码	食物类名称	食物条数	亚类编码	亚类名称	亚类食物条数
第一册						
	01	谷类及制品	112			
				1	小麦	37
				2	稻米	41
				3	玉米	10
				4	大麦	4
				5	小米、黄米	6
				9	其他	14
	02	薯类、淀粉及制品	26			
				1	薯类	11
				2	淀粉类	15
	03	干豆类及制品	81			
				1	大豆	48
				2	绿豆	3
				3	赤豆	4
				4	芸豆	6
				5	蚕豆	8
				9	其他	12
	04	蔬菜类及制品	313			
				1	根菜类	21
				2	鲜豆类	27
				3	茄果、瓜菜类	47
				4	葱蒜类	20
				5	嫩茎、叶、花菜类	92
				6	水生蔬菜类	10
				7	薯芋类	12
				8	野生蔬菜类	84
	05	菌藻类	66			
				1	菌类	55
				2	藻类	11
	06	水果类及制品	182			
				1	仁果类	57

续表

分　册	食物类编码	食物类名称	食物条数	亚类编码	亚类名称	亚类食物条数
第一册						
				2	核果类	37
				3	浆果类	27
				4	柑橘类	15
				5	热带、亚热带水果	32
				6	瓜果类	14
	07	坚果、种子类	64			64
				1	树坚果	38
				2	种子	26
	19	油脂类	19			
				2	植物油	19
第二册						
	08	畜肉类及制品	197			
				1	猪	103
				2	牛	43
				3	羊	36
				4	驴	6
				5	马	3
				9	其他	6
	09	禽肉类及制品	71			
				1	鸡	27
				2	鸭	29
				3	鹅	6
				4	火鸡	5
				9	其他	4
	10	乳类及制品	240			
				1	液态乳	99
				2	奶粉	82
				3	酸奶	16
				4	奶酪	24
				5	奶油	10
				9	其他	9
	11	蛋类及制品	30			
				1	鸡蛋	17
				2	鸭蛋	7
				3	鹅蛋	4
				4	鹌鹑蛋	2

续表

分册	食物类编码	食物类名称	食物条数	亚类编码	亚类名称	亚类食物条数
第二册						
	12	鱼虾蟹贝类	249			
				1	鱼	137
				2	虾	29
				3	蟹	18
				4	贝	41
				9	其他	24
	13	婴幼儿食品	192			
				1	婴儿配方食品	34
				2	较大婴儿和幼儿配方食品	70
				3	特殊医学用途婴儿配方食品	3
				4	婴幼儿谷类辅助食品	58
				5	婴幼儿罐装辅助食品	27
	19	油脂类	7	1	动物油脂	7
	21	其他	21			
第三册						
	13	婴幼儿食品				
				1	婴儿配方食品	
				2	较大婴儿和幼儿配方食品	
				3	特殊医学用途婴儿配方食品	
				4	婴幼儿谷类辅助食品	
				5	婴幼儿罐装辅助食品	
	14	小吃、甜饼				
				1	小吃	
				2	蛋糕、甜点	
	15	速食食品				
				1	快餐食品	
				2	方便食品	
				3	休闲食品	
	16	饮料类				
				1	碳酸饮料	
				2	果汁及果汁饮料	
				3	蔬菜汁饮料	
				4	含乳饮料	
				5	植物蛋白饮料	
				6	茶叶及茶饮料	
				7	固体饮料	
				8	棒冰、冰激凌类	
				9	其他	

续表

分 册	食物类编码	食物类名称	食物条数	亚类编码	亚类名称	亚类食物条数
第三册						
	17	含酒精饮料				
				1	发酵酒	
				2	蒸馏酒	
				3	露酒（配制酒）	
	18	糖、果脯和蜜饯、蜂蜜类				
				1	糖	
				2	糖果	
				3	蜜饯	
				4	蜂蜜	
	20	调味品类				
				1	酱油	
				2	醋	
				3	酱	
				4	腐乳	
				5	咸菜类	
				6	香辛料	
				7	盐、味精及其他调料	
	21	其他				

3.3 食物编码

为保持与以前版本的一致性和方便使用者，本书编码没有变化。

在食物成分表中，食物编码具有唯一性，主要根据食物分类的规则和方法，对食物进行编码。采取 6 位数字编码的方法，前 2 位数字是食物的类别编码，第 3 位数字是食物的亚类编码，最后 3 位数字是食物在亚类中的排列序号。

关于食物亚类编码的规定：在一个食物类中，其亚类的编码范围为 1 ～ 9。如果一个食物类中有名称为“其他”的亚类，规定其编码为“9”；若一食物类中不分任何亚类，其食物的亚类编码为“0”

食物类别编码、食物亚类编码见表 1。

例：编码为“045401”的竹笋，即：

04	5	401
↓	↓	↓
第 04 类食物	第 5 亚类	第 401 条食物

4 食物可食部

本书中所有营养素的含量均以“每 100 克可食部食物”表达。

很多食物具有不可食部分，分析工作者对于从市场上采集来的食物样品（称为“市品”），按照居民通常的加工、烹调和饮食习惯，去掉其中不可食用的部分后，剩余的即为食物的可食部分。如香蕉要去掉皮，猪排要去掉骨头等。“食部”栏中的数值表示某一食物中可食用部分占食物样品的百分比。可食部百分比和废弃率是一个互换互补的概念。可食部的数值表示每 100 克食物中，可以食用的部分占该食物的比例。废弃率则是不可以食用部分占该食物的比例。

可食部（EP）= [食品重量（W）－废弃部分的重量（W1）] / 食品重量（W）× 100%

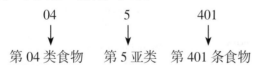

食物成分表中，每 100 克食物中营养成分的含量，即是可食部中的含量。当需要计算整个食物含量时，需要乘上 EP。

食物的可食部比例不是固定不变的，它会因运输、贮藏和加工处理等方面的不同而有所不同。因此，当认为食物实际的可食部比例与表中的数值有较大出入时，可以采用自己实际测定的食物可食部的比例来计算营养素含量。

5　食物成分名称和表达

为数据交流和共享，食物成分和数据表达有一套科学的方法。INFOODS（International Network of Food Data System）是联合国粮农组织（FAO）和联合国大学（UNU）于 1983 年成立的国际性标准化组织，为使世界各国获得可靠的食物成分数据，进行专业性培训和技术指导，其目的是在世界范围内提高食物成分分析数据的质量和可比性，促进食物成分数据资源的共享。

5.1　Tagname 和成分表述

Tagname 是 INFOODS 根据不同的分析方法或计算方法而制定的相应食物成分的标识名称，以利于实现食物成分数据的直观性和可比性，其使用有利于食物成分数据的国际和地区间的交流。本书未直接引用 Tagname 作为食物成分的表达方式，主要是考虑到 Tagname 目前尚未被我国营养学界所熟知，因此我们只在表 2、表 3、表 4 中列出，供使用者参考和熟悉，以求在以后的版本中应用。

表 2　食物成分名称标识及其分析或计算方法

食物成分名称	Food composition name	计量单位（Units）	INFOODS Tagname	分析或计算方法
水分	Water	g	WATER	重量法
蛋白质	Protein	g	PROCNT	蛋白质 = 总氮 × 蛋白质转换系数
脂肪	Fat	g	FAT	索氏提取法、酸水解法、罗高氏法
碳水化合物	Carbohydrate	g	CHOCDF	减差法
能量	Energy	kcal/kJ	ENERC	供能营养素 × 能量转换系数，并求和
胆固醇	Cholesterol	mg	CHOLE	比色法
膳食纤维	Dietary fiber	g	FIBTG	中性洗涤剂方法、酶 - 重量法
灰分	Ash	g	ASH	重量法
胡萝卜素	Total β-carotene	μg	CARTB	纸层析测定法
维生素 A	Vitamin A	μg	VITA	高效液相色谱法
视黄醇活性当量	Retinol equivalent	μg	RETOL	视黄醇活性当量 = 维生素 A 微克重量 + 胡萝卜素微克重量 /12
硫胺素	Thiamin	mg	THIA	荧光分光光度法
核黄素	Riboflavin	mg	RIBF	荧光分光光度法、微生物测定法
烟酸	Niacin	mg	NIA	微生物测定法
抗坏血酸	Ascorbic acid	mg	VITC	荧光分光光度法
维生素 E	Vitamin E	mg	VITE	高效液相色谱法 维生素 E = α- 维生素 E +（β+γ）- 维生素 E + δ- 维生素 E
叶酸	Folic acid	mg	FOL	微生物测定法
碘	Iodine	mg	ID	碱灰化砷铈接触比色法
钾	Potassium	mg	K	原子吸收分光光度法
钠	Sodium	mg	NA	原子吸收分光光度法

食物成分名称	Food composition name	计量单位（Units）	INFOODS Tagname	分析或计算方法
钙	Calcium	mg	CA	原子吸收分光光度法
镁	Magnesium	mg	MG	原子吸收分光光度法
铁	Iron	mg	FE	原子吸收分光光度法
锰	Manganese	mg	MN	原子吸收分光光度法
锌	Zinc	mg	ZN	原子吸收分光光度法
铜	Copper	mg	CU	原子吸收分光光度法
磷	Phosphorus	mg	P	比色法
硒	Selenium	μg	SE	荧光分光光度法

表 3　各种氨基酸及其 INFOODS Tagname

氨基酸		INFOODS Tagname	氨基酸名称		INFOODS Tagname
异亮氨酸	Isoleucine	ILE	缬氨酸	Valine	VAL
亮氨酸	Leucine	LEU	精氨酸	Arginine	ARG
赖氨酸	Lysine	LYS	组氨酸	Histidine	HIS
蛋氨酸	Methionine	MET	丙氨酸	Alanine	ALA
胱氨酸	Cysteine	CYS	天冬氨酸	Aspartic acid	ASP
苯丙氨酸	Phenylalanine	PHE	谷氨酸	Glutamic acid	GLU
酪氨酸	Tyrosine	TYR	甘氨酸	Glycine	GLY
苏氨酸	Threonine	THR	脯氨酸	Proline	PRO
色氨酸	Tryptophan	TRP	丝氨酸	Serine	SER

表 4　食物脂肪酸名称标识

脂肪酸		计量单位	INFOODS Tagname	分析或计算方法
单体脂肪酸	Individual fatty acid	%*	▲	气相色谱分析法
饱和脂肪酸	Saturated fatty acid（SFA）	g	FASAT	脂肪 × 脂肪酸折算系数 × 全部饱和脂肪酸所占百分比
单不饱和脂肪酸	Monounsaturated fatty acid（MUFA）	g	FAMS	脂肪 × 脂肪酸折算系数 × 全部单不饱和脂肪酸所占百分比
多不饱和脂肪酸	Polyunsaturated fatty acid（PUFA）	g	FAPU	脂肪 × 脂肪酸折算系数 × 全部多不饱和脂肪酸所占百分比

注：* % 指单体脂肪酸占总脂肪酸的百分比。
▲ 单体脂肪酸 INFOODS Tagname 命名基本规则："F" + 脂肪酸中的碳原子数 + "D" + 不饱和键数 + "F"。如脂肪酸 C 8：0 表示为 F8D0F，脂肪酸 C15：1 表示为 F15D1F

5.2　食物和成分表述

本书同时使用中文和英文来表示食物成分名称，括号内表示食物俗名或地方名；各种成分数据均为每 100 克可食部食物中食物成分的含量表示；在未检测、检测为零等情况时，其表示符号参见“8 数据符号及缩写说明”。

6　食物成分的定义

为了便于理解，对本书中的营养成分的定义和计算方法作以下介绍。

原则上，在本书食物成分定义和计算方面，与《食物营养成分基本术语（GB/Z 21922-2008）》《中国居民膳食营养素参考摄入量》互为一致。与前一版相比，胡萝卜素转化维生素 A 的计算方法是不同的。

6.1 能量

能量为计算值，采用各供能营养素（蛋白质、脂肪、碳水化合物）克重量乘以相应的能量转换系数，再求和而得。营养学上，习惯于以千卡（kilocalorie，kcal）作为能量的单位，是指 1kg 的水从 15℃升高到 16℃所吸收的能量。1948 年国际上确定 1 卡能量相当于 4.184 焦耳（Joule），目前焦耳被认为是表达能量的国际单位。多数国家都开始在食物成分数据中用焦耳来表示能量。本书采用千卡（kcal）和千焦耳（kJ）两种单位表示，以方便读者应用。本书采用的各供能营养素的能量转换系数见表 5 。

本书中能量数值的右上角加“*”号，表示其中有一个或多个供能营养素没有提供确定的数值（如“—”或“Tr”等），所计算的能量数值也是不确定的。

表 5　能量转换系数 *

营养素名称	kcal/g	kJ/g
蛋白质 *	4	17
脂肪 *	9	37
碳水化合物 *	4	17
膳食纤维▲	2	8
酒精（乙醇）*	7	29

注：* Royal Society（1972）；▲ FAO（2002）

6.2 宏量营养素

蛋白质　食物蛋白质是用凯氏微量定氮法（Kjeldahl 法）测定食物总氮量，再乘以相应的蛋白质折算系数而得。在多数食物中总氮占蛋白质的 16%，所以由总氮计算蛋白质含量的转换系数一般为 6.25（100/16）。但是有些食物非蛋白质来源的氮含量不同，因此转换系数也不同。本书采用了联合国粮农组织和世界卫生组织（FAO/WHO）1973 年推荐使用的食物蛋白质转换系数（表 6）。

表 6　蛋白质转换系数 *

食物	折算系数	食物	折算系数
小麦		鸡蛋	
全小麦粉	5.83	鸡蛋（整）	6.25
麦糠麸皮	6.31	蛋黄	6.12
胚芽	5.80	蛋白	6.32
胚乳	5.70	肉类和鱼类	6.25
燕麦	5.83	动物明胶	5.55
大麦、黑麦粉	5.83	乳及乳制品	6.38
小米	6.31	酪蛋白	6.40
玉米	6.25	人乳	6.37
大米及米粉	5.95	豆类	
坚果、种子类		大豆	5.71
巴西果	5.46	其他豆类	6.25
花生	5.46	其他食物	6.25
杏仁	5.18		
其他　如核桃、榛子等	5.30		

注：*FAO/WHO（1973）

氨基酸 氨基酸含量是通过氨基酸分析仪测定并加和而来。通常，食物蛋白质含量应相当于或高于其各种氨基酸含量之和。但是，由于蛋白质和氨基酸检测方法本身也同样会造成一定误差，因此经氮含量测定和利用表 6 转换系数计算的食物蛋白质数值，常常与实际值存在一定的偏差。为保持数据的准确性和一致性，本书 358 条植物性食物的 20 种氨基酸数据，其审核原则是食物蛋白质数值和各种氨基酸总和相差不超过 ±5%。

碳水化合物 本书中使用减差法计算食物中总碳水化合物含量，即包括了可利用碳水化合物和膳食纤维两部分，计算公式为：

总碳水化合物 = 100 －（水分 + 蛋白质 + 脂肪 + 灰分）

也就是说，书中“碳水化合物”实际是“总碳水化合物”。总碳水化合物或可利用碳水化合物能量系数都是 4，膳食纤维的系数是 2。

一般利用上述公式计算的食物中碳水化合物的值应大于或等于 0。由于用减差法计算的碳水化合物的值包含了水分、蛋白质、脂肪、灰分等指标实际分析测定过程中的误差，因此，此数值也有一定偏差。1998 年，FAO/WHO 的碳水化合物专家委员会推荐使用加和法计算总碳水化合物，即（淀粉 + 糖）。目前，由于各国对碳水化合物分析技术的不同以及受分析条件的限制，除英国以外大多数国家在 FCD 研究中仍然使用减差法。

膳食纤维 本书数据中食物的膳食纤维包括了不溶性膳食纤维和膳食纤维两种，主要是基于检测方法不同：中性洗涤剂法和 AOAC 的酶 - 重量法，1981—1991 年数据多采用粗纤维法。

中性洗涤剂法是用中性洗涤剂来溶解除去样品中的糖、淀粉、脂肪、蛋白质、果胶等成分，剩余的残渣用淀粉酶酶解，洗净后干燥称重，即为不溶性膳食纤维部分，也可能包括少许不溶性灰分。2004 年前数据多用此法。

酶重量法可以测定总膳食纤维，包括可溶性和不可溶性膳食纤维。可溶的有果胶、部分寡糖等；不可溶的包括纤维素、半纤维素、木质素、角质和二氧化硅等。

实际上，在蔬菜和谷类等食物中，由于可溶性部分较少，不溶性膳食纤维与总膳食纤维的含量数据差别不大。

脂肪和脂肪酸 本书包含 377 条植物性食物脂肪酸数据。食物脂肪的测定数值实际代表粗脂肪，因其中除脂肪外，尚有游离脂肪酸、蜡、磷脂、固醇、松脂及色素等脂溶性物质。基于分析方法，脂肪酸数值是指单体脂肪酸占总脂肪酸的百分比。

大多数食物的脂肪是一个混合体，包括三酰甘油（甘油三酯）、磷脂、固醇或糖体等一些非脂肪酸物质。由于这些成分并不能全部分解为脂肪酸，因此不能简单地将测定的全部脂肪酸数值的总和等同于食物中的脂肪总量。如植物油含有 100% 三酰甘油，其中 95.6% 可分解为脂肪酸，4.4% 是甘油。所以对于三酰甘油来说，0.956 即是其脂肪酸转化系数。其他形式脂肪的脂肪酸转化系数要低一些。

本书引用了英美国家食物成分表中有关“脂肪酸转换系数”数据（表 7），计算每 100g 食物中的脂肪酸含量。

表 7 脂肪酸转换系数

食物名称	转换系数	食物名称	转换系数
小麦	0.720	牛肉（瘦）	0.916
小麦面粉	0.670	牛肉（肥）	0.953
麦麸	0.820	羊肉（瘦）	0.916
大麦	0.720	羊油	0.953
燕麦	0.940	猪肉（瘦）	0.910
大米、小米	0.850	猪肥	0.953
大豆及制品 *	0.930	家禽类	0.945
其他豆类 *	0.775	脑	0.561
蔬菜和水果类	0.800	心	0.789
鳄梨	0.956	肾	0.747
坚果	0.956	肝	0.741

续表

食物名称	转换系数	食物名称	转换系数
花生＊	0.951	乳及乳制品	0.945
莲子＊	0.930	蛋类	0.830
油脂类(椰子油除外)	0.956	含油多的鱼	0.900
椰子油	0.942	鱼肉	0.700

注：＊引自英国食物成分表（1991），其他引用自美国食物成分表（No.8-12）

6.3 维生素

维生素 A（Vitamin A） 维生素 A 有多种化学形式，具有不同的生物活性。为了计算总维生素 A 生物活性，需要测定食物中不同形式的维生素 A，包括动物性来源的视黄醇、植物性来源的β-胡萝卜素和其他类型的胡萝卜素。在以往版本中，维生素 A 的生物活性都是以视黄醇当量（retinol equivalent，RE）表示的。美国从第 15 版《食物成分表标准版》开始改为以视黄醇活性当量（retinol activity equivalent，RAE）表示。这种变化的原因是由于美国国家医学科学院的研究所的研究表明，来自于β-胡萝卜素和其他类型胡萝卜素的活性只是我们以前所认为的一半。

同时，在 2013 年中国营养学会最新出台的 DRIs 中也修订并明确规定维生素 A 的生物活性以视黄醇活性当量来表示。因此，本书计算总的维生素 A 生物活性使用下述公式：

$$\text{维生素 A}(\mu gRAE) = \text{视黄醇}(\mu g) + \beta\text{-胡萝卜素}(\mu g)/12 + \text{其他类型的胡萝卜素}(\mu g)/24$$

在植物性食物中只有胡萝卜素，没有视黄醇，而在大多数动物性食物中以视黄醇为主。因此，当测定原型食物时，通常只有维生素 A 或者胡萝卜素。植物性来源的胡萝卜素测定采用层析法，未能分型，计算中均按β-胡萝卜素计算。因此，蔬菜类食物计算结果可能偏高。

维生素 A、胡萝卜素的国际单位与视黄醇活性当量间的转换关系如下：

$$\begin{aligned} 1\ \mu g\ \text{RAE 维生素 A} &= 1\mu g\ \text{视黄醇} \\ &= 12\ \mu g\ \beta\text{-胡萝卜素} \\ &= 24\mu g\ \text{其他类型的胡萝卜素} \end{aligned}$$

本书已采用 RAE 并按上式进行了换算，因此与第 5 版《中国食物成分表》（2009，2004）采用 RE 来表示维生素 A 的含量相比，数据不同。

维生素 D（Vitamin D） 维生素 D 有两种具有生物活性的形式：维生素 D_2［麦角钙化醇（ergocalciferol）或钙化醇 calciferol］和维生素 D_3［胆钙化醇（cholecalciferol）］。维生素 D_2 主要由人工合成。维生素 D_3 是由表皮下 7-脱氢胆固醇（7-dehydrocholesterol）经紫外线光照射而形成的。现在国际单位（IU）逐步被替代，本书食物中维生素 D 的数据以常用的单位重量单位微克（μg）表示。

$$1\ \text{IU 维生素 D} = 0.025\mu g\ \text{维生素 D}$$

维生素 E（Vitamin E） 维生素 E 同维生素 A 一样，在食物中有多种存在形式，如α、β、γ、δ-生育酚，α、β、γ、δ-三烯生育酚等，其中α-生育酚生物活性最高。膳食中的天然维生素 E 为 d-α 型生育酚，其活性以α-生育酚当量（α-tocopherol equivalent，α-TE）表示，1mg α-TE 相当于 1mg 的α-生育酚的活性。合成的维生素 E 为 dl-α-生育酚，其活性大大低于食物中天然存在的生育酚。不同形式的维生素 E 在体内利用率不同，因此当考虑生物利用率时，食物中α-生育酚当量计算使用以下公式：

$$\alpha\text{-TE}(mg) = 1.0 \times \alpha\text{-生育酚}(mg) + 0.5 \times \beta\text{-生育酚}(mg) + 0.1 \times \gamma\text{-生育酚}(mg) + 0.3 \times \text{三烯生育酚}(mg)$$

维生素 E 的生物活性单位还可表达为国际单位（IU），与α-生育酚当量间的转换关系为：

$$1\ \alpha\text{-TE}(mg) = 1.49\ \text{IU 维生素 E}$$

维生素E总和是不同活性形成生育酚数据相加而来，即：

维生素E(mg)=α-生育酚（mg）+β-生育酚（mg）+γ-生育酚（mg）+δ-生育酚（mg）

最近的研究表明，α-生育酚中仅有2个RR以上的结构形式被人体有效吸收，所以，现在有些国家已用α-生育酚（α-tocopherol，α-T）来表示总维生素E的活性。

本书同时给出食物中各形式维生素E总和以及α-TE，当缺少某个活性形式的含量数据时，无法转换并计算维生素E总和以及α-TE，以“un”标示。

维生素C（Vitamin C） 维生素C的化学结构是含有6个碳的α-酮基内酯的弱酸。维生素C的天然形式为L-型α-异构体，而D-型异构体的生理活性仅为L-型的10%，维生素C膳食补充剂也是L-抗坏血酸。L-抗坏血酸可以被氧化而成为脱氧抗坏血酸，也具有相同的生理活性。维生素C存在于植物性食物中，动物性食物中含量极少。

维生素B_1和B_2（Vitamin B_1 & B_2） 维生素B_1又称硫胺素（thiamin），因为能够预防和治疗脚气病（beriberi），因此又称之为抗神经炎素。硫胺素富含于谷粒的外皮如麦麸和米糠中，在动植物食品中也含有维生素B_1。人体中的许多酶的辅酶含有硫胺素。维生素B_2又称核黄素（riboflavin），存在于植物性食物中，是体内多种酶的辅酶，具有生理活性，并在代谢中起重要作用。

烟酸（Niacin） 烟酸又称尼克酸。早期的名称为抗癞皮病因子（preventive pellagra，pp），因此又称维生素pp。烟酰胺是烟酸的衍生物，具有等同的生理活性。食物中的烟酸在动物性食物如肉及内脏中含量较多，植物性食物如谷类食物，其含量也不少于一般动物性食物如乳类及蛋类，但植物性食物所含烟酸大部分（50%～70%）为结合型，不能被人体利用。食物中的色氨酸可在人体内转变成烟酸，因此在估计其摄入量时还应考虑食物中所含色氨酸的量。一般采用60：1的比例计算色氨酸转换成烟酸的量。

维生素B_6（Vitamin B_6） 又名吡哆素，动物性食物和发酵类食物中含量较高。吡哆素有三种形式：吡哆醇（PN）、吡哆醛（PL）和吡哆胺（PM），这三种形式的化合物均具有生理活性。其磷酸酯是转氨酶的辅酶，广泛存在于自然界中。本书中所给出的维生素B_6的数据是应用微生物法检测得到的，检测结果为三种形式含量的总和。

维生素B_{12}（Vitamin B_{12}） 维生素B_{12}是一组含钴的类咕啉化合物，由4个还原型吡咯环相连接，中心为钴元素，此大环称为咕啉（corrin）环，是维生素B_{12}结构核心。维生素B_{12}的化学名为α-5，6二甲苯并咪唑一氰钴胺，其分子结构中心的氰基（CN）可由其他基团替代，成为不同类的钴胺素。维生素B_{12}主要存在于动物性食品及发酵食品如腐乳中，动物内脏、腐乳含有较多的维生素B_{12}。维生素B_{12}其在食物中存在形式多样，且含量较少。本书中所给出的维生素B_{12}的数据为使用微生物法检测的结果。

叶酸（Folic acid） 叶酸属于B族维生素，是一组与蝶酰谷氨酸功能和化学结构相似的化合物的统称。天然食物中的叶酸含有一个或多个谷氨酸，膳食中的叶酸3/4是以多谷氨酸叶酸的形式存在，叶酸结构中的谷氨酸分子越多则吸收率越低。天然食物中的叶酸以μg/100g表示。

天然食物、强化食品以及补充剂中叶酸的吸收利用程度不同，在计算总膳食中的叶酸摄入量时，其表达单位应该用膳食叶酸当量（dietary folate equivalent，DFE）来表示，而不用叶酸的含量（μg）表示。

几种食物的叶酸存在下述换算关系：

1μg DFE=1μg天然食物叶酸＝0.5μg叶酸补充剂＝0.6μg强化食品叶酸

计算膳食叶酸当量时，公式为：

总膳食叶酸DFE（μg）＝天然食物叶酸（μg）+1.7×强化食品叶酸（μg）

生物素（Biotin） 已知生物素有8种异构体，但仅α-生物素是天然存在的，具有生理活性。富含生物素的食物有酵母、动物肝和其他内脏。本书中数据为微生物法的检测结果。

泛酸（Pantohoenic acid） 根据译音又称之为遍多酸，也是B族维生素中的一种。泛酸的化学结构为α，γ-二羟基-β，β-二甲基丁基-β-丙氨酸（dihydroxy-β，β-dimethyl-butyl-β-alanine）。泛酸的合成物为钙盐形式，即泛酸钙。泛酸的主要生理功能是以乙酰辅酶A（CoA）的形式参与二碳单位的代谢即传递乙酰基的作用。本书中的数据是微生物法的检测结果。

胆碱（Choline） 胆碱是磷脂和鞘磷脂的重要组成部分。胆碱具有强吸湿性，在空气中很快吸水，胆碱易与酸反应生成稳定的结晶。氯化胆碱在碱性条件下也不稳定，但对热稳定。胆碱广泛存在于各类食物中，尤其是动物性食品如蛋黄和内脏、植物性食品如胚芽中。本书中胆碱数据采用比色法检测，借用数据来源于USDA官网。

维生素K（Vitamin K） 维生素K包括维生素K_1和维生素K_2。维生素K_1存在于植物中，化学名称为叶绿醌，是人类食物中维生素K的主要来源。维生素K_2存在于发酵食物中，化学名称为甲萘醌。动物组织中含维生素K_1和维生素K_2。本书中所登载的维生素K的数据未进行分型。

6.4 矿物质

矿物质中每日膳食需要量在100mg以上的称为常量元素，如钙、磷、镁、钾、钠、氯等。人体必需微量元素指人体需要量甚微，自身不能合成，但却有重要的生理功能的矿物质这一类微量元素必须靠食物和水供给。1990年FAO/WHO/IAEA三个国际组织的专家委员会认定必需微量元素共8种，即碘、锌、硒、铜、钼、铬、钴及铁。

本书仅就11种矿物质（即钙、磷、钾、钠、镁、铁、锌、硒、铜、锰、碘）的数据进行分析和归纳。分析方法为原子吸收分光光度法和比色法等。碘的数据单独列表（见表四常见食物碘含量）。

6.5 植物化学物

非营养素的食物成分称为食物植物化学物。本书收集了植物固醇、胡萝卜素、槲皮素、白藜芦醇、大豆异黄酮等数据，这些数据来自于本实验室、中山大学公共卫生学院及军事医学科学院卫生学环境医学研究所等。引用了美国农业部的叶黄素和玉米黄素及大豆异黄酮的数据（USDA），供研究者参考。

6.6 其他

血糖生成指数（glycemic index，GI）是一个基于人体餐后血糖反应而提供的食物生理学的参数。本书提供的食物GI数据是以葡萄糖为参照食物（假设葡萄糖的血糖生成指数为100），与其他食物相比较得到的结果。因为其不是食物的成分，因此放入了附录3备参考使用（附录3是2017年更新数据）。

7 食物成分分析方法和数据规范

各种食物成分分析所使用的方法如表8所述。关于方法的详细说明和操作规程，详见杨月欣等主编的《实用食物营养成分分析手册》。

基于以上各成分的定义和概念，表8列出了各个成分方法具体数据规范。

表8 食物一般营养成分的表达

食物成分名称		计量单位	分析或计算方法	精确度
能量	Energy	kcal/kJ	供能营养素 × 能量转换因子，并求和	±1.0
水分	Water	g	重量法	±0.1
蛋白质	Protein	g	蛋白质 = 总氮 × 蛋白质转换因子	±0.1
脂肪	Fat	g	索氏提取法、酸水解法、罗高氏法	±0.1
碳水化合物	Carbohydrate（CHO）	g	减差法[碳水化合物 =100 –（水分 + 蛋白质 + 脂肪 + 灰分）]	±0.1
总膳食纤维	Total dietary fiber	g	酶 – 重量法	±0.1
可溶性膳食纤维	Soluble dietary fiber	g	酶 – 重量法	±0.1
不溶性膳食纤维	Insoluble dietary fiber	g	酶 – 重量法或中性洗涤剂法	±0.1
灰分	Ash	g	重量法	±0.1
胆固醇	Cholesterol	mg	比色法	±1
维生素A活性当量	Vitamin A（Vit A）	μg RAE	高效液相色谱法	±1
胡萝卜素	Total carotene	μg	纸层析测定法	±1

续表

食物成分名称		计量单位	分析或计算方法	精确度
β- 胡萝卜素	β- Carotene	μg	高效液相色谱法	±1
硫胺素	Thiamin	mg	荧光分光光度法	±0.01
核黄素	Riboflavin	mg	荧光分光光度法	±0.01
烟酸	Niacin	mg	微生物测定法	±0.01
维生素 C	Vitamin C（Vit C）	mg	荧光分光光度法	±0.1
维生素 D	Vitamin D（Vit D）	IU	高效液相色谱法	±1
维生素 E	Vitamin E	mg	高效液相色谱法	±0.01
α- 生育酚当量	α-tocopherol equivalent	mg	高效液相色谱法 α-TE = 1.0 ×（α - 维生素 E）+0.5 ×（β - 维生素 E）+0.1 ×（γ- 维生素 E）+ 0.3 × 三烯生育酚	±0.01
叶酸	Folate	μg	微生物测定法	±0.1
生物素	Biotin	μg	微生物测定法	±0.1
泛酸	Pantothenic acid	mg	微生物测定法	±0.01
胆碱	Choline	mg	柱层析 - 比色法	±0.1
维生素 B_6	Pyridoxine（Vit B_6）	mg	微生物测定法	±0.01
维生素 B_{12}	Cobalamin（Vit B_{12}）	μg	微生物测定法	±0.01
钙	Calcium（Ca）	mg	原子吸收分光光度法	±1
磷	Phosphorus（P）	mg	比色法	±1
钾	Potassium（K）	mg	原子吸收分光光度法	±1
钠	Sodium（Na）	mg	原子吸收分光光度法	±0.1
镁	Magnesium（Mg）	mg	原子吸收分光光度法	±1
铁	Iron（Fe）	mg	原子吸收分光光度法	±0.1
锌	Zinc（Zn）	mg	原子吸收分光光度法	±0.01
硒	Selenium（Se）	μg	荧光分光光度法	±0.01
铜	Copper（Cu）	mg	原子吸收分光光度法	±0.01
锰	Manganese（Mn）	mg	原子吸收分光光度法	±0.01
碘	Iodine（I）	μg	碱灰化砷铈接触比色法	±0.1

8 数据符号及缩写说明

食物名称中“( )”表示对食物的说明，“[ ]”表示食物的别名。书中数据表达中所涉及的符号、标注及其意义说明如下：

符号	意义
x	代表值，几条相同食物数据计算的中位数或均数
Tr	未检出或微量，低于目前应用的检测方法的检出限或未检出
(0)	估计 0 值，理论上为 0 值或不存在，或测定后为 0
*	参考相似食物或原料数据计算而得或参考值
—	未检测，理论上食物中应该存在一定量的该种成分，但未实际检测
un	不能计算，或未测定

计量单位的缩写

计量单位缩写

缩写	单位名称	缩写	单位名称
g	克	kcal	千卡
mg	毫克	kJ	千焦
μg	微克		

9 索引和信息更新

关于本书数据的更新、再版等详细查询，请关注中国疾病预防控制中心营养与健康所官网，有任何问题和需求可发邮件到：fct_s2018@163.com。

参考文献

1. 杨月欣 . 中国食物成分表（2004，第二册）. 北京：北京大学医学出版社，2005.
2. 杨月欣，王光亚，潘兴昌 . 中国食物成分表（2009，第一册）. 北京：北京大学医学出版社，2009.
3. 中国营养学会 . 中国居民膳食营养素参考摄入量（2013 版）. 北京：科学出版社，2014.
4. 杨月欣 . 实用食物营养成分分析手册 . 北京：中国轻工业出版社，2002.
5. Charrondiere UR，Burlingame B. Report on the FAO/INFOODS Compilation Tool：A simple system to manage food composition data. Journal of Food Composition and Analysis. 2011，24（4-5）：711-715.
6. Greenfield H，Southgate DAT. Food Composition Data：Production，Management and Use. Roma：Elsevier Science Publishers，2003.
7. Rand WM，Windham CT，Young VR. Food Composition Data：A User's Perspective . Tokyo：United Nations University，1987.
8. Yada S，Huang GW，Lapsley K. Natural variability in the nutrient composition of California-grown almonds. Journal of Food Composition and Analysis. 2013，30（2）：80-85.
9. Froster P，Miller JB. International tables of glycemic index. Am J Clinical Nutrition. 1995，62（4）：871s-890s.
10. Ahuja JKC，Gebhard SE. New challenges for the National Survey Nutrient Databases. FASEB Journal，2002，16（40）. A656.
11. Klensin JC. INFOODS Food Composition Data Interchange Handbook. Tokyo：United Nations University，1992.
12. Holland B，Welch AA，Unwin ID，et al. McCance and Widdowson's Composition of Foods（Fifth revised and extended edition）. Cambridge: The Royal Society of Chemistry and Ministry of Agriculture，Fisheries and Food，1991.
13. U.S. Department of Agriculture. Composition of Foods：Legumes and Legume Products: Raw，Processed and Prepared. U.S. Dept. of Agric.，Agriculture Handbook No.8-16. Washington DC：United States Department of Agriculture，1986.
14. U.S. Department of Agriculture. Composition of Foods：Nut and Seed Products: Raw，Processed and Prepared. U.S. Dept. of Agric.，Agriculture Handbook No.8-12. Washington DC：United States Department of Agriculture，1984.
15. Greenfild H，Southgate DAT. Food Composition Data：Production，Management and Use. London：Elsevier Science，1992.
16. FAO/INFOODS Guidelines for Checking Food Composition Data prior to the Publication of a User Table/Database Version 1.0.
17. http: //www.fao.org/infoods/infoods/standards-guidelines/en
18. https: //ndb.nal.usda.gov/ndb/

食物样品描述

Description of Food Samples

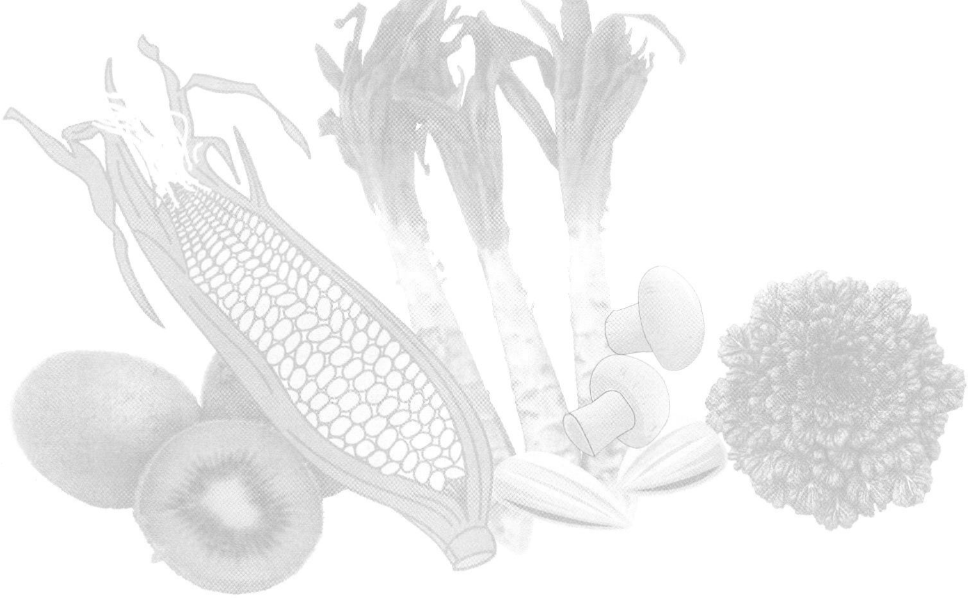

食物样品描述 Description of food samples

食物编码	食物类别和名称	食物描述	样品处理	数据来源	采样日期	采样地点	产地
	谷类及制品						
小麦							
011206	小麦粉（标准粉）	散装	数份等量混合均匀		2002.7	北京市宣武区太平街粮店	
011207	小麦粉（富强粉，特一粉）	散装	数份等量混合均匀		2002.7	北京市宣武区太平街粮店	
011208	小麦粉（特制）	袋装。商品名：特制家庭面粉。铁人牌	数袋等量混合均匀		2001.6	送检	天津
011313	挂面（富强粉）	主要原料：小麦面粉、食盐等。生	数包等量混合均匀磨碎		2002.7	北京市宣武区太平街粮店	
011314	龙须面（素）	主要原料：小麦面粉、食盐等。生。味都牌	数包等量混合均匀磨碎		2001.10	送检	上海
011315	龙须面（鸡蛋）	主要原料：小麦面粉、鸡蛋粉、食盐等。生。康师傅牌	数包等量混合均匀磨碎		2001.11	送检	天津
011316	面条（富强粉，切面）	生，散装	混合打匀		2002.7	北京市宣武区太平街粮店	北京
011317	面条（富强粉，煮）	生切面 314g，开水煮 15 分钟，沥去水后重 559g	混合打匀		2002.7	北京市宣武区太平街粮店采集原料，实验室煮制	
011410	花卷（加牛奶）	主要原料:小麦面粉、牛奶、白砂糖、水等。熟,冷冻。商品名:奶油香花卷。康乐牌	数袋中取数个混合均匀磨碎		2001.11	送检	广东
011411	馒头（富强粉）	主要原料：富强粉、水等	数个等量混合均匀磨碎		2002.7	北京市宣武区太平街粮店	北京
011503	面筋（肉馅）	主要原料:面筋、猪肉、盐、糖、酱油、味精等。熟。三梅牌	数袋混合打匀		2001.11	送检	江苏
稻米							
012106	粳米（极品精米）	生，袋装。大荒地牌	数袋等量混合均匀磨碎		2001.7	送检	吉林
012107	粳米（西域王米）	生，袋装	数袋等量混合均匀磨碎		2001.6	送检	新疆
012108	粳米（小站稻米）	生，袋装。盛传牌	数袋等量混合均匀磨碎		2001.7	送检	天津
012214	籼米	生，散装	混合均匀磨碎		2002.7	北京市宣武区太平街粮店	
012215	香米	生，袋装。商品名：泰香米数袋等量	混合均匀磨碎		2001.7	送检	泰国
012216	糙米	颗粒　见附图	三个采样点样品混合粉碎	河南省疾病预防控制中心	2015.8	河南郑州市丹尼斯超市七天地店	河南

食物样品描述 Description of food samples

食物编码	食物类别和名称	食物描述	样品处理	数据来源	采样日期	采样地点	产地
012408	籼米饭（蒸）	籼米 300g、水 800ml，电饭煲蒸 30 分钟，米饭重 856g	混合打匀		2002.7	北京市宣武区太平街粮店采集原料，实验室蒸制	
012409	籼米粥	籼米 170g、水 1000ml，煮 36 分钟	混合打匀		2002.7	北京市宣武区太平街粮店采集原料，实验室煮制	
012410	米粉	主要原料：大米、淀粉、水等。细粉条状。商品名：张师傅米粉。振兴牌	数包等量混合均匀打碎		2001.10	送检	广东
012411	河粉	主要原料：大米、水等。粗粉条状。商品名：张师傅沙河粉。振兴牌	数包等量混合均匀打碎		2001.10	送检	广东
玉米							
013108	玉米粒（黄，干）	生，散装	混合均匀磨碎		2002.7	北京市宣武区太平街粮店	
013109	玉米面（黄）	散装　见附图	混合均匀磨碎		2002.7	北京市宣武区太平街粮店	
013110	玉米糁（黄）	散装　见附图	混合均匀磨碎		2002.7	北京市宣武区太平街粮店	
013202	玉米面面条	主要原料：玉米面、小麦面粉等。生	数包混合均匀磨碎			送检	北京
大麦							
014102	黑大麦	生。奥比牌	混合均匀磨碎			送检	江苏
014203	青稞	生，散装	混合均匀磨碎	四川省疾病预防控制中心 云南省疾病预防控制中心 河南省疾病预防控制中心	2010 2012 2015	四川省成都市 云南省迪庆市 河南省郑州市	四川
小米							
015104	小米（黄）	生。太后香牌	数包等量混合均匀磨碎		2001.11	送检	山西
其他							
019010	荞麦面	太后香牌	数包等量混合均匀磨碎		2001.11	送检	山西
019011	莜麦面	太后香牌	数包等量混合均匀磨碎		2001.11	送检	山西
019012	燕麦	深圳样品，本实验室完成			2015	送检	青海
019013	藜麦	生，散装，绿有农业		北京市营养源研究所	2016	送检	山西
019014	藜麦	生，散装，奥嘉		北京市营养源研究所	2016	送检	河北
019201	高粱面面条	主要原料：高粱面、小麦面粉等。生	数包等量混合均匀磨碎			送检	北京

食物样品描述 Description of food samples

食物编码	食物类别和名称	食物描述	样品处理	数据来源	采样日期	采样地点	产地
	薯类、淀粉及制品						
薯类							
021105	马铃薯（烤）	烤熟，去皮		Korea-FCT			
021106	马铃薯（蒸）	蒸熟，去皮		Korea-FCT			
021107	马铃薯（煮）	煮熟，去皮		Korea-FCT			
021108	马铃薯全粉		数袋混合均匀			送检	内蒙古
021205	甘薯（红心）[山芋、红薯]	见附图	十余个各取 1/4，去皮，混合打匀		2002.8	北京市崇文门菜市场	
淀粉类							
022108	淀粉（小麦）			Japan-FCT			
022109	淀粉（大米）			Japan-FCT			
022110	淀粉（马铃薯）			Korea-FCT			
022111	淀粉（甘薯）			Korea-FCT			
022112	煎炸粉	以马铃薯淀粉为原料，煎炸食品时用		Korea-FCT			
	干豆类及制品						
大豆							
031104	黄豆		数斤混匀磨碎			送检	
031206	豆奶粉（维维牌）	主要原料：大豆、牛奶、白砂糖、奶粉等。商品名：维维豆奶粉	数包混合均匀			送检	江苏
031207	豆奶粉（多力牌）	主要原料:大豆、白砂糖、全脂乳粉、全鸡蛋粉等。强化钙。商品名：新一代钙强化豆奶粉	数包混合均匀		2001.7	送检	江苏
031208	豆奶粉（大磨牌）	主要原料：大豆粉、鲜牛奶、脱盐乳精粉等。强化钙、铁，无糖。商品名：中老年钙＋铁无糖豆奶粉	数包混合均匀		2001.6	送检	黑龙江
031306	豆腐（北豆腐）	主要原料：黄豆、水等。黄豆浸泡后磨浆，卤水点制　见附图	数份数斤混合打匀		2002.7	北京市宣武区永安路菜市场	北京

食物样品描述 Description of food samples

食物编码	食物类别和名称	食物描述	样品处理	数据来源	采样日期	采样地点	产地
031307	豆腐（南豆腐）	主要原料：黄豆、水等。黄豆浸泡后磨浆，石膏点制　见附图	数份数斤混合打匀		2002.7	北京市宣武区永安路菜市场	北京
031405	豆浆	主要原料：黄豆、水等。新南洋牌	数包混合均匀		2001.8	送检	北京
031406	豆浆（甜）	主要原料：黄豆、水、糖等。新南洋牌	数包混合均匀			送检	北京
031527	豆腐皮	主要原料：黄豆等。禾宝牌　见附图	数包混合均匀磨碎		2002.3	送检	辽宁
031528	腐竹	主要原料：黄豆等。象山牌	数包混合均匀磨碎		2001.8	送检	广西
031529	豆腐干	主要原料：黄豆等。老爸牌	数包混合均匀磨碎		2001.7	送检	浙江
赤豆							
033204	红豆沙（去皮）	主要原料：白砂糖、红小豆（去皮）、软化水等	数袋等量混合均匀磨碎			送检	北京
033205	红豆馅	主要原料：白砂糖、红小豆、软化水等	数袋等量混合均匀磨碎			送检	北京
蚕豆							
035203	蚕豆（煮）			USDA			
其他							
039204	豇豆（煮）			Korea-FCT			
039303	豌豆（煮）			Korea-FCT			
039401	鹰嘴豆［桃豆］	干	数袋等量混合均匀磨碎			送检	北京
	蔬菜类及制品						
根菜类							
041112	白萝卜（圆）	生、鲜，小圆球形、白皮、白心。见附图	去蒂，数十个混合打匀		2002.9	北京市朝阳区潘家园农贸市场	
041113	青萝卜	生、鲜，青绿色皮、绿心。见附图	去蒂，数个混合打匀		2002.8	北京市崇文门菜市场	
041115	樱桃萝卜	生、鲜，小球形、紫红色皮、白心。见附图	去蒂，数十个混合打匀		2002.8	北京市蔬菜研究中心	北京
041204	胡萝卜	生、鲜，黄色。见附图	去蒂，数个混合打匀		2002.8	北京市崇文门菜市场	

食物样品描述 Description of food samples

食物编码	食物类别和名称	食物描述	样品处理	数据来源	采样日期	采样地点	产地
041402	根芹［根洋芹、球根塘蒿］	生、鲜，土色皮，不规则球形根。见附图	去蒂、去皮，数个混合打匀		2002.8	北京市蔬菜研究中心	北京
041403	紫菜头	生、鲜，紫皮、紫心。见附图	去蒂，数个混合打匀		2002.9	北京市崇文门菜市场	
鲜豆菜和豆苗类							
042118	扁豆	生、鲜。见附图	去蒂、去筋，数斤混合打匀		2002.8	北京市崇文门菜市场	
042119	豇豆	生、鲜。见附图	去蒂、去筋，数斤混合打匀		2002.7	北京市崇文门菜市场	
042120	四季豆［菜豆、芸豆］	生、鲜。见附图	去蒂、去筋，数斤混合打匀		2002.8	北京市崇文门菜市场	
042121	四棱豆［杨桃豆、翅豆］	生、鲜。见附图	去蒂、去筋，数斤混合打匀		2002.7	北京市崇文门菜市场	
042122	甜脆荷兰豆［甜豆］	生、鲜。见附图	去蒂、去筋，数斤混合打匀		2002.9	北京市崇文门菜市场	
042205	黄豆芽	生、鲜。见附图	去根，数斤混合打匀		2002.8	北京市崇文门菜市场	
042206	绿豆芽	生、鲜。见附图	去根，数斤混合打匀		2002.7	北京市崇文门菜市场	
042207	黑豆苗	生、鲜	去根，数斤混合打匀		2002.9	北京市家乐福超市	
042208	豌豆苗	生、鲜。见附图	去根，数斤混合打匀		2002.8	北京市崇文门菜市场	
茄果、瓜菜类							
043115	茄子（白皮，长）	生、鲜。见附图	去蒂、去皮，数个混合打匀		2002.7	北京市崇文门菜市场	
043116	茄子（紫皮，长）	生、鲜。见附图	去蒂、去皮，数个混合打匀		2002.7	北京市崇文门菜市场	
043117	茄子（紫皮，圆）	生、鲜。见附图	去蒂、去皮，数个混合打匀		2002.7	北京市崇文门菜市场	
043118	香瓜茄	生、鲜。见附图	去蒂、去皮，数个混合打匀		2002.9	北京市蔬菜研究中心	
043119	番茄［西红柿］	生、鲜。见附图	去蒂，数个混合打匀		2002.8	北京市崇文门菜市场	
043120	樱桃番茄［小西红柿］	生、鲜。见附图	去蒂，紫樱柿、春桃圣女、圣女果三个品种等量混合打匀		2002.8	北京市崇文门菜市场	
043121	辣椒（小红尖辣椒）	生、鲜	去蒂，数斤混合打匀		2002.9	北京市崇文门菜市场	
043122	辣椒（小红尖辣椒，干）	生、鲜	去蒂，数斤混合打匀		2002.8	北京市崇文门菜市场	
043123	辣椒（青，尖）	生、鲜。见附图	去蒂、去子，数十个混合打匀		2002.8	北京市崇文门菜市场	
043124	甜椒［灯笼椒、柿子椒］	生、鲜，绿色。见附图	去蒂、去子，数十个混合打匀		2002.8	北京市崇文门菜市场	

食物样品描述 Description of food samples

食物编码	食物类别和名称	食物描述	样品处理	数据来源	采样日期	采样地点	产地
043125	彩椒	生、鲜，红、黄、紫、白数种颜色的甜椒。见附图	去蒂、去子，红、黄、紫、白等多种颜色样品等量混合打匀		2002.8	北京市蔬菜研究中心	
043126	秋葵［黄秋葵、羊角豆］	生、鲜。见附图	去蒂，数十个混合打匀		2002.9	北京市蔬菜研究中心	北京
043221	冬瓜	生、鲜。见附图	去皮、去瓤，数个等量混合打匀		2002.8	北京市崇文门菜市场	
043222	飞碟瓜	生、鲜。见附图	去蒂，数个等量混合打匀		2002.9	北京市蔬菜研究中心	北京
043223	黄金西葫芦	生、鲜。见附图	去蒂，数个等量混合打匀		2002.9	北京市蔬菜研究中心	北京
043224	黄茎瓜	生、鲜	去蒂，数个混合打匀			送检	四川
043225	迷你黄瓜［荷兰乳黄瓜］	生、鲜。见附图	去蒂，十余个混合打匀		2002.7	北京市崇文门菜市场	
043226	秋黄瓜［旱黄瓜］	生、鲜。见附图	去蒂，十余个混合打匀		2002.7	北京市崇文门菜市场	
043227	南瓜（栗面）	生、鲜。见附图	去皮、去瓤，数个等量混合打匀		2002.8	北京市蔬菜研究中心	北京
043228	丝瓜	生、鲜。见附图	去蒂、去皮，数个混合打匀		2002.8	北京市崇文门菜市场	
葱蒜类							
044206	大葱	生、鲜。见附图	去根、粗叶和外皮，十余根混合打匀		2002.8	北京市崇文门菜市场	
044207	细香葱［香葱、四季葱］	生、鲜。见附图	去根须、老叶和外皮，数斤混合打匀		2002.8	北京市崇文门菜市场	
044404	韭菜	生、鲜。见附图	去老叶，数斤混合打匀		2002.8	北京市崇文门菜市场	
嫩茎、叶、花菜类							
045117	大白菜（白口）	生、鲜。见附图	去粗根、老帮儿，数棵各取1/4、混合打匀		2002.8	北京市崇文门菜市场	
045118	大白菜（青口）	生、鲜。见附图	去粗根、老帮儿，数棵各取1/4、混合打匀		2002.8	北京市崇文门菜市场	
045119	酸白菜［酸菜］	生，大白菜用开水渍后冷却、发酵	晾干表面水分，数斤混合打匀		2002.7	北京市崇文门菜市场	
045120	小白菜［青菜］	生、鲜。见附图	去根，数份取数斤混合打匀		2002.7	北京市崇文门菜市场	

食物样品描述 Description of food samples

食物编码	食物类别和名称	食物描述	样品处理	数据来源	采样日期	采样地点	产地
045121	奶白菜	生、鲜。见附图	数份取数斤混合打匀		2002.9	北京市家乐福超市	北京
045122	鸡毛菜	生、鲜。见附图	数份数斤混合打匀		2002.8	北京市崇文门菜市场	
045123	娃娃菜	生、鲜。见附图	去根，数棵各取 1/4、混合打匀		2002.8	北京市蔬菜研究中心	北京
045124	乌塌菜 [塌菜、塌棵菜]	生、鲜。见附图	去根，数份数斤混合打匀		2002.9	北京市家乐福超市	北京
045125	油菜	生、鲜。见附图	去根，数份取数斤混合打匀		2002.7	北京市崇文门菜市场	
045126	油菜心	生、鲜。见附图	数份取数斤混合打匀		2002.8	北京市崇文门菜市场	
045210	结球甘蓝（绿）[圆白菜]	生、鲜。见附图	去粗根，数个各取 1/4，混合打匀		2002.7	北京市崇文门菜市场	
045211	结球甘蓝（紫）[圆白菜]	生、鲜。见附图	去粗根，数个各取 1/4，混合打匀		2002.8	北京市崇文门菜市场	
045212	抱子甘蓝 [小圆白菜]	生、鲜。见附图	去蒂、数斤混合打匀		2002.8	北京市蔬菜研究中心	北京
045213	羽衣甘蓝	生、鲜。见附图	数斤混合打匀		2002.8	北京市蔬菜研究中心	北京
045214	盖菜	生、鲜。见附图	去根，数份数斤混合打匀		2002.8	北京市崇文门菜市场	
045215	芥蓝 [甘蓝菜、盖蓝菜]	生、鲜。见附图	去老茎，数斤混合打匀		2002.8	北京市崇文门菜市场	
045216	菜花（白色）[花椰菜]	生、鲜。见附图	去粗茎，数个各取 1/4、混合打匀		2002.8	北京市崇文门菜市场	
045217	西兰花 [绿菜花]	生、鲜。见附图	去粗茎，数个各取 1/4、混合打匀		2002.8	北京市崇文门菜市场	
045327	番杏 [新西兰菠菜、夏菠菜]	生、鲜。见附图	数份数斤混合打匀		2002.8	北京市崇文门菜市场	
045328	樱桃萝卜缨	生、鲜	数份数斤混合打匀		2002.8	北京市蔬菜研究中心	北京
045329	白凤菜	生、鲜。见附图	数份数斤混合打匀		2002.8	北京市蔬菜研究中心	北京
045330	紫背天葵 [红凤菜、血皮菜]	生、鲜。见附图	数斤混合打匀		2002.8	北京市蔬菜研究中心	北京
045331	芹菜（茎）[旱芹、药芹]	生、鲜。见附图	去根、去叶，十余棵混合打匀		2002.8	北京市崇文门菜市场	
045332	西芹 [西洋芹菜、美芹]	生、鲜。见附图	去根、去叶，十余棵混合打匀		2002.9	北京市崇文门菜市场	
045333	生菜 [叶用莴苣]	生、鲜，圆球形叶菜。见附图	去粗根，数斤混合打匀		2002.8	北京市崇文门菜市场	
045334	油麦菜	生、鲜。见附图	去根，数斤混合打匀		2002.8	北京市崇文门菜市场	
045335	叶甜菜（白梗）	生、鲜。见附图	数斤混合打匀		2002.9	北京市蔬菜研究中心	北京

食物样品描述 Description of food samples

食物编码	食物类别和名称	食物描述	样品处理	数据来源	采样日期	采样地点	产地
045336	莴笋叶［莴苣菜］	生、鲜。见附图	数份数斤混合打匀		2002.8	北京市崇文门菜市场	
045337	蕹菜［空心菜、藤藤菜］	生、鲜。见附图	数份数斤混合打匀		2002.7	北京市崇文门菜市场	
045338	观达菜［根达菜、牛皮菜］	生、鲜。见附图	数份混合打匀			送检	北京
045339	球茎茴香［甜茴香、意大利茴香］	生、鲜，叶鞘膨大形成的球形茎。见附图	去根、外皮，十余个混合打匀		2002.9	北京市蔬菜研究中心	北京
045415	芦笋（绿）［石刁柏、龙须菜］	生、鲜，绿色、细长杆状。见附图	去老茎，数斤混合打匀		2002.8	北京市崇文门菜市场	
045416	芦笋（紫）	生、鲜，紫色、细长杆状。见附图	去老茎，数斤混合打匀		2002.9	北京市蔬菜研究中心	北京
045417	结球菊苣（红）	生、鲜，红色。见附图	去根，数个各取1/4、混合打匀		2002.8	北京市蔬菜研究中心	北京
045418	软化白菊苣	生、鲜，黄白色。见附图	去根，数个混合打匀		2002.8	北京市蔬菜研究中心	北京
045419	穿心莲	鲜，嫩茎叶　见附图	三个采样点样品混合匀浆	北京市疾病预防控制中心	2012.11	北京市东城区天丰利超市、朝阳区物美超市惠新店	北京
045420	红薯叶	鲜，嫩茎叶。见附图	多个采样点样品混合匀浆	广东省疾病预防控制中心	2015.11 2015.10	广东越秀东川新街市菜市场、越秀沃尔玛、越秀华润万家；四会昌大昌超市、四会家乐福超市、四会高观肉菜市场；博罗万佳信超市、博罗维阳中心市场、博罗好又多超市	广东
045421	南瓜藤	生、鲜。见附图	三个采样点样品混合匀浆	浙江省疾病预防控制中心	2012.11	浙江杭州市滨江共联村蔬菜基地	浙江
045422	三七尖	鲜、绿色肉叶。见附图	三个采样点样品混合匀浆	湖北省疾病预防控制中心	2015.10	湖北咸宁市双溪香泉蔬菜直销点、武汉市洪山区关山农副产品批发市场、武汉市武昌区水果湖菜市场	湖北
045423	棠梨花	伞状花。见附图	三个采样点样品混合匀浆	云南省疾病预防控制中心	2013.3	云南昆明市篆新农贸市场	云南
045424	洋丝瓜苗	鲜，嫩茎叶。见附图	三个采样点样品混合匀浆	云南省疾病预防控制中心	2013.3	云南昆明市篆新农贸市场	云南
水生蔬菜类							
046010	藕［莲藕］	生、鲜。见附图	去节，数个混合打匀		2002.8	北京市崇文门菜市场	

食物样品描述 Description of food samples

食物编码	食物类别和名称	食物描述	样品处理	数据来源	采样日期	采样地点	产地
046011	红菱	块状	三个采样点样品混合匀浆	江苏省疾病预防控制中心	2012.5	江苏太仓市菜场（陆渡镇菜场、东郊菜场、中心菜场）	江苏
薯芋类							
047203	芋头［芋艿、毛芋］	生、鲜。见附图	去皮，数斤混合打匀		2002.9	北京市朝阳区潘家园农贸市场	
047204	芋头（煮）			Korea-FCT			
野生蔬菜类							
048081	苦苣菜［苦菜、天精菜］	生、鲜。见附图	数斤混合打匀		2002.8	送检	
048082	苜蓿［草头、金花菜］	生、鲜		ShH-FCT			上海
048083	鱼腥草（叶）［蕺菜、臭菜］	生、鲜。见附图	数斤混合打匀		2002.8	北京市蔬菜研究中心	北京
048084	鱼腥草（根）	生、鲜。见附图	去根须、数斤混合打匀		2002.8	北京市蔬菜研究中心	北京
048085	刺五加尖	条状带刺茎叶。见附图	三个采样点样品混合匀浆	云南省疾病预防控制中心	2013.3	云南昆明市篆新农贸市场	云南
048086	枸杞叶	鲜，嫩茎叶。见附图	三个采样点样品混合匀浆	广西壮族自治区疾病预防控制中心	2011.4	广西南宁市麻村、淡村、五里亭市场	广西
048087	灰灰菜（干，藜）	干。见附图	三个采样点样品混合匀浆	陕西省疾病预防控制中心	2014.11	陕西商洛市天天乐购物广场、华润万家超市、家园购物广场	陕西
048088	荆芥	鲜。见附图	三个采样点样品混合匀浆	河南省疾病预防控制中心	2015.8	河南郑州市丹尼斯超市七天地店	河南
	菌藻类						
菌类							
051028	白蘑菇［双孢蘑菇、洋蘑菇］			TW-FCT			台北
051029	北风菌［荷叶离褶伞、一窝羊］	见附图		YN-FCT			云南
051030	草菇［大黑头细花草、稻菇］	主要原料：鲜草菇、水、盐等。罐装。特供牌	数罐混合打匀		2001.11	送检	北京
051031	茶树菇（干）［柱状田头菇、油茶菇］	见附图	数包等量混合磨碎		2001.7	送检	江西

食物样品描述 Description of food samples

食物编码	食物类别和名称	食物描述	样品处理	数据来源	采样日期	采样地点	产地
051032	干巴菌	见附图		YN-FCT			云南
051033	红奶浆菌 [多汁乳菇、谷熟菌]	见附图		YN-FCT			云南
051034	黄蘑（干）	野生。丹华牌	数包等量混合磨碎		2001.7	送检	吉林
051035	黄伞菇(干) [多脂鳞伞、黄丝菌]	见附图	数包等量混合磨碎		2001.9	送检	北京
051036	鸡腿菇（干）[毛头鬼伞]	十爹牌。见附图	数包等量混合磨碎		2001.8	送检	广东
051037	鸡油菌 [黄丝菌、杏菌]	见附图		YN-FCT			云南
051038	鸡枞 [蚁枞、伞把菇、鸡枞菌]	见附图		YN-FCT			云南
051039	鸡枞（干）	野生。野香牌	数包等量混合磨碎		2001.7	送检	四川
051040	鸡枞（油炸）[油鸡枞]	油浸，加盐		YN-FCT			云南
051041	鸡枞花			YN-FCT			云南
051042	牛肝菌（白）[美味牛肝菌]	见附图		YN-FCT			云南
051043	牛肝菌（白，干）[美味牛肝菌]	野香牌	数包等量混合磨碎		2001.7	送检	四川
051044	牛肝菌（黑）[铜色牛肝菌]	见附图		YN-FCT			云南
051045	牛肝菌（鲜）[黄皮牛肝菌、黄皮疣柄牛肝菌、黄癞头]	见附图		YN-FCT			云南
051046	乳牛肝菌（干）[粘盖牛肝菌、松树菌]	野香牌。见附图	数包等量混合磨碎		2001.7	送检	四川
051047	牛眼睛菌（鲜）[马勃菌]			YN-FCT			云南
051048	平菇 [糙皮侧耳、青蘑]		数份数斤混合打匀		2002.8	北京市崇文门菜市场	
051049	青头菌 [变绿红菇、绿菇]	见附图		YN-FCT			云南
051050	松蘑（干）[松茸、松口蘑]	野香牌。见附图	数包等量混合磨碎		2001.7	送检	四川
051051	杏鲍菇	见附图	数份数斤混合打匀			送检	河南
051052	血红菇（干）	见附图	数包等量混合磨碎		2001.9	送检	北京
051053	元蘑（干）[亚侧耳、冬蘑、黄蘑]	野生。丹华牌。见附图	数包等量混合磨碎		2001.7	送检	吉林
051054	竹荪（干）[竹笙、竹参]	见附图		YN-FCT			云南
051055	榛蘑（干）[小蜜环菌]	野生。丹华牌	数包等量混合磨碎		2001.7	送检	吉林

食物样品描述 Description of food samples

食物编码	食物类别和名称	食物描述	样品处理	数据来源	采样日期	采样地点	产地
051056	蛹虫草（干）	干。见附图	多个采样点样品混合匀浆	广东省疾病预防控制中心	2015.11 2015.10	广东越秀东川新街市菜市场、越秀沃尔玛、越秀华润万家；四会昌大昌超市、四会家乐福超市、四会高观肉菜市场；博罗万佳信超市、博罗维阳中心市场、博罗好又多超市	广东
藻类							
052009	螺旋藻（干）			YN-FCT			云南
052010	裙带菜（干）[海芥菜、海木耳]	海王星牌	数罐等量混合磨碎		2003.7	北京市崇文门菜市场	辽宁
052011	海带菜（鲜，姑香牌）	主要原料：鲜海带、白糖、芝麻、碘盐等	数袋混合打匀		2002.3	送检	山东
	水果类及制品						
仁果类							
061907	蛇果	见附图	去皮、去果芯，数斤混合打匀		2002.9	北京市崇文门菜市场	
核果类							
062115	蜜桃		去皮、去核，数斤混合打匀			送检	河北
062116	桃（糖水罐头）	主要原料：桃、水、白砂糖等。佳康牌	数罐混合打匀		2001.11	送检	河北
062207	布朗	见附图	去皮、去核，数斤混合打匀		2002.9	北京市崇文门菜市场	
062208	西梅		去皮、去核，数斤混合打匀		2002.9	北京市家乐福超市	
062312	冬枣	见附图	去核，数斤混合打匀		2002.9	北京市家乐福超市	山东
062313	小枣（干）		去核，数斤混合打匀		2003.7	北京市崇文门菜市场	河北
浆果类							
063912	无花果（干）	见附图		TW-FCT			台北
柑橘类							
064303	葡萄柚 [西柚]	见附图	去皮、去子	TW-FCT			台北

食物样品描述 Description of food samples

食物编码	食物类别和名称	食物描述	样品处理	数据来源	采样日期	采样地点	产地
064304	葡萄柚 [西柚]		去皮、去子，数斤混合打匀		2002.9	北京市家乐福超市	以色列
热带、亚热带水果							
065022	红毛丹	见附图	去皮、去核，数斤混合打匀		2002.9	北京市崇文门菜市场	
065023	火龙果 [仙蜜果、红龙果]	见附图	去皮，十余个混合打匀		2002.9	北京市崇文门菜市场	
065024	荔枝（干）	干制荔枝，带壳	去皮、去核，加水浸湿混合打匀		2002.3	送检	福建
065025	榴莲	见附图	去壳，数份数斤混合打匀		2002.9	北京市家乐福超市	泰国
065026	芒果（大头）			YN-FCT			云南
065027	木瓜 [番木瓜]	见附图		YN-FCT			云南
065028	酸木瓜			YN-FCT			云南
065029	蒲桃 [香果、水石榴]		去皮、去核，数斤混合打匀			送检	贵州
065030	山竹	见附图	去壳、去核，数份数斤混合打匀		2002.9	北京市家乐福超市	
065031	香蕉（红皮）	见附图	去皮，数斤混合打匀		2002.9	北京市家乐福超市	海南
065032	香蕉（红皮）	见附图	去皮，数斤混合打匀		2002.9	北京市家乐福超市	泰国
瓜果类							
066206	小西瓜 [地雷瓜]	见附图	去皮、去子，数个等量混合打匀		2002.9	北京市家乐福超市	
	坚果、种子类						
树坚果							
071026	山核桃（熟）[小核桃]	带壳，加盐。商品名：椒盐山核桃。勤俭牌	去壳，数包混合磨碎		2001.6	送检	浙江
071027	栗子 [板栗]	带壳，生。见附图	去壳，数斤混合打碎			送检	北京密云
071028	栗子 [板栗]	带壳，生	去壳，数斤混合打碎			送检	河南
071029	栗子 [板栗]	带壳，生	去壳，数斤混合打碎			送检	山东
071030	栗子 [板栗]	带壳，生	去壳，数斤混合打碎			送检	河北迁西

食物样品描述 Description of food samples

食物编码	食物类别和名称	食物描述	样品处理	数据来源	采样日期	采样地点	产地
071031	栗子［板栗］	带壳，生	去壳，数斤混合打碎			送检	邢台
071032	栗子仁（熟）	商品名：甘栗仁	数包混合磨碎		2001.8	送检	河北
071033	松子（熟）	带壳，加盐。商品名：巴西松子。见附图	去壳，数包混合磨碎		2001.9	送检	广东
071034	杏仁（熟，带壳）	加盐。商品名：开口杏仁	去壳，数包混合磨碎		2001.8	送检	广东
071035	杏仁（熟，去壳）	加盐。商品名：大杏仁。枫叶牧场牌。见附图	数包混合磨碎		2001.7	送检	广东
071036	腰果（熟）	加盐	数包混合磨碎		2001.7	送检	
071037	榛子（熟）	带壳。商品名：美国榛子。枫叶牌。见附图	去壳，数包混合磨碎		2001.7	送检	广东
071038	榛子仁（熟）	加盐。商品名：五香榛子仁	数包混合磨碎		2001.9	送检	广东
071039	开心果（熟）	带壳，加盐。正林牌	去壳，数包混合磨碎		2001.6	送检	甘肃
071040	香榧（熟）	带壳，加盐。幸良贡宝牌	去壳，数包混合磨碎		2001.11	送检	浙江
种子							
072020	花生（烤，勤俭牌）	带壳，加盐。商品名：美味花生	去壳，数包混合磨碎		2001.6	送检	四川
072021	花生（烤，密日兴牌）	带壳，加盐	去壳，数包混合磨碎			送检	北京
072022	花生仁（油炸）	加盐	数包混合磨碎			送检	北京
072023	葵花子（熟，奶油香）	主要原料：葵花子、盐等。加盐。正林牌	去壳，数包混合磨碎		2001.6	送检	甘肃
072024	葵花子（熟，原味）	主要原料：葵花子、盐等。加盐。商品名：美国葵花子。正林牌	去壳，数包混合磨碎		2001.6	送检	甘肃
072025	南瓜子（熟）［白瓜子］	主要原料：南瓜子、盐等。加盐。正林牌	去壳，数包混合磨碎		2001.6	送检	甘肃
072026	西瓜子（熟）［黑瓜子］	主要原料：黑瓜子、盐、酱油等。加盐。正林牌	去壳，数包混合磨碎		2001.6	送检	甘肃

食物编码	食物类别和名称	食物描述	样品处理	数据来源	采样日期	采样地点	产地
	油脂类						
植物油							
192020	核桃油	液态	数桶混合		2012	北京	
192030	大豆油（古船）	液态	数桶混合		2012	北京	
192031	大豆油（金龙鱼精炼，一级）	液态	数桶混合		2012	北京	
192032	大豆油（福临门，一级）	液态	数桶混合		2012	北京	
192033	大豆油（莱家村，一级）	液态	数桶混合		2012	北京	
192034	大豆油（黄龙山）	液态	数桶混合		2012	北京	
192035	大豆油（香满园，一级）	液态	数桶混合		2012	北京	
192036	大豆油（汇福，一级）	液态	数桶混合		2012	北京	
192037	大豆油（五湖，一级）	液态	数桶混合		2012	北京	
192038	大豆油（润之家）	液态	数桶混合		2012	北京	
192039	大豆油（爱厨）	液态	数桶混合		2012	北京	
192040	大豆油（一品龙江）	液态	数桶混合		2012	北京	
192041	大豆油（九三）	液态	数桶混合		2012	北京	
192042	大豆油（德大）	液态	数桶混合		2012	北京	
192043	大豆油（龙克）	液态	数桶混合		2012	北京	
192044	大豆油（龙克）	液态	数桶混合		2012	北京	
192045	大豆油（美天，压榨）	液态	数桶混合		2012	北京	
192046	大豆油（老爷岭）	液态	数桶混合		2012	北京	
192047	大豆油（福来年丰）	液态	数桶混合		2012	北京	
192048	大豆油（散装）	液态	数桶混合		2012	北京	
192049	大豆油（口福）	液态	数桶混合		2012	北京	
192050	大豆油（元宝牌）	液态	数桶混合		2012	北京	
192051	大豆油（鸿鹤）	液态	数桶混合		2012	北京	
192052	大豆油	液态	数桶混合	丰益研发中心*	2012		昌吉(原料)

食物样品描述 Description of food samples

食物编码	食物类别和名称	食物描述	样品处理	数据来源	采样日期	采样地点	产地
192053	大豆油	液态	数桶混合	丰益研发中心	2012		重庆(原料)
192054	大豆油	液态	数桶混合	丰益研发中心	2012		广州(原料)
192055	大豆油	液态	数桶混合	丰益研发中心	2012		哈尔滨(原料)
192056	大豆油	液态	数桶混合	丰益研发中心	2012		连云港(原料)
192057	大豆油	液态	数桶混合	丰益研发中心	2012		青岛(原料)
192058	大豆油	液态	数桶混合	丰益研发中心	2012		天津(原料)
192059	大豆油	液态	数桶混合	丰益研发中心	2012		武汉(原料)
192060	大豆油	液态	数桶混合	丰益研发中心	2012		安徽(原料)
192062	玉米油（金龙鱼）	液态	数桶混合		2012	北京	
192063	玉米胚芽油（西王）	液态	数桶混合		2012	北京	
192064	玉米油（福临门）	液态	数桶混合		2012	北京	
192065	玉米油（长寿花）	液态	数桶混合		2012	北京	
192066	玉米油（润之家）	液态	数桶混合		2012	北京	
192067	玉米胚芽油（融氏）	液态	数桶混合		2012	北京	
192068	玉米油（白雪）	液态	数桶混合		2012	北京	
192069	玉米油（福临门）	液态	数桶混合		2012	北京	
192070	玉米油（古船）	液态	数桶混合		2012	北京	
192071	玉米油（绿宝）	液态	数桶混合		2012	北京	
192072	玉米油（星河）	液态	数桶混合		2012	北京	
192073	玉米油	液态	数桶混合	丰益研发中心	2012		昌吉(原料)
192074	玉米油	液态	数桶混合	丰益研发中心	2012		重庆(原料)
192075	玉米油	液态	数桶混合	丰益研发中心	2012		广州(原料)
192076	玉米油	液态	数桶混合	丰益研发中心	2012		青岛(原料)
192077	玉米油	液态	数桶混合	丰益研发中心	2012		泉州(原料)
192078	玉米油	液态	数桶混合	丰益研发中心	2012		上海(原料)
192079	玉米油	液态	数桶混合	丰益研发中心	2012		深圳(原料)

食物编码	食物类别和名称	食物描述	样品处理	数据来源	采样日期	采样地点	产地
192080	玉米油	液态	数桶混合	丰益研发中心	2012		武汉(原料)
192081	玉米油	液态	数桶混合	丰益研发中心	2012		安徽(原料)
192082	玉米油	液态	数桶混合	丰益研发中心	2012		西安(原料)
192084	花生油（鲁花牌，压榨，一级）	液态	数桶混合	监测数据	2012	北京	
192085	花生油（胡姬花，压榨）	液态	数桶混合	监测数据	2012	北京	
192086	花生油（龙大，压榨，一级）	液态	数桶混合	监测数据	2012	北京	
192087	花生油（火鸟）	液态	数桶混合	监测数据	2012	北京	
192088	花生油（金龙鱼）	液态	数桶混合	监测数据	2012	北京	
192089	花生油（第一坊）	液态	数桶混合	监测数据	2012	北京	
192090	花生油（福临门，压榨，一级）	液态	数桶混合	监测数据	2012	北京	
192091	花生油（润之家）	液态	数桶混合	监测数据	2012	北京	
192092	花生油（星河，压榨，一级）	液态	数桶混合	监测数据	2012	北京	
192093	花生油（爱厨）	液态	数桶混合	监测数据	2012	北京	
192094	花生胚芽油（第一坊）	液态	数桶混合	监测数据	2012	北京	
192095	花生油（花生花，醇香）	液态	数桶混合	监测数据	2012	北京	
192096	花生油（汇福，压榨，一级）	液态	数桶混合	监测数据	2012	北京	
192097	花生油（淳金，压榨，浓香）	液态	数桶混合	监测数据	2012	北京	
192098	花生油（绿宝）	液态	数桶混合	监测数据	2012	北京	
192099	花生油	液态	数桶混合	丰益研发中心	2013		昌吉(原料)
192100	花生油	液态	数桶混合	丰益研发中心	2013		广州(原料)
192101	花生油	液态	数桶混合	丰益研发中心	2013		石家庄(原料)
192102	花生油	液态	数桶混合	丰益研发中心	2013		武汉(原料)
192103	花生油	液态	数桶混合	丰益研发中心	2013		西安(原料)
192105	菜籽油（黄龙山，压榨）	液态	数桶混合		2012	北京	
192106	菜籽油（金菜花）	液态	数桶混合		2012	北京	
192107	菜籽油（金龙鱼，纯香）	液态	数桶混合		2012	北京	

食物样品描述 Description of food samples

食物编码	食物类别和名称	食物描述	样品处理	数据来源	采样日期	采样地点	产地
192108	菜籽油（云瑞，纯香）	液态	数桶混合		2012	北京	
192109	菜籽油（福临门，压榨）	液态	数桶混合		2012	北京	
192110	菜籽油（金龙鱼，纯香）	液态	数桶混合		2012	北京	
192111	菜籽油（合适佳）	液态	数桶混合	监测数据	2012	北京	
192112	菜籽油（道道全）	液态	数桶混合	监测数据	2012	北京	
192113	菜籽油（金健牌，一级）	液态	数桶混合	监测数据	2012	北京	
192114	菜籽油（金健，一级）	液态	数桶混合	监测数据	2012	北京	
192115	菜籽油（金健）	液态	数桶混合	监测数据	2012	北京	
192116	菜籽油（三福）	液态	数桶混合	监测数据	2012	北京	
192117	菜籽油（鲤鱼，一级）	液态	数桶混合	监测数据	2012	北京	
192118	菜籽油（鲤鱼，纯正）	液态	数桶混合	监测数据	2012	北京	
192119	菜籽油（汉中建兴，一级）	液态	数桶混合	监测数据	2012	北京	
192120	菜籽油（汉中建兴，溢香）	液态	数桶混合	监测数据	2012	北京	
192121	菜籽油（香满园，纯香）	液态	数桶混合	监测数据	2012	北京	
192122	菜籽油（八鱼，特香，压榨）	液态	数桶混合	监测数据	2012	北京	
192123	菜籽油（百合花，纯正）	液态	数桶混合	监测数据	2012	北京	
192124	菜籽油（水鸭，压榨，浓香）	液态	数桶混合	监测数据	2012	北京	
192125	菜籽油(同州老油坊,100%压榨)	液态	数桶混合	监测数据	2012	北京	
192126	菜籽油（四海）	液态	数桶混合	监测数据	2012	北京	
192127	菜籽油（邦淇，特香）	液态	数桶混合	监测数据	2012	北京	
192128	菜籽油（邦淇，一级）	液态	数桶混合	监测数据	2012	北京	
192130	菜籽油（低芥酸）	液态	数桶混合	丰益研发中心*	2013		昌吉(原料)
192131	菜籽油（低芥酸）	液态	数桶混合	丰益研发中心	2013		重庆(原料)
192132	菜籽油（低芥酸）	液态	数桶混合	丰益研发中心	2013		广州(原料)
192133	菜籽油（低芥酸）	液态	数桶混合	丰益研发中心	2013		上海(原料)
192134	菜籽油（低芥酸）	液态	数桶混合	丰益研发中心	2013		深圳(原料)

食物样品描述 Description of food samples

食物编码	食物类别和名称	食物描述	样品处理	数据来源	采样日期	采样地点	产地
192135	菜籽油（低芥酸）	液态	数桶混合	丰益研发中心	2013		天津(原料)
192137	菜籽油（高芥酸）	液态	数桶混合	丰益研发中心	2013		成都(原料)
192138	菜籽油（高芥酸）	液态	数桶混合	丰益研发中心	2013		昌吉(原料)
192139	菜籽油（高芥酸）	液态	数桶混合	丰益研发中心	2013		重庆(原料)
192140	菜籽油（高芥酸）	液态	数桶混合	丰益研发中心	2013		广州(原料)
192141	菜籽油（高芥酸）	液态	数桶混合	丰益研发中心	2013		武汉(原料)
192142	菜籽油（高芥酸）	液态	数桶混合	丰益研发中心	2013		安徽(原料)
192144	葵花子油（多力牌）	液态	数桶混合		2012	北京	
192145	葵花子油（古船，压榨，一级）	液态	数桶混合		2012	北京	
192146	葵花子油（福临门，压榨）	液态	数桶混合		2012	北京	
192147	葵花子油（爱厨）	液态	数桶混合		2012	北京	
192148	葵花子油（融氏金色葵园）	液态	数桶混合		2012	北京	
192149	葵花子油（金龙鱼）	液态	数桶混合		2012	北京	
192150	葵花子油（金屯，纯正）	液态	数桶混合		2012	北京	
192151	葵花子油（金屯，清香）	液态	数桶混合		2012	北京	
192152	葵花仁油（鲁花，浓香）	液态	数桶混合		2012	北京	
192153	葵花子油（招财鱼，冷榨，一级）	液态	数桶混合		2012	北京	
192154	葵花子油（长寿花，清香）	液态	数桶混合		2012	北京	
192155	葵花子油（绿宝）	液态	数桶混合		2012	北京	
192156	葵花子油	液态	数桶混合	丰益研发中心	2013		昌吉(原料)
192157	葵花子油	液态	数桶混合	丰益研发中心	2013		重庆(原料)
192158	葵花子油	液态	数桶混合	丰益研发中心	2013		广州(原料)
192159	葵花子油	液态	数桶混合	丰益研发中心	2013		上海(原料)
192160	葵花子油	液态	数桶混合	丰益研发中心	2013		深圳(原料)
192161	葵花子油	液态	数桶混合	丰益研发中心	2013		天津(原料)
192162	葵花子油（高油酸）	液态	数桶混合	丰益研发中心	2013		昌吉(原料)

食物样品描述 Description of food samples

食物编码	食物类别和名称	食物描述	样品处理	数据来源	采样日期	采样地点	产地
192163	葵花子油（高油酸）	液态	数桶混合	丰益研发中心	2013		秦皇岛（原料）
192164	油茶籽油（金龙鱼）	液态	数桶混合		2012	北京	
192165	油茶籽油（滋采）	液态	数桶混合		2012	北京	
192166	茶籽油（金浩）	液态	数桶混合		2012	北京	
192167	茶籽油	液态	数桶混合	丰益研发中心	2012		防城港（原料）
192168	茶籽油	液态	数桶混合	丰益研发中心	2012		上海（原料）
192169	茶籽油	液态	数桶混合	丰益研发中心	2012		岳阳（原料）
192170	茶油（金浩）	液态	数桶混合		2012	北京	
192171	山茶油（绿谷油翁）	液态	数桶混合		2012	北京	
192172	茶油（千岛源）	液态	数桶混合		2012	北京	
192173	亚麻籽油（欣奇典，有机）	液态	数桶混合		2012	北京	
192174	胡麻油（金利，压榨）	液态	数桶混合		2012	北京	
192175	胡麻籽油（优素福，熟制，压榨）	液态	数桶混合		2012	北京	
192176	胡麻油（红井源）	液态	数桶混合		2012	北京	
192177	米糠油（得乐康，特制）	液态	数桶混合		2012	北京	
192178	米糠油（得乐康，纯正）	液态	数桶混合		2012	北京	
192179	米糠油（得乐康，特制）	液态	数桶混合		2012	北京	
192180	稻米油（利是）	液态	数桶混合		2012	北京	
192181	稻米油	液态	数桶混合	丰益研发中心	2013		上海（原料）
192182	稻米油	液态	数桶混合	丰益研发中心	2013		秦皇岛（原料）
192183	稻米油	液态	数桶混合	丰益研发中心	2013		兖州（原料）
192184	椰子油	液态	数桶混合	丰益研发中心	2013		广州（原料）
192185	椰子油	液态	数桶混合	丰益研发中心	2013		秦皇岛（原料）
192186	椰子油	液态	数桶混合	丰益研发中心	2013		深圳（原料）
192187	椰子油	液态	数桶混合	丰益研发中心	2013		天津（原料）
192188	调和油（鲁花，坚果）	液态	数桶混合		2012	北京	

食物编码	食物类别和名称	食物描述	样品处理	数据来源	采样日期	采样地点	产地
192189	调和油（福临门，DHA）	液态	数桶混合		2012	北京	
192190	调和油（金龙鱼）（添加深海鱼油）	液态	数桶混合		2012	北京	
192191	调和油（长康，葵花子）	液态	数桶混合		2012	北京	
192192	调和油（爱厨）	液态	数桶混合		2012	北京	
192193	调和油（香满园，花生，特香）	液态	数桶混合		2012	北京	
192194	调和油（口福）	液态	数桶混合		2012	北京	
192195	调和油（金龙鱼，橄榄油）	液态	数桶混合		2012	北京	
192196	调和油（丰益研发中心）	液态	数桶混合	丰益研发中心	2012		上海（原料）
192198	橄榄油（白叶，特级，初榨）	液态	数桶混合		2012	北京	
192199	橄榄油（多力，特级，初榨）	液态	数桶混合		2012	北京	
192200	橄榄油（卡波纳，特级，初榨）	液态	数桶混合		2012	北京	
192201	橄榄油（慕氏，混合）	液态	数桶混合		2012	北京	
192202	橄榄油（欧丽薇兰，特级，初榨）	液态	数桶混合		2012	北京	
192203	橄榄油（亿芭利，特级，初榨）	液态	数桶混合		2012	北京	
192204	橄榄油（橄露）	液态	数桶混合		2012	北京	
192205	橄榄油（品利，特级，初榨）	液态	数桶混合		2012	北京	
192206	橄榄油（特级初榨）	液态	数桶混合	丰益研发中心	2013		广州（原料）
192207	橄榄油（特级初榨）	液态	数桶混合	丰益研发中心	2013		泉州（原料）
192208	橄榄油（特级初榨）	液态	数桶混合	丰益研发中心	2013		上海（原料）
192209	橄榄油（混合）	液态	数桶混合	丰益研发中心	2013		广州（原料）
192210	橄榄油（混合）	液态	数桶混合	丰益研发中心	2013		上海（原料）
192211	橄榄油（混合）	液态	数桶混合	丰益研发中心	2013		兖州（原料）
192212	葡萄子油（欣奇典，有机）	液态	数桶混合		2012	北京	
192214	芝麻油（鲁花）[香油]	液态	数桶混合		2012	北京	
192215	芝麻油（福临门）[香油]	液态	数桶混合		2012	北京	
192216	芝麻油（福临门，一级）[香油]	液态	数桶混合		2012	北京	

食物样品描述 Description of food samples

食物编码	食物类别和名称	食物描述	样品处理	数据来源	采样日期	采样地点	产地
192217	芝麻油（金龙鱼）[香油]	液态	数桶混合		2012	北京	
192218	芝麻油（古币）[香油]	液态	数桶混合		2012	北京	
192219	芝麻油（太太乐）[香油]	液态	数桶混合		2012	北京	
192220	芝麻油（友加）[香油]	液态	数桶混合		2012	北京	
192221	芝麻油（溢滴香）[香油]	液态	数桶混合		2012	北京	
192222	芝麻油（散装）[香油]	液态	数桶混合	监测样品	2012	北京	
192223	黑芝麻油（一滴香）[香油]	液态	数桶混合	监测样品	2012	北京	
192224	芝麻油（一滴香）[香油]	液态	数桶混合	监测样品	2012	北京	
192225	芝麻油（迪一）[香油]	液态	数桶混合	监测样品	2012	北京	
192226	芝麻油	液态	数桶混合	丰益研发中心	2013		成都(原料)
192227	芝麻油	液态	数桶混合	丰益研发中心	2013		重庆(原料)
192228	芝麻油	液态	数桶混合	丰益研发中心	2013		广州(原料)
192229	芝麻油	液态	数桶混合	丰益研发中心	2013		天津(原料)
192230	芝麻油	液态	数桶混合	丰益研发中心	2013		武汉(原料)
192231	花椒油（太太乐）	液态	数桶混合	监测样品	2012	北京	
192232	红椒油（长康）	液态	数桶混合	监测样品	2012	北京	
192233	辣椒油（厨大哥，香辣）	液态	数桶混合	监测样品	2012	北京	
192234	鲜萃葱油（厨大哥）	液态	数桶混合	监测样品	2012	北京	
192235	鲜萃姜油（厨大哥）	液态	数桶混合	监测样品	2012	北京	
192236	鲜萃蒜油（厨大哥）	液态	数桶混合	监测样品	2012	北京	
192237	芥末油（喷泉）	液态	数桶混合	监测样品	2012	北京	
192238	藤椒油（友加，鲜榨）	液态	数桶混合	监测样品	2012	北京	
192239	红油（香必居）	液态	数桶混合	监测样品	2012	北京	
192240	鲜花椒油（香必居）	液态	数桶混合	监测样品	2012	北京	
192241	麻辣油（香必居）	液态	数桶混合	监测样品	2012	北京	
192242	芥末油（珍极）	液态	数桶混合	监测样品	2012	北京	

食物样品描述 Description of food samples

食物编码	食物类别和名称	食物描述	样品处理	数据来源	采样日期	采样地点	产地
192243	红花子油	液态	数桶混合	丰益研发中心	2013		昌吉(原料)
192244	红花子油	液态	数桶混合	丰益研发中心	2013		兖州(原料)
192245	棕榈超级液油		数桶混合	丰益研发中心	2013		重庆(原料)
192246	棕榈超级液油		数桶混合	丰益研发中心	2013		广州(原料)
192247	棕榈液油		数桶混合	丰益研发中心	2013		重庆(原料)
192248	棕榈液油（26℃）		数桶混合	丰益研发中心	2013		广州(原料)
192249	棕榈液油（28℃）		数桶混合	丰益研发中心	2013		连云港(原料)
192250	棕榈液油（30℃）		数桶混合	丰益研发中心	2013		秦皇岛(原料)
192251	棕榈液油（32℃）		数桶混合	丰益研发中心	2013		深圳(原料)
192252	棕榈液油（36℃）		数桶混合	丰益研发中心	2013		西安(原料)
192253	棕榈油（38℃）		数桶混合	丰益研发中心	2013		上海(原料)
192254	棕榈油（41℃）		数桶混合	丰益研发中心	2013		西安(原料)
192255	棕榈硬脂		数桶混合		2013		
192256	棕榈硬脂		数桶混合		2013		
192257	棕榈硬脂		数桶混合		2013		
192258	棕榈硬脂		数桶混合		2012		
192259	棕榈仁油		数桶混合		2013		
192260	棕榈仁油		数桶混合		2012		

注：* 丰益研发中心即丰益（上海）生物技术研发中心

食物成分表

Food Compasition Tables

表一 能量和食物一般营养成分

Table 1 Energy and Nutrient Content of Foods

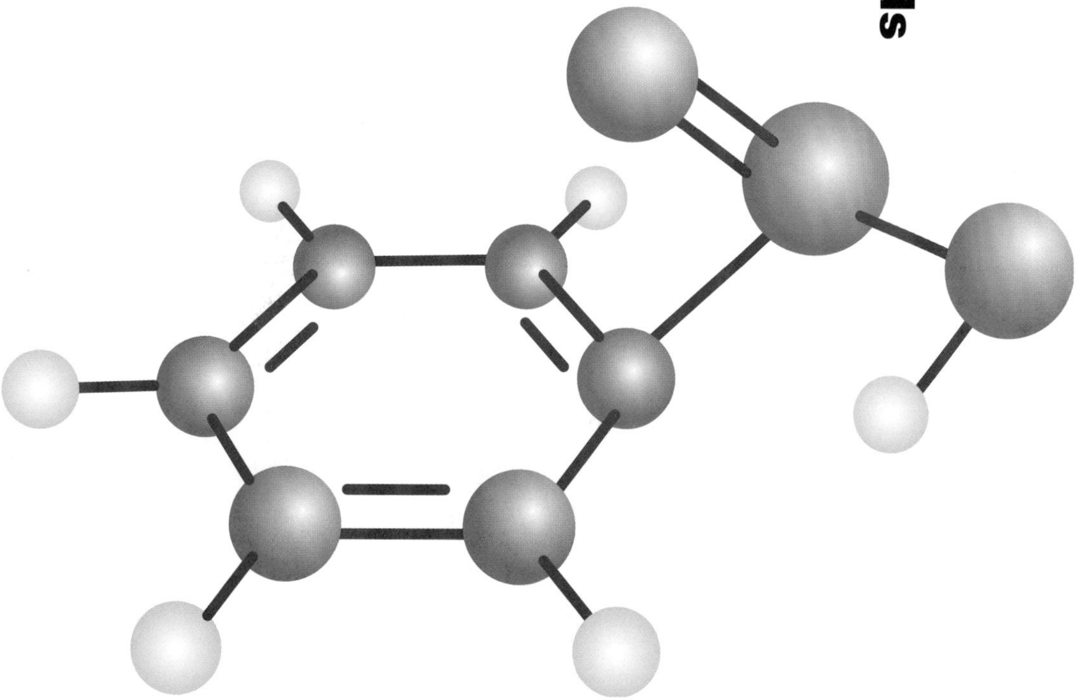

Notes

谷类及制品

Cereals and Cereal Products

谷类是我国的主要粮食作物，品种繁多，据统计多达4万种以上。广义上的谷类应包括：小麦、稻米、玉米、大麦、小米、青稞、高粱、薏米、燕麦、荞麦、莜麦、糜子等。本节包括了以上谷类及以此为原料的家庭主食食品。按照谷类作物品种的不同，分为小麦、稻米、玉米、大麦、小米和黄米、其他几个亚类。

谷类虽然有多种，但其结构基本相似，都是由谷皮、胚乳、胚芽三个主要部分组成，分别占谷粒总重量的13%～15%、83%～87%、2%～3%。谷皮为谷粒的最外层，主要由纤维素、半纤维素等组成。含有一定量的蛋白质、脂肪、维生素以及较多的无机盐。糊粉层在谷皮与胚乳之间，含有较多的磷、丰富的B族维生素及无机盐，可随加工流失到糠麸中。胚乳是谷类的主要部分，含淀粉（约74%）、蛋白质（10%）及很少量的脂肪、无机盐、维生素和纤维素等。谷类为主是中国人平衡膳食模式的重要特征，《中国居民膳食指南》建议每天摄入谷薯类250～400g，其中全谷物和杂豆类50～150g，薯类50～150g。

根据国家标准GB1354-2009《大米》的规定，我国稻米按食用品质分为大米和优质大米；按加工精度分为一级、二级、三级、四级；按类型分为籼米、粳米和糯米三类，糯米又分为籼糯米和粳糯米。

根据国家标准GB/T 1355-1986《小麦粉》的规定，我国小麦粉按加工精度分为特制一等、特制二等、标准粉、普通粉四类。根据GB/T17302-2013《小麦品种品质分类》，小麦分为强筋小麦、中强筋小麦、中筋小麦和弱筋小麦。强筋小麦胚乳为硬质，面筋含量较高。

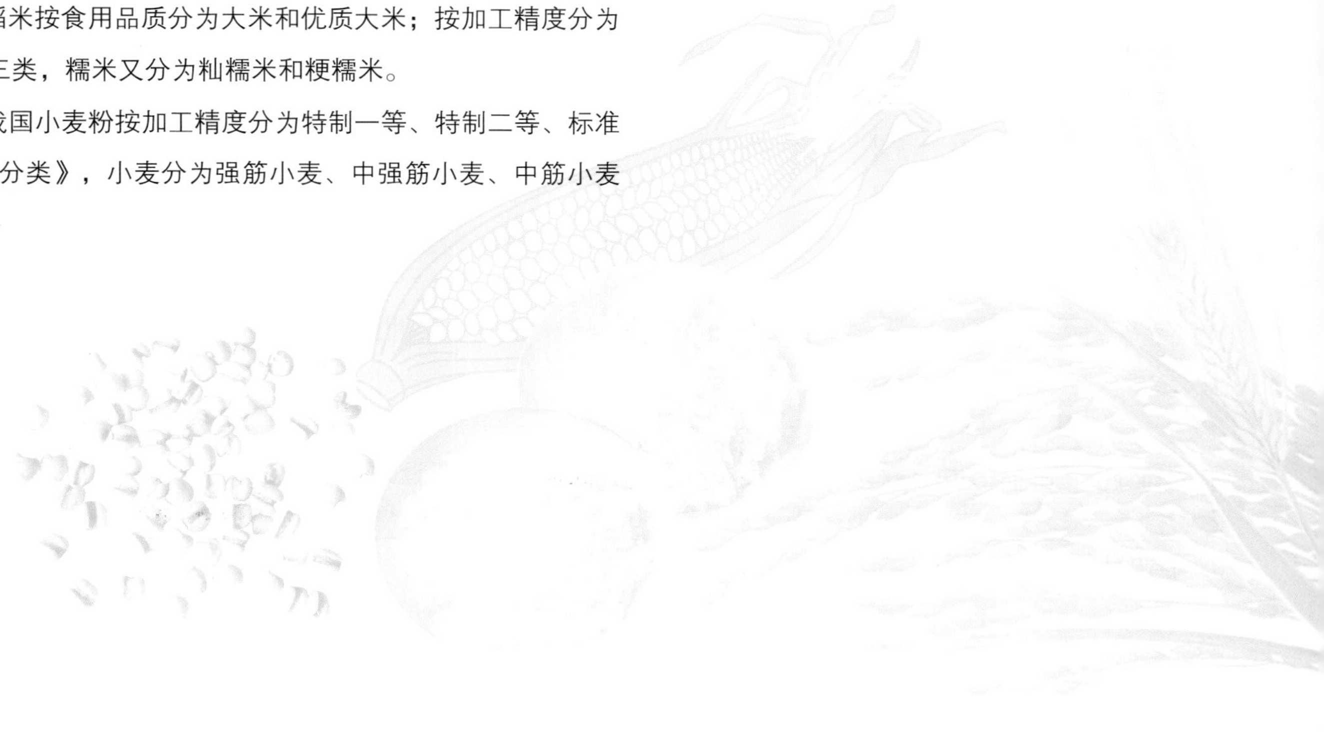

谷类及制品 Cereals and cereal products

（以每 100g 可食部计）

食物编码 Food code	食物名称 Food name	食部 Edible %	水分 Water g	能量 Energy kcal	能量 Energy kJ	蛋白质 Protein g	脂肪 Fat g	碳水化合物 CHO g	不溶性膳食纤维 Dietary fiber g	胆固醇 Cholesterol mg	灰分 Ash g	总维生素 A Vitamin A μgRAE	胡萝卜素 Carotene μg	视黄醇 Retinol μg	硫胺素 Thiamin mg	核黄素 Riboflavin mg
小麦																
011101	小麦	100	10.0	338	1416	11.9	1.3	75.2	10.8	0	1.6	0	0	0	0.40	0.10
011102	五谷香	100	5.6	378	1580	9.9	2.6	78.9	0.5	0	3.0	0	0	0	0.11	0.19
011201x	小麦粉（代表值）	100	11.2	359	1512	12.4	1.7	74.1	0.8	0	0.7	0	0	0	0.20	0.06
011202	小麦粉（富强粉，特一粉）	100	12.7	351	1467	10.3	1.1	75.2	0.6	0	0.7	0	0	0	0.17	0.06
011203	小麦粉（特二粉）	100	12.0	352	1472	10.4	1.1	75.9	1.6	0	0.6	0	0	0	0.15	0.11
011204	小麦胚粉	100	4.3	403	1687	36.4	10.1	44.5	5.6	0	4.7	—	—	0	3.50	0.79
011205	麸皮	100	14.5	282	1181	15.8	4.0	61.4	31.3	0	4.3	10	120	0	0.30	0.30
011206	小麦粉（标准粉）	100	9.9	362	1531	15.7	2.5	70.9	—	0	1.0	0	0	0	0.46	0.05
011207	小麦粉（富强粉、特一粉）	100	10.8	362	1534	12.3	1.5	74.9	—	0	0.5	0	0	0	0.11	0.03
011208	小麦粉（特制）	100	10.4	366	1554	13.3	2.2	73.5	0.3	0	0.6	0	0	0	0.09	0.04
011301x	挂面（代表值）	100	11.5	353	1483	11.4	0.9	75.1	0.9	0	1.0	—	—	0	0.17	0.04
011302	挂面（标准粉）	100	12.4	348	1454	10.1	0.7	76.0	1.6	0	0.8	—	—	0	0.19	0.04
011304	挂面（精制龙须面）	100	11.9	348	1455	11.2	0.5	74.7	0.2	0	1.7	—	—	0	0.18	0.03
011305x	面条（生，代表值）	100	24.2	301	1262	8.9	0.6	65.6	0.8	0	0.8	—	—	0	0.22	0.07
011306	面条（标准粉，切面）	100	29.7	283	1186	8.5	1.6	59.5	1.5	0	0.7	—	—	0	0.35	0.10
011308	面条（特粉，切面）	100	27.5	287	1200	7.3	0.1	64.5	0.6	0	0.6	—	—	0	0.17	0.09
011310	面条（干切面）	100	10.5	355	1487	11.0	0.1	77.7	0.2	0	0.7	—	—	0	0.28	0.05
011311	面条（虾蓉面）	100	6.1	436	1824	8.5	15.1	68.3	3.6	—	2.0	—	—	0	—	0.01
011312	通心面［通心粉］	100	11.8	351	1468	11.9	0.1	75.8	0.4	0	0.4	—	—	0	0.12	0.03
011313	挂面（富强粉）	100	10.2	363	1539	13.0	1.5	74.7	—	0	0.6	0	0	0	0.13	0.04
011314	龙须面（素）	100	10.4	359	1524	10.8	1.8	75.7	—	0	1.3	0	0	0	0.07	0.03
011315	龙须面（鸡蛋）	100	10.2	352	1491	14.0	1.8	71.5	—	—	2.5	42	0	42	0.17	0.05

（以每 100g 可食部计）

食物编码 Food code	食物名称 Food name	烟酸 Niacin mg	维生素C Vitamin C mg	维生素E (Vitamin E) Total mg	α-E mg	(β+γ)-E mg	δ-E mg	钙 Ca mg	磷 P mg	钾 K mg	钠 Na mg	镁 Mg mg	铁 Fe mg	锌 Zn mg	硒 Se μg	铜 Cu mg	锰 Mn mg	备注 Remark
小麦																		
011101	小麦	4.00	0	1.82	1.48	0.24	0.10	34	325	289	6.8	4	5.1	2.33	4.05	0.43	3.10	—
011102	五谷香	—	0	2.31	—	—	—	2	13	7	1.0	—	0.5	0.23	1.15	0.08	0.05	河北
011201x	小麦粉（代表值）	1.57	0	0.66	0.61	0.39	0.32	28	136	185	14.1	53	1.4	0.69	7.10	0.23	0.37	—
011202	小麦粉（富强粉，特一粉）	2.00	0	0.73	0.51	0.22	Tr	27	114	128	2.7	32	2.7	0.97	6.88	0.26	0.77	—
011203	小麦粉（特二粉）	2.00	0	1.25	0.70	0.55	Tr	30	120	124	1.5	48	3.0	0.96	6.01	0.58	0.92	—
011204	小麦胚粉	3.70	0	23.20	20.64	2.56	Tr	85	1168	1523	4.6	198	0.6	23.40	65.20	0.83	17.30	—
011205	麸皮	12.50	0	4.47	—	—	—	206	682	862	12.2	382	9.9	5.98	7.12	2.03	10.85	甘肃
011206	小麦粉（标准粉）	1.91	0	0.32	Tr	Tr	0.32	31	167	190	3.1	50	0.6	0.20	7.42	0.06	0.10	—
011207	小麦粉（富强粉、特一粉）	0.94	0	0.32	Tr	Tr	0.32	27	114	128	2.7	32	0.7	0.39	6.79	0.03	0.04	—
011208	小麦粉（特制）	1.01	0	Tr	Tr	Tr	Tr	23	167	356	60.3	105	0.0	0.94	8.41	Tr	0.02	天津
011301x	挂面（代表值）	2.09	0	1.11	0.10	0.90	Tr	20	134	129	184.5	49	2.3	0.72	9.21	0.27	0.71	—
011302	挂面（标准粉）	2.50	0	1.11	0.21	0.90	Tr	14	153	157	150.0	51	3.5	1.22	9.90	0.44	1.28	—
011304	挂面（精制龙须面）	2.50	0	—	—	—	—	26	137	109	292.8	48	2.3	0.87	14.28	0.33	0.81	—
011305x	面条（生，代表值）	1.80	0	0.47	0.09	0.43	Tr	12	139	123	21.4	42	4.3	1.09	6.59	0.15	0.71	—
011306	面条（标准粉，切面）	3.10	0	0.47	Tr	0.47	Tr	13	142	161	3.4	61	2.6	1.07	0.40	0.20	1.35	北京
011308	面条（特粉，切面）	0.30	0	0.47	0.09	0.38	Tr	3	181	128	9.7	36	4.7	1.68	15.82	0.16	0.74	青海
011310	面条（干切面）	2.70	0	—	—	—	—	8	142	100	60.9	42	9.6	1.50	7.78	0.22	0.72	广东
011311	面条（虾蓉面）	2.80	0	1.22	1.22	Tr	Tr	17	92	101	304.2	24	2.0	Tr	9.39	0.45	—	—
011312	通心面［通心粉］	1.00	0	—	—	—	—	14	97	209	35.0	58	2.6	1.55	5.80	0.16	0.67	福州
011313	挂面（富强粉）	1.26	0	Tr	Tr	Tr	Tr	21	112	122	110.6	48	1.0	0.08	3.46	0.04	0.05	—
011314	龙须面（素）	—	0	—	—	—	—	15	86	77	249.8	19	2.2	1.19	2.51	0.14	0.49	上海
011315	龙须面（鸡蛋）	0.90	0	0.21	0.03	0.21	Tr	12	140	529	711.2	25	1.5	0.83	3.34	0.17	0.47	天津

谷类及制品 Cereals and cereal products

（以每 100g 可食部计）

食物编码 Food code	食物名称 Food name	食部 Edible %	水分 Water g	能量 Energy kcal	能量 Energy kJ	蛋白质 Protein g	脂肪 Fat g	碳水化合物 CHO g	不溶性膳食纤维 Dietary fiber g	胆固醇 Cholesterol mg	灰分 Ash g	总维生素 A Vitamin A μgRAE	胡萝卜素 Carotene μg	视黄醇 Retinol μg	硫胺素 Thiamin mg	核黄素 Riboflavin mg
011316	面条（富强粉，切面）	100	29.0	277	1176	8.9	0.4	60.7	—	0	1.0	0	0	0	0.07	0.02
011317	面条（富强粉，煮）	100	72.7	107	453	3.9	0.4	22.8	—	0	0.2	0	0	0	0.02	0.01
011401	花卷	100	45.7	214	895	6.4	1.0	45.6	1.5	0	1.3	—	—	0	Tr	0.02
011402	空锅饼	100	29.4	278	1165	8.6	0.2	60.9	0.7	0	0.9	—	—	0	0.14	Tr
011403	烙饼（标准粉）	100	36.4	258	1082	7.5	2.3	52.9	1.9	0	0.9	—	—	0	0.02	0.04
011404x	馒头（代表值）	100	43.9	223	934	7.0	1.1	47.0	1.3	0	1.0	—	—	0	0.04	0.05
011405	馒头（标准粉）	100	40.5	236	989	7.8	1.0	49.8	1.5	0	0.9	—	—	0	0.05	0.07
011407	烧饼（加糖）	100	25.9	298	1245	8.0	2.1	62.7	2.1	0	1.3	—	—	0	Tr	0.01
011408	油饼	100	24.8	403	1687	7.9	22.9	42.4	2.0	—	2.0	—	—	0	0.11	0.05
011409	油条	100	21.8	388	1624	6.9	17.6	51.0	0.9	—	2.7	—	—	0	0.01	0.07
011410	花卷（加牛奶）	100	30.8	282	1192	6.5	3.2	58.9	—	—	0.6	0	0	—	0.03	0.03
011411	馒头（富强粉）	100	40.3	235	994	7.1	1.3	50.9	—	0	0.4	0	0	0	0.12	0.02
011501	水面筋	100	63.5	142	595	23.5	0.1	12.3	0.9	0	0.6	—	—	0	0.10	0.07
011502	油面筋	100	7.1	492	2061	26.9	25.1	40.4	1.3	0	0.5	—	—	0	0.03	0.05
011503	面筋（肉馅）	100	49.2	364	1506	16.2	33.2	0.1	—	23	1.4	67	0	67	0.06	0.10
稻米																
012001x	稻米（代表值）	100	13.3	346	1453	7.9	0.9	77.2	0.6	0	0.7	0	0	0	0.15	0.04
012101	粳米（标一）	100	13.7	345	1442	7.7	0.6	77.4	0.6	0	0.6	0	0	0	0.16	0.08
012102	粳米（标二）	100	13.2	347	1454	8.0	0.6	77.7	0.4	0	0.5	0	0	0	0.22	0.05
012103	粳米（标三）	100	13.9	346	1446	7.2	0.8	77.6	0.4	0	0.5	0	0	0	0.33	0.03
012104	粳米（标四）	100	13.1	347	1453	7.5	0.7	78.1	0.7	0	0.6	0	0	0	0.14	0.05
012105	粳米（特等）	100	16.2	335	1401	7.3	0.4	75.7	0.4	0	0.4	0	0	0	0.08	0.04
012106	粳米（极品精米）	100	13.9	343	1456	6.4	1.2	78.1	—	0	0.4	0	0	0	0.06	0.02

（以每 100g 可食部计）

食物编码 Food code	食物名称 Food name	烟酸 Niacin mg	维生素C Vitamin C mg	维生素E (Vitamin E) Total mg	α-E mg	(β+γ)-E mg	δ-E mg	钙 Ca mg	磷 P mg	钾 K mg	钠 Na mg	镁 Mg mg	铁 Fe mg	锌 Zn mg	硒 Se μg	铜 Cu mg	锰 Mn mg	备注 Remark
011316	面条（富强粉，切面）	1.10	0	Tr	Tr	Tr	Tr	24	92	102	11.5	29	0.4	0.12	2.34	0.02	0.04	北京
011317	面条（富强粉，煮）	0.56	0	Tr	Tr	Tr	Tr	4	24	15	26.9	10	0.2	0.10	1.16	0.01	0.01	—
011401	花卷	1.10	0	—	—	—	—	19	72	83	95.0	12	0.4	Tr	6.17	0.09	—	武汉
011402	空锅饼	0	0	0.08	0.08	Tr	Tr	2	133	138	243.2	30	5.8	1.73	24.19	0.13	0.78	青海
011403	烙饼（标准粉）	—	0	1.03	0.3	0.73	Tr	20	146	141	149.3	51	2.4	0.94	7.50	0.15	1.15	北京
011404x	馒头（代表值）	—	0	0.65	0.35	0.30	Tr	38	107	138	165.1	30	1.8	0.71	8.45	0.10	0.78	—
011405	馒头（标准粉）	—	0	0.86	0.35	0.51	Tr	18	136	129	165.2	39	1.9	1.01	9.70	0.14	1.27	北京
011407	烧饼（加糖）	1.10	0	0.39	0.21	0.18	Tr	51	105	122	62.5	26	1.6	0.36	12.16	0.15	—	武汉
011408	油饼	—	0	13.72	12.21	1.38	0.13	46	124	106	572.5	13	2.3	0.97	10.60	0.27	0.71	北京
011409	油条	0.70	0	3.19	2.74	0.31	0.14	6	77	227	585.2	19	1.0	0.75	8.60	0.19	0.52	—
011410	花卷（加牛奶）	0.61	0	0.85	0.32	0.43	0.10	9	71	211	97.0	14	0.7	0.36	1.94	0.04	0.19	广东
011411	馒头（富强粉）	0.79	0	Tr	Tr	Tr	Tr	58	43	146	165.0	20	0.4	0.21	2.66	0.02	0.03	北京
011501	水面筋	1.10	0	0.65	0.35	0.30	Tr	76	133	69	15.0	26	4.2	1.76	1.00	0.19	0.86	—
011502	油面筋	2.20	0	7.18	5.98	0.80	0.40	29	98	45	29.5	40	2.5	2.29	22.80	0.50	1.28	—
011503	面筋（肉馅）	2.70	0	0.92	0.70	0.22	Tr	113	224	167	663.8	18	4.9	1.42	6.18	0.08	0.07	江苏
稻米																		
012001x	稻米（代表值）	2.00	0	0.43	0.33	0.18	0.17	8	112	112	1.8	31	1.1	1.54	2.83	0.25	1.13	
012101	粳米（标一）	1.30	0	1.01	0.39	0.62	Tr	11	121	97	2.4	34	1.1	1.45	2.50	0.19	1.36	—
012102	粳米（标二）	2.60	0	0.53	0.39	0.14	Tr	3	99	78	0.9	20	0.4	0.89	6.40	0.28	0.77	北京
012103	粳米（标三）	3.60	0	0.30	0.30	Tr	Tr	5	108	78	1.3	—	0.7	0.93	5.40	0.28	0.89	北京
012104	粳米（标四）	5.20	0	0.39	0.28	0.11	Tr	4	123	106	1.6	20	0.7	0.97	4.87	0.26	1.07	北京
012105	粳米（特等）	1.10	0	0.76	0.33	0.20	0.23	24	80	58	6.2	25	0.9	1.07	2.49	0.26	1.00	—
012106	粳米（极品精米）	0.67	0	Tr	Tr	Tr	Tr	3	69	86	2.7	25	0.2	1.76	4.17	0.23	1.14	吉林

谷类及制品 Cereals and cereal products

(以每 100g 可食部计)

食物编码 Food code	食物名称 Food name	食部 Edible %	水分 Water g	能量 Energy kcal	能量 Energy kJ	蛋白质 Protein g	脂肪 Fat g	碳水化合物 CHO g	不溶性膳食纤维 Dietary fiber g	胆固醇 Cholesterol mg	灰分 Ash g	总维生素 A Vitamin A μgRAE	胡萝卜素 Carotene μg	视黄醇 Retinol μg	硫胺素 Thiamin mg	核黄素 Riboflavin mg
012107	粳米（西域王米）	100	13.3	353	1498	7.5	1.8	77.0	0.6	0	0.4	0	0	0	0.07	0.04
012108	粳米（小站稻米）	100	12.9	346	1469	6.9	0.7	79.2	—	0	0.3	0	0	0	0.04	0.02
012201	籼米（标一）	100	13.0	348	1454	7.7	0.7	77.9	0.6	0	0.7	0	0	0	0.15	0.06
012202	籼米（标准）[机米]	100	12.6	349	1459	7.9	0.6	78.3	0.8	0	0.6	0	0	0	0.09	0.04
012203	籼米（优标）	100	12.8	350	1466	8.3	1.0	77.3	0.5	0	0.6	0	0	0	0.13	0.02
012204	早籼	64	10.2	361	1512	9.9	2.2	76.2	1.4	0	1.5	0	0	0	0.14	0.05
012205	早籼（标一）	100	12.3	352	1474	8.8	1.0	77.2	0.4	0	0.7	0	0	0	0.16	0.05
012206	早籼（标二）	100	13.7	346	1449	9.5	1.0	75.1	0.5	0	0.7	0	0	0	0.20	0.09
012207	早籼（特等）	100	12.9	347	1453	9.1	0.6	76.7	0.7	0	0.7	0	0	0	0.13	0.03
012208	晚籼（标一）	100	13.5	346	1448	7.9	0.7	77.3	0.5	0	0.6	0	0	0	0.17	0.05
012209	晚籼（标二）	100	14.2	344	1438	8.6	0.8	75.7	0.4	0	0.7	0	0	0	0.18	0.06
012210	晚籼（特等）	100	14.0	342	1432	8.1	0.3	76.9	0.2	0	0.7	0	0	0	0.09	0.10
012211	籼稻（红）	64	13.4	348	1454	7.0	2.0	76.4	2.0	0	1.2	0	0	0	0.15	0.03
012212	黑米	100	14.3	341	1427	9.4	2.5	72.2	3.9	0	1.6	—	—	0	0.33	0.13
012213	香米	100	12.9	347	1453	12.7	0.9	72.4	0.6	0	1.1	0	0	0	—	0.08
012214	籼米	100	13.1	340	1441	7.5	1.1	78.0	—	0	0.3	0	0	0	0.07	0.02
012215	香米	100	13.5	342	1450	8.4	0.7	77.2	—	0	0.2	0	0	0	0.03	0.02
012216	糙米	100	13.4	348	1475	7.7	2.7	75	3.4	0	1.2	Tr	Tr	0	0.38	0.04
012301	糯米 [江米]	100	12.6	350	1464	7.3	1.0	78.3	0.8	0	0.8	0	0	0	0.11	0.04
012302	优糯米	100	14.2	345	1443	9.0	1.0	75.3	0.6	0	0.5	0	0	0	0.10	0.03
012303	早糯谷	64	11.3	360	1505	7.1	3.2	77.0	2.8	0	1.4	3	40	0	0.19	0.04
012304	紫红糯米 [血糯米]	100	13.8	346	1448	8.3	1.7	75.1	1.4	0	1.1	—	—	0	0.31	0.12
012305	粳糯米	100	13.8	344	1440	7.9	0.8	76.7	0.7	0	0.8	0	0	0	0.20	0.05

（以每 100g 可食部计）

食物编码 Food code	食物名称 Food name	烟酸 Niacin mg	维生素C Vitamin C mg	维生素E (Vitamin E) Total mg	α-E mg	(β+γ)-E mg	δ-E mg	钙 Ca mg	磷 P mg	钾 K mg	钠 Na mg	镁 Mg mg	铁 Fe mg	锌 Zn mg	硒 Se μg	铜 Cu mg	锰 Mn mg	备注 Remark
012107	粳米（西域王米）	1.00	0	Tr	Tr	Tr	Tr	5	66	119	2.0	17	0.8	1.02	2.92	0.24	0.43	新疆
012108	粳米（小站稻米）	0.82	0	Tr	Tr	Tr	Tr	3	82	111	2.2	16	0.3	1.94	10.10	0.35	0.44	天津
012201	籼米（标一）	2.10	0	0.43	0.43	Tr	Tr	7	146	89	2.7	33	1.3	1.46	3.80	0.23	1.00	—
012202	籼米（标准）[机米]	1.40	0	0.54	0.43	0.11	Tr	12	112	109	1.7	28	1.6	1.47	1.99	0.29	1.27	—
012203	籼米（优标）	2.60	0	—	—	—	—	8	85	64	1.2	13	0.5	1.60	6.90	0.30	1.02	广东
012204	早籼	5.00	0	0.25	0.04	0.15	0.06	13	257	214	1.6	Tr	5.1	2.73	1.84	0.25	2.73	—
012205	早籼（标一）	2.00	0	—	—	—	—	10	141	124	1.9	57	1.2	1.59	2.05	0.23	1.21	—
012206	早籼（标二）	3.00	0	—	—	—	—	6	192	171	0.8	79	1.0	1.89	1.82	0.55	1.84	福州
012207	早籼（特等）	1.60	0	—	—	—	—	6	141	108	1.3	42	0.9	1.54	2.07	0.40	1.30	—
012208	晚籼（标一）	1.70	0	0.22	0.06	0.16	Tr	9	140	112	1.5	53	1.2	1.52	2.83	0.16	1.11	—
012209	晚籼（标二）	2.60	0	—	—	—	—	6	141	146	0.9	60	2.8	1.89	2.26	0.20	1.05	福州
012210	晚籼（特等）	1.50	0	—	—	—	—	6	104	107	0.8	28	0.7	1.50	1.56	0.23	0.89	福州
012211	籼稻（红）	5.10	0	0.19	0.19	Tr	Tr	—	—	220	22.0	—	5.5	3.29	3.12	0.35	3.20	江西
012212	黑米	7.90	0	0.22	Tr	0.22	Tr	12	356	256	7.1	147	1.6	3.80	3.20	0.15	1.72	—
012213	香米	2.60	0	0.70	0.39	0.11	0.20	8	106	49	21.5	12	5.1	0.69	4.60	0.52	1.75	山东
012214	籼米	0.94	0	Tr	Tr	Tr	Tr	12	112	109	1.7	28	0.1	0.15	2.76	0.01	0.02	—
012215	香米	0.42	0	Tr	Tr	Tr	Tr	3	58	112	1.8	7	0.2	1.85	4.09	0.13	0.80	泰国
012216	糙米	—	0	1.32	1.09	0.23	0	10	304	230	5.4	123	1.8	1.79	—	0.24	3.04	河南
012301	糯米[江米]	2.30	0	1.29	0.87	0.42	Tr	26	113	137	1.5	49	1.4	1.54	2.71	0.25	1.54	—
012302	优糯米	1.90	0	0.93	0.39	0.54	Tr	8	48	136	1.2	50	0.8	1.20	2.80	0.25	0.86	广东
012303	早糯谷	0.70	0	0.13	—	—	—	19	297	—	4.1	149	3.0	4.92	1.98	0.53	—	江西
012304	紫红糯米[血糯米]	4.20	0	1.36	0.94	0.29	0.13	13	183	219	4.0	16	3.9	2.16	2.88	0.29	2.37	上海
012305	粳糯米	1.70	0	0.08	0.08	Tr	Tr	21	94	125	2.8	42	1.9	1.77	3.30	0.24	1.56	—

谷类及制品 Cereals and cereal products

（以每 100g 可食部计）

食物编码 Food code	食物名称 Food name	食部 Edible %	水分 Water g	能量 Energy kcal	能量 Energy kJ	蛋白质 Protein g	脂肪 Fat g	碳水化合物 CHO g	不溶性膳食纤维 Dietary fiber g	胆固醇 Cholesterol mg	灰分 Ash g	总维生素 A Vitamin A μgRAE	胡萝卜素 Carotene μg	视黄醇 Retinol μg	硫胺素 Thiamin mg	核黄素 Riboflavin mg
012306	籼糯米	100	12.3	352	1475	7.9	1.1	78.0	0.5	0	0.7	0	0	0	0.19	0.04
012401x	米饭（蒸，代表值）	100	70.9	116	486	2.6	0.3	25.9	0.3	0	0.3	0	0	0	0.02	0.03
012402	粳米饭（蒸）	100	70.6	118	492	2.6	0.3	26.2	0.2	0	0.3	0	0	0	Tr	0.03
012404	粳米粥	100	88.6	46	195	1.1	0.3	9.9	0.1	0	0.1	0	0	0	Tr	0.03
012405	籼米粉［排米粉］	100	10.7	356	1489	7.4	0.1	81.5	0.3	0	0.3	0	0	0	0.02	0.02
012406	籼米粉（干，细）	100	12.3	346	1447	8.0	0.1	78.3	0.1	0	1.3	0	0	0	0.03	—
012407	高蛋白豆米粉（籼米）	100	2.0	414	1732	16.5	7.1	71.0	—	0	3.4	0	0	0	1.10	0.68
012408	籼米饭（蒸）	100	70.1	117	497	3.0	0.4	26.4	—	0	0.1	0	0	0	0.01	0.01
012409	籼米粥	100	85.0	59	251	1.3	0.2	13.4	—	0	0.1	0	0	0	Tr	Tr
012410	米粉	100	12.7	349	1481	0.4	0.8	85.8	—	0	0.3	Tr	0	0	0.01	0.01
012411	河粉	100	11.2	359	1522	7.7	1.5	79.2	—	0	0.4	Tr	0	0	0.02	0.02
玉米																
013101	玉米（鲜）	46	71.3	112	469	4.0	1.2	22.8	2.9	0	0.7	—	—	0	0.16	0.11
013102	玉米（白，干）	100	11.7	352	1474	8.8	3.8	74.7	8.0	0	1.0	—	—	0	0.27	0.07
013103	玉米（黄，干）	100	13.2	348	1457	8.7	3.8	73.0	6.4	0	1.3	8	100	0	0.21	0.13
013104	玉米面（白）	100	13.4	352	1475	8.0	4.5	73.1	6.2	0	1.0	—	—	0	0.34	0.06
013106	玉米面（强化豆粉）	100	13.6	352	1472	11.8	4.9	68.3	6.4	0	1.4	—	—	0	0.21	0.04
013108	玉米粒（黄，干）	100	11.8	327	1382	8.0	0.8	79.2	—	0	0.2	8	100	0	0.03	0.02
013109	玉米面（黄）	100	11.2	350	1483	8.5	1.5	78.4	—	0	0.4	3	40	0	0.07	0.04
013110	玉米糁（黄）	100	12.5	326	1378	7.4	1.2	78.7	—	0	0.2	—	—	0	0.03	0.03
013201	玉米笋（罐头）	100	93.0	16	67	1.1	0.2	4.9	4.9	0	1.3	3	40	0	—	—
013202	玉米面面条	100	12.3	350	1486	6.6	0.3	80.5	0.6	0	0.4	—	—	0	—	—

（以每 100g 可食部计）

食物编码 Food code	食物名称 Food name	烟酸 Niacin mg	维生素 C Vitamin C mg	维生素 E（Vitamin E） Total mg	α-E mg	(β+γ)-E mg	δ-E mg	钙 Ca mg	磷 P mg	钾 K mg	钠 Na mg	镁 Mg mg	铁 Fe mg	锌 Zn mg	硒 Se μg	铜 Cu mg	锰 Mn mg	备注 Remark
012306	籼糯米	2.30	0	—	—	—	—	14	82	132	1.9	52	1.8	1.52	2.40	0.17	1.31	浙江
012401x	米饭（蒸，代表值）	1.90	0	—	—	—	—	7	62	30	2.5	15	1.3	0.92	0.40	0.06	0.58	—
012402	粳米饭（蒸）	2.00	0	—	—	—	—	7	62	39	3.3	20	2.2	1.36	0.40	0.08	0.85	北京
012404	粳米粥	0.20	0	—	—	—	—	7	20	13	2.8	7	0.1	0.20	0.20	0.03	0.20	北京
012405	籼米粉 [排米粉]	0.60	0	—	—	—	—	6	62	14	16.3	16	3.2	0.80	7.48	0.30	0.60	广东
012406	籼米粉（干，细）	0.20	0	—	—	—	—	—	53	43	5.9	23	1.4	2.27	3.44	0.09	0.63	福建
012407	高蛋白豆米粉（籼米）	—	0	—	—	—	—	—	—	—	—	—	—	—	—	—	—	西安
012408	籼米饭（蒸）	1.70	0	Tr	Tr	Tr	Tr	6	15	21	1.7	10	0.1	0.14	1.13	0.01	0.02	—
012409	籼米粥	—	0	Tr	Tr	Tr	Tr	7	20	13	2.8	7	0.1	0.12	0.74	0.01	0.01	—
012410	米粉	—	0	Tr	Tr	Tr	Tr	11	45	19	52.2	6	2.4	0.36	0.45	0.00	0.08	广东
012411	河粉	—	0	0.23	Tr	0.23	Tr	51	105	83	8.2	23	1.0	1.57	4.19	0.24	0.71	广东
玉米																		
013101	玉米（鲜）	1.80	16	0.46	Tr	0.14	0.32	—	117	238	1.1	32	1.1	0.90	1.63	0.09	0.22	—
013102	玉米（白，干）	2.30	0	8.23	1.08	6.02	1.13	10	244	262	2.5	95	2.2	1.85	4.14	0.26	0.51	—
013103	玉米（黄，干）	2.50	0	3.89	0.77	3.03	0.09	14	218	300	3.3	96	2.4	1.70	3.52	0.25	0.48	—
013104	玉米面（白）	3.00	0	6.89	0.94	5.76	0.19	12	187	276	0.5	111	1.3	1.22	1.58	0.23	0.40	北京
013106	玉米面（强化豆粉）	3.10	0	7.13	0.85	5.50	0.78	18	234	370	1.6	106	3.4	1.28	9.15	0.38	0.74	北京
013108	玉米粒（黄，干）	0.56	0	0.38	Tr	Tr	0.38	—	—	—	—	—	—	—	1.24	—	—	—
013109	玉米面（黄）	0.80	0	0.98	Tr	0.52	0.46	22	196	249	2.3	84	0.4	0.08	2.68	0.01	0.02	—
013110	玉米糁（黄）	0.76	0	0.96	Tr	0.44	0.52	49	143	177	1.7	151	0.2	0.05	1.09	0.01	0.01	—
013201	玉米笋（罐头）	—	0	—	—	—	—	6	4	36	170.9	—	0.1	0.33	0.80	0.02	0.12	保定
013202	玉米面面条	—	0	—	—	—	—	—	—	—	—	—	—	—	—	—	—	北京

谷类及制品 Cereals and cereal products

（以每 100g 可食部计）

食物编码 Food code	食物名称 Food name	食部 Edible %	水分 Water g	能量 Energy kcal	能量 Energy kJ	蛋白质 Protein g	脂肪 Fat g	碳水化合物 CHO g	不溶性膳食纤维 Dietary fiber g	胆固醇 Cholesterol mg	灰分 Ash g	总维生素 A Vitamin A μgRAE	胡萝卜素 Carotene μg	视黄醇 Retinol μg	硫胺素 Thiamin mg	核黄素 Riboflavin mg
大麦																
014101	大麦[元麦]	100	13.1	327	1367	10.2	1.4	73.3	9.9	0	2.0	0	0	0	0.43	0.14
014102	黑大麦	100	10.9	327	1381	10.2	2.2	74.3	15.2	0	2.4	—	—	0	0.54	0.14
014201	肚里黄	100	11.6	337	1409	8.8	1.2	76.7	8.0	0	1.7	—	—	0	0.37	0.02
014202	青稞	100	12.4	342	1432	8.1	1.5	75.0	1.8	0	3.0	0	0	0	0.34	0.11
014203	青稞	100	11.5	351	1488	8.9	2.6	74.2	3.0	0	1.6	Tr	Tr	Tr	0.35	0.17
小米、黄米																
015101	小米	100	11.6	361	1511	9.0	3.1	75.1	1.6	0	1.2	8	100	0	0.33	0.10
015102	小米面	100	11.8	357	1494	7.2	2.1	77.7	0.7	0	1.2	—	—	0	0.13	0.08
015103	小米粥	100	89.3	46	190	1.4	0.7	8.4	—	0	0.2	—	—	0	0.02	0.07
015104	小米（黄）	100	9.7	364	1542	8.9	3.0	77.7	—	0	0.7	—	—	0	0.32	0.06
015201	大黄米[黍子]	100	11.3	356	1490	13.6	2.7	71.1	3.5	0	1.3	—	—	0	0.30	0.09
015202	黄米	100	11.1	351	1469	9.7	1.5	76.9	4.4	0	0.8	—	—	0	0.09	0.13
其他																
019001	高粱米	100	10.3	360	1505	10.4	3.1	74.7	4.3	0	1.5	0	0	0	0.29	0.10
019002	糜子（带皮）	100	9.4	336	1404	10.6	0.6	75.1	6.3	0	4.3	—	—	0	0.45	0.18
019003	糜子米（炒米）	100	7.6	376	1572	8.1	2.6	80.5	1.0	0	1.2	—	—	0	0.29	0.04
019004	苦荞麦粉	100	19.3	316	1320	9.7	2.7	66.0	5.8	0	2.3	—	—	0	0.32	0.21
019005	荞麦	100	13.0	337	1410	9.3	2.3	73.0	6.5	0	2.4	2	20	0	0.28	0.16
019006	荞麦（带皮）	98	13.6	319	1333	9.5	1.7	73.0	13.3	0	2.2	—	—	0	0.24	0.06
019008	薏米[薏仁米、苡米]	100	11.2	361	1512	12.8	3.3	71.1	2.0	0	1.6	—	—	0	0.22	0.15
019009	薏米面	100	10.9	351	1469	11.3	2.4	73.5	4.8	0	1.9	—	—	0	0.07	0.14
019010	荞麦面	100	14.2	340	1440	11.3	2.8	70.2	—	0	1.5	2	20	0	0.26	0.10

谷类及制品 Cereals and cereal products

（以每 100g 可食部计）

食物编码 Food code	食物名称 Food name	烟酸 Niacin mg	维生素 C Vitamin C mg	维生素 E（Vitamin E） Total mg	α-E mg	(β+γ)-E mg	δ-E mg	钙 Ca mg	磷 P mg	钾 K mg	钠 Na mg	镁 Mg mg	铁 Fe mg	锌 Zn mg	硒 Se μg	铜 Cu mg	锰 Mn mg	备注 Remark
大麦																		
014101	大麦 [元麦]	3.90	0	1.23	1.23	Tr	Tr	66	381	49	Tr	158	6.4	4.36	9.80	0.63	1.23	—
014102	黑大麦	5.40	0	—	—	—	—	20	390	241	17.0	69	6.5	2.33	3.99	1.09	1.17	江苏
014201	肚里黄	1.60	0	1.28	0.76	0.41	0.11	3	436	223	5.2	80	2.4	2.31	Tr	13.66	1.08	青海
014202	青稞	6.70	0	0.96	0.72	0.24	Tr	113	405	644	77.0	65	40.7	2.38	4.60	5.13	2.08	青海
014203	青稞		7.8	4.10	0.86	2.50	1.57	39	299	416	35.9	94	6.2	2.04	—	0.30	1.51	四川 云南 河南
小米、黄米																		
015101	小米	1.50	0	3.63	Tr	Tr	3.63	41	229	284	4.3	107	5.1	1.87	4.74	0.54	0.89	—
015102	小米面	2.50	0	—	—	—	—	40	159	129	6.2	57	6.1	1.18	2.82	0.32	0.55	济南
015103	小米粥	0.90	0	0.26	Tr	0.26	Tr	10	32	19	4.1	22	1.0	0.41	0.30	0.07	0.16	北京
015104	小米（黄）	1.04	0	1.62	0.24	1.26	0.12	8	158	335	0.6	50	1.6	2.81	2.72	0.41	0.38	山西
015201	大黄米 [黍子]	1.40	0	1.79	0.87	0.53	0.39	30	244	201	1.7	116	5.7	3.05	2.31	0.57	1.50	—
015202	黄米	1.30	0	4.61	Tr	3.24	1.37	—	—	—	3.3	—	—	2.07	—	0.90	0.23	—
其他																		
019001	高粱米	1.60	0	1.88	1.8	0.08	Tr	22	329	281	6.3	129	6.3	1.64	2.83	0.53	1.22	—
019002	糜子（带皮）	1.20	0	3.50	3.5	Tr	Tr	99	205	148	9.6	146	5.0	2.07	12.01	0.61	1.10	甘肃
019003	糜子米（炒米）	0.70	0	—	—	—	—	12	233	252	10.7	112	14.3	1.89	4.53	0.45	0.63	内蒙古
019004	苦荞麦粉	1.50	0	1.73	0.9	0.83	Tr	39	244	320	2.3	94	4.4	2.02	5.57	0.89	1.31	—
019005	荞麦	2.20	0	4.40	0.36	3.99	0.05	47	297	401	4.7	258	6.2	3.62	2.45	0.56	2.04	—
019006	荞麦（带皮）	1.30	0	—	—	—	—	154	296	439	4.0	193	10.1	2.90	1.31	14.05	1.31	甘肃
019008	薏米 [薏仁米、苡米]	2.00	0	2.08	1.48	0.60	Tr	42	217	238	3.6	88	3.6	1.68	3.07	0.29	1.37	—
019009	薏米面	2.40	0	4.89	1.73	3.16	Tr	42	134	163	2.3	50	7.4	1.39	3.06	0.26	1.51	山东
019010	荞麦面	3.47	0	5.31	0.19	4.75	0.37	71	243	304	0.9	151	7.0	1.94	2.16	0.39	0.59	山西

谷类及制品 Cereals and cereal products

（以每 100g 可食部计）

食物编码 Food code	食物名称 Food name	食部 Edible %	水分 Water g	能量 Energy kcal	能量 Energy kJ	蛋白质 Protein g	脂肪 Fat g	碳水化合物 CHO g	不溶性膳食纤维 Dietary fiber g	胆固醇 Cholesterol mg	灰分 Ash g	总维生素 A Vitamin A μgRAE	胡萝卜素 Carotene μg	视黄醇 Retinol μg	硫胺素 Thiamin mg	核黄素 Riboflavin mg
019011	莜麦面	100	8.8	391	1650	13.7	8.6	67.7	—	0	1.2	—	—	0	0.20	0.09
019012	燕麦	100	10.2	338	1433	10.1	0.2	77.4	6.0	0	2.1	Tr	Tr	0	0.46	0.07
019013	藜麦（散装）	100	13.5	357	1494	14.0	6.0	57.8	6.5	0	2.2	Tr	Tr	0	0.04	0.06
019014	藜麦（散装）	100	9.8	367	1537	10.4	7.5	58.5	11.3	0	2.8	Tr	Tr	0	0.39	0.05
019201	高粱面面条	100	23.4	304	1292	7.0	0.2	68.7	0.3	0	0.7	—	—	0	—	—

谷类及制品 Cereals and cereal products

（以每 100g 可食部计）

食物编码 Food code	食物名称 Food name	烟酸 Niacin mg	维生素 C Vitamin C mg	维生素 E（Vitamin E） Total mg	α-E mg	(β+γ)-E mg	δ-E mg	钙 Ca mg	磷 P mg	钾 K mg	钠 Na mg	镁 Mg mg	铁 Fe mg	锌 Zn mg	硒 Se μg	铜 Cu mg	锰 Mn mg	备注 Remark
019011	莜麦面	0.29	0	0.39	0.19	0.20	Tr	40	259	255	1.8	62	3.8	2.18	2.90	0.41	1.71	山西
019012	燕麦	—		0.91	0.54	0.37	Tr	58	342	356	2.1	116	2.9	1.75	—	0.21	3.91	青海
019013	藜麦（散装）	1.03	0	6.4	—	—	—	25	—	362	1.0	132	3.4	1.80	1.43	0.20	0.98	山西
019014	藜麦（散装）	—	0	7.95	2.84	1.89	0.22	28	480	242	0.6	159	2.8	1.8	1.74	0.23	1.69	河北
019201	高粱面面条	—	0	—	—	—	—	—	—	—	—	—	—	—	—	—	—	北京

Notes

薯类、淀粉及制品

Tubers, Starches and Products

本类食物以提供碳水化合物为主，分为以下两个亚类。

1.薯类：如马铃薯、甘薯、木薯等。

2.淀粉类：如各种淀粉、藕粉、粉丝、粉条等原料和制品。

马铃薯、甘薯、木薯被称为世界三大薯类。马铃薯俗称土豆、洋芋、洋山芋，属茄科一年生块茎类植物。世界上79%的国家种植马铃薯，仅次于小麦、水稻和玉米。甘薯又名山芋、红芋、红薯、白薯等。木薯别称树薯、木番薯等，原产地为非洲南部，为热带和亚热带多年生植物，在温带为一年生灌木。薯类是为居民提供淀粉的主要食物之一，《中国居民膳食指南》建议一般成年人每天摄入50～100g。

淀粉主要成分为碳水化合物，常来源于薯类和谷物等。

薯类、淀粉及制品 Tubers, starches and products

（以每 100g 可食部计）

食物编码 Food code	食物名称 Food name	食部 Edible %	水分 Water g	能量 Energy kcal	能量 Energy kJ	蛋白质 Protein g	脂肪 Fat g	碳水化合物 CHO g	不溶性膳食纤维 Dietary fiber g	胆固醇 Cholesterol mg	灰分 Ash g	总维生素 A Vitamin A μgRAE	胡萝卜素 Carotene μg	视黄醇 Retinol μg	硫胺素 Thiamin mg	核黄素 Riboflavin mg
薯类																
021101	马铃薯［土豆、洋芋］	94	78.6	81	343	2.6	0.2	17.8	1.1	0	0.8	1	6	0	0.10	0.02
021102	马铃薯丁（脱水）	100	11.4	344	1437	5.7	0.5	80.7	3.3	0	1.7	—	—	0	0.14	
021105	马铃薯（烤）	100	80.8	70	293	1.8	0.1	16.4	0.4	0	0.9	0	0	0	0.08	0.01
021106	马铃薯（蒸）	100	80.6	69	289	3	Tr	15.3	0.2	0	1.1	0	0	0	0.11	0.04
021107	马铃薯（煮）	100	81.5	65	272	3.2	Tr	14.2	0.2	0	1.1	0	0	0	0.09	0.04
021108	马铃薯全粉	100	5.6	362	1536	8.4	0.5	82.7	3.5	0	2.8	10	120	0	0.11	0.25
021201	甘薯（白心）［红皮山芋］	86	72.6	106	444	1.4	0.2	25.2	1.0	0	0.6	18	220	0	0.07	0.04
021203	甘薯片［白薯干］	100	12.1	344	1439	4.7	0.8	80.5	2.0	0	1.9	13	150	0	0.15	0.11
021204	甘薯粉［地瓜粉］	100	14.5	336	1406	2.7	0.2	80.9	0.1	0	1.7	2	20	0	0.03	0.05
021205	甘薯（红心）［山芋、红薯］	90	83.4	61	260	0.7	0.2	15.3	—	0	0.4	63	750	0	0.05	0.01
021301	木薯	99	69.0	119	498	2.1	0.3	27.8	1.6	0	0.8	—	—	0	0.21	0.09
淀粉类																
022101	蚕豆淀粉	100	14.1	342	1432	0.5	Tr	85.3	0.5	0	0.1	—	—	0	0.04	Tr
022102	豌豆淀粉	100	13.6	342	1430	0.6	Tr	85.0	0.3	0	0.8	—	—	0	0.01	Tr
022103	玉米淀粉	100	13.5	346	1446	1.2	0.1	85.0	0.1	0	0.2	—	—	0	0.03	0.04
022104	团粉［芡粉］	100	12.6	348	1454	1.5	Tr	85.8	0.8	0	0.1	—	—	0	0.01	Tr
022105	藕粉	100	6.4	373	1559	0.2	Tr	93.0	0.1	0	0.4	—	—	0	Tr	0.01
022106	桂花藕粉	100	13.6	344	1438	0.4	0.1	85.3	Tr	0	0.6	—	—	0	Tr	0.01
022107	魔芋精粉［鬼芋粉、南星粉］	100	12.2	186	777	4.6	0.1	78.8	74.4	0	4.3	—	—	0	Tr	0.10
022108	淀粉（小麦）	100	13.1	351	1469	0.2	0.5	86.0	0	0	0.2	0	0	0	0	0
022109	淀粉（大米）	100	9.7	366	1531	0.2	0.7	89.3	0	0	0.1	0	0	0	0	0
022110	淀粉（马铃薯）	100	17.4	332	1389	0.1	0.1	82.0	0	0	0.4	0	0	0	0	0

薯类、淀粉及制品 Tubers，starches and products

（以每 100g 可食部计）

食物编码 Food code	食物名称 Food name	烟酸 Niacin mg	维生素 C Vitamin C mg	维生素 E（Vitamin E） Total mg	 α-E mg	 (β+γ)-E mg	 δ-E mg	钙 Ca mg	磷 P mg	钾 K mg	钠 Na mg	镁 Mg mg	铁 Fe mg	锌 Zn mg	硒 Se μg	铜 Cu mg	锰 Mn mg	备注 Remark
薯类																		
021101	马铃薯［土豆、洋芋］	1.10	14.0	0.34	0.08	0.10	0.16	7	46	347	5.9	24	0.4	0.3	0.47	0.09	0.1	
021102	马铃薯丁（脱水）	—	20.0	—	—	—	—	39	87	267	22.6	51	2.4	0.41	2.17	1.31	0.36	兰州
021105	马铃薯（烤）	0.80	15.0	—	—	—	—	2	60	357	6.0	—	0.7	—	—	—	—	
021106	马铃薯（蒸）	0.90	30.0	—	—	—	—	4	67	484	3.0	—	0.7	—	—	—	—	
021107	马铃薯（煮）	0.80	26.0	—	—	—	—	4	64	480	2.0	—	0.6	—	—	—	—	
021108	马铃薯全粉	5.1	25.9	0.28	0.28	Tr	Tr	35	170	980	71.0	100	0.8	12.5	1.40	0.35	0.33	
021201	甘薯（白心）［红皮山芋］	0.60	24.0	0.43	0.43	Tr	Tr	24	46	174	58.2	17	0.8	0.22	0.63	0.16	0.21	
021203	甘薯片［白薯干］	1.10	9.0	0.38	0.32	Tr	0.06	112	115	353	26.4	102	3.7	0.35	2.64	0.50	1.14	
021204	甘薯粉［地瓜粉］	0.20	Tr	—	—	—	—	33	12	66	26.4	102	10	0.29	2.62	0.05	0.33	福建
021205	甘薯（红心）［山芋、红薯］	0.20	4.0	0.28	0.28	Tr	Tr	18	26	88	70.9	17	0.2	0.16	0.22	0.05	0.08	
021301	木薯	1.20	35.0	—	—	—	—	88	50	764	8.0	66	2.5	—	—	—	—	
淀粉类																		
022101	蚕豆淀粉	—	—	—	—	—	—	36	29	10	18.2	8	2.3	0.05	0.54	0.04	0.07	甘肃
022102	豌豆淀粉	0.10	—	—	—	—	—	4	10	93	3.4	4	1.7	0.22	Tr	0.03	0.29	青海
022103	玉米淀粉	1.10	—	—	—	—	—	18	25	8	6.3	6	4.0	0.09	0.70	0.07	0.05	
022104	团粉［芡粉］	0.20	—	—	—	—	—	34	25	16	13.3	14	3.6	0.18	0.37	0.06	0.08	
022105	藕粉	0.40	—	—	—	—	—	8	9	35	10.8	2	17.9	0.15	2.10	0.22	0.28	杭州
022106	桂花藕粉	0.20	—	—	—	—	—	36	13	14	6.5	5	20.8	0.23	0.39	0.05	0.34	上海
022107	魔芋精粉［鬼芋粉、南星粉］	0.40	—	—	—	—	—	45	272	299	49.9	66	1.6	2.05	350.15	0.17	0.88	
022108	淀粉（小麦）	0	0	—	—	—	—	14	33	8	3	5	0.6	0.1	—	0.02	—	
022109	淀粉（大米）	0	0	—	—	—	—	29	20	2	11	8	1.5	0.1	—	0.06	—	
022110	淀粉（马铃薯）	0	0	—	—	—	—	22	40	32	50	—	1.8	—	—	—	—	

薯类、淀粉及制品 Tubers，starches and products

（以每 100g 可食部计）

食物编码 Food code	食物名称 Food name	食部 Edible %	水分 Water g	能量 Energy kcal	能量 Energy kJ	蛋白质 Protein g	脂肪 Fat g	碳水化合物 CHO g	不溶性膳食纤维 Dietary fiber g	胆固醇 Cholesterol mg	灰分 Ash g	总维生素 A Vitamin A μgRAE	胡萝卜素 Carotene μg	视黄醇 Retinol μg	硫胺素 Thiamin mg	核黄素 Riboflavin mg
022111	淀粉（甘薯）	100	15.1	342	1431	0.1	0.2	84.4	0	0	0.2	0	0	0	0	0
022112	煎炸粉	100	11.9	331	1385	12.1	1.4	73.6	0.7	0	1.0	0	0	0	0.23	0.07
022201	粉丝	100	15.0	338	1413	0.8	0.2	83.7	1.1	0	0.3	—	—	0	0.03	0.02
022202	豌豆粉丝	100	7.7	368	1539	0.4	Tr	91.7	0.3	0	0.2	—	—	0	0.02	Tr
022203	粉条	100	14.3	338	1416	0.5	0.1	84.2	0.6	0	0.9	—	—	0	0.01	Tr

薯类、淀粉及制品 Tubers，starches and products

（以每 100g 可食部计）

食物编码 Food code	食物名称 Food name	烟酸 Niacin mg	维生素 C Vitamin C mg	维生素 E（Vitamin E） Total mg	α-E mg	（β+γ）-E mg	δ-E mg	钙 Ca mg	磷 P mg	钾 K mg	钠 Na mg	镁 Mg mg	铁 Fe mg	锌 Zn mg	硒 Se μg	铜 Cu mg	锰 Mn mg	备注 Remark
022111	淀粉（甘薯）	0.10	0	—	—	—	—	62	14	7	3.0	—	2.6	—	—	—	—	
022112	煎炸粉	3.20	0	—	—	—	—	11	102	299	18.0	—	2.0	—	—	—	—	
022201	粉丝	0.40	0	—	—	—	—	31	16	18	9.3	11	6.4	0.27	3.39	0.05	0.15	
022202	豌豆粉丝	Tr	0	—	—	—	—	10	9	6	5.0	4	3.5	0.32	Tr	0.05	0.09	青海
022203	粉条	0.10	0	—	—	—	—	35	23	18	9.6	11	5.2	0.83	2.18	0.18	0.16	

Notes

干豆类及制品

Dried Legumes and Legume Products

豆类作物主要有大豆、绿豆、赤豆、芸豆、蚕豆、豌豆等。按照营养成分含量的多少可将豆类分为两大类：一类是大豆，含有较高的蛋白质（35%～40%）和脂肪（15%～20%），而碳水化合物含量相对较少（20%～30%）；另一类是除大豆外的其他豆类，含有较高的碳水化合物（55%～65%），中等量的蛋白质（10%～30%）和少量的脂肪（低于5%）。本节按照其品种的不同分为大豆、绿豆、赤豆、芸豆、蚕豆、其他几个亚类。

豆类制品主要指大豆制品，即以大豆为原料经过制作或精炼提取的产品。大豆制品的品种众多，按照生产工艺可分为两类：一类是发酵豆制品，包括腐乳、臭豆腐、豆瓣酱、酱油等；另一类是非发酵豆制品，包括水豆腐，干豆腐（百页），卤制、油炸、熏干制品，冷冻豆制品等。列在本节的大豆制品主要指非发酵豆制品。

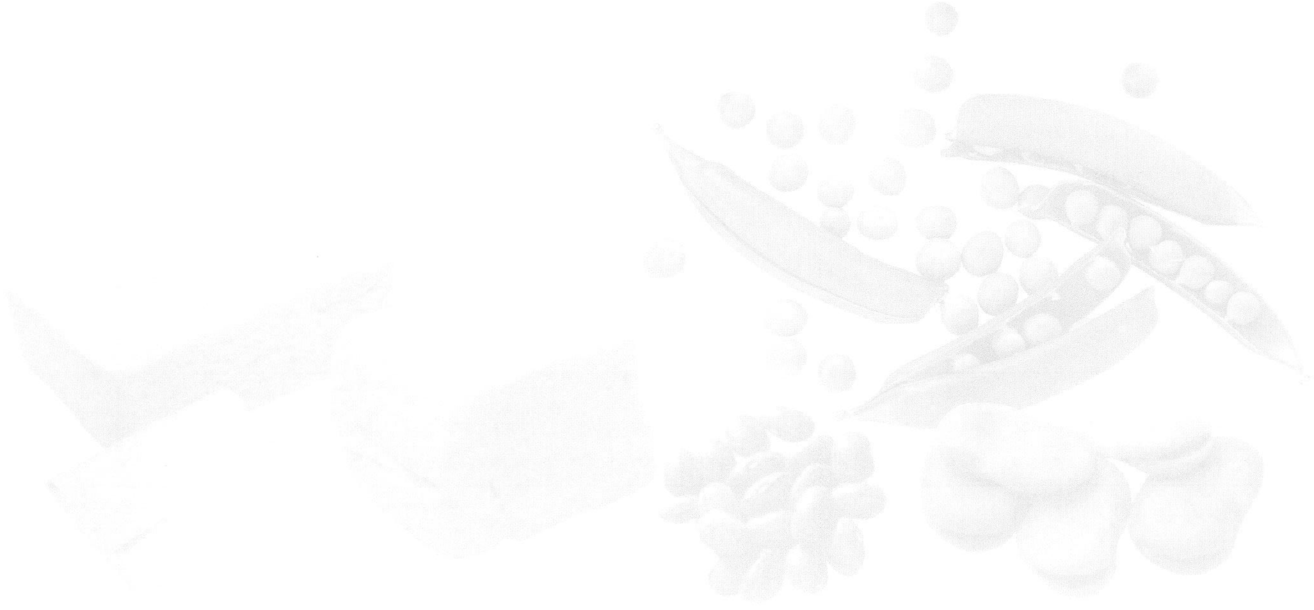

干豆类及制品 Dried legumes and legume products

（以每 100g 可食部计）

食物编码 Food code	食物名称 Food name	食部 Edible %	水分 Water g	能量 Energy kcal	能量 Energy kJ	蛋白质 Protein g	脂肪 Fat g	碳水化合物 CHO g	不溶性膳食纤维 Dietary fiber g	胆固醇 Cholesterol mg	灰分 Ash g	总维生素 A Vitamin A μgRAE	胡萝卜素 Carotene μg	视黄醇 Retinol μg	硫胺素 Thiamin mg	核黄素 Riboflavin mg
大豆																
031101	黄豆 [大豆]	100	10.2	390	1631	35.0	16.0	34.2	15.5	0	4.6	18	220	0	0.41	0.20
031102	黑豆（干）[黑大豆]	100	9.9	401	1678	36.0	15.9	33.6	10.2	0	4.6	3	30	0	0.20	0.33
031103	青豆（干）[青大豆]	100	9.5	398	1667	34.5	16.0	35.4	12.6	0	4.6	66	790	0	0.41	0.18
031104	黄豆	100	9.2	407	1704	33.1	15.9	37.3	9.0	0	4.5	3	40	0	0.11	0.22
031201	黄豆粉	100	6.7	432	1807	32.7	18.3	37.6	7.0	0	4.7	32	380	0	0.31	0.22
031202	豆腐花 [豆腐粉]	100	1.6	401	1676	10.0	2.6	84.3	Tr	0	1.5	21	250	0	0.02	0.03
031203	豆浆粉	100	1.5	426	1783	19.7	9.4	66.8	2.2	0	2.6	—	—	0	0.07	0.05
031206	豆奶粉（维维牌）	100	2.4	421	1777	19.4	9.4	65.2	1.0	0	3.6	1525	—	1525	1.01	1.32
031207	豆奶粉（多力牌）	100	2.6	405	1712	12.3	6.5	76.4	—	0	2.2	—	—	—	0.10	0.08
031208	豆奶粉（大磨牌）	100	4.3	432	1821	27.4	13.0	51.6	0.3	0	3.7	—	—	—	0.46	1.01
031301x	豆腐（代表值）	100	83.8	84	351	6.6	5.3	3.4	—	0	0.9	—	—	0	0.06	0.02
031304	豆腐（内酯）	100	89.2	50	207	5.0	1.9	3.3	0.4	0	0.6	—	—	0	0.06	0.03
031305	豆腐脑 [老豆腐]	100	96.7	15	62	1.9	0.8	0.0	Tr	0	0.6	—	—	0	0.04	0.02
031306	豆腐（北豆腐）	100	78.6	116	482	9.2	8.1	3.0	—	0	1.1	—	—	0	0.05	0.02
031307	豆腐（南豆腐）	100	83.6	87	363	5.7	5.8	3.9	—	0	1.0	—	—	0	0.06	0.02
031402	豆奶 [豆乳]	100	94.0	30	127	2.4	1.5	1.8	Tr	5	0.3	—	—	0	0.02	0.06
031403	豆汁（生）	100	97.4	10	41	0.9	0.1	1.4	0.1	0	0.2	Tr	—	Tr	0.02	0.02
031404	酸豆奶	100	84.5	67	279	2.2	1.2	11.8	Tr	0	0.3	—	—	0	0.06	
031405	豆浆	100	93.8	31	128	3.0	1.6	1.2	—	0	0.4	—	—	0	0.02	0.02
031406	豆浆（甜）	100	91.8	34	142	2.4	0.5	4.9	0.1	0	0.4	—	—	0	0.04	0.02
031501	豆腐丝	100	58.4	203	850	21.5	10.5	6.2	1.1	0	3.4	3	30	0	0.04	0.12
031502	豆腐丝（干）	100	7.4	451	1886	57.7	22.8	3.7	Tr	0	8.4	—	—	0	0.30	0.60

干豆类及制品 Dried legumes and legume products

（以每 100g 可食部计）

食物编码 Food code	食物名称 Food name	烟酸 Niacin mg	维生素 C Vitamin C mg	维生素 E（Vitamin E） Total mg	α-E mg	(β+γ)-E mg	δ-E mg	钙 Ca mg	磷 P mg	钾 K mg	钠 Na mg	镁 Mg mg	铁 Fe mg	锌 Zn mg	硒 Se μg	铜 Cu mg	锰 Mn mg	备注 Remark
大豆																		
031101	黄豆［大豆］	2.10	—	18.90	0.90	13.39	4.61	191	465	1503	2.2	199	8.2	3.34	6.16	1.35	2.26	
031102	黑豆（干）［黑大豆］	2.00	—	17.36	0.97	11.78	4.61	224	500	1377	3.0	243	7.0	4.18	6.79	1.56	2.83	
031103	青豆（干）［青大豆］	3.00	—	10.09	0.40	6.89	2.80	200	395	718	1.8	128	8.4	3.18	5.62	1.38	2.25	
031104	黄豆	1.53	—	—	—	—	—	123	418	1276	13.8	211	35.8	4.61	2.03	1.17	2.03	
031201	黄豆粉	2.50	—	33.69	Tr	20.44	13.25	207	395	1890	3.6	129	8.1	3.89	2.47	1.39	2.00	
031202	豆腐花［豆腐粉］	0.40	—	5.00	Tr	2.65	2.35	175	95	339	Tr	60	3.3	0.75	1.70	0.28	0.52	北京
031203	豆浆粉	0.70	—	17.99	2.06	4.65	11.28	101	253	771	26.4	122	3.7	1.77	3.30	0.69	1.24	浙江
031206	豆奶粉（维维牌）	3.59	32.0	30.10	—	—	—	635	393	571	221.3	47	8.3	6.25	—	—	—	江苏
031207	豆奶粉（多力牌）	0.49	—	6.68	0.56	3.92	2.20	268	241	540	151.4	60	1.7	0.95	1.10	0.29	0.46	江苏
031208	豆奶粉（大磨牌）	—	16.0	22.18	7.18	10.08	4.92	281	486	720	99.2	152	4.5	7.14	3.96	1.12	1.31	黑龙江
031301x	豆腐（代表值）	0.21	Tr	5.79	0.40	3.19	2.33	78	82	118	5.6	41	1.2	0.57	1.50	0.08	0.12	
031304	豆腐（内酯）	0.30	—	3.26	Tr	1.12	2.14	17	57	95	6.4	24	0.8	0.55	0.81	0.13	0.26	
031305	豆腐脑［老豆腐］	0.40	—	10.46	—	—	—	18	5	107	2.8	28	0.9	0.49	Tr	0.26	0.25	河北
031306	豆腐（北豆腐）	0.11	Tr	8.40	0.46	5.02	2.92	105	112	106	7.3	63	1.5	0.74	2.46	0.06	0.07	北京
031307	豆腐（南豆腐）	Tr	Tr	5.72	0.34	3.44	1.94	113	76	154	3.1	36	1.2	0.43	1.23	0.04	0.03	北京
031402	豆奶［豆乳］	0.30	—	4.50	4.50	Tr	Tr	23	35	92	3.2	7	0.6	0.24	0.73	5.57	0.11	
031403	豆汁（生）	0.10	—	0.34	Tr	0.30	0.04	8	21	47	6.5	6	0.4	0.11	0.25	0.05	—	北京
031404	酸豆奶	0.70	—	1.11	Tr	0.42	0.69	32	22	70	18.6	16	0.4	0.21	0.20	0.08	0.12	北京
031405	豆浆	0.14	Tr	1.06	0.06	0.56	0.44	5	42	117	3.7	15	0.4	0.28	Tr	0.16	0.16	北京
031406	豆浆（甜）	0.15	Tr	1.27	—	—	—	27	21	54	—	15	0.5	0.27	0.10	0.08	—	北京
031501	豆腐丝	0.50	—	9.76	Tr	4.87	4.89	204	220	74	20.6	127	9.1	2.04	1.39	0.29	1.71	
031502	豆腐丝（干）	—	—	7.80	—	—	—	5	74	7	110.0	—	1.3	3.59	2.72	0.26	2.40	河北

干豆类及制品 Dried legumes and legume products

（以每 100g 可食部计）

食物编码 Food code	食物名称 Food name	食部 Edible %	水分 Water g	能量 Energy kcal	能量 Energy kJ	蛋白质 Protein g	脂肪 Fat g	碳水化合物 CHO g	不溶性膳食纤维 Dietary fiber g	胆固醇 Cholesterol mg	灰分 Ash g	总维生素A Vitamin A μgRAE	胡萝卜素 Carotene μg	视黄醇 Retinol μg	硫胺素 Thiamin mg	核黄素 Riboflavin mg
031503	豆腐丝（油）	100	38.2	304	1273	24.2	17.1	14.5	2.2	0	6.0	2	20	0	0.02	0.09
031504	豆腐卷	100	61.6	203	849	17.9	11.6	7.2	1.0	0	1.7	15	180	0	0.02	0.04
031506	油豆腐	100	58.8	245	1024	17.0	17.6	4.9	0.6	0	1.7	3	30	0	0.05	0.04
031507	腐竹	100	7.9	461	1928	44.6	21.7	22.3	1.0	0	3.5	—	—	0	0.13	0.07
031508	枝竹	100	6.9	478	1999	44.4	24.7	20.8	2.7	0	3.2	—	—	0	0.11	0.07
031509	千张［百页］	100	52.0	262	1096	24.5	16.0	5.5	1.0	0	2.0	3	30	0	0.04	0.05
031510x	豆腐干（代表值）	100	61.3	197	823	14.9	11.3	9.6	—	0	3.1	2	25	0	0.02	0.05
031511	豆腐干（菜干）	100	71.3	137	573	13.4	7.1	5.0	0.3	0	3.2	—	—	0	0.01	0.01
031512	豆腐干（臭干）	100	77.9	99	416	10.2	4.6	4.5	0.4	0	2.8	—	—	0	0.02	0.11
031513	豆腐干（酱油干）	100	70.2	157	656	14.9	9.1	4.0	0.3	0	1.8	—	—	0	0.02	0.03
031514	豆腐干（卤干）	100	32.4	339	1417	14.5	16.7	33.4	1.6	0	3.0	—	—	0	0.03	0.14
031515	豆腐干（蒲包干）	100	72.5	135	566	12.1	5.7	8.9	Tr	0	0.8	—	—	0	0.02	0.01
031516	豆腐干（香干）	100	69.2	152	637	15.8	7.8	5.1	0.8	0	2.1	3	40	0	0.04	0.03
031517	豆腐干（小香干）	100	61.0	174	729	17.9	9.1	5.4	0.4	0	6.6	—	—	0	0.03	0.07
031518	豆腐干（熏干）	100	67.5	154	643	15.8	6.2	8.8	0.3	0	1.7	1	10	0	0.03	0.01
031519	豆肝尖	100	57.6	203	849	17.2	12.0	9.4	5.7	0	3.8	—	—	0	0.01	0.06
031520	素大肠	100	63.0	155	648	18.1	3.6	13.0	1.0	0	2.3	—	—	0	0.02	0.02
031521	素火腿	100	55.0	213	890	19.1	13.2	4.8	0.9	0	7.9	—	—	0	0.01	0.03
031522	素鸡	100	64.3	194	810	16.5	12.5	4.2	0.9	0	2.5	5	60	0	0.02	0.03
031523	素鸡丝卷	100	63.5	197	826	11.2	13.7	10.1	5.6	0	1.5	3	30	0	0.03	0.04
031524	素什锦	100	65.3	177	741	14.0	10.2	8.3	2.0	0	2.2	—	—	0	0.07	0.04
031525	炸素虾	100	3.4	582	2434	27.6	44.4	19.3	2.7	0	5.3	—	—	0	0.04	0.02
031526	烤麸	100	68.6	121	507	20.4	0.3	9.3	0.2	0	1.4	—	—	0	0.04	0.05
031527	豆腐皮	100	9.4	447	1868	51.6	23.0	12.5	—	0	3.5	23	280	0	0.22	0.12

干豆类及制品 Dried legumes and legume products

（以每 100g 可食部计）

食物编码 Food code	食物名称 Food name	烟酸 Niacin mg	维生素 C Vitamin C mg	维生素 E (Vitamin E) Total mg	α-E mg	(β+γ)-E mg	δ-E mg	钙 Ca mg	磷 P mg	钾 K mg	钠 Na mg	镁 Mg mg	铁 Fe mg	锌 Zn mg	硒 Se μg	铜 Cu mg	锰 Mn mg	备注 Remark
031503	豆腐丝（油）	1.80	—	17.80	1.78	10.21	5.81	152	423	208	769.4	93	5.0	2.98	6.10	0.27	1.37	北京
031504	豆腐卷	0.40	—	27.63	1.47	19.14	7.02	156	288	82	81.1	152	6.1	2.76	2.51	0.42	1.66	山东
031506	油豆腐	0.30	—	24.70	1.89	14.28	8.53	147	238	158	32.5	72	5.2	2.03	0.63	0.30	1.38	
031507	腐竹	0.80	—	27.84	1.43	19.13	7.28	77	284	553	26.5	71	16.5	3.69	6.65	1.31	2.55	
031508	枝竹	0.90	—	26.78	—	—	—	49	490	837	83.0	162	10.8	3.20	6.14	0.78	2.90	广东
031509	千张 [百页]	0.20	—	23.38	0.94	10.42	12.02	313	309	94	20.6	80	6.4	2.52	1.75	0.46	1.96	
031510x	豆腐干（代表值）	0.40	Tr	13.00	3.46	9.32	2.54	447	174	137	329.0	69	7.1	1.84	7.12	0.41	1.07	
031511	豆腐干（菜干）	0.30	—	0.62	Tr	Tr	0.62	179	79	70	633.6	81	3.0	1.39	0.50	0.15	0.81	北京
031512	豆腐干（臭干）	0.10	—	—	—	—	—	720	166	136	33.8	40	4.2	0.98	3.34	0.31	0.85	
031513	豆腐干（酱油干）	—	—	16.41	4.57	10.82	1.02	413	188	130	90.3	46	5.9	1.18	—	1.28	1.36	合肥
031514	豆腐干（卤干）	0.20	—	—	—	—	—	731	162	134	40.9	43	3.9	3.61	—	0.57	0.84	江苏
031515	豆腐干（蒲包干）	—	—	14.09	3.85	9.78	0.46	134	57	236	633.1	21	9.1	1.73	—	0.22	0.98	合肥
031516	豆腐干（香干）	0.30	—	15.85	4.69	10.09	1.07	299	219	99	234.1	88	5.7	1.59	3.15	0.41	1.19	
031517	豆腐干（小香干）	Tr	—	7.39	0.28	2.83	4.28	1019	177	141	372.3	87	23.3	2.55	23.60	0.38	1.61	杭州
031518	豆腐干（熏干）	1.00	—	7.03	Tr	4.04	2.99	173	109	136	232.7	109	3.9	1.80	8.90	0.22	1.05	北京
031519	豆肝尖	0.10	—	37.58	1.83	26.91	8.84	5	209	24	614.5	25	7.4	1.90	3.19	0.11	1.40	青岛
031520	素大肠	0.10	—	—	—	—	—	445	249	179	144.7	56	3.8	4.03	—	1.06	1.14	江苏
031521	素火腿	0.10	—	25.99	4.17	21.82	Tr	8	115	24	675.9	25	7.3	1.96	3.18	0.16	1.57	青岛
031522	素鸡	0.40	—	17.80	0.69	6.64	10.47	319	180	42	373.8	61	5.3	1.74	6.73	0.27	1.12	
031523	素鸡丝卷	0.50	—	27.72	—	—	—	103	261	56	—	121	6.0	1.52	2.29	0.22	1.63	哈尔滨
031524	素什锦	0.50	—	9.51	2.19	4.90	2.42	174	186	143	475.1	45	6.0	1.25	2.80	0.21	1.06	北京
031525	炸素虾	1.60	—	50.79	9.67	25.31	15.81	251	245	211	1440.0	110	6.3	2.49	4.30	0.37	1.03	北京
031526	烤麸	1.20	—	0.42	0.24	0.18	Tr	30	72	25	230.0	38	2.7	1.19	—	0.25	0.73	上海
031527	豆腐皮	0.91	Tr	46.55	2.66	27.98	15.91	239	494	877	7.4	179	11.7	4.08	2.26	1.17	2.71	辽宁

干豆类及制品 Dried legumes and legume products

（以每 100g 可食部计）

食物编码 Food code	食物名称 Food name	食部 Edible %	水分 Water g	能量 Energy kcal	能量 Energy kJ	蛋白质 Protein g	脂肪 Fat g	碳水化合物 CHO g	不溶性膳食纤维 Dietary fiber g	胆固醇 Cholesterol mg	灰分 Ash g	总维生素 A Vitamin A μgRAE	胡萝卜素 Carotene μg	视黄醇 Retinol μg	硫胺素 Thiamin mg	核黄素 Riboflavin mg
031528	腐竹	100	7.1	485	2024	54.2	27.2	8.1	—	0	3.4	—	—	0	0.02	0.17
031529	豆腐干	100	30.1	427	1768	19.6	35.2	11.4	—	0	3.7	—	—	0	0.02	0.08
绿豆																
032101	绿豆（干）	100	12.3	329	1376	21.6	0.8	62.0	6.4	0	3.3	11	130	0	0.25	0.11
032102	绿豆面	100	9.6	341	1427	20.8	0.7	65.8	5.8	0	3.1	8	90	0	0.45	0.12
032201	绿豆饼	100	69.7	122	512	15.2	1.2	12.7	—	0	1.2	—	—	0	0.07	0.02
赤豆																
033101	赤小豆（干）[小豆、红小豆]	100	12.6	324	1357	20.2	0.6	63.4	7.7	0	3.2	7	80	0	0.16	0.11
033201	小豆粥	100	84.4	62	259	1.2	0.4	13.7	0.6	0	0.3	—	—	0		
033204	红豆沙（去皮）	100	37.9	244	1035	4.5	0.1	57.1	1.8	0	0.4	—	—	0	0.02	0.02
033205	红豆馅	100	33.0	261	1108	4.5	0.2	61.7	2.8	0	0.6	—	—	0	0.02	0.04
芸豆																
034101	花豆（干，红）	100	14.8	328	1372	19.1	1.3	62.7	5.5	0	2.1	36	430	0	0.25	—
034102	花豆（干，紫）	97	13.2	330	1380	17.2	1.4	65.8	7.4	0	2.4	23	280	0	0.14	—
034103	芸豆（干，白）	100	14.4	315	1320	23.4	1.4	57.2	9.8	0	3.6	—	—	0	0.18	0.26
034104	芸豆（干，红）	100	11.1	331	1384	21.4	1.3	62.5	8.3	0	3.7	15	180	0	0.18	0.09
034105	芸豆（干，虎皮）	100	10.2	341	1427	22.5	0.9	62.5	3.5	0	3.9	—	—	0	0.37	0.28
034106	芸豆（干，杂，带皮）	100	9.8	327	1369	22.4	0.6	63.3	10.5	0	3.9	—	—	0	—	—
蚕豆																
035101	蚕豆（干）	100	13.2	338	1414	21.6	1.0	61.5	1.7	0	2.7	—	—	0	0.09	0.13
035102	蚕豆（带皮）	93	11.5	326	1364	24.6	1.1	59.9	10.9	0	2.9	4	50	0	0.13	0.23
035103	蚕豆（去皮）	100	11.3	347	1450	25.4	1.6	58.9	2.5	0	2.8	25	300	0	0.20	0.20

（以每 100g 可食部计）

食物编码 Food code	食物名称 Food name	烟酸 Niacin mg	维生素 C Vitamin C mg	维生素 E (Vitamin E) Total mg	α-E mg	(β+γ)-E mg	δ-E mg	钙 Ca mg	磷 P mg	钾 K mg	钠 Na mg	镁 Mg mg	铁 Fe mg	锌 Zn mg	硒 Se μg	铜 Cu mg	锰 Mn mg	备注 Remark
031528	腐竹	0.80	Tr	28.43	1.27	17.88	9.28	50	655	670	27.1	140	3.8	4.71	1.51	0.86	2.38	广西
031529	豆腐干	0.47	Tr	29.63	3.92	18.34	7.37	352	408	153	690.2	109	4.8	1.77	3.20	0.11	0.92	浙江
绿豆																		
032101	绿豆（干）	2.00	—	10.95	Tr	10.66	0.29	81	337	787	3.2	125	6.5	2.18	4.28	1.08	1.11	
032102	绿豆面	0.70	—	—	—	—	—	134	304	1055	3.3	—	8.1	2.68	10.58	1.55	—	郑州
032201	绿豆饼	—	—	—	—	—	—	18	25	16	3.1	2	1.0	0.42	—	0.19	0.31	合肥
赤豆																		
033101	赤小豆（干）[小豆、红小豆]	2.00	—	14.36	Tr	6.01	8.35	74	305	860	2.2	138	7.4	2.20	3.80	0.64	1.33	北京
033201	小豆粥	0.20	—	0.19	Tr	Tr	0.19	13	14	45	2.3	17	0.6	0.33	0.50	0.03	0.09	北京
033204	红豆沙（去皮）	—	Tr	2.69	—	—	—	19	65	21	26.3	7	1.1	0.60	0.41	0.06	0.22	北京
033205	红豆馅	—	Tr	3.66	—	—	—	16	90	59	28.6	10	1.3	0.64	0.39	0.12	0.27	甘肃
芸豆																		
034101	花豆（干，红）	3.00	—	6.13	—	—	—	38	48	358	12.5	17	0.3	1.27	19.05	0.94	1.22	甘肃
034102	花豆（干，紫）	2.70	—	9.64	—	—	—	221	169	641	19.6	120	5.9	3.40	74.06	0.92	1.08	甘肃
034103	芸豆（干，白）	2.40	—	6.16	—	—	—	—	—	—	—	—	—	—	—	—	—	甘肃
034104	芸豆（干，红）	2.00	—	7.74	0.20	7.14	0.40	176	218	1215	0.6	164	5.4	2.07	4.61	0.83	1.43	
034105	芸豆（干，虎皮）	2.10	—	6.02	—	—	—	156	66	809	3.3	31	1.7	1.20	9.75	0.53	1.02	甘肃
034106	芸豆（干，杂，带皮）	—	—	—	—	—	—	349	386	1058	10.5	197	8.7	2.22	14.02	1.11	1.46	甘肃
蚕豆																		
035101	蚕豆（干）	1.90	2.0	1.60	0.98	0.62	Tr	31	418	1117	86.0	57	8.2	3.42	1.30	0.99	1.09	青海
035102	蚕豆（带皮）	2.20	—	4.90	0.84	3.80	0.26	49	339	992	21.2	113	2.9	4.76	4.29	0.64	1.00	
035103	蚕豆（去皮）	2.50	—	6.68	0.43	6.13	0.12	54	181	801	2.2	94	2.5	3.32	4.83	1.17	0.96	

干豆类及制品 Dried legumes and legume products

（以每 100g 可食部计）

食物编码 Food code	食物名称 Food name	食部 Edible %	水分 Water g	能量 Energy kcal	能量 Energy kJ	蛋白质 Protein g	脂肪 Fat g	碳水化合物 CHO g	不溶性膳食纤维 Dietary fiber g	胆固醇 Cholesterol mg	灰分 Ash g	总维生素A Vitamin A μgRAE	胡萝卜素 Carotene μg	视黄醇 Retinol μg	硫胺素 Thiamin mg	核黄素 Riboflavin mg
035104	马牙大豆（干）	100	9.6	338	1413	27.2	0.9	59.4	8.4	0	2.9	—	—	0	0.59	0.05
035105	脑豆（干）	100	10.7	363	1520	23.4	3.8	59.6	1.5	0	2.5	—	—	0	0.35	0.28
035201	蚕豆（烤）	100	4.3	377	1577	27.0	2.0	63.8	2.2	0	2.9	9	110	0	0.22	0.12
035202	蚕豆（炸）[开花豆]	100	10.5	447	1872	26.7	20.0	40.4	0.5	0	2.4	—	—	0	0.16	0.12
035203	蚕豆（煮）	100	83.7	62	259	4.8	0.5	10.1	—	0	0.9	—	—	0	0.13	0.09
其他																
039101	扁豆（干）	100	9.9	339	1420	25.3	0.4	61.9	6.5	0	2.5	3	30	0	0.26	0.45
039102	扁豆（干，白）	100	19.4	283	1185	19.0	1.3	55.6	13.4	0	4.7	—	—	0	0.33	0.11
039201	眉豆（干）[饭豇豆]	100	12.0	334	1395	18.6	1.1	65.6	6.6	0	2.7	—	—	0	0.15	0.18
039202	豇豆（干）	100	10.9	336	1407	19.3	1.2	65.6	7.1	0	3.0	5	60	0	0.16	0.08
039203	豇豆（干，紫）	100	11.2	329	1375	18.9	0.4	65.8	6.9	0	3.7	2	20	0	0.22	0.09
039204	豇豆（煮）	100	64.8	133	556	9.5	0.6	24.0	1.8	0	1.1	1	9	0	0.26	0.28
039301	豌豆（干）	100	10.4	334	1395	20.3	1.1	65.8	10.4	0	2.4	21	250	0	0.49	0.14
039302	豌豆（花）	100	11.5	336	1406	21.6	1.0	63.6	6.9	0	2.3	20	240	0	0.68	0.22
039303	豌豆（煮）	100	70.5	107	448	8.9	0.3	19.2	2.4	0	1.1	3	33	0	0.22	0.09
039401	鹰嘴豆[桃豆]	100	11.3	340	1433	21.2	4.2	60.1	11.6	0	3.3	7	86	0	0.41	0.25
039901	荆豆（干）	100	9.0	407	1702	43.6	14.3	28.5	5.2	0	4.6	21	250	0	—	0.25
039902	木豆（干）[扭豆、豆蓉]	100	10.7	348	1454	19.8	4.5	58.8	3.7	0	6.2	—	—	0	0.66	

干豆类及制品 Dried legumes and legume products

（以每 100g 可食部计）

食物编码 Food code	食物名称 Food name	烟酸 Niacin mg	维生素 C Vitamin C mg	维生素 E（Vitamin E） Total mg	α-E mg	(β+γ)-E mg	δ-E mg	钙 Ca mg	磷 P mg	钾 K mg	钠 Na mg	镁 Mg mg	铁 Fe mg	锌 Zn mg	硒 Se μg	铜 Cu mg	锰 Mn mg	备注 Remark
035104	马牙大豆（干）	Tr	—	2.49	1.29	1.10	0.10	7	510	181	87.0	89	1.3	2.61	0.77	2.63	0.79	青海
035105	脑豆（干）	2.90	—	19.21	—	—	—	327	354	686	12.0	171	7.7	2.45	7.34	1.14	2.05	甘肃
035201	蚕豆（烤）	4.80	—	5.16	0.42	4.74	Tr	229	454	1083	10.9	138	5.3	3.04	4.90	1.34	1.15	北京
035202	蚕豆（炸）[开花豆]	7.70	—	5.15	2.36	2.79	Tr	207	330	742	547.9	69	3.6	2.83	2.10	0.94	0.18	北京
035203	蚕豆（煮）	1.20	19.8	—	—	—	—	18	73	193	41.0	31	1.5	0.47	1.00	0.06	0.26	
其他																		
039101	扁豆（干）	2.60	—	1.86	—	—	—	137	218	439	2.3	92	19.2	1.90	32.00	1.27	1.19	甘肃
039102	扁豆（干，白）	1.20	—	0.89	0.01	0.53	0.35	68	340	1070	1.0	163	4.0	1.93	1.17	0.52	1.31	上海
039201	眉豆（干）[饭豇豆]	2.10	—	12.29	Tr	4.89	7.40	60	310	525	86.5	171	5.5	4.70	2.89	0.86	2.14	广东
039202	豇豆（干）	1.90	—	8.61	5.34	3.27	Tr	40	344	737	6.8	36	7.1	3.04	5.74	2.10	1.07	
039203	豇豆（干，紫）	2.40	—	11.42	0.88	3.73	6.81	67	345	500	4.0	41	7.9	1.61	1.52	1.42	0.98	
039204	豇豆（煮）	0.80	1.0	—	—	—	—	29	87	400	Tr	—	3.4	—	—	—	—	
039301	豌豆（干）	2.40	—	8.47	Tr	8.28	0.19	97	259	823	9.7	118	4.9	2.35	1.69	0.47	1.15	
039302	豌豆（花）	2.40	—	9.63	0.11	9.27	0.25	106	218	736	3.2	112	4.4	2.47	9.72	0.54	1.17	
039303	豌豆（煮）	1.90	14.0	—	—	—	—	29	129	230	1.0	—	2.3	—	—	—	—	
039401	鹰嘴豆[桃豆]	—	3.5	11.61	—	—	—	150	450	830	6.0	210	3.4	1.50	—	0.44	2.20	北京
039901	荆豆（干）	1.80	Tr	—	—	—	—	207	785	—	—	—	7.3	—	—	—	—	陕西
039902	木豆（干）[扭豆、豆蓉]	—	Tr	—	—	—	—	231	528	—	—	—	12.5	—	—	—	—	广西

Notes

蔬菜类及制品

Vegetables and Vegetable Products

关于蔬菜的定义和分类，科学界与消费者的认识常常有所不同。结合蔬菜学上的分类和膳食营养调查的实际应用，本节把蔬菜分为8个亚类，其中包括了相应的脱水蔬菜和罐头制品等。

1.根菜类：包括萝卜、胡萝卜、芜菁、甜菜头等。

2.鲜豆类：包括菜豆、蚕豆、豌豆、绿豆芽、黄豆芽等。

3.茄果、瓜菜类：包括茄子、番茄、甜椒、黄瓜、南瓜、苦瓜、西葫芦等。

4.葱蒜类：包括大蒜、大葱、洋葱、韭菜等。

5.嫩茎、叶、花菜类：包括大白菜、油菜、菜花、油麦菜、竹笋等。

6.水生蔬菜类：包括慈姑、菱角、藕、茭白等。

7.薯芋类：包括豆薯、山药、芋头、姜等。

8.野生蔬菜类：包括刺儿菜、香椿、苜蓿、蕨菜、槐花等。一些野菜可能未进入药食两用名单或新资源食品目录，本书保留数据仅限研究应用。

蔬菜类及制品 Vegetables and vegetable products

（以每 100g 可食部计）

食物编码 Food code	食物名称 Food name	食部 Edible %	水分 Water g	能量 Energy kcal	能量 Energy kJ	蛋白质 Protein g	脂肪 Fat g	碳水化合物 CHO g	不溶性膳食纤维 Dietary fiber g	胆固醇 Cholesterol mg	灰分 Ash g	总维生素 A Vitamin A μgRAE	胡萝卜素 Carotene μg	视黄醇 Retinol μg	硫胺素 Thiamin mg	核黄素 Riboflavin mg
根菜类																
041101	白萝卜（鲜）[莱菔]	95	94.6	16	67	0.7	0.1	4.0	—	0	0.6	Tr	Tr	0	0.02	0.01
041102	卞萝卜[红皮萝卜]	96	94.2	18	74	0.8	0.1	4.2	1.1	0	0.7	Tr	Tr	0	0.01	0.02
041103	红旦旦萝卜[樱桃萝卜、小水萝卜]	95	94.4	19	79	0.8	Tr	4.3	0.8	0	0.5	Tr	Tr	0	0.01	—
041104	红萝卜[卞萝卜]	97	93.8	22	91	1.0	0.1	4.6	0.8	0	0.5	Tr	Tr	0	0.05	0.02
041105	红心萝卜[心里美]	94	88.0	41	172	1.2	Tr	9.8	1.4	0	1.0	7	80	0	0.02	0.02
041106	花叶萝卜	85	86.7	48	199	1.2	0.1	11.5	2.1	0	0.5	Tr	Tr	0	0.01	0.02
041108	水萝卜[脆萝卜]	93	92.9	22	94	0.8	Tr	5.5	1.4	0	0.8	21	250	0	0.03	0.05
041109	小水萝卜[算盘子、红皮萝卜]	66	93.9	21	88	1.1	0.2	4.2	1.0	0	0.6	2	20	0	0.02	0.04
041110	红心萝卜[心里美]	88	93.5	23	96	0.8	0.2	4.9	0.8	0	0.6	1	10	0	0.02	0.04
041112	白萝卜（圆）	94	94.8	16	66	0.7	0.2	3.6	1.0	0	0.7	Tr	Tr	0	0.02	0.01
041113	青萝卜	95	91.0	29	121	1.2	0.2	6.9	—	0	0.7	7	88	0	0.01	0.02
041115	樱桃萝卜	46	95.4	12	52	0.9	0.1	3.0	—	0	0.6	2	18	0	0.01	0.03
041201	胡萝卜(红)[金笋、丁香萝卜]	96	89.2	39	162	1.0	0.2	8.8	1.1	0	0.8	344	4130	0	0.04	0.03
041202	胡萝卜（黄）	97	87.4	46	191	1.4	0.2	10.2	1.3	0	0.8	344	4010	0	0.04	0.04
041203	胡萝卜（脱水）	100	10.9	333	1392	4.2	1.9	77.9	6.4	0	5.1	1438	17250	0	0.12	0.15
041204	胡萝卜	97	90.0	32	133	1.0	0.2	8.1	—	0	0.7	342	4107	0	—	0.02
041301	芥菜头[大头菜、水芥]	83	89.6	36	151	1.9	0.2	7.4	1.4	0	0.9	—	—	0	0.06	0.02
041302	苤蓝[玉蔓菁、球茎甘蓝、大头菜]	78	90.8	32	136	1.3	0.2	7.0	1.3	0	0.7	2	20	0	0.04	0.02
041401	甜菜根(鲜)[甜菜头、糖萝卜]	90	74.8	87	364	1.0	0.1	23.5	5.9	0	0.6	—	—	0	0.05	0.04
041402	根芹[根洋芹、球根塘蒿]	67	86.2	38	160	2.2	0.1	10.0	4.6	0	1.5	2	19	0	0.04	0.07
041403	紫菜头	89	86.4	42	178	1.8	0.2	10.6	4.2	0	1.0	Tr	Tr	0	0.02	0.03

蔬菜类及制品 Vegetables and vegetable products

（以每 100g 可食部计）

食物编码 Food code	食物名称 Food name	烟酸 Niacin mg	维生素C Vitamin C mg	维生素E (Vitamin E) Total mg	α-E mg	(β+γ)-E mg	δ-E mg	钙 Ca mg	磷 P mg	钾 K mg	钠 Na mg	镁 Mg mg	铁 Fe mg	锌 Zn mg	硒 Se μg	铜 Cu mg	锰 Mn mg	备注 Remark
根菜类																		
041101	白萝卜（鲜）[莱菔]	0.14	19.0	Tr	Tr	Tr	Tr	47	16	167	54.3	12	0.2	0.14	0.12	0.01	0.05	
041102	卞萝卜[红皮萝卜]	0.22	5.6	Tr	Tr	Tr	Tr	39	27	16	111.2	24	0.3	0.23	0.27	0.02	0.04	
041103	红旦旦萝卜[樱桃萝卜、小水萝卜]	Tr	4.0	1.11	0.90	0.10	0.11	9	43	63	20.1	11	2.9	0.32	1.45	Tr	0.05	山东
041104	红萝卜[卞萝卜]	0.10	3.0	1.20	1.10	Tr	0.10	11	26	110	62.7	16	2.8	0.69	Tr	Tr	0.06	青海
041105	红心萝卜[心里美]	0.10	20.0	—	—	—	—	86	30	385	49.1	23	0.9	0.74	0.73	0.05	0.08	
041106	花叶萝卜	Tr	3.0	0.40	0.40	Tr	Tr	16	25	104	47.2	20	3.1	0.74	0.07	Tr	0.08	
041108	水萝卜[脆萝卜]	—	45.0	—	—	—	—	—	—	—	9.7	—	—	0.49	—	0.01	0.05	
041109	小水萝卜[算盘子、红皮萝卜]	0.40	22.0	0.78	0.55	0.23	Tr	32	21	286	33.5	17	0.4	0.21	0.65	0.03	0.09	
041110	红心萝卜[心里美]	0.40	23.0	—	—	—	—	68	24	116	85.4	34	0.5	0.17	1.02	0.06	0.08	
041112	白萝卜（圆）	0.31	16.0	Tr	Tr	Tr	Tr	25	31	14	117.5	9	0.3	0.12	0.22	0.01	0.04	
041113	青萝卜	0.62	7.0	Tr	Tr	Tr	Tr	47	31	248	56.0	15	0.3	0.16	0.10	0.02	0.06	
041115	樱桃萝卜	0.22	14.0	Tr	Tr	Tr	Tr	18	23	202	82.6	15	0.4	0.18	0.28	0.01	0.06	北京
041201	胡萝卜(红)[金笋、丁香萝卜]	0.60	13.0	0.41	0.36	0.05	Tr	32	27	190	71.4	14	1.0	0.23	0.63	0.08	0.24	
041202	胡萝卜（黄）	0.20	16.0	—	—	—	—	32	16	193	25.1	7	0.5	0.14	2.80	0.03	0.07	
041203	胡萝卜（脱水）	2.60	32.0	—	—	—	—	458	118	1117	300.7	82	8.5	1.85	4.06	0.81	0.75	兰州
041204	胡萝卜	—	9.0	0.31	0.31	Tr	Tr	27	38	119	120.7	18	0.3	0.22	0.60	0.07	0.08	
041301	芥菜头[大头菜、水芥]	0.60	34.0	0.20	0.20	Tr	Tr	65	36	243	65.6	19	0.8	0.39	0.95	0.09	0.15	
041302	苤蓝[玉蔓菁、球茎甘蓝、大头菜]	0.50	41.0	0.13	0.10	0.03	Tr	25	46	190	29.8	24	0.3	0.17	0.16	0.02	0.11	
041401	甜菜根(鲜)[甜菜头、糖萝卜]	0.20	8.0	1.85	1.85	Tr	Tr	56	18	254	20.8	38	0.9	0.31	0.29	0.15	0.86	
041402	根芹[根洋芹、球根塘蒿]	1.26	1.0	Tr	Tr	Tr	Tr	79	166	441	75.9	33	0.5	0.58	1.03	0.23	0.33	北京
041403	紫菜头	0.24	1.0	Tr	Tr	Tr	Tr	16	32	26	306.0	27	0.5	0.31	0.06	0.08	0.31	

蔬菜类及制品 Vegetables and vegetable products

（以每 100g 可食部计）

食物编码 Food code	食物名称 Food name	食部 Edible %	水分 Water g	能量 Energy kcal	能量 Energy kJ	蛋白质 Protein g	脂肪 Fat g	碳水化合物 CHO g	不溶性膳食纤维 Dietary fiber g	胆固醇 Cholesterol mg	灰分 Ash g	总维生素 A Vitamin A μgRAE	胡萝卜素 Carotene μg	视黄醇 Retinol μg	硫胺素 Thiamin mg	核黄素 Riboflavin mg
鲜豆类																
042101	扁豆［月亮菜］	91	88.3	41	172	2.7	0.2	8.2	2.1	0	0.6	13	150	0	0.04	0.07
042102	蚕豆（鲜）	31	70.2	111	463	8.8	0.4	19.5	3.1	0	1.1	26	310	0	0.37	0.10
042103	刀豆（鲜）	92	89.0	40	165	3.1	0.3	7.0	1.8	0	0.6	18	220	0	0.05	0.07
042104	豆角	96	90.0	34	144	2.5	0.2	6.7	2.1	0	0.6	17	200	0	0.05	0.07
042105	豆角（鲜，白）	97	89.7	35	146	2.2	0.2	7.4	2.6	0	0.5	48	580	0	0.06	0.04
042106	荷兰豆	88	91.9	30	123	2.5	0.3	4.9	1.4	0	0.4	40	480	0	0.09	0.04
042107	龙豆（鲜）	98	90.0	36	149	3.7	0.5	5.0	1.9	0	0.8	43	520	0	0.04	0.06
042108	龙牙豆（鲜）［玉豆］	93	94.4	19	80	2.6	0.2	2.4	1.3	0	0.4	43	520	0	0.01	0.54
042109	毛豆（鲜）［青豆、菜用大豆］	53	69.6	131	550	13.1	5.0	10.5	4.0	0	1.8	11	130	0	0.15	0.07
042110	四季豆（菜豆）	96	91.3	31	131	2.0	0.4	5.7	1.5	0	0.6	18	210	0	0.04	0.07
042111	豌豆（带荚，鲜）［回回豆］	42	70.2	111	465	7.4	0.3	21.2	3.0	0	0.9	18	220	0	0.43	0.09
042112	豌豆尖	100	42.1	225	943	3.1	Tr	53.9	1.3	0	0.9	226	2710	0	0.07	0.23
042113	油豆角（鲜）［多花菜豆］	99	92.2	25	103	2.4	0.3	3.9	1.6	0	1.2	13	160	0	0.07	0.08
042114	垅船豆（鲜）	82	90.3	36	151	2.0	0.4	6.8	1.3	0	0.5	7	80	0	0.04	0.02
042115	芸豆（鲜）	96	91.1	30	123	0.8	0.1	7.4	2.1	0	0.6	20	240	0	0.33	0.06
042117	豇豆（长）	98	90.8	32	135	2.7	0.2	5.8	1.8	0	0.5	10	120	0	0.07	0.07
042118	扁豆	96	89.5	32	133	2.3	0.2	7.4	3.9	0	0.6	5	65	0	0.05	0.06
042119	豇豆	97	90.1	32	134	2.2	0.3	7.3	—	0	0.7	44	526	0	0.06	0.05
042120	四季豆［菜豆、芸豆］	96	91.2	24	101	2.0	0.2	6.0	—	0	0.6	8	96	0	0.02	0.05
042121	四棱豆［杨桃豆、翅豆］	96	93.0	19	79	2.0	0.2	4.2	—	0	0.6	34	407	0	0.05	0.04
042122	甜脆荷兰豆［甜豆］	100	88.0	32	131	3.0	0.3	8.1	6.8	0	0.6	21	253	0	0.08	0.06
042201	发芽豆	83	66.1	131	548	12.4	0.7	19.4	1.3	0	1.4	—	—	0	0.30	0.17

（以每 100g 可食部计）

食物编码 Food code	食物名称 Food name	烟酸 Niacin mg	维生素C Vitamin C mg	维生素E (Vitamin E) Total mg	α-E mg	(β+γ)-E mg	δ-E mg	钙 Ca mg	磷 P mg	钾 K mg	钠 Na mg	镁 Mg mg	铁 Fe mg	锌 Zn mg	硒 Se μg	铜 Cu mg	锰 Mn mg	备注 Remark
鲜豆类																		
042101	扁豆 [月亮菜]	0.90	13.0	0.24	Tr	0.24	Tr	38	54	178	3.8	34	1.9	0.72	0.94	0.12	0.34	
042102	蚕豆（鲜）	1.50	16.0	0.83	0.03	0.75	0.05	16	200	391	4.0	46	3.5	1.37	2.02	0.39	0.55	
042103	刀豆（鲜）	1.00	15.0	0.40	0.12	0.08	0.20	49	57	209	8.5	29	4.6	0.84	0.88	0.09	0.45	
042104	豆角	0.90	18.0	2.24	0.23	1.74	0.27	29	55	207	3.4	35	1.5	0.54	2.16	0.15	0.41	
042105	豆角（鲜，白）	0.90	39.0	2.38	0.23	1.06	1.09	26	40	192	9.5	28	0.8	0.60	1.60	0.10	0.78	广东
042106	荷兰豆	0.70	16.0	0.30	0.21	0.09	Tr	51	19	116	8.8	16	0.9	0.50	0.42	0.06	0.48	广东
042107	龙豆（鲜）	1.00	11.0	0.77	—	—	—	147	54	142	4.1	46	1.3	0.46	4.06	0.35	0.19	兰州
042108	龙牙豆（鲜）[玉豆]	0.80	12.0	—	—	—	—	30	38	200	1.8	20	0.8	0.47	5.60	0.07	0.60	广东
042109	毛豆（鲜）[青豆、菜用大豆]	1.40	27.0	2.44	Tr	1.09	1.35	135	188	478	3.9	70	3.5	1.73	2.48	0.54	1.20	
042110	四季豆（菜豆）	0.4	6.0	1.24	0.42	0.64	0.18	42	51	123	8.6	27	1.5	0.23	0.43	0.11	0.18	
042111	豌豆（带荚，鲜）[回回豆]	2.30	14.0	1.21	0.64	0.51	0.06	21	127	332	1.2	43	1.7	1.29	1.74	0.22	0.65	
042112	豌豆尖	Tr	11.0	0.22	0.10	0.12	Tr	17	65	160	3.2	24	5.1	0.93	1.94	0.06	0.98	青海
042113	油豆角（鲜）[多花菜豆]	1.40	11.0	2.39	—	—	—	69	56	240	3.3	35	1.9	0.38	1.10	0.61	0.12	哈尔滨
042114	垅船豆（鲜）	0.30	13.0	—	—	—	—	37	—	192	0.9	22	1.3	0.22	—	0.06	—	武汉
042115	芸豆（鲜）	0.80	9.0	0.07	Tr	Tr	0.07	88	37	112	4.0	16	1.0	1.04	0.23	0.24	0.44	山东
042117	豇豆（长）	0.80	18.0	0.65	Tr	0.13	0.52	42	50	145	4.6	43	1.0	0.94	1.40	0.11	0.39	
042118	扁豆	0.24	2.0	Tr	Tr	Tr	Tr	57	49	163	3.9	31	0.5	0.26	Tr	0.05	0.13	
042119	豇豆	—	13.0	0.39	Tr	0.28	0.11	62	55	171	9.5	55	0.8	0.38	0.66	0.12	0.27	
042120	四季豆 [菜豆、芸豆]	0.26	Tr	Tr	Tr	Tr	Tr	43	47	196	4.4	27	0.6	0.33	0.04	0.05	0.26	
042121	四棱豆 [杨桃豆、翅豆]	0.68	3.0	0.39	Tr	0.39	Tr	61	29	160	5.7	25	0.5	0.31	0.29	0.08	0.51	
042122	甜脆荷兰豆 [甜豆]	0.58	24.0	0.22	0.10	0.12	Tr	65	59	18	4.4	25	0.7	0.39	0.16	0.07	0.62	
042201	发芽豆	2.30	4.0	2.80	1.43	1.31	0.06	41	134	179	3.9	1	5.0	0.72	0.73	0.32	0.37	上海

蔬菜类及制品 Vegetables and vegetable products

（以每 100g 可食部计）

食物编码 Food code	食物名称 Food name	食部 Edible %	水分 Water g	能量 Energy kcal	kJ	蛋白质 Protein g	脂肪 Fat g	碳水化合物 CHO g	不溶性膳食纤维 Dietary fiber g	胆固醇 Cholesterol mg	灰分 Ash g	总维生素 A Vitamin A μgRAE	胡萝卜素 Carotene μg	视黄醇 Retinol μg	硫胺素 Thiamin mg	核黄素 Riboflavin mg
042202	黄豆芽	100	88.8	47	198	4.5	1.6	4.5	1.5	0	0.6	3	30	0	0.04	0.07
042205	黄豆芽	100	89.8	39	163	4.4	1.6	3.6	—	0	0.6	1	9	0	0.05	0.07
042206	绿豆芽	100	95.3	16	65	1.7	0.1	2.6	1.2	0	0.3	1	11	0	0.02	0.02
042207	黑豆苗	100	91.7	30	125	4.4	0.8	2.6	1.6	0	0.5	10	122	0	0.05	0.07
042208	豌豆苗	100	91.2	32	132	4.8	0.8	2.6	—	0	0.6	28	333	0	0.11	0.16
茄果、瓜菜类																
043101x	茄子（代表值）	93	93.4	23	97	1.1	0.2	4.9	1.3	0	0.4	4	50	0	0.02	0.04
043102	茄子（绿皮）	90	92.8	28	116	1.0	0.6	5.2	1.2	0	0.4	10	120	0	0.02	0.20
043103	茄子（圆）	95	91.2	32	132	1.6	0.2	6.7	1.7	0	0.3	Tr	Tr	0	0.03	0.03
043106	番茄（整个，罐头）	100	93.5	22	93	2.0	0.6	2.6	0.8	0	1.3	96	1149	0	0.03	0.02
043107	奶柿子 [西红柿]	100	95.6	14	61	0.6	0.1	3.2	0.8	0	0.5	44	530	0	0.05	0.02
043108	辣椒（红，尖，干）	88	14.6	295	1236	15.0	12.0	52.7	41.7	0	5.7	—	—	0	0.53	0.16
043109	辣椒（红，小）	80	88.8	38	159	1.3	0.4	8.9	3.2	0	0.6	116	1390	0	0.03	0.06
043112	甜椒（脱水）	100	10.5	324	1355	7.6	0.4	76.6	8.3	0	4.9	1409	16910	0	0.23	0.18
043113	葫子	85	92.2	29	122	0.7	0.1	6.8	0.9	0	0.2	82	980	0	0.01	0.06
043115	茄子（白皮，长）	97	92.5	21	88	1.3	0.1	5.5	—	0	0.6	1	15	0	0.05	0.03
043116	茄子（紫皮，长）	95	93.4	18	77	1.1	0.1	4.8	—	0	0.6	—	—	0	0.03	0.03
043117	茄子（紫皮，圆）	98	93.3	23	95	0.8	0.2	5.3	—	0	0.4	2	23	0	0.03	0.02
043118	香瓜茄	96	93.6	21	88	0.6	Tr	5.5	0.6	0	0.3	2	19	0	0.03	0.02
043119	番茄 [西红柿]	97	95.2	15	62	0.9	0.2	3.3	—	0	0.4	31	375	0	0.02	0.01
043120	樱桃番茄 [小西红柿]	98	92.5	25	107	1.0	0.2	5.8	—	0	0.5	28	332	0	0.03	0.02
043121	辣椒（小红尖辣椒）	89	76.4	62	254	4.1	0.4	17.7	11.8	0	1.4	—	—	0	0.16	0.16
043122	辣椒（小红尖辣椒，干）	88	10.2	298	1227	15.4	12.0	57.4	—	0	5.0	281	3376	0	0.48	0.71

(以每 100g 可食部计)

食物编码 Food code	食物名称 Food name	烟酸 Niacin mg	维生素 C Vitamin C mg	维生素 E (Vitamin E) Total mg	α-E mg	(β+γ)-E mg	δ-E mg	钙 Ca mg	磷 P mg	钾 K mg	钠 Na mg	镁 Mg mg	铁 Fe mg	锌 Zn mg	硒 Se μg	铜 Cu mg	锰 Mn mg	备注 Remark
042202	黄豆芽	0.60	8.0	0.80	Tr	0.40	0.40	21	74	160	7.2	21	0.9	0.54	0.96	0.14	0.34	
042205	黄豆芽	0.32	4.0	0.64	0.18	0.46	Tr	30	60	175	28.3	36	0.6	0.37	0.34	0.09	0.22	
042206	绿豆芽	0.35	4.0	Tr	Tr	Tr	Tr	14	19	32	25.8	18	0.3	0.20	0.27	0.05	0.05	
042207	黑豆苗	0.41	9.0	0.77	0.24	0.32	0.21	58	55	119	14.9	23	1.0	0.36	0.71	0.12	0.22	
042208	豌豆苗	0.49	8.0	0.10	0.10	Tr	Tr	15	60	145	20.9	14	0.5	0.42	0.56	0.07	0.08	
茄果、瓜菜类																		
043101x	茄子（代表值）	0.60	5.0	1.13	1.13	Tr	Tr	24	23	142	5.4	13	0.5	0.23	0.48	0.10	0.13	
043102	茄子（绿皮）	0.60	7.0	0.55	0.23	0.12	0.20	12	26	162	6.8	13	0.1	0.24	0.64	0.05	0.07	
043103	茄子（圆）	Tr	1.0	0.88	0.80	0.05	0.03	5	19	112	3.2	17	1.8	0.29	0.48	0.11	0.10	青海
043106	番茄（整个，罐头）	0.80	5.0	1.66	1.29	0.37	Tr	31	22	197	246.9	12	0.4	0.24	0.50	0.05	0.06	北京
043107	奶柿子［西红柿］	1.00	8.0	1.31	0.58	0.64	0.09	15	21	163	8.3	9	0.4	0.14	0.12	0.45	0.06	哈尔滨
043108	辣椒（红，尖，干）	1.20	—	8.76	6.45	1.20	0.11	12	298	1085	4.0	131	6.0	8.21	—	0.61	11.70	山东
043109	辣椒（红，小）	0.80	144.0	0.44	0.37	0.07	Tr	37	95	222	2.6	16	1.4	0.30	1.90	0.11	0.18	
043112	甜椒（脱水）	4.00	846.0	6.05	6.05	Tr	Tr	130	106	1443	26.0	145	7.4	1.65	3.01	1.17	0.84	兰州
043113	葫子	0.70	29.0	1.14	—	—	—	49	27	73	1.2	10	Tr	0.56	4.40	0.87	Tr	甘肃
043115	茄子（白皮，长）	0.44	—	Tr	Tr	Tr	Tr	10	30	238	1.9	16	0.5	0.20	0.16	0.05	0.12	
043116	茄子（紫皮，长）	—	—	Tr	Tr	Tr	Tr	50	21	147	5.0	11	0.5	0.20	0.09	0.04	0.09	
043117	茄子（紫皮，圆）	0.50	—	Tr	Tr	Tr	Tr	7	15	153	4.6	10	0.3	0.12	0.16	0.04	0.10	
043118	香瓜茄	0.28	60.0	Tr	Tr	Tr	Tr	10	12	17	3.8	9	0.2	0.08	0.10	0.03	0.03	北京
043119	番茄［西红柿］	0.49	14.0	0.42	0.26	0.16	Tr	4	24	179	9.7	12	0.2	0.12	Tr	0.04	0.06	
043120	樱桃番茄［小西红柿］	0.92	33.0	0.98	0.72	0.26	Tr	6	26	262	10.0	12	0.3	0.20	0.20	0.04	0.06	
043121	辣椒（小红尖辣椒）	2.51	86.0	8.11	5.05	1.57	1.02	29	115	18	11.5	59	0.6	0.33	0.96	0.20	0.30	
043122	辣椒（小红尖辣椒，干）	9.53	—	27.51	13.74	7.76	6.01	152	300	991	55.7	170	6.9	1.01	1.70	0.55	1.07	

蔬菜类及制品 Vegetables and vegetable products

（以每 100g 可食部计）

食物编码 Food code	食物名称 Food name	食部 Edible %	水分 Water g	能量 Energy kcal	能量 Energy kJ	蛋白质 Protein g	脂肪 Fat g	碳水化合物 CHO g	不溶性膳食纤维 Dietary fiber g	胆固醇 Cholesterol mg	灰分 Ash g	总维生素 A Vitamin A μgRAE	胡萝卜素 Carotene μg	视黄醇 Retinol μg	硫胺素 Thiamin mg	核黄素 Riboflavin mg
043123	辣椒（青，尖）	91	93.4	22	91	0.8	0.3	5.2	—	0	0.3	8	98	0	0.02	0.02
043124	甜椒 [灯笼椒、柿子椒]	82	94.6	18	77	1.0	0.2	3.8	—	0	0.4	6	76	0	0.02	0.02
043125	彩椒	83	91.5	26	109	1.3	0.2	6.4	—	0	0.6	66	794	0	0.05	0.05
043126	秋葵 [黄秋葵、羊角豆]	98	91.2	25	104	1.8	0.2	6.2	1.8	0	0.6	20	238	0	0.06	0.05
043201	白瓜	83	96.2	12	51	0.9	—	2.6	0.9	0	0.3	—	—	0	0.02	0.04
043202	菜瓜 [生瓜、白瓜]	88	95.0	19	79	0.6	0.2	3.9	0.4	0	0.3	2	20	0	0.02	0.01
043204	方瓜	82	95.8	14	60	0.8	Tr	3.1	0.6	0	0.3	12	140	0	0.01	0.01
043205	佛手瓜 [棒瓜、菜肴梨]	100	94.3	18	77	1.2	0.1	3.8	1.2	0	0.6	2	20	0	0.01	0.10
043206	葫芦 [长瓜、蒲瓜、瓠瓜]	87	95.3	16	67	0.7	0.1	3.5	0.8	0	0.4	3	40	0	0.02	0.01
043207	葫芦条（干）	100	25.4	256	1069	4.3	1.8	64.6	18.1	0	3.9	—	—	0	0.05	0.03
043208	黄瓜（鲜）[胡瓜]	92	95.8	16	65	0.8	0.2	2.9	0.5	0	0.3	8	90	0	0.02	0.03
043209	节瓜 [毛瓜]	92	95.6	14	61	0.6	0.1	3.4	1.2	0	0.3	—	—	0	0.02	0.05
043210	金瓜	82	95.6	15	63	0.5	0.1	3.4	0.7	0	0.4	5	60	0	0.02	0.02
043211	金丝瓜 [裸瓣瓜]	80	91.7	38	161	3.3	2.0	2.2	0.8	0	0.8	1	10	0	0.02	0.03
043212	苦瓜（鲜）[凉瓜、癞瓜]	81	93.4	22	91	1.0	0.1	4.9	1.4	0	0.6	8	100	0	0.03	0.03
043213	南瓜（鲜）[倭瓜、番瓜]	85	93.5	23	97	0.7	0.1	5.3	0.8	0	0.4	74	890	0	0.03	0.04
043214	南瓜粉	100	6.2	343	1434	7.1	2.1	79.6	11.5	0	5.0	5	60	0	0.04	0.70
043215	蛇瓜 [蛇豆、大豆角]	89	94.1	18	77	1.5	0.1	3.9	2.0	0	0.4	2	20	0	0.10	0.03
043217	笋瓜 [生瓜]	91	96.1	13	54	0.5	—	3.1	0.7	0	0.3	8	100	0	0.04	0.02
043218	西葫芦	73	94.9	19	79	0.8	0.2	3.8	0.6	0	0.3	3	30	0	0.01	0.03
043219	面西胡瓜	88	97.0	10	44	0.8	Tr	1.8	—	0	0.4	48	580	0	0.01	0.02
043220	小西胡瓜	79	94.4	22	92	0.7	0.1	4.8	—	0	0.1	—	—	0	—	0.01
043221	冬瓜	80	96.9	10	43	0.3	0.2	2.4	—	0	0.2	Tr	Tr	0	Tr	Tr

（以每 100g 可食部计）

食物编码 Food code	食物名称 Food name	烟酸 Niacin mg	维生素 C Vitamin C mg	维生素 E（Vitamin E） Total mg	α-E mg	(β+γ)-E mg	δ-E mg	钙 Ca mg	磷 P mg	钾 K mg	钠 Na mg	镁 Mg mg	铁 Fe mg	锌 Zn mg	硒 Se μg	铜 Cu mg	锰 Mn mg	备注 Remark
043123	辣椒（青，尖）	0.62	59.0	0.38	0.38	Tr	Tr	11	20	154	7.0	15	0.3	0.21	0.02	0.05	0.05	
043124	甜椒 [灯笼椒、柿子椒]	0.39	130.0	0.41	0.41	Tr	Tr	—	—	—	—	—	—	—	0.38	—	—	
043125	彩椒	1.09	104.0	1.60	1.40	0.11	0.09	9	26	278	6.8	18	0.5	0.18	0.12	0.06	0.09	北京
043126	秋葵 [黄秋葵、羊角豆]	0.42	7.2	Tr	Tr	Tr	Tr	101	41	19	8.7	38	0.2	0.24	0.54	0.03	0.13	北京
043201	白瓜	0.10	16.0	0.20	0.04	0.16	Tr	6	11	70	1.0	8	0.1	0.04	1.10	0.01	0.11	广东
043202	菜瓜 [生瓜、白瓜]	0.20	12.0	0.03	Tr	0.03	Tr	20	14	136	1.6	15	0.5	0.10	0.63	0.03	0.03	
043204	方瓜	0.60	2.0	0.37	0.25	0.12	Tr	40	13	4	4.4	9	0.2	0.97	0.31	0.02	0.03	山东
043205	佛手瓜 [棒瓜、菜肴梨]	0.10	8.0	—	—	—	—	17	18	76	1.0	10	0.1	0.08	1.45	0.02	0.03	山东
043206	葫芦 [长瓜、蒲瓜、瓠瓜]	0.40	11.0	—	—	—	—	16	15	87	0.6	7	0.4	0.14	0.49	0.04	0.08	
043207	葫芦条（干）	1.40	—	—	—	—	—	114	187	480	36.3	80	8.0	2.80	1.70	0.56	1.64	山东
043208	黄瓜（鲜）[胡瓜]	0.20	9.0	0.49	0.08	0.24	0.17	24	24	102	4.9	15	0.5	0.18	0.38	0.05	0.06	
043209	节瓜 [毛瓜]	0.40	39.0	0.27	0.16	0.11	Tr	4	13	40	0.2	7	0.1	0.08	0.26	0.02	0.10	广东
043210	金瓜	0.60	2.0	0.43	0.43	Tr	Tr	17	10	152	0.9	8	0.9	0.17	0.28	0.04	Tr	上海
043211	金丝瓜 [裸瓣瓜]	0.70	1.0	0.01	Tr	0.01	Tr	25	28	90	2.0	13	0.3	1.77	0.76	0.13	0.11	哈尔滨
043212	苦瓜（鲜）[凉瓜、癞瓜]	0.40	56.0	0.85	0.61	0.24	Tr	14	35	256	2.5	18	0.7	0.36	0.36	0.06	0.16	
043213	南瓜（鲜）[倭瓜、番瓜]	0.40	8.0	0.36	0.29	0.07	Tr	16	24	145	0.8	8	0.4	0.14	0.46	0.03	0.08	
043214	南瓜粉	12.50	7.0	26.61	—	—	—	171	307	411	83.6	18	27.8	1.40	2.30	0.90	0.69	浙江
043215	蛇瓜 [蛇豆、大豆角]	0.10	4.0	—	—	—	—	191	14	763	2.2	47	1.2	0.42	0.30	0.04	0.16	山东
043217	笋瓜 [生瓜]	—	5.0	0.29	0.04	0.17	0.08	14	27	96	—	7	0.6	0.09	—	0.03	0.05	合肥
043218	西葫芦	0.20	6.0	0.34	0.34	Tr	Tr	15	17	92	5.0	9	0.3	0.12	0.28	0.03	0.04	
043219	面西胡瓜	0.10	—	—	—	—	—	14	3	70	0.6	12	0.8	0.25	0.10	0.08	0.06	河北
043220	小西胡瓜	Tr	—	—	—	—	—	5	6	18	1.7	Tr	0.2	0.10	1.00	0.04	0.05	保定
043221	冬瓜	0.22	16.0	0.04	0.04	Tr	Tr	12	11	57	2.8	10	0.1	0.10	0.02	0.01	0.02	

蔬菜类及制品 Vegetables and vegetable products

（以每 100g 可食部计）

食物编码 Food code	食物名称 Food name	食部 Edible %	水分 Water g	能量 Energy kcal	kJ	蛋白质 Protein g	脂肪 Fat g	碳水化合物 CHO g	不溶性膳食纤维 Dietary fiber g	胆固醇 Cholesterol mg	灰分 Ash g	总维生素 A Vitamin A μgRAE	胡萝卜素 Carotene μg	视黄醇 Retinol μg	硫胺素 Thiamin mg	核黄素 Riboflavin mg
043222	飞碟瓜	91	94.1	18	73	1.0	0.1	4.4	1.6	0	0.4	4	47	0	0.02	0.02
043223	黄金西葫芦	91	93.7	17	70	1.8	0.1	3.6	—	0	0.8	14	164	0	0.01	0.03
043224	黄茎瓜 [小南瓜]	100	95.4	19	81	1.2	0.9	2.0	0.7	0	0.5	57	680	0	0.03	0.02
043225	迷你黄瓜 [荷兰乳黄瓜]	92	95.8	14	59	1.0	0.2	2.5	—	0	0.5	3	38	0	0.02	0.02
043226	秋黄瓜 [旱黄瓜]	92	96.0	14	57	0.9	0.2	2.5	—	0	0.4	3	40	0	0.02	0.01
043227	南瓜（栗面）	74	88.8	36	153	1.4	0.1	8.8	2.6	0	0.9	127	1518	0	0.03	0.04
043228	丝瓜	83	94.1	20	82	1.3	0.2	4.0	—	0	0.4	13	155	0	0.02	0.04
葱蒜类																
044101	大蒜（白皮，鲜）[蒜头]	85	66.6	128	536	4.5	0.2	27.6	1.1	0	1.1	3	30	0	0.04	0.06
044102	大蒜（脱水）	100	7.3	348	1456	13.2	0.3	75.4	4.5	0	3.8	—	—	0	0.29	—
044103	大蒜（紫皮，鲜）[蒜头]	89	63.8	139	580	5.2	0.2	29.6	1.2	0	1.2	2	20	0	0.29	0.06
044104	青蒜（青葱）	84	90.4	34	141	2.4	0.3	6.2	1.7	0	0.7	49	590	0	0.06	0.04
044105	蒜黄（黄色）	97	93.0	24	101	2.5	0.2	3.8	1.4	0	0.5	23	280	0	0.05	0.07
044106	蒜苗（绿色，青蒜）	82	88.9	40	169	2.1	0.4	8.0	1.8	0	0.6	23	280	0	0.11	0.08
044107	蒜薹（圆）	90	81.8	66	274	2.0	0.1	15.4	2.5	0	0.7	40	480	0	0.04	0.07
044202	大葱（红皮）	68	86.2	49	204	2.4	0.1	10.2	1.3	0	1.1	4	50	0	0.01	0.12
044203	分葱 [四季葱、菜葱]	100	91.7	34	143	2.2	0.7	5.1	0.7	0	—	—	—	0	—	0.18
044205	葱（小葱，鲜）	73	92.7	27	112	1.6	0.4	4.9	1.4	0	0.4	70	840	0	0.05	0.06
044206	大葱	82	91.8	28	115	1.6	0.3	5.8	2.2	0	0.5	5	64	0	0.06	0.03
044207	细香葱 [香葱、四季葱]	89	91.1	28	116	1.4	0.3	6.6	—	0	0.6	10	123	0	0.03	0.05
044301	洋葱（鲜）[葱头]	90	89.2	40	169	1.1	0.2	9.0	0.9	0	0.5	2	20	0	0.03	0.03
044302	洋葱（白皮，脱水）	100	9.1	342	1430	5.5	0.4	81.9	5.7	0	3.1	3	30	0	0.16	0.16
044303	洋葱（紫皮，脱水）	100	9.1	339	1417	6.9	0.4	80.6	7.5	0	3.0	2	20	0	0.20	0.14

蔬菜类及制品 Vegetables and vegetable products

（以每 100g 可食部计）

食物编码 Food code	食物名称 Food name	烟酸 Niacin mg	维生素 C Vitamin C mg	维生素 E（Vitamin E） Total mg	α-E mg	(β+γ)-E mg	δ-E mg	钙 Ca mg	磷 P mg	钾 K mg	钠 Na mg	镁 Mg mg	铁 Fe mg	锌 Zn mg	硒 Se μg	铜 Cu mg	锰 Mn mg	备注 Remark
043222	飞碟瓜	0.25	3.0	0.12	Tr	0.12	Tr	32	29	119	4.3	16	0.4	0.20	0.15	0.04	0.04	北京
043223	黄金西葫芦	—	13.3	0.13	Tr	0.13	Tr	33	47	20	3.0	18	0.4	0.22	0.10	0.04	0.08	北京
043224	黄茎瓜［小南瓜］	—	Tr	0.20	—	—	—	—	17	—	—	—	—	0.29	0.20	—	—	四川
043225	迷你黄瓜［荷兰乳黄瓜］	—	—	Tr	Tr	Tr	Tr	20	21	173	2.2	12	0.3	0.17	0.92	0.03	0.06	
043226	秋黄瓜［旱黄瓜］	—	—	Tr	Tr	Tr	Tr	9	23	141	2.2	9	0.2	0.17	0.10	0.03	0.07	
043227	南瓜（栗面）	0.52	5.0	1.92	1.92	Tr	Tr	16	56	445	11.0	9	0.4	0.22	0.49	0.04	0.03	北京
043228	丝瓜	0.32	4.0	0.08	0.08	Tr	Tr	37	33	121	3.7	19	0.3	0.22	0.20	0.05	0.07	
葱蒜类																		
044101	大蒜（白皮，鲜）［蒜头］	0.60	7.0	1.07	1.07	Tr	Tr	39	117	302	19.6	21	1.2	0.88	3.09	0.22	0.29	
044102	大蒜（脱水）	—	79.0	—	—	—	—	65	297	798	36.8	61	6.6	1.98	19.30	0.99	0.63	兰州
044103	大蒜（紫皮，鲜）［蒜头］	0.80	7.0	0.68	0.46	0.17	0.05	10	129	437	8.3	28	1.3	0.64	5.54	0.11	0.24	
044104	青蒜（青葱）	0.60	16.0	0.80	0.78	0.02	Tr	24	25	168	9.3	17	0.8	0.23	1.27	0.05	0.15	
044105	蒜黄（黄色）	0.60	18.0	0.52	0.41	0.10	0.01	24	58	168	7.8	16	1.3	0.33	0.79	0.09	0.25	
044106	蒜苗（绿色，青蒜）	0.50	35.0	0.81	0.41	0.28	0.12	29	44	226	5.1	18	1.4	0.46	1.24	0.05	0.17	
044107	蒜薹（圆）	0.20	1.0	1.04	0.70	0.20	0.14	19	52	161	3.8	28	4.2	1.04	2.17	0.03	0.32	青海
044202	大葱（红皮）	0.50	8.0	—	—	—	—	24	53	329	3.4	18	Tr	0.13	6.86	0.34	0.10	甘肃
044203	分葱［四季葱、菜葱］	0.60	24.0	—	—	—	—	85	32	226	7.7	21	0.9	—	—	—	—	BJV
044205	葱（小葱，鲜）	0.40	21.0	0.49	0.24	0.05	0.20	72	26	143	10.4	18	1.3	0.35	1.06	0.06	0.16	
044206	大葱	0.50	3.0	Tr	Tr	Tr	Tr	63	25	110	8.9	16	0.6	0.29	0.21	0.03	0.34	
044207	细香葱［香葱、四季葱］	0.49	9.0	0.18	0.18	Tr	Tr	72	29	123	13.6	19	1.3	0.22	0.74	0.01	0.11	
044301	洋葱（鲜）［葱头］	0.30	8.0	0.14	—	—	—	24	39	147	4.4	15	0.6	0.23	0.92	0.05	0.14	
044302	洋葱（白皮，脱水）	1.00	22.0	—	—	—	—	186	78	740	31.7	49	0.9	1.02	3.91	0.45	0.62	甘肃
044303	洋葱（紫皮，脱水）	1.00	5.0	—	—	—	—	351	162	912	77.4	132	6.2	1.13	1.83	0.55	0.78	

蔬菜类及制品 Vegetables and vegetable products

（以每 100g 可食部计）

食物编码 Food code	食物名称 Food name	食部 Edible %	水分 Water g	能量 Energy kcal	能量 Energy kJ	蛋白质 Protein g	脂肪 Fat g	碳水化合物 CHO g	不溶性膳食纤维 Dietary fiber g	胆固醇 Cholesterol mg	灰分 Ash g	总维生素A Vitamin A μgRAE	胡萝卜素 Carotene μg	视黄醇 Retinol μg	硫胺素 Thiamin mg	核黄素 Riboflavin mg
044402	韭黄（韭芽，黄色）	88	93.2	24	101	2.3	0.2	3.9	1.2	0	0.4	22	260	0	0.03	0.05
044403	韭薹	85	89.4	37	155	2.2	0.1	7.8	1.9	0	0.5	40	480	0	0.04	0.07
044404	韭菜	90	92.0	25	102	2.4	0.4	4.5	—	0	0.7	133	1596	0	0.04	0.05
044501	薤［藠头］	—	81.4	1	3	—	—	—	0.3	0	—	280	3360	0	—	—
044502	薤白(鲜)［小根蒜、山蒜、团蒜］	100	68.0	124	518	3.4	0.4	27.1	0.9	0	1.1	8	90	0	0.08	0.14
嫩茎、叶、花菜类																
045101x	大白菜（代表值）	89	94.4	20	82	1.6	0.2	3.4	0.9	0	0.7	7	80	0	0.05	0.04
045102	大白菜（白梗）［黄芽白］	92	93.6	22	93	1.7	0.2	3.7	0.6	0	0.8	21	250	0	0.06	0.07
045103	大白菜（青白口）	83	95.1	17	70	1.4	0.1	3.0	0.9	0	0.4	7	80	0	0.03	0.04
045104	大白菜（小白口）	85	95.2	16	65	1.3	0.1	2.8	0.9	0	0.6	3	30	0	0.02	0.03
045105	白菜（脱水）	100	10.0	305	1275	6.2	0.8	72.9	9.4	0	10.1	—	—	0	0.24	—
045108	白菜薹［菜薹、菜心］	84	91.3	28	118	2.8	0.5	4.0	1.7	0	1.4	80	960	0	0.05	0.08
045109	红菜薹［紫菜薹］	52	91.1	43	180	2.9	2.5	2.7	0.9	0	0.8	7	80	0	0.05	0.04
045110	瓢儿白［瓢儿菜］	79	94.1	18	76	1.7	0.2	3.2	1.6	0	0.8	100	1200	0	—	0.03
045111	乌菜［乌塌菜、塌棵菜］	89	91.8	28	117	2.6	0.4	4.2	1.4	0	1.0	84	1010	0	0.06	0.11
045113	油菜（黑）	96	94.1	19	79	1.8	0.2	2.9	0.9	0	1.0	122	1460	0	0.01	0.10
045114	油菜（脱水）	100	9.0	316	1321	7.6	0.6	74.3	8.6	0	8.5	288	3460	0	0.33	0.19
045115	油菜（小）	95	96.0	12	50	1.3	0.2	1.6	0.7	0	0.9	122	1460	0	0.01	0.08
045116	油菜薹［菜薹］	82	92.4	24	102	3.2	0.4	3.0	2.0	0	1.0	45	540	0	0.08	0.07
045117	大白菜（白口）	85	95.6	14	61	1.0	0.1	2.9	—	0	0.4	1	10	0	0.02	0.01
045118	大白菜（青口）	83	95.6	12	50	1.1	0.1	2.6	—	0	0.6	3	31	0	0.02	0.02
045119	酸白菜［酸菜］	100	94.9	10	40	0.7	0.2	2.6	—	0	1.6	—	—	0	0.01	0.01
045120	小白菜［青菜］	94	94.8	14	59	1.4	0.3	2.4	—	0	1.1	154	1853	0	0.01	0.05

蔬菜类及制品 Vegetables and vegetable products

（以每 100g 可食部计）

食物编码 Food code	食物名称 Food name	烟酸 Niacin mg	维生素 C Vitamin C mg	维生素 E (Vitamin E) Total mg	α-E mg	(β+γ)-E mg	δ-E mg	钙 Ca mg	磷 P mg	钾 K mg	钠 Na mg	镁 Mg mg	铁 Fe mg	锌 Zn mg	硒 Se μg	铜 Cu mg	锰 Mn mg	备注 Remark
044402	韭黄（韭芽，黄色）	0.70	15.0	0.34	0.34	Tr	Tr	25	48	192	6.9	12	1.7	0.33	0.76	0.10	0.17	
044403	韭薹	0.20	1.0	0.96	0.70	0.20	0.06	11	29	121	1.0	22	4.2	1.34	2.28	0.05	0.18	青海
044404	韭菜	0.86	2.0	0.57	0.41	0.16	Tr	44	45	241	5.8	24	0.7	0.25	1.33	0.05	0.21	
044501	薤［皎头］	—	27.0	0.11	—	—	—	160	58	120	0	39	3.6	0.58	—	0.28	0.34	
044502	薤白(鲜)［小根蒜、山蒜、团蒜］	1.00	36.0	—	—	—	—	100	53	—	—	—	4.6	—	—	—	—	
嫩茎、叶、花菜类																		
045101x	大白菜（代表值）	0.65	37.5	0.36	0.36	Tr	Tr	57	33	134	68.9	12	0.8	0.46	0.57	0.06	0.19	
045102	大白菜（白梗）［黄芽白］	0.80	47.0	0.92	0.52	0.20	0.20	69	30	130	89.3	12	0.5	0.21	0.33	0.03	0.21	
045103	大白菜（青白口）	0.40	28.0	0.36	0.36	Tr	Tr	35	28	90	48.4	9	0.6	0.61	0.39	0.04	0.16	
045104	大白菜（小白口）	0.50	19.0	0.21	0.21	Tr	Tr	45	35	137	34.8	11	0.9	0.31	0.75	0.07	0.17	
045105	白菜（脱水）	4.80	187.0	—	—	—	—	908	485	2269	492.5	219	13.8	4.68	6.33	0.87	2.65	兰州
045108	白菜薹［菜薹、菜心］	1.20	44.0	0.52	0.21	0.22	0.09	96	54	236	26.0	19	2.8	0.87	6.68	0.18	0.41	
045109	红菜薹［紫菜薹］	0.90	57.0	0.51	0.01	0.03	0.47	26	60	221	1.5	15	2.5	0.90	8.43	0.12	—	武汉
045110	瓢儿白［瓢儿菜］	0.50	10.0	—	—	—	—	59	36	245	56.9	91	1.8	0.54	3.40	0.06	0.19	重庆
045111	乌菜［乌塌菜、塌棵菜］	1.10	45.0	1.16	Tr	0.16	1.00	186	53	154	115.5	24	3.0	0.70	0.50	0.13	0.36	
045113	油菜（黑）	Tr	24.0	0.94	0.94	Tr	Tr	191	34	143	98.8	34	5.9	1.27	Tr	Tr	1.09	青海
045114	油菜（脱水）	10.50	124.0	7.73	—	—	—	596	182	635	405.3	105	19.3	4.78	13.14	3.06	1.28	兰州
045115	油菜（小）	Tr	7.0	0.76	0.60	0.13	0.03	153	41	157	53.0	27	3.9	0.87	Tr	Tr	0.13	青海
045116	油菜薹［菜薹］	0.80	65.0	0.89	0.07	0.14	0.68	156	51	192	83.2	27	2.8	0.72	0.82	0.18	0.45	
045117	大白菜（白口）	0.32	8.0	0.06	0.06	Tr	Tr	29	21	109	39.9	12	0.3	0.15	0.04	0.01	0.08	
045118	大白菜（青口）	—	11.0	Tr	Tr	Tr	Tr	66	12	156	38.2	14	0.2	0.23	0.29	0.01	0.07	
045119	酸白菜［酸菜］	Tr	—	—	—	—	—	48	38	104	43.1	21	0.3	0.03	0.16	Tr	0.01	
045120	小白菜［青菜］	—	64.0	0.40	0.40	Tr	Tr	117	26	116	132.2	30	1.3	0.23	0.39	0.02	0.15	

蔬菜类及制品 Vegetables and vegetable products

（以每 100g 可食部计）

食物编码 Food code	食物名称 Food name	食部 Edible %	水分 Water g	能量 Energy kcal	能量 Energy kJ	蛋白质 Protein g	脂肪 Fat g	碳水化合物 CHO g	不溶性膳食纤维 Dietary fiber g	胆固醇 Cholesterol mg	灰分 Ash g	总维生素A Vitamin A μgRAE	胡萝卜素 Carotene μg	视黄醇 Retinol μg	硫胺素 Thiamin mg	核黄素 Riboflavin mg
045121	奶白菜	100	92.6	21	89	2.7	0.2	3.3	1.5	0	1.2	95	1141	0	0.02	0.10
045122	鸡毛菜	100	93.5	19	79	2.7	0.2	2.6	—	0	1.0	69	826	0	0.04	0.09
045123	娃娃菜	97	95.0	13	52	1.9	0.2	2.4	—	0	0.7	4	48	0	0.04	0.03
045124	乌塌菜［塌菜、塌棵菜］	96	94.5	13	55	1.8	0.1	2.6	1.8	0	1.0	131	1568	0	0.01	0.08
045125	油菜	96	95.6	14	57	1.3	0.5	2.0	—	0	0.9	90	1083	0	0.02	0.05
045126	油菜心	100	95.1	15	63	1.3	0.4	2.7	—	0	0.5	—	—	0	0.02	0.06
045201	圆白菜［卷心菜］	86	93.2	24	101	1.5	0.2	4.6	1.0	0	0.5	6	70	0	0.03	0.03
045203	菜花（脱水）［脱水花椰菜］	100	9.8	312	1306	6.5	0.6	76.8	13.2	0	6.3	—	—	0	0.21	0.18
045205	芥菜（鲜）［雪里红、雪菜］	94	91.5	27	114	2.0	0.4	4.7	1.6	0	1.4	26	310	0	0.03	0.11
045206	芥菜（大叶，鲜）［盖菜］	71	94.6	16	69	1.8	0.4	2.0	1.2	0	1.2	142	1700	0	0.02	0.11
045207	芥菜（茎用，鲜）［青头菜］	92	95.0	13	53	1.3	0.2	2.8	2.8	0	0.7	23	280	0	—	0.02
045208	芥菜（小叶，鲜）［小芥菜］	88	92.6	26	109	2.5	0.4	3.6	1.0	0	0.9	121	1450	0	0.05	0.10
045210	结球甘蓝（绿）［圆白菜］	86	94.5	17	70	0.9	0.2	4.0	—	0	0.4	1	12	0	0.02	0.02
045211	结球甘蓝（紫）［圆白菜］	86	91.8	25	106	1.2	0.2	6.2	—	0	0.6	—	—	0	0.04	0.03
045212	抱子甘蓝［小圆白菜］	87	86.7	36	150	3.5	0.2	8.8	—	0	1.0	3	31	0	0.06	0.05
045213	羽衣甘蓝	100	87.2	69	289	5.0	0.4	5.7	3.2	0	1.7	364	4368	0	0.07	0.18
045214	盖菜	94	94.8	13	55	1.5	0.2	2.8	—	0	0.9	41	487	0	0.02	0.07
045215	芥蓝［甘蓝菜、盖蓝菜］	98	91.0	24	98	3.1	0.3	4.1	—	0	1.5	—	—	0	0.03	0.12
045216	菜花（白色）［花椰菜］	82	93.2	20	83	1.7	0.2	4.2	2.1	0	0.7	1	11	0	0.04	0.04
045217	西兰花［绿菜花］	83	91.6	27	111	3.5	0.6	3.7	—	0	0.6	13	151	0	0.06	0.08
045301	菠菜（鲜）［赤根菜］	89	91.2	28	116	2.6	0.3	4.5	1.7	0	1.4	243	2920	0	0.04	0.11
045302	菠菜（脱水）	100	9.2	308	1290	6.4	0.6	75.7	12.7	0	8.1	199	3590	0	0.20	0.18
045303	冬寒菜（鲜）［冬苋菜、冬葵］	58	89.6	34	144	3.9	0.4	4.9	2.2	0	1.2	599	6950	0	0.15	0.05

（以每 100g 可食部计）

食物编码 Food code	食物名称 Food name	烟酸 Niacin mg	维生素 C Vitamin C mg	维生素 E（Vitamin E） Total mg	α-E mg	(β+γ)-E mg	δ-E mg	钙 Ca mg	磷 P mg	钾 K mg	钠 Na mg	镁 Mg mg	铁 Fe mg	锌 Zn mg	硒 Se μg	铜 Cu mg	锰 Mn mg	备注 Remark
045121	奶白菜	0.59	37.4	0.16	0.16	Tr	Tr	66	55	126	170.2	41	1.0	0.28	0.43	0.05	0.24	北京
045122	鸡毛菜	0.61	24.0	0.30	0.30	Tr	Tr	78	25	230	62.7	35	2.1	0.31	0.24	0.03	0.26	
045123	娃娃菜	0.61	12.0	Tr	Tr	Tr	Tr	78	58	278	19.3	17	0.4	0.35	0.16	0.03	0.13	北京
045124	乌塌菜 [塌菜、塌棵菜]	0.21	33.9	0.28	0.28	Tr	Tr	43	35	213	59.5	29	1.6	0.25	0.77	0.02	0.15	北京
045125	油菜	0.55	—	Tr	Tr	Tr	Tr	148	23	175	73.7	25	0.9	0.31	0.73	0.03	0.23	
045126	油菜心	0.41	Tr	0.16	0.16	Tr	Tr	74	26	166	33.4	25	0.6	0.19	0.26	0.04	0.07	
045201	圆白菜 [卷心菜]	0.40	40.0	0.50	0.21	0.21	0.08	49	26	124	27.2	12	0.6	0.25	0.96	0.04	0.18	
045203	菜花（脱水）[脱水花椰菜]	7.40	82.0	—	—	—	—	185	182	554	264.3	99	6.4	2.15	5.59	0.79	1.08	兰州
045205	芥菜（鲜）[雪里红、雪菜]	0.50	31.0	0.74	0.63	0.11	Tr	230	47	281	30.5	24	3.2	0.70	0.70	0.08	0.42	
045206	芥菜（大叶，鲜）[盖菜]	0.50	72.0	0.64	0.64	Tr	Tr	28	36	224	29.0	18	1.0	0.41	0.53	0.10	0.70	
045207	芥菜（茎用，鲜）[青头菜]	0.30	7.0	1.29	—	—	—	23	35	316	41.1	5	0.7	0.25	0.95	0.05	0.10	重庆
045208	芥菜（小叶，鲜）[小芥菜]	0.70	51.0	2.06	0.94	0.14	0.98	80	40	210	38.9	23	1.5	0.50	0.28	0.06	0.33	
045210	结球甘蓝（绿）[圆白菜]	0.24	16.0	Tr	Tr	Tr	Tr	28	18	46	42.1	14	0.2	0.12	0.27	0.01	0.09	
045211	结球甘蓝（紫）[圆白菜]	0.15	26.0	Tr	Tr	Tr	Tr	65	22	177	27.0	15	0.4	0.16	0.24	0.02	0.15	
045212	抱子甘蓝 [小圆白菜]	0.54	38.0	Tr	Tr	Tr	Tr	59	60	350	35.5	24	0.6	0.35	0.65	0.05	0.19	北京
045213	羽衣甘蓝	1.09	63.0	1.12	0.82	0.30	Tr	66	82	395	66.8	53	1.6	0.56	—	0.06	0.40	北京
045214	盖菜	0.21	14.0	0.75	0.67	0.08	Tr	76	33	150	73.5	28	0.5	0.47	0.56	0.04	0.15	
045215	芥蓝 [甘蓝菜、盖蓝菜]	0.68	37.0	Tr	Tr	Tr	Tr	121	52	345	40.2	40	1.0	0.40	0.39	0.03	0.31	
045216	菜花（白色）[花椰菜]	0.32	32.0	Tr	Tr	Tr	Tr	31	32	206	39.2	18	0.4	0.17	2.86	0.02	0.09	
045217	西兰花 [绿菜花]	0.73	56.0	0.76	0.59	0.17	Tr	50	61	179	46.7	22	0.9	0.46	0.43	0.03	0.16	
045301	菠菜（鲜）[赤根菜]	0.60	32.0	1.74	1.46	0.28	Tr	66	47	311	85.2	58	2.9	0.85	0.97	0.10	0.66	
045302	菠菜（脱水）	3.90	82.0	7.73	—	—	—	411	222	919	242.0	183	25.9	3.91	7.02	2.08	1.61	兰州
045303	冬寒菜（鲜）[冬苋菜、冬葵]	0.60	20.0	—	—	—	—	82	56	280	14.0	30	2.4	1.37	2.41	0.13	2.50	

蔬菜类及制品 Vegetables and vegetable products

（以每 100g 可食部计）

食物编码 Food code	食物名称 Food name	食部 Edible %	水分 Water g	能量 Energy kcal	能量 Energy kJ	蛋白质 Protein g	脂肪 Fat g	碳水化合物 CHO g	不溶性膳食纤维 Dietary fiber g	胆固醇 Cholesterol mg	灰分 Ash g	总维生素A Vitamin A μgRAE	胡萝卜素 Carotene μg	视黄醇 Retinol μg	硫胺素 Thiamin mg	核黄素 Riboflavin mg
045305	胡萝卜缨（红，鲜）	100	82.2	48	199	1.7	0.4	11.3	4.0	0	4.4	81	970	0	0.04	—
045306	苦菜［节节花、拒马菜］	100	85.3	46	192	2.8	0.6	10.0	5.4	0	1.3	45	540	0	0.09	0.11
045307	萝卜缨（白）	100	90.7	17	72	2.6	0.3	1.7	1.4	0	4.7	—	—	0	0.02	—
045308	萝卜缨（青）	100	87.2	38	159	3.1	0.1	7.6	2.9	0	2.0	17	200	0	0.07	0.08
045309	萝卜缨（小萝卜）	93	92.8	23	95	1.6	0.3	4.1	1.4	0	1.2	59	710	0	0.03	0.13
045310	落葵［木耳菜、软浆菜］	76	92.8	23	97	1.6	0.3	4.3	1.5	0	1.0	168	2020	0	0.06	0.06
045312	芹菜茎	67	93.1	22	93	1.2	0.2	4.5	1.2	0	1.0	28	340	0	0.02	0.06
045313	芹菜叶（鲜）	100	89.4	35	146	2.6	0.6	5.9	2.2	0	1.5	244	2930	0	0.08	0.15
045316	甜菜叶（鲜）	100	92.2	22	90	1.8	0.1	4.0	1.3	0	2.0	305	3660	0	0.10	0.22
045317	香菜（鲜）［芫荽］	81	90.5	33	139	1.8	0.4	6.2	1.2	0	1.1	97	1160	0	0.04	0.14
045318	香菜（脱水）	100	9.3	310	1296	7.4	1.3	71.2	8.2	0	10.8	236	2830	0	0.17	0.28
045319	苋菜（绿，鲜）	74	90.2	30	123	2.8	0.3	5.0	2.2	0	1.7	176	2110	0	0.03	0.12
045320	苋菜（紫，鲜）［红苋］	73	88.8	35	146	2.8	0.4	5.9	1.8	0	2.1	124	1490	0	0.03	0.10
045321	茼蒿（鲜）［蓬蒿菜、艾菜］	82	93.0	24	98	1.9	0.3	3.9	1.2	0	0.9	126	1510	0	0.04	0.09
045322	茴香（鲜）［小茴香］	86	91.2	27	114	2.5	0.4	4.2	1.6	0	1.7	201	2410	0	0.06	0.09
045323	荠菜（鲜）［蓟菜、菱角菜］	88	90.6	31	128	2.9	0.4	4.7	1.7	0	1.4	216	2590	0	0.04	0.15
045324	莴笋（鲜）［莴苣］	62	95.5	15	62	1.0	0.1	2.8	0.6	0	0.6	13	150	0	0.02	0.02
045327	番杏［新西兰菠菜、夏菠菜］	100	94.0	15	64	1.8	0.1	3.1	—	0	1.2	52	628	0	0.03	0.09
045328	樱桃萝卜缨	100	94.0	14	59	2.0	0.1	2.7	2.3	0	1.2	120	1440	0	0.04	0.09
045329	白风菜	100	93.4	16	66	1.6	0.2	4.0	—	0	1.0	89	1066	0	0.03	0.06
045330	紫背天葵［红风菜、血皮菜］	100	93.1	18	73	1.9	—	3.8	—	0	1.2	154	1847	0	0.05	0.08
045331	芹菜（茎）［旱芹、药芹］	100	95.4	13	55	0.4	0.2	3.1	1.0	0	0.9	2	18	0	0.01	0.02
045332	西芹［西洋芹菜、美芹］	85	93.6	17	72	0.6	0.1	4.8	2.2	0	0.9	2	29	0	0.01	0.03

蔬菜类及制品 Vegetables and vegetable products

（以每 100g 可食部计）

食物编码 Food code	食物名称 Food name	烟酸 Niacin mg	维生素 C Vitamin C mg	维生素 E（Vitamin E） Total mg	α-E mg	(β+γ)-E mg	δ-E mg	钙 Ca mg	磷 P mg	钾 K mg	钠 Na mg	镁 Mg mg	铁 Fe mg	锌 Zn mg	硒 Se μg	铜 Cu mg	锰 Mn mg	备注 Remark
045305	胡萝卜缨（红，鲜）	—	41.0	—	—	—	—	350	39	493	74.6	33	8.1	0.67	0.89	0.12	0.36	甘肃
045306	苦菜［节节花、拒马菜］	0.60	19.0	2.93	1.99	Tr	0.94	66	41	180	8.7	37	9.4	0.86	0.50	0.17	1.53	青岛
045307	萝卜缨（白）	—	77.0	—	—	—	—	—	—	—	—	—	—	—	—	—	—	甘肃
045308	萝卜缨（青）	0.20	41.0	0.48	0.48	Tr	Tr	110	27	424	91.4	27	1.4	0.30	0.46	0.03	0.86	山东
045309	萝卜缨（小萝卜）	0.40	51.0	0.87	0.59	0.01	0.27	238	32	101	43.1	13	0.2	0.29	0.82	0.04	0.45	
045310	落葵［木耳菜、软浆菜］	0.60	34.0	1.66	1.39	0.27	Tr	166	42	140	47.2	62	3.2	0.32	2.60	0.07	0.43	
045312	芹菜茎	0.40	8.0	1.32	0.47	0.34	0.51	80	38	206	159.0	18	1.2	0.24	0.57	0.09	0.16	
045313	芹菜叶（鲜）	0.90	22.0	2.50	0.57	1.93	Tr	40	64	137	83.0	58	0.6	1.14	2.00	0.99	0.54	
045316	甜菜叶（鲜）	0.40	30.0	—	—	—	—	117	40	547	201.0	72	3.3	0.38	—	0.19	—	USA
045317	香菜（鲜）［芫荽］	2.20	48.0	0.80	0.68	0.12	Tr	101	49	272	48.5	33	2.9	0.45	0.53	0.21	0.28	
045318	香菜（脱水）	6.00	75.0	22.15	—	—	—	1723	151	1031	1217.5	269	22.3	1.71	14.15	1.65	2.46	兰州
045319	苋菜（绿，鲜）	0.80	47.0	0.36	0.15	0.14	0.07	187	59	207	32.4	119	5.4	0.80	0.52	0.13	0.78	
045320	苋菜（紫，鲜）［红苋］	0.60	30.0	1.54	0.88	0.66	Tr	178	63	340	42.3	38	2.9	0.70	0.09	0.07	0.35	
045321	茼蒿（鲜）［蓬蒿菜、艾菜］	0.60	18.0	0.92	0.46	0.33	0.13	73	36	220	161.3	20	2.5	0.35	0.60	0.06	0.28	
045322	茴香（鲜）［小茴香］	0.80	26.0	0.94	0.31	Tr	0.63	154	23	149	186.3	46	1.2	0.73	0.77	0.04	0.31	
045323	荠菜（鲜）［蓟菜、菱角菜］	0.60	43.0	1.01	0.36	0.49	0.16	294	81	280	31.6	37	5.4	0.68	0.51	0.29	0.65	
045324	莴笋（鲜）［莴苣］	0.50	4.0	0.19	0.08	0.08	0.03	23	48	212	36.5	19	0.9	0.33	0.54	0.07	0.19	
045327	番杏［新西兰菠菜、夏菠菜］	0.23	Tr	0.23	0.23	Tr	Tr	136	25	107	445.2	38	0.8	0.36	0.32	0.04	0.76	
045328	樱桃萝卜缨	0.26	14.0	1.40	1.40	Tr	Tr	56	50	126	111.3	45	3.9	0.40	0.58	0.03	0.51	北京
045329	白凤菜	0.77	6.0	0.12	0.12	Tr	Tr	41	29	192	152.0	63	1.8	0.23	0.77	0.09	0.70	北京
045330	紫背天葵［红风菜、血皮菜］	0.27	3.0	0.20	0.10	0.10	Tr	69	31	367	19.3	72	0.8	0.37	0.92	0.09	0.80	北京
045331	芹菜（茎）［旱芹、药芹］	0.22	2.0	Tr	Tr	Tr	Tr	15	13	128	166.4	16	0.2	0.14	0.07	0.03	0.04	
045332	西芹［西洋芹菜、美芹］	0.22	4.0	Tr	Tr	Tr	Tr	36	35	15	313.3	15	0.2	0.10	0.10	0.02	0.06	

蔬菜类及制品 Vegetables and vegetable products

（以每 100g 可食部计）

食物编码 Food code	食物名称 Food name	食部 Edible %	水分 Water g	能量 Energy kcal	能量 Energy kJ	蛋白质 Protein g	脂肪 Fat g	碳水化合物 CHO g	不溶性膳食纤维 Dietary fiber g	胆固醇 Cholesterol mg	灰分 Ash g	总维生素A Vitamin A μgRAE	胡萝卜素 Carotene μg	视黄醇 Retinol μg	硫胺素 Thiamin mg	核黄素 Riboflavin mg
045333	生菜[叶用莴苣]	94	96.7	12	51	1.6	0.4	1.1	—	0	0.2	2	26	0	0.02	0.01
045334	油麦菜	81	95.9	12	50	1.1	0.4	2.1	—	0	0.5	63	751	0	0.03	0.07
045335	叶甜菜（白梗）	100	94.2	13	53	1.6	0.1	2.8	2.2	0	1.3	—	—	0	0.01	0.08
045336	莴笋叶[莴苣菜]	100	95.0	15	62	1.0	0.2	2.9	—	0	0.9	2	24	0	0.03	Tr
045337	蕹菜[空心菜、藤藤菜]	100	92.3	19	77	2.2	0.2	4.0	—	0	1.3	143	1714	0	0.03	0.05
045338	观达菜[根达菜、牛皮菜]	100	91.8	23	95	1.9	0.3	4.5	2.8	0	1.5	39	470	0	0.01	0.24
045339	球茎茴香[甜茴香、意大利茴香]	70	93.2	17	71	1.2	Tr	4.7	2.2	0	0.9	1	6	0	0.03	0.06
045401	竹笋（鲜）	63	92.8	23	96	2.6	0.2	3.6	1.8	0	0.8	—	—	0	0.08	0.08
045402	白笋（干）	64	10.0	282	1180	26.0	4.0	57.1	43.2	0	2.9	1	10	0	—	0.32
045403	鞭笋（鲜）[马鞭笋]	45	90.1	24	100	2.6	Tr	6.7	6.6	0	0.6	—	—	0	0.05	0.09
045404	春笋（鲜）	66	91.4	25	106	2.4	0.1	5.1	2.8	0	1.0	3	30	0	0.05	0.04
045405	冬笋（鲜）	39	88.1	42	174	4.1	0.1	6.5	0.8	0	1.2	7	80	0	0.08	0.08
045406	黑笋（干）	76	14.4	268	1120	17.6	2.4	57.5	27.2	0	8.1	—	—	0	—	0.41
045407	毛笋（鲜）[毛竹笋]	67	93.1	23	97	2.2	0.2	3.8	1.3	0	0.7	—	—	0	0.04	0.05
045408	玉兰片	100	78.0	66	275	2.6	0.4	18.6	11.3	0	0.4	—	—	0	0.04	0.07
045409	百合（鲜）	82	56.7	166	692	3.2	0.1	38.8	1.7	0	1.2	—	—	0	0.02	0.04
045411	百合（脱水）	100	9.9	346	1449	8.1	0.1	79.1	1.7	0	2.8	—	—	0	0.05	0.02
045412	金针菜（半干）[黄花菜]	98	40.3	214	897	19.4	1.4	34.9	7.7	0	4.0	153	1840	0	0.05	0.21
045413	菊苣	100	93.8	19	79	1.3	0.2	3.4	0.9	0	1.4	103	1230	0	0.08	0.08
045415	芦笋（绿）[石刁柏、龙须菜]	90	93.3	19	79	2.6	0.1	3.3	—	0	0.7	2	20	0	0.07	0.08
045416	芦笋（紫）	93	93.1	22	92	2.7	0.2	3.4	1.3	0	0.6	23	273	0	0.10	0.13
045417	结球菊苣（红）	89	93.8	17	72	1.8	0.2	3.4	—	0	0.8	9	104	0	0.04	0.04
045418	软化白菊苣	97	94.7	17	70	1.5	0.2	3.1	—	0	0.5	1	14	0	0.04	0.02

蔬菜类及制品 Vegetables and vegetable products

（以每 100g 可食部计）

食物编码 Food code	食物名称 Food name	烟酸 Niacin mg	维生素 C Vitamin C mg	维生素 E（Vitamin E） Total mg	α-E mg	(β+γ)-E mg	δ-E mg	钙 Ca mg	磷 P mg	钾 K mg	钠 Na mg	镁 Mg mg	铁 Fe mg	锌 Zn mg	硒 Se μg	铜 Cu mg	锰 Mn mg	备注 Remark
045333	生菜 [叶用莴苣]	—	Tr	Tr	Tr	Tr	Tr	14	12	91	16.1	7	0.2	0.12	0.04	0.01	0.06	
045334	油麦菜	0.56	2.0	0.45	0.45	Tr	Tr	60	26	164	32.0	23	0.5	0.24	0.16	0.02	0.06	
045335	叶甜菜（白梗）	0.23	7.4	0.34	0.34	Tr	Tr	48	26	24	356.5	48	0.6	0.22	0.30	0.06	0.15	北京
045336	莴笋叶 [莴苣菜]	—	Tr	Tr	Tr	Tr	Tr	9	37	305	35.6	19	0.2	0.19	0.21	0.05	0.03	
045337	蕹菜 [空心菜、藤藤菜]	0.22	5.0	0.10	0.10	Tr	Tr	115	37	304	107.6	46	1.0	0.27	—	0.05	0.52	
045338	观达菜 [根达菜、牛皮菜]	—	6.4	0.50	—	—	—	76	17	290	220.0	64	1.3	0.18	1.40	0.02	0.48	北京
045339	球茎茴香 [甜茴香、意大利茴香]	0.22	3.3	Tr	Tr	Tr	Tr	76	35	24	90.5	23	0.4	0.18	Tr	0.09	0.12	北京
045401	竹笋（鲜）	0.60	5.0	0.05	0.03	0.02	Tr	9	64	389	0.4	1	0.5	0.33	0.04	0.09	1.14	上海
045402	白笋（干）	0.20	Tr	—	—	—	—	31	222	1754	0.7	22	4.2	3.30	2.34	1.94	2.20	福建
045403	鞭笋（鲜）[马鞭笋]	0.50	7.0	—	—	—	—	17	49	379	4.6	13	2.5	0.64	0.44	0.08	0.69	杭州
045404	春笋（鲜）	0.40	5.0	—	—	—	—	8	36	300	6.0	8	2.4	0.43	0.66	0.15	0.78	
045405	冬笋（鲜）	0.60	1.0	—	—	—	—	22	56	—	—	—	0.1	—	—	—	—	北京
045406	黑笋（干）	1.90	Tr	—	—	—	—	30	426	115	6.2	82	18.9	7.60	4.20	1.30	5.43	福建
045407	毛笋（鲜）[毛竹笋]	0.30	9.0	0.15	0.15	Tr	Tr	16	34	318	5.2	8	0.9	0.47	0.38	0.07	0.35	
045408	玉兰片	0.10	1.0	2.24	1.23	1.01	0	42	29	66	1.9	5	3.6	0.23	—	0.04	0.54	北京
045409	百合（鲜）	0.70	18.0	—	—	—	—	11	61	510	6.7	43	1.0	0.50	0.20	0.24	0.35	兰州
045411	百合（脱水）	1.10	7.0	—	—	—	—	29	72	492	69.8	43	5.0	1.25	3.08	1.70	0.55	兰州
045412	金针菜（半干）[黄花菜]	3.10	10.0	4.92	3.56	1.36	Tr	301	216	610	59.2	85	8.1	3.99	4.22	0.37	1.21	
045413	菊苣	0.40	7.0	—	—	—	—	52	28	314	22.0	15	0.8	0.79	—	0.10	0.42	USA
045415	芦笋（绿）[石刁柏、龙须菜]	1.12	7.0	0.19	0.10	0.09	Tr	9	51	304	12.4	18	1.4	0.55	0.62	0.10	0.12	
045416	芦笋（紫）	0.95	8.3	0.54	0.32	0.22	Tr	13	49	26	9.2	14	0.4	0.42	0.07	0.12	0.12	北京
045417	结球菊苣（红）	0.23	2.0	0.20	Tr	0.20	Tr	78	53	365	24.9	20	0.8	0.39	0.33	0.10	0.25	北京
045418	软化白菊苣	0.07	1.0	0.14	Tr	0.14	Tr	11	53	216	33.6	20	0.2	0.24	0.21	0.06	0.14	北京

蔬菜类及制品 Vegetables and vegetable products

（以每 100g 可食部计）

食物编码 Food code	食物名称 Food name	食部 Edible %	水分 Water g	能量 Energy kcal	能量 Energy kJ	蛋白质 Protein g	脂肪 Fat g	碳水化合物 CHO g	不溶性膳食纤维 Dietary fiber g	胆固醇 Cholesterol mg	灰分 Ash g	总维生素 A Vitamin A μgRAE	胡萝卜素 Carotene μg	视黄醇 Retinol μg	硫胺素 Thiamin mg	核黄素 Riboflavin mg
045419	穿心莲	100	95.1	17	71	1.7	—	2.5	—	0	0.7	—	—	0	—	—
045420	红薯叶	100	90.8	27	112	3.1	Tr	5.1	2.80	0	1.0	113	1351	0	0.20	0.36
045421	南瓜藤	100	93.3	17	73	1.7	0.0	3.2	—	0	1.8	35	425	0	Tr	0.04
045422	三七尖	100	92.6	21	86	2.3	0.2	4.0	—	0	0.9	14	169	0	Tr	0.08
045423	棠梨花	100	85.6	58	244	3.5	0.8	9.1	—	0	1.0	—	—	0	Tr	0.32
045424	洋丝瓜苗	81	92.2	29	123	4.4	0.3	2.2	—	0	0.9	—	—	0	0.04	0.23
水生蔬菜类																
046001	慈姑（鲜）[乌芋、白地果]	89	73.6	97	406	4.6	0.2	19.9	1.4	0	1.7	—	—	0	0.14	0.07
046002	豆瓣菜(鲜)[西洋菜、水田芥]	73	94.5	20	82	2.9	0.5	1.5	1.2	0	0.6	796	9550	0	0.01	0.11
046003	菱角（老，鲜）[龙角]	57	73.0	101	423	4.5	0.1	21.4	1.7	0	1.0	1	10	0	0.19	0.06
046005	蒲菜(鲜)[香蒲、甘蒲、野茭白]	12	95.0	14	56	1.2	0.1	2.4	0.9	0	1.3	1	10	0	0.03	0.04
046006	水芹菜	60	96.2	13	54	1.4	0.2	1.8	0.9	0	0.4	32	380	0	0.01	0.19
046007	茭白（鲜）[茭笋、茭粑]	74	92.2	26	110	1.2	0.2	5.9	1.9	0	0.5	3	30	0	0.02	0.03
046008	荸荠（鲜）[马蹄、地栗]	78	83.6	61	256	1.2	0.2	14.2	1.1	0	0.8	3	20	0	0.02	0.02
046009	莼菜（瓶装）[花案菜]	100	94.5	21	87	1.4	0.1	3.8	0.5	0	0.2	28	330	0	—	0.01
046010	藕 [莲藕]	88	86.4	47	200	1.2	0.2	11.5	2.2	0	0.7	Tr	Tr	0	0.04	0.01
046011	红菱	54	51.8	165	695	5.7	0.3	40.9	—	0	1.3	—	—	0	—	—
薯芋类																
047101	大薯（鲜）[参薯]	74	72.1	108	450	2.1	0.2	24.9	1.1	0	0.7	—	—	0	0.05	—
047102	豆薯（鲜）[凉薯、地瓜、沙葛]	91	85.2	56	236	0.9	0.1	13.4	0.8	0	0.4	—	—	0	0.03	0.03
047103	葛（鲜）[葛署、粉葛]	90	60.1	150	628	2.2	0.2	36.1	2.4	0	1.4	—	—	0	0.09	0.05
047104	山药（鲜）[薯蓣、大薯]	83	84.8	57	240	1.9	0.2	12.4	0.8	0	0.7	3	20	0	0.05	0.02
047105	山药（干）	100	15.0	327	1368	9.4	1.0	70.8	1.4	0	3.8	Tr	Tr	0	0.25	0.28

（以每 100g 可食部计）

食物编码 Food code	食物名称 Food name	烟酸 Niacin mg	维生素 C Vitamin C mg	维生素 E (Vitamin E) Total mg	α-E mg	(β+γ)-E mg	δ-E mg	钙 Ca mg	磷 P mg	钾 K mg	钠 Na mg	镁 Mg mg	铁 Fe mg	锌 Zn mg	硒 Se μg	铜 Cu mg	锰 Mn mg	备注 Remark
045419	穿心莲	—	3.4	0.00	Tr	—	Tr	11	—	188	3.6	9	0.2	0.04	0.01	0.03	0.16	北京
045420	红薯叶	—	Tr	1.37	1.37	Tr	Tr	180	38	115	44.0	58	1.2	0.21	—	0.11	0.93	广东
045421	南瓜藤	—	13.5	0.59	0.39	—	0.01	14	53	303	1.8	16	1.1	0.35	—	0.08	0.15	浙江
045422	三七尖	—	0.0	0.15	0.07	0.06	0.02	57	21	631	12.4	169	0.1	2.26	5.99	1.19	6.66	湖北
045423	棠梨花	—	Tr	—	—	—	—	65	49	42	300.0	—	2.2	0.55	—	—	—	云南
045424	洋丝瓜苗	—	4.6	—	—	—	—	77	72	224	25.0	—	3.1	0.44	—	—	—	云南
水生蔬菜类																		
046001	慈姑（鲜）[乌芋、白地果]	1.60	4.0	2.16	2.16	Tr	Tr	14	157	707	39.1	24	2.2	0.99	0.92	0.22	0.39	
046002	豆瓣菜（鲜）[西洋菜、水田芥]	0.30	52.0	0.59	0.59	Tr	Tr	30	26	179	61.2	9	1.0	0.69	0.70	0.06	0.25	广东
046003	菱角（老，鲜）[龙角]	1.50	13.0	—	—	—	—	7	93	437	5.8	49	0.6	0.62	—	0.18	0.38	江苏
046005	蒲菜（鲜）[香蒲、甘蒲、野茭白]	0.50	6.0	—	—	—	—	53	24	—	—	—	0.2	—	—	—	—	北京
046006	水芹菜	1.00	5.0	0.32	0.10	0.22	Tr	38	32	212	40.9	16	6.9	0.38	0.81	0.10	0.79	上海
046007	茭白（鲜）[茭笋、茭粑]	0.50	5.0	0.99	0.99	Tr	Tr	4	36	209	5.8	8	0.4	0.33	0.45	0.06	0.49	
046008	荸荠（鲜）[马蹄、地栗]	0.70	7.0	0.65	0.15	0.28	0.22	4	44	306	15.7	12	0.6	0.34	0.70	0.07	0.11	
046009	莼菜（瓶装）[花案菜]	0.10	Tr	0.90	0.84	0.06	Tr	42	17	2	7.9	3	2.4	0.67	0.67	0.04	0.26	杭州
046010	藕[莲藕]	0.12	19.0	0.32	0.32	Tr	Tr	18	45	293	34.3	14	0.3	0.24	0.17	0.09	0.89	
046011	红菱	—	—	—	—	—	—	51	79	323	18.0	—	1.3	1.25	—	—	—	江苏
薯芋类																		
047101	大薯（鲜）[参薯]	0.50	—	0.25	0.25	Tr	Tr	10	45	Tr	—	16	0.8	0.38	0.74	0.17	—	广东
047102	豆薯（鲜）[凉薯、地瓜、沙葛]	0.30	13.0	0.86	0.32	0.45	0.09	21	24	111	5.5	14	0.6	0.23	0.16	0.07	0.11	
047103	葛（鲜）[葛署、粉葛]	—	24.0	—	—	—	—	—	48	Tr	—	—	1.3	—	1.22	—	0.20	广东
047104	山药（鲜）[薯蓣、大薯]	0.30	5.0	0.24	0.24	Tr	Tr	16	34	213	18.6	20	0.3	0.27	0.55	0.24	0.12	
047105	山药（干）	—	—	0.44	—	—	—	62	17	269	104.2	Tr	0.4	0.95	3.08	0.63	0.23	河北

蔬菜类及制品 Vegetables and vegetable products

（以每 100g 可食部计）

食物编码 Food code	食物名称 Food name	食部 Edible %	水分 Water g	能量 Energy kcal	能量 Energy kJ	蛋白质 Protein g	脂肪 Fat g	碳水化合物 CHO g	不溶性膳食纤维 Dietary fiber g	胆固醇 Cholesterol mg	灰分 Ash g	总维生素 A Vitamin A μgRAE	胡萝卜素 Carotene μg	视黄醇 Retinol μg	硫胺素 Thiamin mg	核黄素 Riboflavin mg
047202	槟榔芋（鲜）	87	76.4	90	374	3.0	0.1	19.7	1.1	0	0.8	—	—	0	0.03	0.04
047203	芋头［芋艿、毛芋］	88	85.0	56	236	1.3	0.2	12.7	1.0	0	0.8	1	14	0	0.05	0.02
047204	芋头（煮）	100	83.0	60	251	2.9	0.1	13.0	0.3	0	1.0	0	0	0	0.06	0.03
047301	姜（鲜）［黄姜］	95	87.0	46	194	1.3	0.6	10.3	2.7	0	0.8	14	170	0	0.02	0.03
047302	姜（干）	95	14.9	308	1290	9.1	5.7	64.0	17.7	0	6.3	—	—	0	—	0.10
047303	姜（子姜，鲜）［嫩姜］	82	94.5	21	89	0.7	0.6	3.7	0.9	0	0.5	—	—	0	—	0.01
047304	洋姜（鲜）［菊芋、鬼子姜］	100	80.8	64	269	2.4	Tr	15.8	4.3	0	1.0	—	—	0	0.01	0.10
野生蔬菜类																
048001	艾蒿	100	86.4	—	—	—	—	3.6	3.6	0	—	13	160	0	—	—
048002	白花菜	100	93.7	—	—	—	—	0.0	0.0	0	—	0	0	0	—	—
048003	白花桔梗	100	80.9	—	—	—	—	—	2.9	0	—	0	0	0	—	—
048004	白沙蒿（鲜）［沙蒿］	100	84.0	56	232	4.3	0.9	8.5	1.9	0	2.3	367	4400	0	0.31	
048005	白沙蒿子（干）［沙蒿子］	100	11.0	412	1722	27.9	15.1	41.0	—	0	5.0	—	—	0	0.13	0.11
048006	白薯叶（鲜）［甘薯叶］	100	84.0	60	249	4.8	0.7	9.0	1.0	0	1.5	497	5968	0	0.13	0.28
048007	百里香（鲜）	100	82.8	—	—	—	—	—	0.2	0	—	293	3510	0	—	—
048008	败酱（鲜）［胭脂麻］	100	79.0	69	290	1.5	1.0	17.3	7.5	0	1.2	502	6020	0	—	0.16
048009	扁蓄菜（鲜）［竹节草］	100	79.0	75	313	6.0	0.6	12.4	2.1	0	2.0	796	9550	0	—	0.58
048010	朝鲜蓟（鲜）	100	85.4	54	226	2.7	0.2	10.9	1.1	0	0.8	7	80	0	0.08	0.06
048011	刺儿菜（鲜）［小蓟、蓟蓟菜］	100	87.0	42	174	4.5	0.4	5.9	1.8	0	2.2	499	5990	0	0.04	0.33
048012	刺楸（鲜）	100	53.9	—	—	—	—	—	8.1	0	—	0	0	0	—	—
048013	达乌里胡枝子（鲜）［牛枝子、豆豆苗］	100	67.0	117	491	7.0	1.0	23.1	6.0	0	1.9	—	—	0	—	—
048014	达乌里胡枝子子（鲜）［牛枝子子、豆豆苗子］	100	10.0	367	1535	36.8	8.3	41.7	10.9	0	3.2	—	—	0	0.83	0.34

（以每 100g 可食部计）

食物编码 Food code	食物名称 Food name	烟酸 Niacin mg	维生素 C Vitamin C mg	维生素 E（Vitamin E） Total mg	α-E mg	(β+γ)-E mg	δ-E mg	钙 Ca mg	磷 P mg	钾 K mg	钠 Na mg	镁 Mg mg	铁 Fe mg	锌 Zn mg	硒 Se μg	铜 Cu mg	锰 Mn mg	备注 Remark
047202	槟榔芋（鲜）	0.30	6.0	—	—	—	—	45	33	—	—	25	1.4	—	1.92	0.02	—	福建
047203	芋头 [芋艿、毛芋]	0.28	1.5	Tr	Tr	Tr	Tr	11	50	25	5.5	19	0.3	0.19	0.91	0.06	0.30	
047204	芋头（煮）	0.50	Tr	—	—	—	—	16	58	317	1.0	—	0.5	—	—	—	—	
047301	姜（鲜）[黄姜]	0.80	4.0	—	—	—	—	27	25	295	14.9	44	1.4	0.34	0.56	0.14	3.20	
047302	姜（干）	—	—	—	—	—	—	62	22	41	9.9	—	85.0	2.30	3.10	0.96	10.65	河北
047303	姜（子姜，鲜）[嫩姜]	0.30	2.0	—	—	—	—	9	11	160	1.9	24	0.8	0.17	0.10	0.03	3.38	重庆
047304	洋姜（鲜）[菊芋、鬼子姜]	1.40	5.0	0.88	—	—	—	23	27	458	11.5	24	7.2	0.34	1.31	0.19	0.21	甘肃
野生蔬菜类																		
048001	艾蒿	—	7.0	0.00	—	—	—	137	60	677	0.0	54	7.7	0.78	—	0.28	0.84	BJV
048002	白花菜	—	12.0	0.00	—	—	—	26	6	152	215.7	33	0.6	0.18	—	0.05	6.00	BJV
048003	白花桔梗	—	36.0	3.67	—	—	—	44	106	146	12.2	41	3.1	0.21	—	0.05	0.02	BJV
048004	白沙蒿（鲜）[沙蒿]	0.80	8.0	—	—	—	—	305	82	—	—	—	16.4	—	—	—	—	
048005	白沙蒿子（干）[沙蒿子]	1.30	—	—	—	—	—	505	757	—	—	—	40.4	—	—	—	—	
048006	白薯叶（鲜）[甘薯叶]	1.40	56.0	—	—	—	—	174	40	495	41.6	66	3.4	0.32	—	0.64	1.41	
048007	百里香（鲜）	—	0	0.11	—	—	—	218	42	470	36.4	104	27.9	0.72	—	1.08	0.94	BJV
048008	败酱（鲜）[胭脂麻]	—	52.0	—	—	—	—	235	113	456	1.3	80	3.6	1.02	—	0.50	16.41	
048009	扁蓄菜（鲜）[竹节草]	—	158.0	—	—	—	—	50	47	—	—	—	—	—	—	—	—	
048010	朝鲜蓟（鲜）	0.80	11.0	—	—	—	—	255	88	220	164.5	47	1.6	0.44	—	0.07	0.66	
048011	刺儿菜（鲜）[小蓟、蓟蓟菜]	2.20	44.0	0.01	—	—	—	252	40	253	0.2	36	2.3	0.24	—	0.37	0.20	
048012	刺楸（鲜）	—	4.0	0.00	—	—	—	495	125	1641	0.0	109	6.5	1.36	—	0.65	6.13	BJV
048013	达乌里胡枝子（鲜）[牛枝子、豆豆苗]	—	—	—	—	—	—	300	61	—	—	—	—	—	—	—	—	
048014	达乌里胡枝子子（鲜）[牛枝子子、豆豆苗子]	3.00	—	—	—	—	—	392	486	—	—	—	4.9	—	—	—	—	

蔬菜类及制品 Vegetables and vegetable products

（以每 100g 可食部计）

食物编码 Food code	食物名称 Food name	食部 Edible %	水分 Water g	能量 Energy kcal	能量 Energy kJ	蛋白质 Protein g	脂肪 Fat g	碳水化合物 CHO g	不溶性膳食纤维 Dietary fiber g	胆固醇 Cholesterol mg	灰分 Ash g	总维生素 A Vitamin A μgRAE	胡萝卜素 Carotene μg	视黄醇 Retinol μg	硫胺素 Thiamin mg	核黄素 Riboflavin mg
048015	大玻璃草叶（鲜）[大车前]	100	83.0	49	206	4.4	0.3	8.8	3.1	0	3.5	380	4560	0	0.04	0.22
048016	大巢菜(鲜)[野苕子、野豌豆]	100	80.0	63	264	3.8	0.5	13.6	5.5	0	2.1	—	—	0	—	—
048017	大蓟叶（鲜）[飞廉叶]	100	91.0	38	158	1.5	1.4	5.5	1.4	0	0.6	254	3050	0	—	0.32
048018	地肤（鲜）[益明、扫帚苗]	100	79.0	65	273	5.2	0.8	10.4	2.2	0	4.6	477	5720	0	0.15	0.31
048019	地笋(鲜)[地古牛、地瓜儿苗叶]	100	79.0	69	288	4.3	0.7	13.7	4.7	0	2.3	528	6330	0	0.04	0.25
048020	豆腐柴（鲜）	100	82.1	—	—	—	—	—	7.8	0	—	0	0	0	—	—
048021	独行菜（鲜）	100	86.0	19	75	2.0	—	—	1.6	0	—	328	3930	0	—	—
048022	独行菜（宽，鲜）	100	86.4	—	—	—	—	—	1.7	0	—	298	3570	0	—	—
048024	胡枝子（鲜）[山豆子]	100	61.0	138	579	5.3	2.2	29.6	10.5	0	1.9	—	—	0	—	—
048025	槐花（鲜）[洋槐花、豆槐花]	100	78.0	82	344	3.1	0.7	17.0	2.2	0	1.2	33	400	0	0.04	0.18
048026	黄麻叶（鲜）	100	87.7	42	177	4.7	0.3	5.8	1.2	0	1.6	278	—	0	0.13	0.55
048027	碱蓬（鲜）[棉蓬、猪毛菜]	100	89.0	33	138	2.8	0.3	5.2	0.9	0	2.7	333	4000	0	0.26	0.28
048028	苦苦菜（鲜）	100	88.2	42	174	2.5	0.9	6.8	1.8	0	1.6	178	2140	0	—	—
048029	轮叶党参	100	85.7	—	—	—	—	—	4.0	0	—	46	550	0	—	—
048030	罗勒[兰香]	100	88.4	26	108	3.8		4.6	3.9	0	—	205	2460	0	—	—
048031	马齿苋(鲜)[长寿菜、瓜子菜]	100	92.0	28	117	2.3	0.5	3.9	0.7	0	1.3	186	2230	0	0.03	0.11
048032	马兰头(鲜)[马兰、鸡儿肠、路边菊]	100	91.4	28	119	2.4	0.4	4.6	1.6	0	1.2	170	2040	0	0.06	0.13
048033	麦瓶草（鲜）[米瓦罐]	100	88.0	38	159	4.5	0.5	4.4	1.0	0	2.6	347	4160	0	0.02	0.27
048034	牛至	100	82.4	—	—	—	—	—	0.4	0	—	343	4110	0	—	—
048035	牛蒡叶（鲜）	100	87.0	42	174	4.7	0.8	5.1	2.4	0	2.4	325	3900	0	0.02	0.29
048036	爬景天（鲜）[石头菜]	100	94.0	21	87	0.6	0.7	3.5	0.9	0	1.2	53	630	0	0.08	0.14
048037	喷瓜	100	92.0	—	—	—	—	—	0.3	0	—	15	180	0	—	—
048038	婆罗门参（白，鲜）	100	76.8	—	—	—	—	—	0.3	0	—	0	0	0	—	—

蔬菜类及制品 Vegetables and vegetable products

（以每 100g 可食部计）

食物编码 Food code	食物名称 Food name	烟酸 Niacin mg	维生素 C Vitamin C mg	维生素 E (Vitamin E) Total mg	α-E mg	(β+γ)-E mg	δ-E mg	钙 Ca mg	磷 P mg	钾 K mg	钠 Na mg	镁 Mg mg	铁 Fe mg	锌 Zn mg	硒 Se μg	铜 Cu mg	锰 Mn mg	备注 Remark
048015	大玻璃草叶（鲜）[大车前]	1.40	6.0	—	—	—	—	443	64	—	—	—	21.9	—	—	—	—	
048016	大巢菜(鲜)[野苕子、野豌豆]	—	—	—	—	—	—	270	70	—	—	—	—	—	—	—	—	
048017	大蓟叶（鲜）[飞廉叶]	—	31.0	—	—	—	—	—	—	—	—	—	—	—	—	—	—	
048018	地肤（鲜）[益明、扫帚苗]	1.60	39.0	—	—	—	—	281	66	702	62.4	118	6.5	0.52	—	0.25	0.42	
048019	地笋(鲜)[地古牛、地瓜儿苗叶]	1.40	7.0	—	—	—	—	297	62	416	—	25	4.4	0.93	—	0.43	0.26	
048020	豆腐柴（鲜）	—	2.0	0.00	—	—	—	126	97	444	0	38	6.2	1.36	—	0.22	12.68	BJV
048021	独行菜（鲜）	—	55.0	0.23	—	—	—	188	124	335	120.8	42	4.7	0.90	—	0.06	0.36	BJV
048022	独行菜（宽，鲜）	—	45.0	0.27	—	—	—	183	119	416	142.5	38	5.6	1.21	—	0.09	0.42	BJV
048024	胡枝子（鲜）[山豆子]	—	—	—	—	—	—	—	—	—	—	—	—	—	—	—	—	
048025	槐花（鲜）[洋槐花、豆槐花]	6.60	30.0	—	—	—	—	83	69	—	—	—	3.6	—	—	—	—	
048026	黄麻叶（鲜）	1.30	37.0	—	—	—	—	208	83	559	8.0	64	4.8	—	—	—	—	USA
048027	碱蓬（鲜）[棉蓬、猪毛菜]	0.70	86.0	—	—	—	—	480	34	—	—	—	8.3	—	—	—	—	
048028	苦苦菜（鲜）	—	62.0	—	—	—	—	—	—	—	—	—	—	—	—	—	—	甘肃
048029	轮叶党参	—	29.0	0.23	—	—	—	68	87	89	0.0	54	2.8	0.50	—	0.27	0.25	BJV
048030	罗勒[兰香]	—	5.0	0.00	—	—	—	285	65	576	5.7	106	4.4	0.52	—	0.91	0.68	BJV
048031	马齿苋(鲜)[长寿菜、瓜子菜]	0.70	23.0	—	—	—	—	85	56	—	—	—	1.5	—	—	—	—	
048032	马兰头（鲜）[马兰、鸡儿肠、路边菊]	0.80	26.0	0.72	0.72	Tr	Tr	67	38	285	15.2	14	2.4	0.87	0.75	0.13	0.44	
048033	麦瓶草（鲜）[米瓦罐]	1.60	49.0	—	—	—	—	153	55	—	—	—	4.5	—	—	—	—	
048034	牛至	—	43.0	0.09	—	—	—	218	51	442	16.2	66	10.7	0.89	—	0.90	0.60	BJV
048035	牛蒡叶（鲜）	1.10	25.0	—	—	—	—	242	61	—	—	—	7.6	—	—	—	—	
048036	爬景天（鲜）[石头菜]	0.30	18.0	—	—	—	—	260	23	—	—	—	3.5	—	—	—	—	
048037	喷瓜	—	17.0	1.23	—	—	—	74	35	203	2.9	22	2.3	0.28	—	0.33	0.12	BJV
048038	婆罗门参（白，鲜）	—	2.0	1.16	—	—	—	61	72	443	7.5	37	5.1	0.48	—	0.37	0.54	BJV

蔬菜类及制品 Vegetables and vegetable products

（以每 100g 可食部计）

食物编码 Food code	食物名称 Food name	食部 Edible %	水分 Water g	能量 Energy kcal	能量 Energy kJ	蛋白质 Protein g	脂肪 Fat g	碳水化合物 CHO g	不溶性膳食纤维 Dietary fiber g	胆固醇 Cholesterol mg	灰分 Ash g	总维生素 A Vitamin A μgRAE	胡萝卜素 Carotene μg	视黄醇 Retinol μg	硫胺素 Thiamin mg	核黄素 Riboflavin mg
048039	婆罗门参（黑，鲜）[鸦葱]	100	84.6	—	—	—	0.1	—	0.3	0	—	0	0	0	—	—
048040	蒲公英叶（鲜）[黄花苗叶、孛孛丁叶]	100	84.0	53	221	4.8	1.1	7.0	2.1	0	3.1	613	7350	0	0.03	0.39
048041	掐不齐(鲜)[鸡眼草、牛黄草]	100	67.0	110	462	6.1	1.4	23.6	10.5	0	1.9	1050	12600	0	—	0.80
048042	清明菜（鲜）[鼠曲菜]	100	85.0	49	206	3.1	0.6	8.9	2.1	0	2.4	183	2190	0	0.03	0.24
048044	沙参叶（鲜）[白参]	100	74.0	93	390	0.8	1.6	21.6	5.4	0	2.0	489	5870	0	—	—
048045	沙蓬子（鲜）[沙米]	100	13.0	349	1459	21.5	8.1	50.6	6.3	0	6.8	—	—	0	0.21	0.10
048046	山苦荬叶（鲜）[启明菜叶]	100	90.0	33	139	2.2	0.4	5.6	0.8	0	1.8	332	3980	0	0.10	0.27
048047	食用大黄（鲜）	100	93.1	9	39	1.6		1.5	1.5	0	—	1	10	0	—	—
048048	食用黄麻	100	80.8	22	94	0.9	0.1	—	0.3	0	—	436	5230	0	—	—
048049	酸模（鲜）	100	95.6	17	72	1.7	0.2	—	1.0	0	—	2	20	0	—	—
048050	汤菜（鲜）	100	93.2	24	99	1.8	0.5	3.4	0.8	0	1.1	34	410	0	—	0.68
048051	土三七（鲜）[景天三七]	100	87.0	48	200	2.1	0.7	9.0	1.5	0	1.2	212	2540	0	0.05	0.07
048052	歪头菜（鲜）[草豆、二叶萩]	100	78.0	74	308	2.5	0.3	17.9	5.4	0	1.3	452	5430	0	—	—
048053	梧桐子（鲜）[瓢儿果]	100	3.0	560	2341	23.6	38.8	30.1	2.2	0	4.5	—	—	0	—	—
048054	夏枯草（鲜）[铁色草]	100	81.0	63	265	2.5	0.7	12.7	1.9	0	3.1	313	3760	0	—	0.21
048055	香椿（鲜）[香椿芽]	76	85.2	50	211	1.7	0.4	10.9	1.8	0	1.8	58	700	0	0.07	0.12
048056	香茅	100	80.5	17	72	1.7	0.2	—	0.4	0	—	250	3000	0	—	—
048057	小旋花（鲜）[狗儿蔓]	100	81.0	60	251		0.5	15.4	3.1	0	3.1	440	5280	0	0.02	0.59
048058	鸭跖草(鲜)[竹叶菜、淡竹叶]	100	89.0	34	144	2.8	0.3	5.7	1.2	0	2.2	349	4190	0	0.03	0.29
048059	野葱（鲜）[沙葱、麦葱]	100	89.0	36	152	2.7	0.2	6.7	1.5	0	1.4	250	3000	0	0.31	—
048060	野韭菜（鲜）[山韭]	100	86.0	44	182	3.7	0.9	7.2	4.1	0	2.2	118	1410	0	0.03	0.11
048061	野菊（鲜）	100	85.0	46	195	3.2	0.5	9.0	3.4	0	2.3	—	—	0	—	—
048062	野蒜（鲜）[小蒜、野葱]	82	90.4	34	144	1.0	0.4	7.7	2.0	0	0.5	57	680	0	0.03	0.12

蔬菜类及制品 Vegetables and vegetable products

（以每 100g 可食部计）

食物编码 Food code	食物名称 Food name	烟酸 Niacin mg	维生素C Vitamin C mg	维生素E（Vitamin E） Total mg	α-E mg	(β+γ)-E mg	δ-E mg	钙 Ca mg	磷 P mg	钾 K mg	钠 Na mg	镁 Mg mg	铁 Fe mg	锌 Zn mg	硒 Se μg	铜 Cu mg	锰 Mn mg	备注 Remark
048039	婆罗门参（黑，鲜）[鸦葱]	—	2.0	0.03	—	—	—	50	83	67	73.1	51	2.3	0.47	—	0.24	0.40	BJV
048040	蒲公英叶（鲜）[黄花苗叶、孛孛丁叶]	1.90	47.0	0.02	—	—	—	216	93	327	76.0	54	4.0	0.35	—	0.44	0.58	
048041	掐不齐(鲜)[鸡眼草、牛黄草]	—	270.0	—	—	—	—	—	—	—	—	—	—	—	—	—	—	
048042	清明菜（鲜）[鼠曲菜]	1.40	28.0	—	—	—	—	218	66	—	—	—	7.4	—	—	—	—	
048044	沙参叶（鲜）[白参]	2.70	104.0	—	—	—	—	585	180	—	—	—	—	—	—	—	—	
048045	沙蓬子（鲜）[沙米]	0.50	—	—	—	—	—	686	542	—	—	—	57.1	—	—	—	—	
048046	山苦荬叶（鲜）[启明菜叶]	1.00	28.0	—	—	—	—	150	59	—	—	—	5.2	—	—	—	—	
048047	食用大黄（鲜）	—	5.0	0.00	—	—	—	107	31	502	5.0	38	0.9	0.16	—	0.53	0.05	BJV
048048	食用黄麻	—	73.0	0.03	—	—	—	398	103	562	0.0	55	4.1	0.69	—	0.38	1.00	BJV
048049	酸模（鲜）	—	25.0	0.05	—	—	—	28	21	228	0.0	26	0.6	0.15	—	0.04	0.12	BJV
048050	汤菜（鲜）	0.60	57.0	1.55	0.19	0.48	0.88	131	27	239	28.0	36	5.8	0.12	—	0.13	—	武汉
048051	土三七（鲜）[景天三七]	0.90	90.0	—	—	—	—	315	39	—	—	—	3.2	—	—	—	—	
048052	歪头菜（鲜）[草豆、二叶萩]	—	118.0	—	—	—	—	298	43	—	—	—	—	—	—	—	—	
048053	梧桐子（鲜）[瓢儿果]	—	—	—	—	—	—	27	212	—	—	—	4.8	—	—	—	—	
048054	夏枯草（鲜）[铁色草]	1.20	28.0	—	—	—	—	—	—	—	—	—	—	—	—	—	—	
048055	香椿（鲜）[香椿芽]	0.90	40.0	0.99	0.57	0.33	0.09	96	147	172	4.6	36	3.9	2.25	0.42	0.09	0.35	
048056	香茅	—	46.0	0.00	—	—	—	120	62	599	0.0	46	6.0	0.89	—	1.01	1.22	BJV
048057	小旋花（鲜）[狗儿蔓]	2.00	54.0	—	—	—	—	422	40	—	—	—	10.1	—	—	—	—	
048058	鸭跖草(鲜)[竹叶菜、淡竹叶]	0.90	87.0	—	—	—	—	206	39	—	—	—	5.4	—	—	—	—	
048059	野葱（鲜）[沙葱、麦葱]	0.70	64.0	—	—	—	—	279	43	—	—	—	4.1	—	—	—	—	
048060	野韭菜（鲜）[山韭]	0.70	21.0	—	—	—	—	129	47	—	—	—	5.4	—	—	—	—	
048061	野菊（鲜）	—	—	—	—	—	—	178	41	—	—	—	—	—	—	—	—	
048062	野蒜（鲜）[小蒜、野葱]	0.50	28.0	0.24	0.24	Tr	Tr	89	38	231	17.2	13	1.2	0.50	1.23	0.03	0.26	广东

蔬菜类及制品 Vegetables and vegetable products

（以每 100g 可食部计）

食物编码 Food code	食物名称 Food name	食部 Edible %	水分 Water g	能量 Energy kcal	kJ	蛋白质 Protein g	脂肪 Fat g	碳水化合物 CHO g	不溶性膳食纤维 Dietary fiber g	胆固醇 Cholesterol mg	灰分 Ash g	总维生素 A Vitamin A μgRAE	胡萝卜素 Carotene μg	视黄醇 Retinol μg	硫胺素 Thiamin mg	核黄素 Riboflavin mg
048063	野苋菜（鲜）[假苋菜]	100	80.0	62	260	5.5	0.6	9.5	1.6	0	4.4	596	7150	0	0.05	0.36
048064	茵陈蒿（鲜）[茵陈]	100	79.0	65	273	5.6	0.4	12.0	4.4	0	3.0	418	5020	0	0.05	0.35
048065	榆钱（鲜）	100	85.2	45	187	4.8	0.4	7.6	4.3	0	2.0	61	730	0	0.04	0.12
048067	珍珠花菜	100	84.9	17	72	1.7	0.2	—	0.0	0	—	0	0	0	—	—
048068	紫花桔梗	100	81.4	22	94	0.9	0.1	—	2.9	0	—	0	0	0	—	—
048069	紫萼香茶菜	100	77.0	17	72	1.7	0.2	—	6.9	0	—	356	4270	0	—	—
048070	苣荬菜（尖叶）[取荬菜、苦麻子]	100	88.4	19	75	2.0	0.0	—	0.2	0	—	453	5440	0	—	—
048072	苜蓿子（干）[紫苜蓿子]	100	11.0	359	1501	36.4	8.7	39.9	12.4	0	4.0	—	—	0	0.41	0.21
048073	茴芹（鲜）	100	83.0	22	94	0.9	0.1	17.0	—	0	—	478	5730	0	—	—
048074	荠菜（鲜）[野荠]	65	95.6	13	54	0.7	0.2	2.7	1.2	0	0.8	24	290	0	0.02	0.02
048075	蒌蒿（鲜）	100	87.4	57	239	3.7	0.7	9.0	0.0	0	—	0	0	0	—	—
048076	蕨菜（鲜）[龙头菜、如意菜]	100	88.6	42	177	1.6	0.4	9.0	1.8	0	0.4	92	1100	0	—	—
048077	蕨菜（脱水）	100	7.2	302	1265	6.6	0.9	79.7	25.5	0	5.6	—	—	0	—	0.16
048078	蕨麻（干）[鹅绒委陵菜]	100	8.0	357	1492	12.6	1.4	75.0	3.2	0	3.0	53	640	0	0.06	—
048079	枸杞菜（鲜）[枸杞、地骨]	49	87.8	47	197	5.6	1.1	4.5	1.6	0	1.0	296	3550	0	0.08	0.32
048080	酢浆草(鲜)[酸酸草、酸溜溜]	100	84.0	66	278	3.1	0.5	12.4	—	0	—	437	5240	0	0.25	0.31
048081	苦苣菜[苦菜、天精菜]	100	90.3	32	136	3.1	0.6	4.5	1.7	0	1.5	4528	54330	0	0.11	0.16
048082	苜蓿[草头、金花菜]	95	90.2	35	148	5.0	0.7	2.9	1.4	0	1.2	458	5490	0	0.02	0.17
048083	鱼腥草（叶）[蕺菜、臭菜]	100	84.9	32	131	2.1	0.1	10.7	—	0	2.3	Tr	Tr	0	0.03	0.12
048084	鱼腥草（根）	86	77.4	63	261	2.1	0.1	19.5	—	0	1.0	3	41	0	0.09	0.06
048085	刺五加尖	74	82.3	69	292	4.8	1.0	10.2	—	0	1.7	—	—	0	0.09	0.29
048086	枸杞叶	100	90.3	34	142	3.0	1.3	5.3	—	0	1.2	—	—	0	0.02	0.15
048087	灰灰菜（干，藜）	100	10.2	312	1322	18.3	1.5	56.2	—	0	13.8	—	—	0	0.08	0.30
048088	荆芥	52	91.9	26	111	2.6	—	4.3	—	0	1.2	14	164	0	0.10	0.29

蔬菜类及制品 Vegetables and vegetable products

（以每 100g 可食部计）

食物编码 Food code	食物名称 Food name	烟酸 Niacin mg	维生素 C Vitamin C mg	维生素 E (Vitamin E) Total mg	α-E mg	(β+γ)-E mg	δ-E mg	钙 Ca mg	磷 P mg	钾 K mg	钠 Na mg	镁 Mg mg	铁 Fe mg	锌 Zn mg	硒 Se μg	铜 Cu mg	锰 Mn mg	备注 Remark
048063	野苋菜（鲜）[假苋菜]	2.10	153.0	—	—	—	—	610	93	—	—	—	—	—	—	—	—	
048064	茵陈蒿（鲜）[茵陈]	0.20	2.0	—	—	—	—	257	97	—	—	—	21.0	—	—	—	—	
048065	榆钱（鲜）	0.90	11.0	0.54	0.02	0.08	0.44	62	104	134	0.7	47	7.9	3.27	0.36	0.24	0.78	山东
048067	珍珠花菜	—	19.0	0.00	—	—	—	155	35	495	0.7	63	5.5	0.74	—	0.21	0.85	BJV
048068	紫花桔梗	—	32.0	0.00	—	—	—	46	53	24	16.7	27	3.6	0.40	—	0.10	0.21	BJV
048069	紫萼香茶菜	—	2.0	0.00	—	—	—	356	106	670	8.4	229	10.9	1.27	—	1.39	0.85	BJV
048070	苣荬菜（尖叶）[取荬菜、苦麻子]	—	33.0	0.05	—	—	—	218	30	237	7.5	52	9.7	0.49	—	1.07	0.55	BJV
048072	苜蓿子（干）[紫苜蓿子]	0.70	—	—	—	—	—	595	520	—	—	—	59.5	—	—	—	—	
048073	茴芹（鲜）	—	76.0	—	—	—	—	—	—	—	—	—	—	—	—	—	—	
048074	荠菜（鲜）[野荠]	1.80	5.0	0.27	0.03	0.24	Tr	89	26	262	109.4	9	1.1	0.42	1.50	0.05	0.19	广东
048075	蒌蒿（鲜）	—	1.0	0.00	—	—	—	17	8	40	1.0	2	0.5	0.20	—	0.05	0.02	BJV
048076	蕨菜（鲜）[龙头菜、如意菜]	—	23.0	0.78	—	—	—	17	50	292	—	30	4.2	0.60	—	0.16	0.32	
048077	蕨菜（脱水）	2.70	3.0	0.53	—	—	—	851	253	59	20.4	82	23.7	18.11	6.34	2.79	2.31	兰州
048078	蕨麻（干）[鹅绒委陵菜]	3.30	—	—	—	—	—	123	334	—	—	—	24.4	—	—	—	—	
048079	枸杞菜（鲜）[枸杞、地骨]	1.30	58.0	2.99	2.58	0.41	Tr	36	32	170	29.8	74	2.4	0.21	0.35	0.21	0.37	广东
048080	酢浆草(鲜)[酸酸草,酸溜溜]	—	127.0	—	—	—	—	27	125	—	—	—	5.6	—	—	—	—	
048081	苦苣菜[苦菜、天精菜]	0.70	3.0	2.73	—	—	—	230	53	350	17.3	58	6.5	0.61	—	0.09	—	
048082	苜蓿[草头、金花菜]	1.00	102.0	2.82	2.63	0.19	Tr	112	22	32	26.2	11	2.8	0.25	0.11	0.04	0.13	上海
048083	鱼腥草（叶）[蕺菜、臭菜]	1.04	16.0	1.28	0.50	0.78	Tr	57	31	494	21.6	145	2.3	0.40	1.25	0.09	1.00	北京
048084	鱼腥草（根）	0.78	3.0	0.26	0.26	Tr	Tr	74	55	469	42.4	27	2.3	0.69	0.43	0.11	1.28	北京
048085	刺五加尖	—	11.5	—	—	—	—	176	85	458	23.0	—	5.6	0.97	—	—	—	云南
048086	枸杞叶	—	24.0	—	—	—	—	146	31	412	23.5	—	2.2	0.44	—	0.13	0.56	广西
048087	灰灰菜（干，藜）	—	Tr	1.15	1.14	—	Tr	1489	227	2198	1271.9	468	10.3	2.30	—	0.49	8.54	陕西
048088	荆芥	—	7.7	6.49	6.49	0.00	0.00	210	36	282	16.0	67	9.8	0.35	—	0.15	0.85	河南

Notes

菌藻类

Fungi and Algae

菌类和藻类是两个不同的类别，它们均不同于一般的动植物性食物，由于都含有丰富的蛋白质，习惯上常将其放在一起。

1.菌类：食用菌又称真菌食物，属真菌类的担子菌纲，包括蘑菇、香菇、平菇、木耳等。它既不同于植物性食物，也不同于动物性食物。食用菌营养丰富，且具有“高蛋白、低脂肪”的特点。新鲜蘑菇含蛋白质较少，干蘑菇则20%左右。

2.藻类：海藻类系海洋生或海边生植物，含有丰富的蛋白质和维生素B类。可用作食品的海洋藻类有100多种。根据海藻的生活习性，把海藻分为浮游藻和底栖藻两大类型。浮游藻由一个细胞组成，所以也称为海洋单细胞藻。这类生物是一群具有叶绿素，能够进行光合作用，并生产有机物的自养型生物。它们是海洋中最重要的初级生产者，又是养殖鱼、虾、贝的饵料。现在，在中国海记录到的浮游藻有1817种。栖息在海底的藻类称为底栖藻。根据海藻的颜色，把它们分为三大类：绿藻类、褐藻类和红藻类。褐藻类已被大量用来制作工业上有广泛用途的褐藻胶。

本节只提供了少量藻类食物的数据，从环境保护角度考虑，有些菌藻类如发菜，国家已明文禁止采集和销售，本书保留发菜食物成分数据仅限用于科学研究。

菌藻类 Fungi and algae

（以每 100g 可食部计）

食物编码 Food code	食物名称 Food name	食部 Edible %	水分 Water g	能量 Energy kcal	能量 Energy kJ	蛋白质 Protein g	脂肪 Fat g	碳水化合物 CHO g	不溶性膳食纤维 Dietary fiber g	胆固醇 Cholesterol mg	灰分 Ash g	总维生素 A Vitamin A μgRAE	胡萝卜素 Carotene μg	视黄醇 Retinol μg	硫胺素 Thiamin mg	核黄素 Riboflavin mg
菌类																
051001	草菇［大黑头细花草、稻菇］	100	92.3	27	112	2.7	0.2	4.3	1.6	0	0.5	—	—	0	0.08	0.34
051002	大红菇（干）［草质红菇］	100	15.5	263	1099	24.4	2.8	50.9	31.6	0	6.4	7	80	0	0.26	6.90
051003	地衣（水浸）	100	96.4	10	40	1.5	Tr	1.8	1.8	0	1.0	18	220	0	0.02	0.28
051004	冬菇（干）［毛柄金线菌］	86	13.4	277	1158	17.8	1.3	64.6	32.3	0	2.9	3	30	0	0.17	1.40
051005	猴头菇（罐装）	100	92.3	21	87	2.0	0.2	4.9	4.2	0	0.6	—	—	0	0.01	0.04
051006	黄蘑（干）	89	39.3	203	851	16.4	1.5	40.1	18.3	0	2.7	6	70	0	0.15	1.00
051007	黄蘑（水发）	89	90.1	30	126	4.3	0.4	4.8	4.8	0	0.7	—	—	0	0.04	0.26
051008	金针菇（鲜）［智力菇］	100	90.2	32	133	2.4	0.4	6.0	2.7	0	1.0	3	30	0	0.15	0.19
051009	金针菇（罐装）	100	91.6	26	108	1.0	Tr	6.7	2.5	0	0.7	—	—	0	0.01	0.01
051010	口蘑（白蘑）	100	9.2	277	1162	38.7	3.3	31.6	17.2	0	17.2	—	—	0	0.07	0.08
051011	蘑菇（鲜蘑）	99	92.4	24	100	2.7	0.1	4.1	2.1	0	0.7	1	10	0	0.08	0.35
051013	木耳（干）［黑木耳、云耳］	100	15.5	265	1107	12.1	1.5	65.6	29.9	0	5.3	8	100	0	0.17	0.44
051014	木耳（水发）［黑木耳、云耳］	100	91.8	27	112	1.5	0.2	6.0	2.6	0	0.5	2	20	0	0.01	0.05
051015	平菇［糙皮侧耳、青蘑］	93	92.5	24	101	1.9	0.3	4.6	2.3	0	0.7	1	10	0	0.06	0.16
051016	普中红蘑（干）	100	12.3	263	1105	18.4	0.7	58.1	24.6	0	10.5	—	—	0	Tr	1.16
051017	双孢蘑菇［洋蘑菇］	97	92.4	26	108	4.2	0.1	2.7	1.5	0	0.6	—	—	0	Tr	0.27
051018	松蘑（干）［松口蘑、松茸］	100	16.1	207	853	20.3	3.2	48.2	47.8	0	12.2	—	—	0	0.01	1.48
051019	香菇（鲜）［香蕈、冬菇］	100	91.7	26	107	2.2	0.3	5.2	3.3	0	0.6	—	—	0	Tr	0.08
051020	香菇（干）［香蕈、冬菇］	95	12.3	274	1149	20.0	1.2	61.7	31.6	0	4.8	2	20	0	0.19	1.26
051021	香杏丁蘑（干，大）	100	14.1	257	1080	22.4	0.2	53.9	24.9	0	9.4	—	—	0	Tr	3.11
051022	香杏片口蘑（干）	100	15.1	252	1059	33.4	1.5	37.6	22.6	0	12.4	—	—	0	Tr	1.90
051023	羊肚菌（干）［干狼肚］	100	14.3	321	1347	26.9	7.1	43.7	12.9	0	8.0	89	1070	0	0.10	2.25

菌藻类 Fungi and algae

（以每 100g 可食部计）

食物编码 Food code	食物名称 Food name	烟酸 Niacin mg	维生素 C Vitamin C mg	维生素 E（Vitamin E） Total mg	α-E mg	(β+γ)-E mg	δ-E mg	钙 Ca mg	磷 P mg	钾 K mg	钠 Na mg	镁 Mg mg	铁 Fe mg	锌 Zn mg	硒 Se μg	铜 Cu mg	锰 Mn mg	备注 Remark
菌类																		
051001	草菇［大黑头细花草、稻菇］	8.00	—	0.40	0.40	Tr	Tr	17	33	179	73.0	21	1.3	0.60	0.02	0.40	0.09	广东
051002	大红菇（干）［草质红菇］	19.50	2.0	—	—	—	—	1	523	228	1.7	30	7.5	3.50	10.64	2.30	0.91	福建
051003	地衣（水浸）	0.50	Tr	2.24	—	—	—	14	53	102	10.7	275	21.1	5.00	9.54	1.13	7.74	甘肃
051004	冬菇（干）［毛柄金线菌］	24.40	5.0	3.47	3.47	Tr	Tr	55	469	1155	20.4	104	10.5	4.20	7.45	0.45	5.02	
051005	猴头菇（罐装）	0.20	4.0	0.46	Tr	0.46	Tr	19	37	8	175.2	5	2.8	0.40	1.28	0.06	0.03	
051006	黄蘑（干）	5.80	Tr	1.26	—	—	—	11	194	1953	6.1	91	22.5	5.26	1.09	0.46	3.09	哈尔滨
051007	黄蘑（水发）	1.50		0.33	Tr	0.33	Tr	3	51	512	1.6	24	5.9	1.38	0.29	0.21	0.81	哈尔滨
051008	金针菇（鲜）［智力菇］	4.10	2.0	1.14	0.70	0.44	Tr	—	97	195	4.3	17	1.4	0.39	0.28	0.14	0.10	
051009	金针菇（罐装）	0.60	Tr	0.98	0.55	0.43	Tr	14	23	17	238.2	7	1.1	0.34	0.48	0.01	Tr	浙江
051010	口蘑（白蘑）	44.30	Tr	8.57	3.20	4.71	0.66	169	1655	3106	5.2	167	19.4	9.04	—	5.88	5.96	北京
051011	蘑菇（鲜蘑）	4.00	2.0	0.56	0.27	0.29	Tr	6	94	312	8.3	11	1.2	0.92	0.55	0.49	0.11	
051013	木耳（干）［黑木耳、云耳］	2.50	—	11.34	3.65	5.46	2.23	247	292	757	48.5	152	97.4	3.18	3.72	0.32	8.86	
051014	木耳（水发）［黑木耳､云耳］	0.20	1.0	—	—	—	—	34	12	52	8.5	57	5.5	0.53	0.46	0.04	0.97	
051015	平菇［糙皮侧耳、青蘑］	3.10	4.0	0.79	0.58	0.11	0.10	5	86	258	3.8	14	1.0	0.61	1.07	0.08	0.07	
051016	普中红蘑（干）	—	—	—	—	—	—	14	35	169	4.3	—	235.1	3.14	91.70	0.51	3.75	河北
051017	双孢蘑菇［洋蘑菇］	3.20	Tr	—	—	—	—	2	43	307	2.0	9	0.9	6.60	6.99	0.45	0.10	福建
051018	松蘑（干）［松口蘑、松茸］	—	—	3.09	—	—	—	14	50	93	4.3	—	86.0	6.22	98.44	10.30	1.63	河北
051019	香菇（鲜）［香蕈、冬菇］	2.00	1.0	—	—	—	—	2	53	20	1.4	11	0.3	0.66	2.58	0.12	0.25	上海
051020	香菇（干）［香蕈、冬菇］	20.50	5.0	0.66	Tr	0.66	Tr	83	258	464	11.2	147	10.5	8.57	6.42	1.03	5.47	
051021	香杏丁蘑（干，大）	—	—	—	—	—	—	17	73	238	43.4	—	113.2	7.78	15.30	5.11	2.84	河北
051022	香杏片口蘑（干）	—	—	—	—	—	—	15	77	227	21.0	—	137.5	7.83		2.61	3.26	河北
051023	羊肚菌（干）［干狼肚］	8.80	3.0	3.58	—	—	—	87	1193	1726	33.6	117	30.7	12.11	4.82	2.34	2.49	甘肃

菌藻类 Fungi and algae

（以每 100g 可食部计）

食物编码 Food code	食物名称 Food name	食部 Edible %	水分 Water g	能量 Energy kcal	能量 Energy kJ	蛋白质 Protein g	脂肪 Fat g	碳水化合物 CHO g	不溶性膳食纤维 Dietary fiber g	胆固醇 Cholesterol mg	灰分 Ash g	总维生素A Vitamin A μgRAE	胡萝卜素 Carotene μg	视黄醇 Retinol μg	硫胺素 Thiamin mg	核黄素 Riboflavin mg
051024	银耳（干）[白木耳]	96	14.6	261	1092	10.0	1.4	67.3	30.4	0	6.7	4	50	0	0.05	0.25
051025	珍珠白蘑（干）	100	12.1	258	1084	18.3	0.7	56.3	23.3	0	12.6	—	—	0	Tr	0.02
051026	榛蘑（半干）[假蜜环菌]	77	51.1	178	747	9.5	3.7	31.9	10.4	0	3.8	3	40	0	0.01	0.69
051027	榛蘑（水发）	77	85.6	53	220	2.8	1.1	9.4	3.1	0	1.1	—	—	0	Tr	0.20
051028	白蘑菇[双孢蘑菇、洋蘑菇]	100	91.4	29	123	3.5	0.4	3.8	—	0	0.9	—	—	0	0.02	0.30
051029	北风菌[荷叶离褶伞、一窝羊]	77	94.6	17	71	1.7	0.1	2.9	1.2	0	0.7	Tr	Tr	0	0.05	0.38
051030	草菇[大黑头细花草、稻菇]	100	94.6	18	74	1.1	0.4	3.1	—	0	0.9	—	—	0	0.02	0.03
051031	茶树菇(干)[柱状田头菇、油茶菇]	100	12.2	309	1304	23.1	2.6	56.1	—	0	6.0	Tr	Tr	0	0.32	1.48
051032	干巴菌	91	86.5	38	159	3.8	0.4	8.0	6.3	0	1.3	Tr	Tr	0	0.06	1.84
051033	红奶浆菌[多汁乳菇、谷熟菌]	94	94.0	18	75	1.5	0.4	3.3	2.4	0	0.8	Tr	Tr	0	0.03	0.27
051034	黄蘑（干）	100	11.0	284	1185	24.6	6.4	46.9	—	0	11.1	10	114	0	0.48	1.46
051035	黄伞菇（干）[多脂鳞伞、黄丝菌]	100	10.8	294	1231	22.8	3.2	57.5	—	0	5.7	Tr	Tr	0	0.17	1.93
051036	鸡腿菇（干）[毛头鬼伞]	100	10.8	294	1239	26.7	2.0	51.8	—	0	8.7	—	—	0	0.14	1.79
051037	鸡油菌[黄丝菌、杏菌]	92	91.4	26	108	2.0	0.3	5.1	2.6	0	1.2	124	1490	0	0.03	0.39
051038	鸡枞[蚁枞、伞把菇、鸡枞菌]	96	94.5	19	81	2.5	0.2	2.5	1.3	0	0.4	Tr	Tr	0	0.02	0.25
051039	鸡枞（干）	100	13.6	297	1246	32.8	3.7	44.8	—	0	5.1	6	70	0	0.26	1.22
051040	鸡枞（油炸）[油鸡枞]	100	16.5	646	2660	4.8	66.3	10.2	5.4	0	2.2	Tr	Tr	0	0.03	0.24
051041	鸡枞花	86	95.0	18	74	2.3	0.3	1.8	0.8	0	0.6	Tr	Tr	0	0.20	0.14
051042	牛肝菌（白）[美味牛肝菌]	93	90.2	35	146	4.0	0.4	4.5	1.5	0	0.9	Tr	Tr	0	0.14	1.11
051043	牛肝菌(白,干)[美味牛肝菌]	100	11.6	296	1244	27.8	1.6	53.3	—	0	5.7	9	108	0	0.32	1.72
051044	牛肝菌（黑）[铜色牛肝菌]	95	90.6	32	136	3.6	0.2	4.8	1.6	0	0.8	Tr	Tr	0	0.07	0.31
051045	牛肝菌（鲜）[黄皮牛肝菌、黄皮疣柄牛肝菌、黄癞头]	97	89.7	32	132	4.3	0.1	5.3	3.9	0	0.6	Tr	Tr	0	0.03	0.57

菌藻类 Fungi and algae

（以每 100g 可食部计）

食物编码 Food code	食物名称 Food name	烟酸 Niacin mg	维生素 C Vitamin C mg	维生素 E（Vitamin E） Total mg	α-E mg	(β+γ)-E mg	δ-E mg	钙 Ca mg	磷 P mg	钾 K mg	钠 Na mg	镁 Mg mg	铁 Fe mg	锌 Zn mg	硒 Se μg	铜 Cu mg	锰 Mn mg	备注 Remark
051024	银耳（干）[白木耳]	5.30	—	1.26	Tr	0.96	0.30	36	369	1588	82.1	54	4.1	3.03	2.95	0.08	0.17	
051025	珍珠白蘑（干）	—	—	—	—	—	—	24	28	284	4.4	—	189.8	3.55	78.52	1.03	4.79	河北
051026	榛蘑（半干）[假蜜环菌]	7.50	Tr	3.34	—	—	—	11	286	2493	51.3	109	25.1	6.79	2.65	1.45	4.13	哈尔滨
051027	榛蘑（水发）	2.20	—	0.98	Tr	0.98	Tr	3	84	732	15.1	32	7.4	1.99	0.78	0.43	1.21	哈尔滨
051028	白蘑菇 [双孢蘑菇、洋蘑菇]	3.50	0.1	—	—	—	—	6	93	350	57.0	11	1.0	0.60	—	—	—	台湾
051029	北风菌 [荷叶离褶伞、一窝羊]	0.70	—	7.28	7.28	Tr	Tr	3	36	254	1.4	5	1.5	0.47	0.17	0.26	0.09	云南
051030	草菇 [大黑头细花草、稻菇]	1.39	—	0.70	Tr	0.60	0.10	5	24	53	332.1	5	1.1	0.33	0.90	0.10	0.09	北京
051031	茶树菇（干）[柱状田头菇、油茶菇]	39.39	—	—	—	—	—	4	908	2165	6.0	124	9.3	8.38	7.24	2.76	0.73	江西
051032	干巴菌	1.20	—	45.14	—	—	—	10	104	328	2.1	11	21.0	0.78	—	0.30	0.67	云南
051033	红奶浆菌 [多汁乳菇、谷熟菌]	1.20	—	—	—	—	—	4	27	245	1.2	5	5.9	0.42	0.13	0.26	0.11	云南
051034	黄蘑（干）	12.43	—	4.05	0.89	3.16	Tr	33	857	4647	31.9	122	51.3	7.04	6.78	0.47	2.51	吉林
051035	黄伞菇（干）[多脂鳞伞、黄丝菌]	41.38	—	—	—	—	—	4	566	3128	6.4	96	7.6	5.58	13.56	5.39	0.67	北京
051036	鸡腿菇（干）[毛头鬼伞]	24.99	—	5.01	Tr	4.53	0.48	9	764	4053	68.2	119	6.5	3.95	15.39	1.40	0.72	广东
051037	鸡油菌 [黄丝菌、杏菌]	1.90	—	4.84	4.76	Tr	0.08	12	44	339	2.8	10	2.2	0.54	0.32	0.31	0.15	云南
051038	鸡枞 [蚁枞、伞把菇、鸡枞菌]	5.50	—	—	—	—	—	4	38	102	3.1	8	1.8	0.46	0.14	0.58	0.12	云南
051039	鸡枞（干）	34.21	—	4.17	0.38	3.79	Tr	8	1005	1312	23.9	116	31.8	7.16	33.44	2.39	2.13	四川
051040	鸡枞（油炸）[油鸡枞]	9.20	—	—	—	—	—	28	232	367	1265.7	33	31.1	3.26	2.73	1.28	1.16	云南
051041	鸡枞花	1.60	—	11.46	Tr	10.41	1.05	8	73	173	2.7	9	4.7	0.44	0.15	0.36	0.12	云南
051042	牛肝菌（白）[美味牛肝菌]	2.10	—	8.93	Tr	7.71	1.22	5	68	301	2.1	10	2.1	0.98	0.25	0.32	0.19	云南
051043	牛肝菌(白,干)[美味牛肝菌]	43.08	—	4.42	0.27	4.02	0.13	2	528	1571	9.1	47	9.2	5.80	758.80	1.19	3.88	四川
051044	牛肝菌（黑）[铜色牛肝菌]	6.60	—	—	—	—	—	2	60	291	1.3	8	2.1	1.19	0.34	0.37	0.17	云南
051045	牛肝菌（鲜）[黄皮牛肝菌、黄皮疣柄牛肝菌、黄癞头]	3.20	—	Tr	Tr	Tr	Tr	2	49	224	1.6	8	1.4	1.07	0.37	0.35	0.28	云南

菌藻类 Fungi and algae

（以每 100g 可食部计）

食物编码 Food code	食物名称 Food name	食部 Edible %	水分 Water g	能量 Energy kcal	kJ	蛋白质 Protein g	脂肪 Fat g	碳水化合物 CHO g	不溶性膳食纤维 Dietary fiber g	胆固醇 Cholesterol mg	灰分 Ash g	总维生素 A Vitamin A μgRAE	胡萝卜素 Carotene μg	视黄醇 Retinol μg	硫胺素 Thiamin mg	核黄素 Riboflavin mg
051046	乳牛肝菌（干）[粘盖牛肝菌、松树菌]	100	10.5	264	1099	15.3	2.8	66.0	—	0	5.4	30	357	0	0.86	1.72
051047	牛眼睛菌（鲜）[马勃菌]	93	86.6	41	170	5.1	0.3	6.6	4.4	0	1.4	Tr	Tr	0	—	0.25
051048	平菇 [糙皮侧耳、青蘑]	100	94.4	17	73	1.7	0.1	3.2	—	0	0.6	1	10	0	0.03	0.08
051049	青头菌 [变绿红菇、绿菇]	95	93.3	20	83	2.7	0.1	3.1	2.2	0	0.8	Tr	Tr	0	0.01	0.46
051050	松蘑（干）[松茸、松口蘑]	100	10.6	273	1138	12.5	3.0	66.5	—	0	7.4	8	97	0	0.08	1.48
051051	杏鲍菇	100	89.6	35	148	1.3	0.1	8.3	2.1	0	0.7	Tr	Tr	0	0.03	0.14
051052	血红菇（干）	100	7.8	313	1306	22.4	6.7	56.0	—	0	7.1	Tr	Tr	0	0.13	4.30
051053	元蘑(干)[亚侧耳、冬蘑、黄蘑]	100	7.8	245	1013	12.3	1.5	70.3	—	0	8.1	17	202	0	0.16	10.75
051054	竹荪（干）[竹笙、竹参]	100	13.9	248	1025	17.8	3.1	60.3	46.4	0	4.9	Tr	Tr	0	0.03	1.75
051055	榛蘑（干）[小蜜环菌]	100	8.0	329	1370	17.7	10.8	54.6	—	0	8.9	40	483	0	0.14	0.71
051056	蛹虫草（干）	100	10.8	302	1274	23.7	Tr	60.9	16.30	0	4.6	Tr	Tr	0	0.20	0.40
藻类																
052001	发菜（干）[仙菜]	100	11.1	259	1081	20.2	0.5	60.8	35.0	0	7.4	—	—	0	0.15	0.54
052002	海带（鲜）[江白菜]	100	94.4	13	55	1.2	0.1	2.1	0.5	0	2.2	—	—	0	0.02	0.15
052003	海带 [江白菜、昆布]	98	70.5	90	377	1.8	0.1	23.4	6.1	0	4.2	20	240	0	0.01	0.10
052004	海带（浸）[江白菜、昆布]	100	94.1	16	65	1.1	0.1	3.0	0.9	0	1.7	26	310	0	0.02	0.10
052005	海冻菜（干）[石花菜、冻菜]	100	15.6	314	1335	5.4	0.1	72.9	—	0	6.0	—	—	0	0.06	0.20
052006	琼脂 [紫菜胶洋粉]	100	21.1	311	1322	1.1	0.2	76.3	0.1	0	1.3	—	—	0	Tr	Tr
052007	苔菜（干）[苔条、条浒苔]	100	23.7	167	703	19.0	0.4	26.3	9.1	0	30.6	—	—	0	0.35	0.40
052008	紫菜（干）	100	12.7	250	1050	26.7	1.1	44.1	21.6	0	15.4	114	1370	0	0.27	1.02
052009	螺旋藻（干）	100	6.5	358	1515	64.7	3.1	18.2	1.0	0	7.5	3234	38810	0	0.28	1.41
052010	裙带菜(干)[海芥菜、海木耳]	100	9.2	219	914	25.0	1.7	41.5	31.1	0	22.6	186	2230	0	0.02	0.07
052011	海带菜（鲜，姑香牌）	100	68.3	112	460	1.4	7.5	15.3	—	0	7.5	34	402	0	0.04	0.03

（以每 100g 可食部计）

食物编码 Food code	食物名称 Food name	烟酸 Niacin mg	维生素 C Vitamin C mg	维生素 E (Vitamin E) Total mg	α-E mg	(β+γ)-E mg	δ-E mg	钙 Ca mg	磷 P mg	钾 K mg	钠 Na mg	镁 Mg mg	铁 Fe mg	锌 Zn mg	硒 Se μg	铜 Cu mg	锰 Mn mg	备注 Remark
051046	乳牛肝菌（干）[粘盖牛肝菌、松树菌]	67.66	—	6.85	2.27	4.58	Tr	12	391	1481	11.2	55	20.3	5.43	42.45	0.35	1.85	四川
051047	牛眼睛菌（鲜）[马勃菌]	1.60	—	—	—	—	—	8	141	532	1.8	21	4.1	1.81	0.29	0.14	0.32	云南
051048	平菇[糙皮侧耳、青蘑]	—	—	0.37	Tr	0.37	Tr	4	54	208	13.2	13	0.7	0.57	0.25	0.08	0.05	
051049	青头菌[变绿红菇、绿菇]	4.00	—	Tr	Tr	Tr	Tr	4	52	269	1.1	8	1.4	0.67	0.22	0.34	0.10	云南
051050	松蘑（干）[松茸、松口蘑]	23.42	—	5.48	Tr	4.08	1.40	7	390	2402	31.6	50	156.5	5.49	102.60	1.76	1.13	四川
051051	杏鲍菇	3.68	—	0.60	—	—	—	13	66	242	3.5	9	0.5	0.39	1.80	0.06	0.04	河南
051052	血红菇（干）	26.85	—	—	—	—	—	9	327	3520	2.9	61	25.2	6.03	11.82	2.84	1.09	北京
051053	元蘑（干）[亚侧耳、冬蘑、黄蘑]	33.02	—	3.63	0.65	2.98	Tr	6	369	3877	13.4	131	7.8	1.89	1.45	0.30	3.39	吉林
051054	竹荪（干）[竹笙、竹参]	9.10	—	—	—	—	—	18	289	11882	50.0	114	17.8	2.20	4.17	2.51	8.47	云南
051055	榛蘑（干）[小蜜环菌]	26.91	—	3.35	1.46	1.89	Tr	9	893	4629	18.7	100	22.4	6.00	2.38	1.36	1.55	吉林
051056	蛹虫草（干）	—	20.0	0.00	Tr	Tr	Tr	15	1261	337	29.6	134	3.7	7.85	—	0.79	1.46	广东
藻类																		
052001	发菜（干）[仙菜]	0.90	6.0	0.07	0.06	0.01	Tr	1048	76	217	100.7	129	85.2	1.68	5.23	0.93	3.29	
052002	海带（鲜）[江白菜]	1.30	Tr	1.85	0.92	0.93	Tr	46	22	246	8.6	25	0.9	0.16	9.54	—	0.07	青岛
052003	海带[江白菜、昆布]	0.80	Tr	0.85	0.44	Tr	0.41	348	52	761	327.4	129	4.7	0.65	5.84	0.14	1.14	
052004	海带（浸）[江白菜、昆布]	0.90	—	0.08	0.08	Tr	Tr	241	29	222	107.6	61	3.3	0.66	4.90	0.03	1.47	
052005	海冻菜（干）[石花菜、冻菜]	3.30	Tr	14.84	2.22	12.74	0.15	167	209	141	380.8	15	2.0	1.94	15.19	0.12	0.04	山东
052006	琼脂[紫菜胶洋粉]	Tr	Tr	—	—	—	—	100	7	11	3.3	70	7.0	6.25	2.10	0.30	1.40	福建
052007	苔菜（干）[苔条、条浒苔]	4.00	—	—	—	—	—	185	302	410	4955.0	1257	283.7	3.56	5.59	1.11	Tr	浙江
052008	紫菜（干）	7.30	2.0	1.82	1.61	0.21	Tr	264	350	1796	710.5	105	54.9	2.47	7.22	1.68	4.32	
052009	螺旋藻（干）	10.00	Tr	27.11	Tr	Tr	27.11	137	1317	1506	1624.0	402	88.0	2.62	5.24	0.54	1.24	云南
052010	裙带菜（干）[海芥菜、海木耳]	Tr	—	Tr	Tr	Tr	Tr	947	305	335	4411.6	1022	16.4	2.62	15.88	0.12	0.95	辽宁
052011	海带菜（鲜，姑香牌）	Tr	—	2.37	0.45	1.28	0.64	201	27	44	2511.7	46	2.3	4.93	0.50	0.07	0.33	山东

Notes

水果类及制品

Fruits and Fruit Products

我国水果品种繁多。依据果实的形态和生理特征将此类食物分为6个亚类，其罐头、凉果等制品也包括在本节中。

1.仁果类：仁果类水果在植物学上多属于蔷薇科，其食用部分主要是由肉质的花托发育而成，子房形成果芯，果芯内有数个小型种子，如苹果、梨、山楂、海棠果等。

2.核果类：核果类水果在植物学上也属于蔷薇科，此类果实大都由外、中、内果皮构成。外果皮较薄，中果皮肉质为主要食用部分，内果皮木质化，坚硬成核，核中有仁。常见的有桃、杏、梅、李、樱桃、枣等。

3.浆果类：这类果实浆汁多，其种子小而数量多，散布在果肉内，包括葡萄、草莓、猕猴桃、沙棘、醋栗、石榴、无花果、柿子、桑葚等。

4.柑橘类：属于芸香科柑橘类属植物，其果实外果皮为革质，中果皮较疏松，内果皮多形成囊瓣。常见的有橙、柑橘、柚、柠檬等。

5.热带、亚热带水果：包括香蕉、菠萝、芒果、椰子、番石榴、荔枝、枇杷、洋桃等。

6.瓜果类：指西瓜、甜瓜、哈密瓜、黄金瓜等一般作为水果食用的瓜类食物。

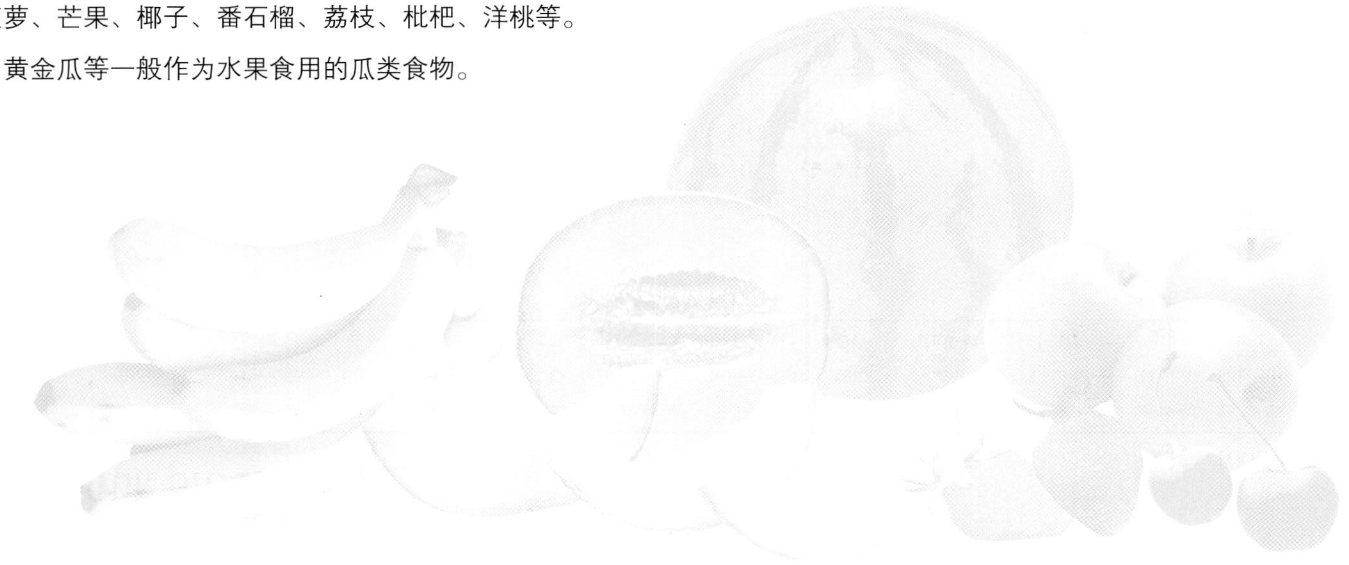

水果类及制品 Fruits and fruit products

（以每 100g 可食部计）

食物编码 Food code	食物名称 Food name	食部 Edible %	水分 Water g	能量 Energy kcal	能量 Energy kJ	蛋白质 Protein g	脂肪 Fat g	碳水化合物 CHO g	不溶性膳食纤维 Dietary fiber g	胆固醇 Cholesterol mg	灰分 Ash g	总维生素A Vitamin A μgRAE	胡萝卜素 Carotene μg	视黄醇 Retinol μg	硫胺素 Thiamin mg	核黄素 Riboflavin mg
仁果类																
061101x	苹果（代表值）	85	86.1	53	227	0.4	0.2	13.7	1.7	0	0.2	4	50	0	0.02	0.02
061102	伏苹果	86	87.3	48	200	0.5	0.1	11.8	1.2	0	0.3	—	—	0	0.04	0.04
061103	国光苹果	78	85.9	56	232	0.3	0.3	13.3	0.8	0	0.2	5	60	0	0.02	0.03
061104	旱苹果	96	90.8	34	141	0.4	0.2	8.4	1.7	0	0.2	—	—	0	0.01	0.03
061105	红富士苹果	85	86.9	49	205	0.7	0.4	11.7	2.1	0	0.3	5	60	0	0.01	—
061106	红香蕉苹果	87	86.9	51	213	0.4	0.2	12.3	0.9	0	0.2	8	100	0	0.01	0.02
061107	红星苹果	85	85.0	58	243	0.4	0.1	14.3	0.8	0	0.2	1	10	0	Tr	0.02
061108	红玉苹果	84	84.7	52	218	0.2	0.2	14.7	4.7	0	0.2	1	10	0	0.02	0.02
061109	红元帅苹果	84	84.9	60	253	0.2	0.4	14.3	0.6	0	0.2	3	40	0	0.02	0.01
061110	黄香蕉苹果	88	85.6	53	223	0.3	0.2	13.7	2.2	0	0.2	2	20	0	Tr	0.03
061111	黄元帅苹果	80	84.6	59	246	0.2	0.3	14.7	1.8	0	0.2	8	90	0	0.02	0.02
061112	金元帅苹果	78	86.2	53	220	0.2	0.1	13.3	1.1	0	0.2	8	90	0	0.05	0.01
061113	青香蕉苹果	80	86.3	52	217	0.3	0.1	13.1	1.3	0	0.2	2	20	0	0.02	0.02
061114	秋里蒙苹果	85	87.5	43	179	0.2	0.2	11.9	3.7	0	0.2	—	—	0	0.03	0.01
061115	香玉苹果	69	83.4	62	261	0.5	0.1	15.7	1.7	0	0.3	5	60	0	0.03	0.02
061116	印度苹果	90	84.0	54	224	0.6	0.2	14.8	4.9	0	0.4	2	20	0	0.04	0.02
061117	祝光苹果	86	86.7	50	207	0.4	0.1	12.5	1.5	0	0.3	1	10	0	0.05	0.01
061118	倭锦苹果	86	85.8	54	224	0.2	0.2	13.6	1.7	0	0.2	4	50	0	Tr	0.01
061119	苹果（罐头）	100	89.2	41	172	0.2	0.2	10.3	1.3	0	0.1	—	—	0	—	—
061201x	梨（代表值）	82	85.9	51	211	0.3	0.1	13.1	2.6	0	0.3	2	20	0	0.03	0.03
061202	梨（巴梨）	79	86.1	51	212	0.4	0.2	12.9	2.2	0	0.4	1	10	0	0.03	0.05
061203	长把梨	80	83.1	62	259	0.8	0.8	14.9	4.0	0	0.4	—	—	0	0.02	0.07

水果类及制品 Fruits and fruit products

（以每 100g 可食部计）

食物编码 Food code	食物名称 Food name	烟酸 Niacin mg	维生素 C Vitamin C mg	维生素 E (Vitamin E) Total mg	α-E mg	(β+γ)-E mg	δ-E mg	钙 Ca mg	磷 P mg	钾 K mg	钠 Na mg	镁 Mg mg	铁 Fe mg	锌 Zn mg	硒 Se μg	铜 Cu mg	锰 Mn mg	备注 Remark
仁果类																		
061101x	苹果（代表值）	0.20	3.0	0.43	0.23	0.13	0.01	4	7	83	1.3	4	0.3	0.04	0.10	0.07	0.03	
061102	伏苹果	0.40	2.0	0.15	0.13	0.02	Tr	15	7	78	1.3	8	0.3	0.06	0.10	0.07	0.03	北京
061103	国光苹果	0.20	4.0	0.11	Tr	0.11	Tr	8	14	83	1.3	7	0.3	0.14	0.10	0.07	0.03	
061104	旱苹果	0.10	—	—	—	—	—	—	—	—	—	—	—	—	—	—	—	兰州
061105	红富士苹果	—	2.0	1.46	—	—	—	3	11	115	0.7	5	0.7	—	0.98	0.06	0.05	甘肃
061106	红香蕉苹果	0.10	3.0	0.36	0.36	Tr	Tr	5	8	85	2.0	3	0.6	0.02	0.14	0.22	0.02	
061107	红星苹果	Tr	1.0	0.21	—	—	—	2	4	—	2.3	3	0.2	0.02	2.31	0.05	0.01	河北
061108	红玉苹果	0.50	Tr	—	—	—	—	—	—	—	—	—	—	—	—	—	—	敦煌
061109	红元帅苹果	0.20	3.0	0.02	—	—	—	2	1	58	0.7	8	0.3	0.09	Tr	0.04	Tr	
061110	黄香蕉苹果	0.30	4.0	0.79	Tr	0.79	Tr	10	7	84	0.8	5	0.3	0.02	Tr	0.16	0.03	
061111	黄元帅苹果	0.10	4.0	0.21	0.21	Tr	Tr	5	5	184	0.6	3	0.3	0.03	0.01	0.13	0.02	
061112	金元帅苹果	0.10	4.0	0.61	0.37	0.24	Tr	2	5	72	1.7	2	0.2	0.11	0.03	0.14	0.03	
061113	青香蕉苹果	0.20	3.0	0.37	0.23	0.13	0.01	9	7	83	1.3	4	0.2	0.04	0.07	0.07	0.03	
061114	秋里蒙苹果	0.80	Tr	—	—	—	—	—	—	—	—	—	—	—	—	—	—	甘肃
061115	香玉苹果	—	6.0	0.84	0.27	0.57	Tr	3	6	173	2.6	3	0.3	0.03	—	0.01	0.02	安徽
061116	印度苹果	0.10	Tr	—	—	—	—	—	—	—	—	—	—	—	—	—	—	敦煌
061117	祝光苹果	—	2.0	0.07	0.03	0.04	Tr	3	5	140	1.7	1	0.3	—	—	0.07	0.02	安徽
061118	倭锦苹果	0.20	1.0	—	—	—	—	4	—	70	0.6	—	0.6	—	0.03	—	—	
061119	苹果（罐头）	—	—	—	—	—	—	26	8	50	6.2	7	0.7	0.20	4.64	0.03	0.05	甘肃
061201x	梨（代表值）	0.20	5.0	0.46	0.34	0.46	0.32	7	14	85	1.7	8	0.4	0.10	0.29	0.10	0.06	
061202	梨（巴梨）	0.20	11.0	0.52	0.23	0.23	0.06	6	5	145	1.0	2	0.2	0.02	—	0.07	0.03	
061203	长把梨	0.10	3.0	1.11	0.50	0.43	0.18	9	18	50	3.2	7	0.6	0.13	0.04	0.11	0.08	

水果类及制品 Fruits and fruit products

（以每 100g 可食部计）

食物编码 Food code	食物名称 Food name	食部 Edible %	水分 Water g	能量 Energy kcal	能量 Energy kJ	蛋白质 Protein g	脂肪 Fat g	碳水化合物 CHO g	不溶性膳食纤维 Dietary fiber g	胆固醇 Cholesterol mg	灰分 Ash g	总维生素A Vitamin A μgRAE	胡萝卜素 Carotene μg	视黄醇 Retinol μg	硫胺素 Thiamin mg	核黄素 Riboflavin mg
061204	冬果梨	87	86.2	46	192	0.4	0.2	12.8	4.3	0	0.4	2	20	0	—	0.03
061205	鹅黄梨	68	88.6	41	172	0.3	0.1	10.7	1.9	0	0.3	—	—	0	0.03	0.02
061206	红肖梨	87	89.1	36	152	0.2	Tr	10.5	3.2	0	0.2	1	10	0	0.07	0.46
061207	锦丰梨	92	85.5	51	213	0.2	0.1	13.9	3.2	0	0.3	2	20	0	—	—
061208	京白梨	79	85.3	57	240	0.2	0.5	13.7	1.4	0	0.3	—	—	0	0.02	0.02
061209	库尔勒香梨	91	85.9	42	174	0.1	0.1	13.4	6.7	0	0.5	—	—	0	—	—
061210	莱阳梨	80	84.8	54	227	0.3	0.2	14.1	2.6	0	0.6	—	—	0	0.03	0.02
061211	马蹄黄梨	74	86.8	50	207	0.3	0.1	12.5	1.3	0	0.3	—	—	0	0.03	0.03
061212	明月梨	81	85.9	54	228	0.3	0.2	13.3	0.9	0	0.3	—	—	0	0.02	0.03
061213	木梨	80	91.0	32	132	0.4	0.1	8.2	1.9	0	0.3	—	—	0	0.01	0.04
061214	苹果梨	94	85.4	53	220	0.2	0.1	13.9	2.3	0	0.4	3	30	0	—	0.01
061215	软梨	68	87.4	32	134	0.4	0.2	11.7	9.1	0	0.3	2	20	0	—	—
061216	苏梅梨	88	77.4	77	323	1.2	0.2	20.5	5.7	0	0.7	—	—	0	0.02	0.02
061217	苏木梨	88	85.6	52	220	0.6	0.3	13.1	2.5	0	0.4	—	—	0	0.01	0.02
061218	酥梨	72	88.0	45	190	0.3	0.1	11.4	1.2	0	0.2	—	—	0	0.03	0.02
061219	酸梨	85	89.6	33	138	0.1	0.1	9.8	3.7	0	0.4	—	—	0	0.03	0.22
061220	香梨	89	85.8	51	214	0.3	0.1	13.6	2.7	0	0.2	6	70	0	—	—
061221	雪花梨	86	88.8	42	178	0.2	0.1	10.6	0.8	0	0.3	8	100	0	0.01	0.01
061222	雪梨	93	78.3	79	332	0.9	0.1	20.2	3.0	0	0.5	Tr	Tr	0	0.03	—
061223	鸭广梨	76	82.4	60	251	0.6	0.2	16.5	5.1	0	0.3	—	—	0	Tr	0.02
061224	鸭梨	82	88.3	45	187	0.2	0.2	11.1	1.1	0	0.2	1	10	0	0.03	0.03
061225	早酥梨	92	85.8	50	208	0.2	0.2	13.6	3.6	0	0.2	3	40	0	—	—
061226	紫酥梨	59	86.0	51	215	0.3	0.1	13.3	2.0	0	0.3	—	—	0	0.03	0.04

（以每 100g 可食部计）

食物编码 Food code	食物名称 Food name	烟酸 Niacin mg	维生素C Vitamin C mg	维生素E (Vitamin E) Total mg	α-E mg	(β+γ)-E mg	δ-E mg	钙 Ca mg	磷 P mg	钾 K mg	钠 Na mg	镁 Mg mg	铁 Fe mg	锌 Zn mg	硒 Se μg	铜 Cu mg	锰 Mn mg	备注 Remark
061204	冬果梨	0.20	6.0	—	—	—	—	—	—	—	—	—	—	—	—	—	—	
061205	鹅黄梨	—	8.0	1.77	0.55	0.68	0.54	1	13	69	1.7	8	—	—	—	0.10	0.05	安徽
061206	红肖梨	0.60	4.0	0.46	0.30	0.08	0.08	11	7	78	3.4	5	0.4	0.04	0.20	0.06	0.06	北京
061207	锦丰梨	—	6.0	—	—	—	—	—	—	—	—	—	—	—	—	—	—	
061208	京白梨	0.20	3.0	0.08	—	—	—	7	6	105	0.7	9	0.3	0.47	0.63	0.06	0.02	
061209	库尔勒香梨	—	—	—	—	—	—	22	19	79	3.7	8	1.2	2.61	2.34	2.54	0.06	敦煌
061210	莱阳梨	0.30	3.0	0.61	0.04	0.48	0.09	10	8	82	1.8	8	0.4	0.02	0.04	0.08	0.04	
061211	马蹄黄梨	—	10.0	1.80	0.60	0.73	0.47	2	14	80	3.3	7	0.1	0.05	—	0.09	0.06	安徽
061212	明月梨	—	6.0	2.09	1.05	0.69	0.35	2	14	110	1.4	8	0.4	0.08	0.69	0.07	0.05	
061213	木梨	0.10	5.0	0.47	0.11	Tr	0.36	4	13	121	3.0	6	0.1	0.10	0.20	0.08	0.04	上海
061214	苹果梨	0.50	4.0	—	—	—	—	4	19	180	2.4	9	0.4	0.04	3.26	0.12	0.04	
061215	软梨	—	Tr	—	—	—	—	25	19	105	1.0	12	0.9	1.21	8.43	4.69	0.32	敦煌
061216	苏梅梨	0.10	1.0	0.66	0.34	0.03	0.29	9	19	39	0.9	10	0.9	0.16	0.04	0.19	0.06	青海
061217	苏木梨	0.40	5.0	—	—	—	—	—	—	—	—	—	—	—	—	—	—	兰州
061218	酥梨	—	11.0	1.82	0.57	0.61	0.64	2	16	76	2.3	8	—	—	—	0.10	0.06	安徽
061219	酸梨	0.80	14.0	1.28	—	—	—	12	13	102	8.5	11	0.6	2.70	1.62	4.46	0.15	甘肃
061220	香梨	0.10	Tr	—	—	—	—	6	31	90	0.8	7	0.4	0.19	0.22	0.09	0.06	甘肃
061221	雪花梨	0.30	4.0	0.19	0.19	Tr	Tr	5	6	85	0.6	10	0.3	0.06	0.18	0.08	0.03	
061222	雪梨	0.10	1.0	0.24	0.24	Tr	Tr	12	11	45	1.4	13	0.8	0.25	0.04	0.12	0.08	青海
061223	鸭广梨	0.30	4.0	0.48	0.48	Tr	Tr	18	12	110	1.0	8	0.2	0.02	0.30	0.19	0.06	北京
061224	鸭梨	0.20	4.0	0.31	0.15	0.16	Tr	4	14	77	1.5	5	0.9	0.10	0.28	0.19	0.06	
061225	早酥梨	—	12.0	—	—	—	—	12	12	137	0.2	6	0.2	0.07	0.37	0.04	0.03	甘肃
061226	紫酥梨	—	9.0	3.64	0.98	1.81	0.85	1	16	86	1.7	7	—	—	—	0.10	0.06	安徽

水果类及制品 Fruits and fruit products

（以每 100g 可食部计）

食物编码 Food code	食物名称 Food name	食部 Edible %	水分 Water g	能量 Energy kcal	能量 Energy kJ	蛋白质 Protein g	脂肪 Fat g	碳水化合物 CHO g	不溶性膳食纤维 Dietary fiber g	胆固醇 Cholesterol mg	灰分 Ash g	总维生素 A Vitamin A μgRAE	胡萝卜素 Carotene μg	视黄醇 Retinol μg	硫胺素 Thiamin mg	核黄素 Riboflavin mg
061227	鳄梨	100	74.3	171	716	2.0	15.3	7.4	2.1	0	1.0	31	366	0	0.11	0.12
061228	冬果梨（罐头）	100	83.6	56	233	0.3	—	15.9	4.5	0	0.2	—	—	0	0.01	—
061229	梨（糖水罐头）	100	90.4	36	151	0.5	0.2	8.8	1.4	0	0.1	—	—	0	0.02	0.04
061301	红果 [山里红、大山楂]	76	73.0	102	425	0.5	0.6	25.1	3.1	0	0.8	8	100	0	0.02	0.02
061302	红果（干）	100	11.1	251	1051	4.3	2.2	78.4	49.7	0	4.0	5	60	0	0.02	0.18
061901	海棠果 [楸子]	86	79.9	76	319	0.3	0.2	19.2	1.8	0	0.4	59	710	0	0.05	0.03
061902	海棠（罐头）	100	85.4	56	233	0.5	0.2	13.6	1.3	0	0.3	—	—	0	Tr	—
061903	沙果	95	81.3	70	292	0.4	0.1	17.8	2.0	0	0.4	Tr	Tr	0	0.03	—
061904	吊蛋	95	81.7	65	273	0.8	0.4	16.8	4.4	0	0.3	—	—	0	0.01	—
061905	面蛋	60	74.5	91	381	1.6	0.5	21.7	3.3	0	1.7	11	130	0	0.03	—
061906	酸刺	16	70.7	112	467	2.8	0.3	25.5	2.2	0	0.7	13	150	0	0.02	0.04
061907	蛇果	84	84.4	59	248	0.1	0.2	14.9	—	0	0.4	1	16	0	0.03	Tr
核果类																
062101x	桃（代表值）	89	88.9	42	212	0.6	0.1	10.1	1.0	0	0.4	2	20	0	0.01	0.02
062102	白粉桃	93	92.7	26	110	1.3	0.1	5.5	0.9	0	0.4	—	—	0	0.01	0.04
062103	高山白桃	69	88.5	42	177	0.7	0.2	10.1	1.3	0	0.5	2	20	0	0.04	0.01
062104	旱久保桃	89	87.3	48	201	0.9	0.1	11.3	0.8	0	0.4	1	10	0	0.03	0.02
062105	桃（黄桃）	93	85.2	56	236	0.5	0.1	14.0	1.2	0	0.2	8	90	0	Tr	0.01
062106	金红桃	88	92.2	28	118	0.7	0.1	6.6	1.0	0	0.4	—	—	0	—	0.03
062107	桃（久保桃）	94	89.0	42	176	0.6	0.1	10.0	0.6	0	0.3	—	—	0	0.04	0.04
062115	蜜桃	88	87.9	46	196	0.6	0.1	11.0	0.6	0	0.4	1	10	0	0.01	0.02
062109	蒲桃	69	88.7	39	163	0.5	0.2	10.2	2.8	0	0.4	—	—	0	Tr	0.02
062110	庆丰桃	93	88.8	42	175	0.6	0.1	10.1	0.9	0	0.4	—	—	0	0.01	0.02

水果类及制品 Fruits and fruit products

（以每 100g 可食部计）

食物编码 Food code	食物名称 Food name	烟酸 Niacin mg	维生素 C Vitamin C mg	维生素 E（Vitamin E） Total mg	α-E mg	(β+γ)-E mg	δ-E mg	钙 Ca mg	磷 P mg	钾 K mg	钠 Na mg	镁 Mg mg	铁 Fe mg	锌 Zn mg	硒 Se μg	铜 Cu mg	锰 Mn mg	备注 Remark
061227	鳄梨	1.90	8.0	—	—	—	—	11	41	599	10.0	39	1.0	0.42	—	0.26	0.23	USA
061228	冬果梨（罐头）	—	Tr	—	—	—	—	16	5	13	2.0	5	1.4	1.36	1.16	0.03	0.06	甘肃
061229	梨（糖水罐头）	0.20	Tr	0.02	—	—	—	2	3	15	2.1	3	0.3	0.19	Tr	0.40	0.06	北京
061301	红果［山里红、大山楂］	0.40	53.0	7.32	3.15	2.05	2.12	52	24	299	5.4	19	0.9	0.28	1.22	0.11	0.24	
061302	红果（干）	0.70	2.0	0.47	—	—	—	144	440	440	9.9	—	0.4	0.61	2.70	0.41	0.57	
061901	海棠果［楸子］	0.20	20.0	0.25	0.25	Tr	Tr	15	16	263	0.6	13	0.4	0.04	Tr	0.11	0.11	
061902	海棠（罐头）	—	Tr	—	—	—	—	43	11	56	8.8	21	2.3	0.75	6.06	0.06	0.38	甘肃
061903	沙果	Tr	3.0	0.09	0.09	Tr	Tr	5	14	123	2.1	9	1.0	0.20	0.48	0.08	0.08	青海
061904	吊蛋	—	Tr	2.19	—	—	—	11	9	136	0.6	8	0.2	0.39	1.66	0.09	0.12	甘肃
061905	面蛋	—	Tr	4.11	—	—	—	206	56	237	3.8	33	4.3	1.07	2.87	4.71	0.22	甘肃
061906	酸刺	0.20	74.0	1.52	—	—	—	105	39	259	8.3	24	11.7	1.10	4.49	8.51	0.47	甘肃
061907	蛇果	0.04	2.0	Tr	Tr	Tr	Tr	5	21	14	3.1	6	0.1	0.08	Tr	0.02	0.01	
核果类																		
062101x	桃（代表值）	0.30	10.0	0.71	0.25	0.47	0.18	6	11	127	1.7	8	0.3	0.14	0.47	0.06	0.07	
062102	白粉桃	0.20	9.0	—	—	1.32	0.22	7	—	—	—	—	—	—	—	—	—	兰州
062103	高山白桃	—	10.0	1.05	0.25	0.47	0.33	7	11	169	0.7	4	0.8	0.13	—	0.05	0.04	安徽
062104	旱久保桃	0.80	10.0	0.53	0.48	—	0.05	12	18	144	1.8	10	0.2	0.13	0.10	0.06	0.10	北京
062105	桃（黄桃）	0.30	9.0	0.92	0.92	Tr	Tr	—	7	—	—	—	—	—	0.83	—	—	杭州
062106	金红桃	0.20	9.0	—	—	—	—	—	—	—	—	—	—	—	—	—	—	兰州
062107	桃（久保桃）	1.20	8.0	1.15	1.15	—	—	10	16	100	2.0	8	0.4	0.14	0.10	0.04	0.12	
062115	蜜桃	0.60	4.0	1.00	1.00	Tr	Tr	4	8	77	1.7	4	0.2	0.15	0.23	0.06	0.08	河北
062109	蒲桃	0.10	25.0	0.70	0.15	0.55	Tr	4	14	109	1.0	13	0.3	0.17	4.32	0.08	0.07	广东
062110	庆丰桃	0.10	—	0.76	—	—	—	—	2	57	2.1	12	0.3	—	Tr	0.06	0.04	河北

水果类及制品 Fruits and fruit products

（以每 100g 可食部计）

食物编码 Food code	食物名称 Food name	食部 Edible %	水分 Water g	能量 Energy kcal	能量 Energy kJ	蛋白质 Protein g	脂肪 Fat g	碳水化合物 CHO g	不溶性膳食纤维 Dietary fiber g	胆固醇 Cholesterol mg	灰分 Ash g	总维生素 A Vitamin A μgRAE	胡萝卜素 Carotene μg	视黄醇 Retinol μg	硫胺素 Thiamin mg	核黄素 Riboflavin mg
062111	晚桃（黄）	75	89.0	41	172	0.7	0.2	9.6	1.0	0	0.5	2	20	0	0.05	0.01
062112	五月鲜桃	93	89.4	41	170	0.4	0.1	10.0	0.9	0	0.1	—	—	0	Tr	0.03
062113	早桃（黄）	73	89.0	41	170	0.4	0.1	10.1	1.1	0	0.4	5	60	0	0.05	0.02
062116	桃（糖水罐头）	100	84.9	60	255	0.3	0.2	14.5	—	0	0.1	—	—	0	Tr	0.04
062201	李子	91	90.0	38	157	0.7	0.2	8.7	0.9	0	0.4	13	150	0	0.03	0.02
062202	李子杏	92	89.9	37	155	1.0	0.1	8.6	1.1	0	0.4	7	80	0	0.03	0.01
062203	梅［青梅］	93	91.1	34	144	0.9	0.9	6.2	1.0	0	0.9	—	—	0	—	—
062204	杏	91	89.4	38	160	0.9	0.1	9.1	1.3	0	0.5	38	450	0	0.02	0.03
062205	杏（罐头）	100	89.2	40	168	0.6	0.2	9.7	1.4	0	0.3	36	430	0	Tr	—
062206	杏干	25	8.8	338	1416	2.7	0.4	83.2	4.4	0	4.9	51	610	0	—	0.01
062207	布朗	87	88.0	44	187	0.6	0.2	10.7	—	0	0.5	4	46	0	0.01	0.01
062208	西梅	76	88.5	42	177	0.7	0.1	10.3	0.7	0	0.4	1	8	0	0.01	0.01
062301	枣（鲜）	87	67.4	125	524	1.1	0.3	30.5	1.9	0	0.7	20	240	0	0.06	0.09
062302	枣（干）	80	26.9	276	1155	3.2	0.5	67.8	6.2	0	1.6	1	10	0	0.04	0.16
062303	枣（干，大）	88	14.5	317	1328	2.1	0.4	81.1	9.5	0	1.9	—	—	0	0.08	0.15
062304	枣（金丝小枣）	81	19.3	308	1287	1.2	1.1	76.7	7.0	0	1.7	—	—	0	0.04	0.50
062305	乐陵枣	76	36.5	233	973	3.3	0.6	57.9	8.8	0	1.7	—	—	0	0.06	0.13
062306	密云小枣	92	38.7	229	958	3.9	0.8	55.2	7.3	0	1.4	—	—	0	0.06	0.04
062307	黑枣（无核）［乌枣］	98	39.0	234	977	1.7	0.3	57.3	2.6	0	1.7	3	40	0	Tr	Tr
062308	黑枣（有核）	59	32.6	246	1031	3.7	0.5	61.4	9.2	0	1.8	—	—	0	0.07	0.09
062309	酒枣	91	61.7	148	620	1.6	0.2	35.7	1.4	0	0.8	—	—	0	0.05	0.04
062310	蜜枣［椰枣］	100	13.4	333	1393	1.3	0.2	84.4	5.8	0	0.7	3	30	0	0.01	0.10
062312	冬枣	93	69.5	113	476	1.8	0.2	27.8	2.2	0	0.7	Tr	Tr	0	0.08	0.09

水果类及制品 Fruits and fruit products

（以每 100g 可食部计）

食物编码 Food code	食物名称 Food name	烟酸 Niacin mg	维生素 C Vitamin C mg	维生素 E (Vitamin E) Total mg	α-E mg	(β+γ)-E mg	δ-E mg	钙 Ca mg	磷 P mg	钾 K mg	钠 Na mg	镁 Mg mg	铁 Fe mg	锌 Zn mg	硒 Se μg	铜 Cu mg	锰 Mn mg	备注 Remark
062111	晚桃（黄）	—	11.0	0.21	0.20	0.01	Tr	6	13	168	0.5	4	0.3	0.17	—	0.07	0.02	安徽
062112	五月鲜桃	Tr	Tr	0.67	—	—	—	7	2	—	1.7	10	0.3	0.14	Tr	0.05	0.37	河北
062113	早桃（黄）	—	12.0	0.71	0.16	0.41	0.14	4	10	155	1.3	3	0.4	0.10	—	0.08	0.03	安徽
062116	桃（糖水罐头）	0.20	Tr	0.75	0.75	Tr	Tr	3	9	63	2.7	5	0.1	0.25	—	0.05	0.03	河北
062201	李子	0.40	5.0	0.74	0.74	Tr	Tr	8	11	144	3.8	10	0.6	0.14	0.23	0.04	0.16	
062202	李子杏	0.50	16.0	—	—	—	—	3	11	103	1.5	—	0.2	0.23	0.09	—	—	郑州
062203	梅 [青梅]	—	—	—	—	—	—	11	36	—	—	—	—	—	—	—	—	江苏
062204	杏	0.60	4.0	0.95	0.95	Tr	Tr	14	15	226	2.3	11	0.6	0.20	0.20	0.11	0.06	
062205	杏（罐头）	—	Tr	1.32	—	—	—	6	8	26	22.3	4	2.1	0.35	4.13	0.04	0.03	
062206	杏干	1.20	Tr	—	—	—	—	147	89	783	40.4	55	0.3	3.80	3.33	7.67	0.24	敦煌
062207	布朗	0.43	2.0	Tr	Tr	Tr	Tr	5	11	14	2.2	7	0.2	0.10	0.10	0.02	0.03	
062208	西梅	0.18	1.4	0.18	0.18	Tr	Tr	11	16	155	3.2	10	0.1	0.04	0.11	0.02	0.04	
062301	枣（鲜）	0.90	243.0	0.78	0.42	0.26	0.10	22	23	375	1.2	25	1.2	1.52	0.80	0.06	0.32	
062302	枣（干）	0.90	14.0	3.04	0.88	2.05	0.11	64	51	524	6.2	36	2.3	0.65	1.02	0.27	0.39	
062303	枣（干，大）	1.60	7.0	—	—	—	—	54	34	185	8.3	39	2.1	0.45	1.54	0.31	0.34	
062304	枣（金丝小枣）	0.40	—	1.31	—	—	—	23	—	65	7.4	24	1.5	0.23	1.00	0.36	0.34	河北
062305	乐陵枣	1.10	54.0	4.77	1.38	3.22	0.17	34	52	420	—	41	2.9	1.01	1.46	0.39	0.28	山东
062306	密云小枣	0.90	Tr	—	—	—	—	80	66	612	9.3	41	2.7	0.65	1.10	0.20	0.39	北京
062307	黑枣（无核）[乌枣]	2.10	Tr	1.88	0.87	0.73	0.28	108	63	478	6.3	32	1.2	0.44	0.53	0.21	0.59	北京
062308	黑枣（有核）	1.10	6.0	1.24	0.02	1.22	Tr	42	66	498	1.2	46	3.7	1.71	0.23	0.97	0.37	山东
062309	酒枣	0.40	Tr	—	—	—	—	75	45	444	0.8	20	1.4	0.43	1.15	0.10	0.20	甘肃
062310	蜜枣 [椰枣]	0.40	55.0	0.30	0.23	0.07	—	59	22	284	25.1	19	3.5	0.25	1.00	0.07	0.20	杭州
062312	冬枣	0.51	243.0	0.19	0.19	Tr	Tr	16	29	195	33.0	17	0.2	0.19	0.14	0.08	0.13	山东

水果类及制品 Fruits and fruit products

（以每 100g 可食部计）

食物编码 Food code	食物名称 Food name	食部 Edible %	水分 Water g	能量 Energy kcal	能量 Energy kJ	蛋白质 Protein g	脂肪 Fat g	碳水化合物 CHO g	不溶性膳食纤维 Dietary fiber g	胆固醇 Cholesterol mg	灰分 Ash g	总维生素 A Vitamin A μgRAE	胡萝卜素 Carotene μg	视黄醇 Retinol μg	硫胺素 Thiamin mg	核黄素 Riboflavin mg
062313	小枣（干）	81	28.3	275	1167	2.7	0.7	66.8	—	0	1.5	Tr	Tr	0	0.17	0.14
062901	酸枣	52	18.3	300	1253	3.5	1.5	73.3	10.6	0	3.4	—	—	0	0.01	0.02
062902	樱桃	80	88.0	46	194	1.1	0.2	10.2	0.3	0	0.5	18	210	0	0.02	0.02
062903	樱桃（野，白刺）	23	18.8	304	1272	11.4	3.9	59.8	7.9	0	6.1	—	—	0	0.12	0.22
浆果类																
063101x	葡萄（代表值）	86	88.5	45	185	0.4	0.3	10.3	1.0	0	0.3	3	40	0	0.03	0.02
063102	红玫瑰葡萄	96	88.5	42	175	0.4	0.2	10.7	2.2	0	0.2	—	—	0	0.03	0.02
063103	葡萄（巨峰）	84	87.0	51	212	0.4	0.2	12.0	0.4	0	0.4	3	30	0	0.03	0.01
063104	葡萄（马奶子）	84	89.6	41	172	0.5	0.4	9.1	0.4	0	0.4	4	50	0	Tr	0.03
063105	葡萄（玫瑰香）	86	86.9	52	216	0.4	0.4	12.1	1.0	0	0.2	2	20	0	0.02	0.02
063106	紫葡萄	88	88.4	45	187	0.7	0.3	10.3	1.0	0	0.3	5	60	0	0.03	0.01
063107	葡萄干	100	11.6	344	1439	2.5	0.4	83.4	1.6	0	2.1	—	—	0	0.09	—
063911	红提子葡萄	86	85.6	54	229	0.4	0.2	13.1	Tr	0	0.7	1	9	0	0.02	0.01
063201x	石榴（代表值）	57	79.2	72	304	1.3	0.2	18.5	4.9	0	0.6	—	—	0	0.05	0.03
063202	石榴（红粉皮）	57	78.7	74	309	1.3	0.1	19.4	4.9	0	0.5	—	—	0	0.05	0.03
063203	石榴（玛瑙）	60	79.2	72	303	1.6	0.2	18.4	4.7	0	0.6	—	—	0	0.05	0.03
063204	石榴（青皮）	55	79.5	71	296	1.2	0.2	18.5	4.9	0	0.6	—	—	0	0.05	0.03
063301	柿	87	80.6	74	308	0.4	0.1	18.5	1.4	0	0.4	10	120	0	0.02	0.02
063302	荷柿	98	81.7	65	272	0.6	0.2	17.1	3.8	0	0.4	34	440	0	0.03	0.04
063303	磨盘柿	98	79.4	79	331	0.7	0.1	19.6	1.5	0	0.2	8	100	0	0.01	—
063304	柿饼	97	33.8	255	1067	1.8	0.2	62.8	2.6	0	1.4	24	290	0	0.01	Tr
063901x	桑葚（代表值）	100	82.8	57	240	1.7	0.4	13.8	4.1	0	1.3	3	30	0	0.02	0.06
063902	桑葚（白）	100	81.8	60	250	1.8	0.3	14.9	4.9	0	1.2	3	30	0	0.02	0.06

水果类及制品 Fruits and fruit products

（以每 100g 可食部计）

食物编码 Food code	食物名称 Food name	烟酸 Niacin mg	维生素 C Vitamin C mg	维生素 E（Vitamin E） Total mg	α-E mg	(β+γ)-E mg	δ-E mg	钙 Ca mg	磷 P mg	钾 K mg	钠 Na mg	镁 Mg mg	铁 Fe mg	锌 Zn mg	硒 Se μg	铜 Cu mg	锰 Mn mg	备注 Remark
062313	小枣（干）	—	Tr	Tr	Tr	Tr	Tr	62	61	486	12.2	24	1.2	0.5	0.60	0.48	0.22	河北
062901	酸枣	0.90	900.0	—	—	—	—	435	95	84	3.8	96	6.6	0.68	1.30	0.34	0.86	北京
062902	樱桃	0.60	10.0	2.22	0.26	1.92	0.04	11	27	232	8.0	12	0.4	0.23	0.21	0.10	0.07	
062903	樱桃（野，白刺）	3.50	—	—	—	—	—	59	28	100	98.5	60	11.4	0.31	0.05	0.06	0.77	甘肃
浆果类																		
063101x	葡萄（代表值）	0.25	4.0	0.86	0.34	0.56	0.19	9	13	127	1.9	7	0.4	0.16	0.11	0.18	0.04	
063102	红玫瑰葡萄	—	5.0	1.66	0.79	0.67	0.2	17	13	119	1.5	8	0.3	0.17	0.00	0.17	0.08	安徽
063103	葡萄（巨峰）	0.10	4.0	0.34	0.34	Tr	Tr	7	17	128	2.0	6	0.6	0.14	0.50	0.10	0.04	
063104	葡萄（马奶子）	0.80	—	—	—	—	—	—	—	—	—	—	—	—	—	—	—	甘肃
063105	葡萄（玫瑰香）	0.20	4.0	0.86	0.23	0.45	0.18	8	14	126	2.4	4	0.1	0.03	0.11	0.18	0.04	安徽
063106	紫葡萄	0.30	3.0	—	—	—	—	10	10	151	1.8	9	0.5	0.33	0.07	0.27	0.12	
063107	葡萄干	—	5.0	—	—	—	—	52	90	995	19.1	45	9.1	0.18	2.74	0.48	0.39	敦煌
063911	红提子葡萄	0.07	Tr	0.34	Tr	0.34	Tr	2	20	186	4.4	5	0.2	0.06	0.08	0.04	0.04	山东
063201x	石榴（代表值）	—	8.0	3.72	2.09	1.25	1.53	6	70	231	0.7	16	0.2	0.19	—	0.15	0.17	
063202	石榴（红粉皮）	—	13.0	3.72	Tr	1.49	2.23	16	76	218	0.8	16	0.2	0.19	—	0.17	0.18	安徽
063203	石榴（玛瑙）	—	5.0	2.28	Tr	1.25	1.03	6	70	231	0.7	17	0.4	0.20	—	0.15	0.17	安徽
063204	石榴（青皮）	—	8.0	4.53	2.09	0.91	1.53	6	68	243	1.3	15	0.2	0.18	—	0.10	0.15	安徽
063301	柿	0.30	30	1.12	1.03	0.09	Tr	9	23	151	0.8	19	0.2	0.08	0.24	0.06	0.50	
063302	荷柿	0.30	11.0	2.95	Tr	2.80	0.15	9	17	109	1.1	8	0.2	0.18	0.12	0.04	0.04	济南
063303	磨盘柿	0.20	10.0	1.33	0.83	0.42	0.08	5	14	135	4.7	3	0.2	0.20	0.31	Tr	0.17	北京
063304	柿饼	0.50	Tr	0.63	0.32	Tr	0.31	54	55	339	6.4	21	2.7	0.23	0.83	0.14	0.31	北京
063901x	桑葚（代表值）	—	—	9.87	—	—	—	37	33	32	2.0	—	0.4	0.26	5.65	0.07	0.28	
063902	桑葚（白）	—	—	6.95	—	—	—	43	—	33	2.0	—	0.4	0.27	4.80	0.08	0.26	河北

水果类及制品 Fruits and fruit products

（以每 100g 可食部计）

食物编码 Food code	食物名称 Food name	食部 Edible %	水分 Water g	能量 Energy kcal	能量 Energy kJ	蛋白质 Protein g	脂肪 Fat g	碳水化合物 CHO g	不溶性膳食纤维 Dietary fiber g	胆固醇 Cholesterol mg	灰分 Ash g	总维生素 A Vitamin A μgRAE	胡萝卜素 Carotene μg	视黄醇 Retinol μg	硫胺素 Thiamin mg	核黄素 Riboflavin mg
063903	桑葚（红）	100	83.7	55	230	1.6	0.4	12.9	3.3	0	1.4	2	20	0	Tr	0.05
063904	桑葚（干）	100	10.7	298	1245	21.1	6.1	54.2	29.3	0	7.9	—	—	0	0.35	0.61
063905	醋栗［灯笼果］	100	87.9	46	192	0.9	0.6	10.2	1.9	0	0.5	—	—	0	0.04	0.03
063906	黑醋栗［黑加仑］	100	82.0	66	276	1.4	0.4	15.4	2.4	0	0.9	—	—	0	0.05	0.05
063907	沙棘	87	71.0	120	503	0.9	1.8	25.5	0.8	0	0.8	320	3840	0	0.05	0.21
063908	无花果	100	81.3	65	272	1.5	0.1	16.0	3.0	0	1.1	3	30	0	0.03	0.02
063909	中华猕猴桃［毛叶猕猴桃］	83	83.4	61	257	0.8	0.6	14.5	2.6	0	0.7	11	130	0	0.05	0.02
063910	草莓［洋莓、凤阳草莓］	97	91.3	32	134	1.0	0.2	7.1	1.1	0	0.4	3	30	0	0.02	0.03
063912	无花果（干）	100	11.5	361	1510	3.6	4.3	77.8	—	0	2.9	1	6	0	0.13	0.07
柑橘类																
064101	橙	74	87.4	48	202	0.8	0.2	11.1	0.6	0	0.5	13	160	0	0.05	0.04
064202	福橘	67	88.1	46	193	1.0	0.2	10.3	0.4	0	0.4	50	600	0	0.05	0.02
064203	橘柑子［宽皮桂］	78	88.6	44	184	0.8	0.1	10.2	0.5	0	0.3	41	490	0	0.04	0.03
064204	橘（金橘）［金枣］	89	84.7	58	242	1.0	0.2	13.7	1.4	0	0.4	31	370	0	0.04	0.03
064205	芦橘	77	88.5	44	185	0.6	0.2	10.3	0.6	0	0.4	43	520	0	0.02	0.03
064206	蜜橘	76	88.2	45	189	0.8	0.4	10.3	1.4	0	0.3	138	1660	0	0.05	0.04
064207	三湖红橘	68	88.5	43	181	0.8	0.3	10.0	1.3	0	0.4	—	—	0	0.03	0.02
064208	橘（四川红橘）	78	89.1	42	174	0.7	0.1	9.8	0.7	0	0.3	15	180	0	0.24	0.04
064209	小叶橘	81	89.5	40	166	1.1	0.2	8.8	0.9	0	0.4	205	2460	0	0.25	0.03
064210	早橘	82	85.6	57	238	1.2	0.2	12.6	0.1	0	0.4	428	5140	0	0.09	0.03
064211	橘饼	100	5.4	371	1551	0.6	0.4	92.9	3.5	0	0.7	22	260	0	0.03	0.19
064301	柚［文旦］	69	89.0	42	177	0.8	0.2	9.5	0.4	0	0.5	1	10	0	—	0.03
064302	柠檬	66	91.0	37	156	1.1	1.2	6.2	1.3	0	0.5	Tr	Tr	0	0.05	0.02

（以每 100g 可食部计）

食物编码 Food code	食物名称 Food name	烟酸 Niacin mg	维生素 C Vitamin C mg	维生素 E（Vitamin E） Total mg	α-E mg	(β+γ)-E mg	δ-E mg	钙 Ca mg	磷 P mg	钾 K mg	钠 Na mg	镁 Mg mg	铁 Fe mg	锌 Zn mg	硒 Se μg	铜 Cu mg	锰 Mn mg	备注 Remark
063903	桑葚（红）	—	—	12.78	—	—	—	30	33	32	1.9	—	0.3	0.25	6.50	0.06	0.29	河北
063904	桑葚（干）	4.80	7.0	32.68	0.35	24.53	7.80	622	486	159	28.1	332	42.5	6.15	34.00	1.57	3.81	浙江
063905	醋栗［灯笼果］	0.30	28.0	—	—	—	—	25	27	198	1.0	10	0.3	0.12	0.00	0.07	0.14	USA
063906	黑醋栗［黑加仑］	0.30	181.0	—	—	—	—	55	59	322	2.0	24	1.5	0.27	—	0.09	0.26	USA
063907	沙棘	0.40	204.0	0.01	0.01	Tr	Tr	104	54	359	28.0	33	8.8	1.16	2.80	0.56	0.66	
063908	无花果	0.10	2.0	1.82	1.40	0.42	Tr	67	18	212	5.5	17	0.1	1.42	0.67	0.01	0.17	青岛
063909	中华猕猴桃［毛叶猕猴桃］	0.30	62.0	2.43	0.77	0.44	1.22	27	26	144	10.0	12	1.2	0.57	0.28	1.87	0.73	
063910	草莓［洋莓、凤阳草莓］	0.30	47.0	0.71	0.54	0.17	Tr	18	27	131	4.2	12	1.8	0.14	0.70	0.04	0.49	
063912	无花果（干）	0.79	5.2	—	—	—	—	363	67	898	10.0	96	4.5	0.80	—	—	—	中国台湾
柑橘类																		
064101	橙	0.30	33.0	0.56	0.51	0.05	Tr	20	22	159	1.2	14	0.4	0.14	0.31	0.03	0.05	
064202	福橘	0.30	11.0	—	—	—	—	27	5	127	0.5	14	0.8	0.22	0.12	0.13	0.06	福州
064203	橘柑子［宽皮桂］	0.20	35.0	1.22	0.74	0.32	0.16	24	18	128	0.8	14	0.2	0.13	0.70	0.11	0.03	
064204	橘（金橘）［金枣］	0.30	35.0	1.58	1.20	0.38	Tr	56	20	144	3.0	20	1.0	0.21	0.62	0.07	0.25	
064205	芦橘	0.20	19.0	—	—	—	—	45	25	54	—	45	1.3	0.10	0.07	0.10	0.03	福建
064206	蜜橘	0.20	19.0	0.45	—	—	—	19	18	177	1.3	16	0.2	0.10	0.45	0.07	0.05	
064207	三湖红橘	0.30	3.0	0.3	—	—	—	33	25	250	1.4	16	0.2	0.10	0.76	0.10	0.06	江西
064208	橘（四川红橘）	0.30	33.0	0.27	0.27	Tr	Tr	42	25	105	1.7	4	0.5	0.17	0.10	0.04	Tr	北京
064209	小叶橘	0.70	Tr	0.74	0.62	0.12	Tr	72	16	124	2.1	29	0.2	0.09	0.50	0.04	0.09	北京
064210	早橘	0.30	25.0	1.45	1.45	—	—	21	22	131	0.9	15	0.9	0.21	0.22	0.12	0.17	浙江
064211	橘饼	0.60	—	—	—	—	—	125	6	4	485.9	17	0.8	0.21	1.47	0.06	—	武汉
064301	柚［文旦］	0.30	23.0	—	—	—	—	4	24	119	3.0	4	0.3	0.40	0.70	0.18	0.08	福建
064302	柠檬	0.60	22.0	1.14	1.14	Tr	Tr	101	22	209	1.1	37	0.8	0.65	0.50	0.14	0.05	北京

水果类及制品 Fruits and fruit products

（以每 100g 可食部计）

食物编码 Food code	食物名称 Food name	食部 Edible %	水分 Water g	能量 Energy kcal	能量 Energy kJ	蛋白质 Protein g	脂肪 Fat g	碳水化合物 CHO g	不溶性膳食纤维 Dietary fiber g	胆固醇 Cholesterol mg	灰分 Ash g	总维生素A Vitamin A μgRAE	胡萝卜素 Carotene μg	视黄醇 Retinol μg	硫胺素 Thiamin mg	核黄素 Riboflavin mg
064303	葡萄柚［西柚］	73	90.9	33	138	0.7	0.3	7.8	—	0	0.3	24	282	0	0.05	0.01
064304	葡萄柚［西柚］	65	88.8	40	169	0.7	0.1	10.0	—	0	0.4	5	65	0	0.05	0.02
热带、亚热带水果																
065001	芭蕉［甘蕉、板蕉、牙蕉］	68	68.9	115	482	1.2	0.1	28.9	3.1	0	0.9	—	—	0	0.02	0.02
065002	菠萝［凤梨、地菠萝］	68	88.4	44	182	0.5	0.1	10.8	1.3	0	0.2	2	20	0	0.04	0.02
065003	菠萝蜜［木菠萝］	43	73.2	105	438	0.2	0.3	25.7	0.8	0	0.6	2	18	0	0.06	0.05
065004	刺梨［茨梨、木梨子］	100	81.0	63	264	0.7	0.1	16.9	4.1	0	1.3	242	2900	0	0.05	0.03
065005	番石榴［鸡矢果、番桃］	97	83.9	53	222	1.1	0.4	14.2	5.9	0	0.4	—	—	0	0.02	0.05
065006	桂圆	50	81.4	71	298	1.2	0.1	16.6	0.4	0	0.7	2	20	0	0.01	0.14
065007	桂圆（干）	37	26.9	277	1159	5.0	0.2	64.8	2.0	0	3.1	—	—	0	—	0.39
065008	桂圆肉	100	17.7	317	1328	4.6	1.0	73.5	2.0	0	3.2	—	—	0	0.04	1.03
065009	黄皮果	59	87.6	39	164	1.6	0.2	9.9	4.3	0	0.7	—	—	0	0.13	0.06
065010	荔枝	73	81.9	71	296	0.9	0.2	16.6	0.5	0	0.4	1	10	0	0.10	0.04
065011	芒果［抹猛果、望果］	60	90.6	35	146	0.6	0.2	8.3	1.3	0	0.3	75	897	0	0.01	0.04
065012	木瓜［番木瓜］	86	92.2	29	121	0.4	0.1	7.0	0.8	0	0.3	73	870	0	0.01	0.02
065013	人参果	88	77.1	86	362	0.6	0.7	21.2	3.5	0	0.4	4	50	0	Tr	0.25
065015	杨梅［树梅、山杨梅］	82	92.0	30	125	0.8	0.2	6.7	1.0	0	0.3	3	40	0	0.01	0.05
065016	杨桃	88	91.4	31	131	0.6	0.2	7.4	1.2	0	0.4	2	20	0	0.02	0.03
065017	椰子	33	51.8	241	1007	4.0	12.1	31.3	4.7	0	0.8	—	—	0	0.01	0.01
065018	枇杷	62	89.3	41	170	0.8	0.2	9.3	0.8	0	0.4	—	—	0	0.01	0.03
065019	橄榄（白榄）	80	83.1	57	240	0.8	0.2	15.1	4.0	0	0.8	11	130	0	0.01	0.01
065020	余柑子［油柑子］	80	86.6	45	188	0.3	0.1	12.4	3.4	0	0.6	4	50	0	—	0.01
065021	桂圆（干）	34	14.0	319	1352	5.6	0.2	76.2	—	0	4.0	—	—	0	0.01	0.58

（以每 100g 可食部计）

食物编码 Food code	食物名称 Food name	烟酸 Niacin mg	维生素 C Vitamin C mg	维生素 E（Vitamin E） Total mg	α-E mg	(β+γ)-E mg	δ-E mg	钙 Ca mg	磷 P mg	钾 K mg	钠 Na mg	镁 Mg mg	铁 Fe mg	锌 Zn mg	硒 Se μg	铜 Cu mg	锰 Mn mg	备注 Remark
064303	葡萄柚［西柚］	0.20	38.0	—	—	—	—	21	17	60	7.0	9	0.1	0.10	—	—	—	中国台湾
064304	葡萄柚［西柚］	0.18	36.0	0.17	0.17	Tr	Tr	5	16	180	4.1	10	0.3	0.01	0.03	0.02	0.02	以色列
热带、亚热带水果																		
065001	芭蕉［甘蕉、板蕉、牙蕉］	0.60	—	—	—	—	—	6	18	330	1.3	29	0.3	0.16	0.81	0.10	0.78	广东
065002	菠萝［凤梨、地菠萝］	0.20	18.0	—	—	—	—	12	9	113	0.8	8	0.6	0.14	0.24	0.07	1.04	
065003	菠萝蜜［木菠萝］	0.70	9.0	0.52	—	—	—	9	18	330	11.4	24	0.5	0.12	4.17	0.12	0.18	广东
065004	刺梨［茨梨、木梨子］	0	2585.0	—	—	—	—	68	13	—	—	—	2.9	—	—	—	—	
065005	番石榴［鸡矢果、番桃］	0.30	68.0	—	—	—	—	13	16	235	3.3	10	0.2	0.21	1.62	0.08	0.11	
065006	桂圆	1.30	43.0	—	—	—	—	6	30	248	3.9	10	0.2	0.40	0.83	0.10	0.07	
065007	桂圆（干）	1.30	12.0	—	—	—	—	38	206	1348	3.3	81	0.7	0.55	12.4	1.28	0.30	福建
065008	桂圆肉	8.90	27.0	—	—	—	—	39	120	129	7.3	55	3.9	0.65	3.28	0.65	0.43	广东
065009	黄皮果	—	35.0	—	—	—	—	Tr	Tr	226	6.5	16	0.4	0.32	0.64	0.04	0.60	广东
065010	荔枝	1.10	41.0	—	—	—	—	2	24	151	1.7	12	0.4	0.17	0.14	0.16	0.09	
065011	芒果［抹猛果、望果］	0.30	23.0	1.21	1.12	0.09	Tr	—	11	138	2.8	14	0.2	0.09	1.44	0.06	0.20	广东
065012	木瓜［番木瓜］	0.30	43.0	0.30	Tr	0.30	Tr	17	12	18	28.0	9	0.2	0.25	1.80	0.03	0.05	广东
065013	人参果	0.30	12.0	—	—	—	—	13	7	100	7.1	11	0.2	0.09	1.86	0.04	0.13	广东
065015	杨梅［树梅、山杨梅］	0.30	9.0	0.81	0.81	Tr	Tr	14	8	149	0.7	10	1.0	0.14	0.31	0.02	0.72	
065016	杨桃	0.70	7.0	—	—	—	—	4	18	128	1.4	10	0.4	0.39	0.83	0.04	0.36	
065017	椰子	0.50	6.0	—	—	—	—	2	90	475	55.6	65	1.8	0.92	—	0.19	0.06	广东
065018	枇杷	0.30	8.0	0.24	0.24	Tr	Tr	17	8	122	4.0	10	1.1	0.21	0.72	0.06	0.34	
065019	橄榄（白榄）	0.70	3.0	—	—	—	—	49	18	23	Tr	10	0.2	0.25	0.35	Tr	0.48	福建
065020	余柑子［油柑子］	0.50	62.0	—	—	—	—	6	9	15	Tr	8	0.2	0.10	1.13	Tr	0.95	福建
065021	桂圆（干）	2.67	—	—	—	—	—	8	135	891	3.2	39	1.1	0.61	0.19	0.89	0.42	广东

水果类及制品 Fruits and fruit products

（以每 100g 可食部计）

食物编码 Food code	食物名称 Food name	食部 Edible %	水分 Water g	能量 Energy kcal	能量 Energy kJ	蛋白质 Protein g	脂肪 Fat g	碳水化合物 CHO g	不溶性膳食纤维 Dietary fiber g	胆固醇 Cholesterol mg	灰分 Ash g	总维生素 A Vitamin A μgRAE	胡萝卜素 Carotene μg	视黄醇 Retinol μg	硫胺素 Thiamin mg	核黄素 Riboflavin mg
065022	红毛丹	79	80.0	82	345	1.0	1.2	17.5	0.5	0	0.3	Tr	Tr	0	0.01	0.04
065023	火龙果[仙蜜果、红龙果]	69	84.8	55	234	1.1	0.2	13.3	1.6	0	0.6	Tr	Tr	0	0.03	0.02
065024	荔枝（干）	56	15.0	328	1389	4.5	1.2	77.4	—	0	1.9	—	—	0	0.00	0.32
065025	榴莲	37	64.5	150	632	2.6	3.3	28.3	1.7	0	1.3	2	20	0	0.20	0.13
065026	芒果（大头）	68	86.1	52	222	0.5	0.1	12.9	1.1	0	0.4	173	2080	0	0.03	0.01
065027	木瓜[番木瓜]	89	91.7	30	128	0.6	Tr	7.2	0.5	0	0.5	—	—	0	0.01	0.02
065028	酸木瓜	79	87.8	41	174	0.3	0.2	11.1	3.0	0	0.6	Tr	Tr	0	0.02	0.01
065029	蒲桃[香果、水石榴]	69	88.9	41	172	0.6	Tr	10.1	1.1	0	0.4	1	10	0	0.24	0.10
065030	山竹	25	81.2	72	307	0.4	0.2	18.0	0.4	0	0.2	Tr	Tr	0	0.08	0.02
065031	香蕉（红皮）	70	77.1	86	364	1.1	0.2	20.8	—	0	0.8	3	36	0	0.02	0.02
065032	香蕉（红皮）	67	78.1	81	345	1.1	0.2	19.7	—	0	0.9	3	38	0	0.01	0.02
065033	香蕉[甘蕉]	59	75.8	93	389	1.4	0.2	22.0	1.2	0	0.6	5	60	0	0.02	0.04
瓜果类																
066101	白金瓜	70	93.0	25	106	0.4	—	6.2	0.5	0	0.4	8	100	0	0.05	0.08
066102	白兰瓜	55	93.2	23	96	0.6	0.1	5.3	0.8	0	0.8	3	40	0	0.02	0.03
066103	哈密瓜	71	91.0	34	143	0.5	0.1	7.9	0.2	0	0.5	77	920	0	—	0.01
066104	黄河蜜瓜	56	95.0	11	47	0.4	Tr	4.0	3.2	0	0.6	15	180	0	0.02	0.01
066105	金塔寺瓜	81	96.9	10	41	0.6	0.1	2.0	0.7	0	0.4	—	—	0	Tr	0.03
066106	灵蜜瓜	71	98.1	4	15	0.5	0.1	0.4	0.4	0	1.3	—	—	0	Tr	0.04
066107	麻醉瓜	66	95.2	17	72	0.7	0.1	3.6	0.4	0	0.4	—	—	0	Tr	0.03
066108	甜瓜[香瓜]	78	92.9	26	111	0.4	0.1	6.2	0.4	0	0.4	3	30	0	0.02	0.03
066201x	西瓜（代表值）	59	92.3	31	108	0.5	0.3	6.8	0.2	0	0.2	14	173	0	0.02	0.04
066202	西瓜（京欣一号）	59	91.2	34	142	0.5	Tr	8.1	0.2	0	0.2	7	80	0	0.02	0.04

水果类及制品 Fruits and fruit products

（以每 100g 可食部计）

食物编码 Food code	食物名称 Food name	烟酸 Niacin mg	维生素 C Vitamin C mg	维生素 E（Vitamin E） Total mg	α-E mg	(β+γ)-E mg	δ-E mg	钙 Ca mg	磷 P mg	钾 K mg	钠 Na mg	镁 Mg mg	铁 Fe mg	锌 Zn mg	硒 Se μg	铜 Cu mg	锰 Mn mg	备注 Remark
065022	红毛丹	0.31	35.0	Tr	Tr	Tr	Tr	11	20	13	2.3	12	0.3	0.24	0.11	0.21	0.35	
065023	火龙果［仙蜜果、红龙果］	0.22	3.0	0.14	0.14	Tr	Tr	7	35	20	2.7	30	0.3	0.29	0.03	0.04	0.19	
065024	荔枝（干）	2.25	—	—	—	—	—	12	114	—	—	—	—	0.01	—	0.05	0.06	福建
065025	榴莲	1.19	2.8	2.28	2.28	Tr	Tr	4	38	261	2.9	27	0.3	0.16	3.26	0.12	0.22	泰国
065026	芒果（大头）	0.40	14.0	—	—	—	—	7	12	153	3.6	10	0.5	0.14	0.25	0.10	0.24	云南
065027	木瓜［番木瓜］	1.30	31.0	Tr	Tr	Tr	Tr	22	11	182	10.4	17	0.6	0.12	0.37	0.03	0.05	云南
065028	酸木瓜	0.20	106.0	—	—	—	—	20	11	260	1.9	11	0.8	0.55	0.20	0.06	0.08	云南
065029	蒲桃［香果、水石榴］	—	3.1	0.19	—	—	—	121	111	10	—	24	2.2	1.52	—	0.73	0.07	贵州
065030	山竹	0.30	1.2	0.36	Tr	0.36	Tr	11	9	48	3.8	19	0.3	0.06	0.54	0.03	0.10	
065031	香蕉（红皮）	0.51	4.9	0.20	0.20	Tr	Tr	9	17	208	3.2	33	0.2	0.04	0.07	0.10	0.07	海南
065032	香蕉（红皮）	0.47	5.7	0.19	0.19	Tr	Tr	9	15	189	3.1	34	0.2	0.07	0.06	0.09	0.12	泰国
065033	香蕉［甘蕉］	0.70	8.0	0.24	0.24	Tr	Tr	7	28	256	0.8	43	0.4	0.18	0.87	0.14	0.65	
瓜果类																		
066101	白金瓜	0.70	17.0	—	—	—	—	12	13	182	1.6	10	0.4	0.26	0.37	0.08	—	武汉
066102	白兰瓜	0.60	14.0	—	—	—	—	24	13	—	—	—	0.9	—	—	—	—	
066103	哈密瓜	—	12.0	—	—	—	—	4	19	190	26.7	19	Tr	0.13	1.10	0.01	0.01	北京
066104	黄河蜜瓜	0.50	15.0	—	—	—	—	—	—	—	—	—	—	—	—	—	—	甘肃
066105	金塔寺瓜	0.50	18.0	—	—	—	—	—	—	—	—	—	—	—	—	—	—	兰州
066106	灵蜜瓜	—	Tr	—	—	—	—	12	1	62	5.2	—	0.5	Tr	0.20	Tr	0.01	河北
066107	麻醉瓜	0.40	17.0	—	—	—	—	—	—	—	—	—	—	—	—	—	—	兰州
066108	甜瓜［香瓜］	0.30	15.0	0.47	0.11	0.29	0.07	14	17	139	8.8	11	0.7	0.09	0.40	0.04	0.04	
066201x	西瓜（代表值）	0.30	5.7	0.11	0.11	0.01	0.03	7	12	97	3.3	14	0.4	0.09	0.09	0.03	0.03	甘肃
066202	西瓜（京欣一号）	0.40	7.0	0.03	0.03	Tr	Tr	10	13	79	4.2	11	0.5	0.10	0.08	0.02	0.05	

水果类及制品 Fruits and fruit products

（以每 100g 可食部计）

食物编码 Food code	食物名称 Food name	食部 Edible %	水分 Water g	能量 Energy kcal	能量 Energy kJ	蛋白质 Protein g	脂肪 Fat g	碳水化合物 CHO g	不溶性膳食纤维 Dietary fiber g	胆固醇 Cholesterol mg	灰分 Ash g	总维生素 A Vitamin A μgRAE	胡萝卜素 Carotene μg	视黄醇 Retinol μg	硫胺素 Thiamin mg	核黄素 Riboflavin mg
066203	西瓜（郑州三号）	59	93.4	26	108	0.6	0.1	5.7	0.2	0	0.2	18	210	0	0.02	0.04
066204	西瓜（忠于 6 号，黑皮）	64	92.3	32	135	0.5	0.5	6.5	0.1	0	0.2	19	230	0	0.01	0.03
066205	子瓜	46	98.7	5	21	0.2	0.3	0.6	0.5	0	0.2	—	—	0	—	0.03
066206	小西瓜［地雷瓜］	62	92.1	30	128	0.8	0.1	6.7	—	0	0.3	5	58	0	0.02	0.02

（以每 100g 可食部计）

食物编码 Food code	食物名称 Food name	烟酸 Niacin mg	维生素 C Vitamin C mg	维生素 E（Vitamin E） Total mg	α-E mg	(β+γ)-E mg	δ-E mg	钙 Ca mg	磷 P mg	钾 K mg	钠 Na mg	镁 Mg mg	铁 Fe mg	锌 Zn mg	硒 Se μg	铜 Cu mg	锰 Mn mg	备注 Remark
066203	西瓜（郑州三号）	0.30	4.0	0.13	0.13	Tr	Tr	4	11	115	2.4	10	0.2	0.07	0.10	0.04	0.01	
066204	西瓜（忠于 6 号，黑皮）	0.20	6.0	0.16	0.16	Tr	Tr	—	—	—	—	22	—	—	—	—	—	
066205	子瓜	0.10	10.0	—	—	—	—	—	—	—	—	—	—	—	—	—	—	河北
066206	小西瓜 [地雷瓜]	0.13	2.0	Tr	Tr	Tr	Tr	6	9	177	4.8	9	0.2	0.08	0.11	0.02	0.02	

Notes

坚果、种子类

Nuts and Seeds

坚果又称壳果，这类食物食用部分多为坚硬果核内的种仁子叶或胚乳，富含淀粉和油脂。植物的干种子在商业上常与坚果放在一起，本节也采用这种方法，并将此类食物分成两个亚类。

1.树坚果：包括杏仁、腰果、榛子、山核桃、松子、核桃、板栗、白果（银杏）等。

2.种子：包括花生、葵花子、南瓜子、西瓜子等。

坚果、种子类 Nuts and seeds

（以每 100g 可食部计）

食物编码 Food code	食物名称 Food name	食部 Edible %	水分 Water g	能量 Energy kcal	能量 Energy kJ	蛋白质 Protein g	脂肪 Fat g	碳水化合物 CHO g	不溶性膳食纤维 Dietary fiber g	胆固醇 Cholesterol mg	灰分 Ash g	总维生素 A Vitamin A μgRAE	胡萝卜素 Carotene μg	视黄醇 Retinol μg	硫胺素 Thiamin mg	核黄素 Riboflavin mg
树坚果																
071001	白果（干）[银杏]	67	9.9	355	1485	13.2	1.3	72.6	—	0	3.0	—	—	0	—	0.10
071002	菠萝蜜	97	57.0	164	688	4.9	0.3	36.7	2.3	0	1.1	—	—	0	0.31	0.16
071003	核桃（鲜）	43	49.8	336	1406	12.8	29.9	6.1	4.3	0	1.4	—	—	0	0.07	0.14
071004	核桃（干）[胡桃]	43	5.2	646	2704	14.9	58.8	19.1	9.5	0	2.0	3	30	0	0.15	0.14
071005	毛核桃	38	57.6	184	771	12.0	6.7	21.7	5.4	0	2.0	—	—	0	0.09	0.10
071006	山核桃（干）	24	2.2	616	2576	18.0	50.4	26.2	7.4	0	3.2	3	30	0	0.16	0.09
071008	栗子（鲜）[板栗]	80	52.0	188	789	4.2	0.7	42.2	1.7	0	0.9	16	190	0	0.14	0.17
071009	栗子（干）[板栗]	73	13.4	348	1455	5.3	1.7	78.4	1.2	0	1.2	3	30	0	0.08	0.15
071010	栗子（熟）[板栗]	78	46.6	214	897	4.8	1.5	46.0	1.2	0	1.1	20	240	0	0.19	0.13
071011	松子（生）	32	3.0	665	2782	12.6	62.6	19.0	12.4	0	2.8	3	40	0	0.41	0.09
071012	松子（炒）	31	3.6	644	2693	14.1	58.5	21.4	12.4	0	2.4	3	30	0	—	0.11
071013	松子仁	100	0.8	718	3003	13.4	70.6	12.2	10.0	0	3.0	1	10	0	0.19	0.25
071014	杏仁	100	5.6	578	2419	22.5	45.4	23.9	8.0	0	2.6	—	—	0	0.08	0.56
071015	杏仁（大杏仁）	100	6.2	540	2259	19.9	42.9	27.8	18.5	0	3.2	—	—	0	0.02	1.82
071016	杏仁（炒）	91	2.1	618	2587	25.7	51.0	18.7	9.1	0	2.5	8	100	0	0.15	0.71
071017	杏仁（原味）	100	5.3	596	2493	21.3	50.6	19.7	11.8	0	3.1	—	—	0	0.24	0.81
071018	杏仁（漂白后）	100	4.5	602	2518	21.9	50.6	19.9	10.4	0	3.0	—	—	0	0.20	0.56
071019	杏仁（过油炸干）	100	2.8	631	2642	21.2	55.2	17.7	10.5	0	3.1	—	—	0	0.09	0.78
071020	杏仁（烤干，不加盐）	100	2.6	617	2582	22.1	52.8	19.3	11.8	0	3.2	—	—	0	0.07	0.86
071021	杏仁（烤干，加盐）	100	2.6	617	2582	22.1	52.8	19.3	11.8	0	3.2	—	—	0	0.07	0.86
071022	橡实[橡子、青冈子]	70	42.3	233	977	4.0	2.0	50.5	1.3	0	1.2	—	—	0	0.03	
071024	榛子（干）	27	7.4	561	2348	20.0	44.8	24.3	9.6	0	3.5	4	50	0	0.62	0.14

坚果、种子类 Nuts and seeds

（以每 100g 可食部计）

食物编码 Food code	食物名称 Food name	烟酸 Niacin mg	维生素 C Vitamin C mg	维生素 E（Vitamin E） Total mg	α-E mg	(β+γ)-E mg	δ-E mg	钙 Ca mg	磷 P mg	钾 K mg	钠 Na mg	镁 Mg mg	铁 Fe mg	锌 Zn mg	硒 Se μg	铜 Cu mg	锰 Mn mg	备注 Remark
树坚果																		
071001	白果（干）[银杏]	Tr	Tr	24.70	—	—	—	54	23	17	17.5	Tr	0.2	0.69	14.50	0.45	2.03	河北
071002	菠萝蜜	0.90	16.0	0.12	—	—	—	18	68	400	11.5	27	1.6	0.54	10.47	0.27	0.30	广东
071003	核桃（鲜）	1.40	10.0	41.17	—	—	—	—	—	—	—	—	—	—	—	—	—	甘肃
071004	核桃（干）[胡桃]	0.90	1.0	43.21	0.82	39.44	2.95	56	294	385	6.4	131	2.7	2.17	4.62	1.17	3.44	
071005	毛核桃	1.50	40.0	—	—	—	—	—	—	—	—	—	—	—	—	—	—	甘肃
071006	山核桃（干）	0.50	—	65.55	2.14	61.24	2.17	57	521	237	250.7	306	6.8	6.42	0.87	2.14	8.16	
071008	栗子（鲜）[板栗]	0.80	24.0	4.56	Tr	4.44	0.12	17	89	442	13.9	50	1.1	0.57	1.13	0.40	1.53	
071009	栗子（干）[板栗]	0.80	25.0	11.45	—	—	—	—	—	—	8.5	56	1.2	1.32	—	1.34	1.14	河北
071010	栗子（熟）[板栗]	1.20	36.0	—	—	—	—	15	91	—	—	—	1.7	—	—	—	—	北京
071011	松子（生）	3.80	—	34.48	19.60	14.34	0.54	3	620	184	—	567	5.9	9.02	0.63	2.68	10.35	哈尔滨
071012	松子（炒）	3.80	Tr	25.20	14.30	10.34	0.56	161	227	612	3.0	186	5.2	5.49	0.62	1.21	7.40	北京
071013	松子仁	4.00	—	32.79	17.68	14.76	0.35	78	569	502	10.1	116	4.3	4.61	0.74	0.95	6.01	北京
071014	杏仁	—	26.0	18.53	—	—	—	97	27	106	8.3	178	2.2	4.30	15.65	0.80	0.77	
071015	杏仁（大杏仁）	—	26.0	—	—	—	—	49	4	169	—	—	1.2	4.06	27.06	0.67	0.72	河北
071016	杏仁（炒）	2.50	—	—	—	—	—	141	202	—	—	—	3.9	—	—	—	—	北京
071017	杏仁（原味）	3.90	—	—	—	—	—	248	474	728	1.0	275	4.3	3.36	4.40	1.11	2.54	USA
071018	杏仁（漂白后）	3.70	—	—	—	—	—	216	480	687	28.0	275	3.7	3.12	4.40	1.17	2.24	USA
071019	杏仁（过油炸干）	3.70	—	—	—	—	—	291	466	699	1.0	274	3.7	3.07	4.40	0.96	2.46	USA
071020	杏仁（烤干，不加盐）	3.90	—	—	—	—	—	266	489	746	1.0	286	4.5	3.54	4.40	1.17	2.62	USA
071021	杏仁（烤干，加盐）	3.90	—	—	—	—	—	266	489	746	339.0	286	4.5	3.54	4.40	1.17	2.62	USA
071022	橡实[橡子、青冈子]	—	7.0	—	—	—	—	112	64	—	—	—	5.8	—	—	—	—	贵州
071024	榛子（干）	2.50	Tr	36.43	29.22	6.83	0.38	104	422	1244	4.7	420	6.4	5.83	0.78	3.03	14.94	哈尔滨

坚果、种子类 Nuts and seeds

（以每 100g 可食部计）

食物编码 Food code	食物名称 Food name	食部 Edible %	水分 Water g	能量 Energy kcal	能量 Energy kJ	蛋白质 Protein g	脂肪 Fat g	碳水化合物 CHO g	不溶性膳食纤维 Dietary fiber g	胆固醇 Cholesterol mg	灰分 Ash g	总维生素 A Vitamin A μgRAE	胡萝卜素 Carotene μg	视黄醇 Retinol μg	硫胺素 Thiamin mg	核黄素 Riboflavin mg
071025	榛子（炒）	21	2.3	611	2555	30.5	50.3	13.1	8.2	0	3.8	9	70	0	0.21	0.22
071026	山核桃（熟）[小核桃]	45	2.8	658	2708	8.3	64.5	21.3	—	0	3.1	11	137	0	0.11	0.07
071027	栗子[板栗]	80	53.3	186	789	4.4	1.6	39.6	2.0	0	1.1	3	40	0	—	—
071028	栗子[板栗]	80	51.2	192	811	4.4	1.4	41.9	3.1	0	1.1	4	48	0	—	—
071029	栗子[板栗]	80	57.3	168	712	4.4	1.0	36.3	1.9	0	1.0	5	56	0	—	—
071030	栗子[板栗]	80	53.6	182	771	3.8	0.9	40.7	2.1	0	1.0	4	44	0	—	—
071031	栗子[板栗]	80	53.6	183	776	4.3	1.1	39.9	1.8	0	1.1	4	44	0	—	—
071032	栗子仁（熟）	100	47.3	194	817	4.5	1.5	45.7	—	0	1.0	—	—	0	0.08	0.12
071033	松子（熟）	69	3.4	553	2295	12.9	40.4	40.3	—	0	3.0	—	—	0	0.14	0.17
071034	杏仁（熟，带壳）	63	1.7	648	2676	25.1	58.4	11.0	—	0	3.8	—	—	0	0.06	0.66
071035	杏仁（熟，去壳）	100	3.1	625	2585	28.0	54.4	11.1	—	0	3.4	—	—	0	0.09	0.52
071036	腰果（熟）	100	2.1	615	2544	24.0	50.9	20.4	10.4	0	2.6	4	49	0	0.24	0.13
071037	榛子（熟）	66	2.2	642	2652	12.5	57.3	25.6	12.9	0	2.4	—	—	0	0.17	0.11
071038	榛子仁（熟）	100	2.2	628	2597	15.6	52.9	26.7	—	0	2.6	—	—	0	0.19	0.12
071039	开心果（熟）	82	0.8	631	2610	20.6	53.0	21.9	8.2	0	3.7	—	—	0	0.45	0.10
071040	香榧（熟）	61	1.1	644	2660	12.4	57.0	26.9	—	0	2.6	—	—	0	0.04	0.10
种子																
072001	胡麻子	98	6.9	450	1884	19.1	30.7	39.5	30.2	0	3.8	—	—	0	0.29	0.28
072002	花生（鲜）[落花生、长生果]	53	48.3	313	1310	12.0	25.4	13.0	7.7	0	1.3	1	10	0	—	0.04
072003	花生（炒）	71	4.1	601	2516	21.7	48.0	23.8	6.3	0	2.4	5	60	0	0.13	0.12
072004	花生仁（生）	100	6.9	574	2400	24.8	44.3	21.7	5.5	0	2.3	3	30	0	0.72	0.13
072005	花生仁（炒）	100	1.8	589	2466	23.9	44.4	25.7	4.3	0	4.2	—	—	0	0.12	0.10
072006	葵花子（生）	50	2.4	609	2548	23.9	49.9	19.1	6.1	0	4.7	3	30	0	0.36	0.20

坚果、种子类 Nuts and seeds

（以每 100g 可食部计）

食物编码 Food code	食物名称 Food name	烟酸 Niacin mg	维生素C Vitamin C mg	维生素E (Vitamin E) Total mg	α-E mg	(β+γ)-E mg	δ-E mg	钙 Ca mg	磷 P mg	钾 K mg	钠 Na mg	镁 Mg mg	铁 Fe mg	锌 Zn mg	硒 Se μg	铜 Cu mg	锰 Mn mg	备注 Remark
071025	榛子（炒）	9.80	—	25.20	14.30	10.34	0.56	815	423	686	153.0	502	5.1	3.75	2.40	2.00	18.47	北京
071026	山核桃（熟）[小核桃]	0.80	—	14.75	0.92	11.87	1.56	132	279	4	855.5	130	6.0	7.07	1.15	1.33	11.39	浙江
071027	栗子[板栗]	—	23.2	3.94	—	—	—	16	72	—	—	—	0.4	5.60	1.20	—	—	北京密云
071028	栗子[板栗]	—	24.2	3.06	—	—	—	19	95	—	—	—	0.2	8.00	1.40	—	—	河南
071029	栗子[板栗]	—	18.9	3.49	—	—	—	19	90	—	—	—	0.4	—	1.80	—	—	山东
071030	栗子[板栗]	—	26.1	4.82	—	—	—	17	84	—	—	—	0.6	7.13	—	—	—	河北迁西
071031	栗子[板栗]	—	15.4	3.14	—	—	—	19	73	—	—	—	0.6	5.60	0.95	—	—	河北邢台
071032	栗子仁（熟）	1.10	—	9.28	Tr	9.28	Tr	9	105	468	8.7	52	1.1	0.76	Tr	0.45	2.01	河北
071033	松子（熟）	1.40	—	28.25	14.75	12.86	0.64	14	453	1007	666.0	272	3.9	4.32	0.59	1.01	1.36	广东
071034	杏仁（熟，带壳）	2.60	—	35.54	32.42	2.45	0.67	240	565	668	195.8	218	2.7	2.21	3.33	1.00	1.93	广东
071035	杏仁（熟，去壳）	2.80	—	27.17	24.75	2.42	Tr	174	341	693	342.2	277	5.3	3.72	1.72	1.43	2.45	广东
071036	腰果（熟）	1.30	—	6.70	Tr	6.00	0.70	19	639	680	35.7	595	7.4	5.30	10.93	2.57	1.19	
071037	榛子（熟）	1.00	—	22.81	19.76	3.05	Tr	95	369	1001	9.4	172	3.8	2.25	2.02	1.13	1.96	广东
071038	榛子仁（熟）	1.20	—	22.18	19.31	2.38	0.49	86	336	807	153.0	168	4.2	2.22	1.12	1.39	2.90	广东
071039	开心果（熟）	1.10	—	19.36	1.05	17.55	0.76	108	468	735	756.4	118	4.4	3.11	6.50	0.83	1.69	甘肃
071040	香榧（熟）	—	—	114.16	10.34	96.02	7.80	83	248	664	215.6	291	1.8	1.94	1.50	0.38	0.74	浙江
种子																		
072001	胡麻子	1.00	—	12.93	—	—	—	228	577	408	48.8	389	19.7	4.84	—	1.60	2.63	甘肃
072002	花生（鲜）[落花生、长生果]	14.10	14.0	2.93	1.69	1.24	Tr	8	250	390	3.7	110	3.4	1.79	4.50	0.68	0.65	北京
072003	花生（炒）	18.90	Tr	12.94	9.92	2.38	0.64	47	326	563	34.8	171	1.5	2.03	3.90	0.68	1.44	
072004	花生仁（生）	17.90	2.0	18.09	9.73	7.87	0.49	39	324	587	3.6	178	2.1	2.50	3.94	0.95	1.25	
072005	花生仁（炒）	18.90	Tr	14.97	8.32	6.28	0.37	284	315	674	445.1	176	6.9	2.82	7.10	0.89	1.90	北京
072006	葵花子（生）	4.80	Tr	34.53	31.47	2.93	0.13	72	238	562	5.5	264	5.7	6.03	1.21	2.51	1.95	甘肃

坚果、种子类 Nuts and seeds

（以每 100g 可食部计）

食物编码 Food code	食物名称 Food name	食部 Edible %	水分 Water g	能量 Energy kcal	能量 Energy kJ	蛋白质 Protein g	脂肪 Fat g	碳水化合物 CHO g	不溶性膳食纤维 Dietary fiber g	胆固醇 Cholesterol mg	灰分 Ash g	总维生素 A Vitamin A μgRAE	胡萝卜素 Carotene μg	视黄醇 Retinol μg	硫胺素 Thiamin mg	核黄素 Riboflavin mg
072007	葵花子（炒，咸）	52	2.0	625	2616	22.6	52.8	17.3	4.8	0	5.3	3	30	0	0.43	0.26
072008	葵花子仁	100	7.8	615	2572	19.1	53.4	16.7	4.5	0	3.0	—	—	0	1.89	0.16
072009	莲子（干）	100	9.5	350	1463	17.2	2.0	67.2	3.0	0	4.1	—	—	0	0.16	0.08
072010	莲子（糖水罐头）	100	49.2	202	845	2.8	0.5	46.9	0.7	0	0.6	—	—	0	0.04	0.09
072011	南瓜子（炒）[白瓜子]	68	4.1	582	2436	36.0	46.1	7.9	4.1	0	5.9	—	—	0	0.08	0.16
072012	南瓜子仁	100	9.2	576	2408	33.2	48.1	4.9	4.9	0	4.6	—	—	0	0.23	0.09
072013	西瓜子（炒）	43	4.3	582	2434	32.7	44.8	14.2	4.5	0	4.0	—	—	0	0.04	0.08
072014	西瓜子	38	5.0	567	2372	30.3	46.5	13.4	13.2	0	4.8	—	—	0	0.03	0.05
072015	西瓜子仁	100	9.2	566	2369	32.4	45.9	8.6	5.4	0	3.9	—	—	0	0.20	0.08
072016	芝麻子（白）	100	5.3	536	2244	18.4	39.6	31.5	9.8	0	5.2	—	—	0	0.36	0.26
072017	芝麻子（黑）	100	5.7	559	2340	19.1	46.1	24.0	14.0	0	5.1	—	—	0	0.66	0.25
072018	芡实米（鲜）[鸡头米]	47	63.4	145	605	4.4	0.2	31.5	0.4	0	0.5	—	—	0	0.40	0.08
072019	芡实米（干）[鸡头米]	100	11.4	352	1475	8.3	0.3	79.6	0.9	0	0.4	—	—	0	0.30	0.09
072020	花生（烤，勤俭牌）	72	2.5	586	2429	26.4	46.3	21.2	10.4	0	3.6	4	47	0	0.25	0.08
072021	花生（烤，密日兴牌）	71	3.1	475	1987	16.6	22.3	55.9	7.9	0	2.1	43	518	0	0.20	0.08
072022	花生仁（油炸）	100	1.3	583	2411	22.2	47.1	26.2	17.2	0	3.2	—	—	0	0.30	0.08
072023	葵花子（熟，奶油香）	51	1.4	620	2560	22.7	54.1	17.9	14.6	0	3.9	—	—	0	0.54	0.12
072024	葵花子（熟，原味）	48	2.7	591	2445	28.5	49.0	15.1	8.2	0	4.7	4	52	0	0.94	0.12
072025	南瓜子（熟）[白瓜子]	69	3.2	615	2543	26.6	52.8	12.9	9.1	0	4.5	7	81	0	0.20	0.10
072026	西瓜子（熟）[黑瓜子]	38	10.7	550	2276	29.0	46.0	9.5	8.9	0	4.8	Tr	Tr	0	0.06	0.06

坚果、种子类 Nuts and seeds

（以每 100g 可食部计）

食物编码 Food code	食物名称 Food name	烟酸 Niacin mg	维生素 C Vitamin C mg	维生素 E（Vitamin E） Total mg	α-E mg	(β+γ)-E mg	δ-E mg	钙 Ca mg	磷 P mg	钾 K mg	钠 Na mg	镁 Mg mg	铁 Fe mg	锌 Zn mg	硒 Se μg	铜 Cu mg	锰 Mn mg	备注 Remark
072007	葵花子（炒，咸）	4.8	Tr	26.46	25.04	1.42	Tr	72	564	491	1322.0	267	6.1	5.91	2.00	1.95	1.98	
072008	葵花子仁	4.5	Tr	79.09	74.50	4.44	0.15	115	604	547	5.0	287	2.9	0.50	5.78	0.56	1.07	上海
072009	莲子（干）	4.2	5.0	2.71	0.93	1.78	Tr	97	550	846	5.1	242	3.6	2.78	3.36	1.33	8.23	
072010	莲子（糖水罐头）	1.5	Tr	—	—	—	—	24	133	27	8.7	9	Tr	Tr	2.43	0.03	—	武汉
072011	南瓜子（炒）[白瓜子]	3.3	—	27.28	1.10	9.75	16.43	37		672	15.8	376	6.5	7.12	27.03	1.44	3.85	
072012	南瓜子仁	1.8	Tr	13.25	3.67	9.58	Tr	16	1159	102	20.6	2	1.5	2.57	2.78	1.11	0.64	上海
072013	西瓜子（炒）	3.4	Tr	1.23	1.23	Tr	Tr	28	765	612	187.7	448	8.2	6.76	23.44	1.82	1.82	
072014	西瓜子	3.2	—	2.71	1.11	1.11	0.49	392	868	516	133.7	18	4.4	5.88	6.20	1.91	1.45	青岛
072015	西瓜子仁	1.4	Tr	27.37	2.23	25.14	Tr	Tr	818	186	9.4	1	4.7	0.39	11.00	0.04	1.21	上海
072016	芝麻子（白）	3.8	—	38.28	Tr	37.22	1.06	620	513	266	32.2	202	14.1	4.21	4.06	1.41	1.17	
072017	芝麻子（黑）	5.9	—	50.40	Tr	49.04	1.36	780	516	358	8.3	290	22.7	6.13	4.70	1.77	17.85	
072018	芡实米（鲜）[鸡头米]	2.5	6.0	—	—	—	—	9	110	—	—	—	0.4	—	—	—	—	北京
072019	芡实米（干）[鸡头米]	0.4	—	—	—	—	—	37	56	60	28.4	16	0.5	1.24	6.03	0.63	1.51	
072020	花生（烤，勤俭牌）	12.1	—	13.88	7.00	6.12	0.76	79	376	541	79.4	200	2.1	3.61	2.19	1.23	1.56	四川
072021	花生（烤，密日兴牌）	10.0	—	8.05	—	—	—	23	299	344	171.1	51	2.6	2.61	5.44	0.34	—	北京
072022	花生仁（油炸）	—	—	8.70	—	—	—	20	474	551	207.8	84	1.6	3.16	—	0.56	—	北京
072023	葵花子（熟，奶油香）	2.5	—	21.79	17.56	2.85	1.38	77	925	423	604.3	412	6.7	7.62	12.49	2.53	2.57	甘肃
072024	葵花子（熟，原味）	2.1	—	11.70	8.90	1.61	1.19	112	1032	399	634.7	509	6.4	7.45	56.68	2.42	3.48	甘肃
072025	南瓜子（熟）[白瓜子]	3.0	—	31.06	0.91	17.29	12.86	26	1034	610	145.1	424	9.1	7.77	2.42	1.32	4.38	甘肃
072026	西瓜子（熟）[黑瓜子]	1.1	—	21.10	3.48	16.62	Tr	44	1080	880	599.4	437	7.7	5.02	22.64	1.87	2.12	甘肃

Notes

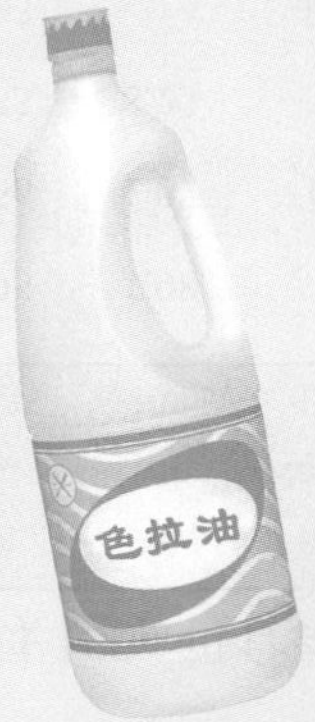

油脂类（植物）

Fats and Oils（Plants）

术语油（oil）和脂（fat）分别指室温下的状态是液态还是固态。根据来源不同，油脂类食物分为植物油和动物油脂两类。本节主要介绍植物油。

植物油包括豆油、菜籽油、花生油、棉籽油、芝麻油、核桃油、棕榈油等。植物油的主要原料为大豆、玉米、菜籽、葵花子等或坚果。植物油由于含不饱和脂肪酸较多，大部分在常温下为液态。

市场常见的以植物原料食用油可分为：二级油、一级油、高级烹调油和色拉油。

此外，还有富含功能性成分的特种油：如小麦胚芽油、亚麻油、沙棘油、米糠油等，突出调味功能的芝麻香油等。

植物油以脂肪为主，在表三食物脂肪酸含量中列出了370余种油的脂肪酸含量分布供使用参考。该表测定数据较少。

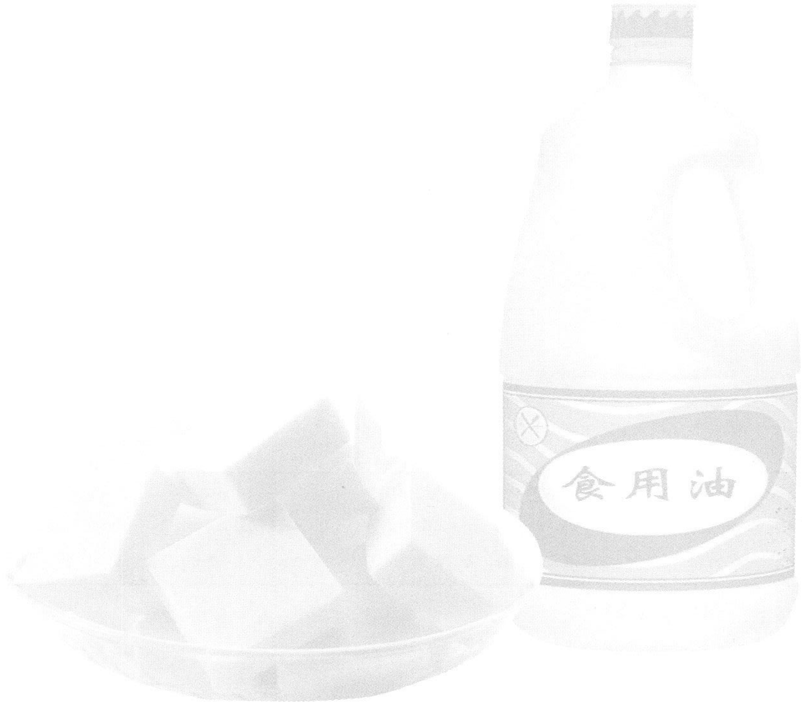

油脂类 Fats and oils

（以每 100g 可食部计）

食物编码 Food code	食物名称 Food name	食部 Edible %	水分 Water g	能量 Energy kcal	能量 Energy kJ	蛋白质 Protein g	脂肪 Fat g	碳水化合物 CHO g	不溶性膳食纤维 Dietary fiber g	胆固醇 Cholesterol mg	灰分 Ash g	总维生素A Vitamin A μgRAE	胡萝卜素 Carotene μg	视黄醇 Retinol μg	硫胺素 Thiamin mg	核黄素 Riboflavin mg
植物油																
192001	菜籽油［青油］	100	0.1	899*	3761*	Tr	99.9	0	—	—	Tr	—	—	—	Tr	Tr
192002	茶油	100	0.1	899*	3761*	Tr	99.9	0	—	—	Tr	—	—	—	Tr	Tr
192003	大麻油［粟米油］	100	0.3	899*	3761*	Tr	99.9	0	—	—	0.3	—	—	—	Tr	Tr
192004	豆油	100	0.1	899*	3761*	Tr	99.9	0	—	—	Tr	—	—	—	Tr	Tr
192005	红花油	100	Tr	899*	3696*	Tr	99.9	0	0	0	—	0	Tr	0	Tr	Tr
192006	胡麻油	100	Tr	900*	3766*	—	100.0	0	—	—	Tr	—	—	—	—	—
192007	花生油	100	0.1	899*	3761*	Tr	99.9	0	—	—	0.1	—	—	—	Tr	Tr
192008	混合油（菜＋棕）	100	Tr	900*	3766*	—	99.9	0.1	—	—	—	—	—	—	—	0.09
192009	葵花子油	100	0.1	899*	3761*	Tr	99.9	0	—	—	Tr	—	—	—	Tr	Tr
192010	辣椒油	100	Tr	900*	3766*	—	100.0	0	—	—	—	19	230	—	—	—
192011	麻子籽															
192012	麦胚油	100	Tr	899*	3696*	Tr	99.9	0	0	0	—	0	Tr	0	Tr	Tr
192013	棉籽油	100	0.1	899*	3761*	Tr	99.8	0.1	—	—	Tr	—	—	—	Tr	Tr
192014	色拉油	100	0.2	898*	3757*	Tr	99.8	0	—	64	Tr	—	—	—	Tr	Tr
192015	椰子油	100	Tr	899*	3696*	Tr	99.9	0	0	0	—	0	Tr	0	Tr	Tr
192016	玉米油	100	0.2	895*	3745*	Tr	99.2	0.5	—	—	0.1	—	—	—	Tr	Tr
192017	芝麻油［香油］	100	0.1	898*	3757*	Tr	99.7	0.2	—	—	Tr	—	—	—	Tr	Tr
192018	棕榈油	100	Tr	900*	3766*	—	100.0	0	—	—	—	9	110	—	—	—
192019	橄榄油	100	Tr	899*	3696*	Tr	99.9	0	0	0	—	0	—	0	Tr	Tr

油脂类 Fats and oils

（以每 100g 可食部计）

食物编码 Food code	食物名称 Food name	烟酸 Niacin mg	维生素 C Vitamin C mg	维生素 E (Vitamin E) Total mg	α-E mg	(β+γ)-E mg	δ-E mg	钙 Ca mg	磷 P mg	钾 K mg	钠 Na mg	镁 Mg mg	铁 Fe mg	锌 Zn mg	硒 Se μg	铜 Cu mg	锰 Mn mg	备注 Remark
植物油																		
192001	菜籽油［青油］	Tr	—	60.89	10.81	38.21	11.87	9	9	2	7.0	3	3.7	0.54	—	0.18	0.11	
192002	茶油	Tr	—	27.90	1.45	10.30	16.15	5	8	2	0.7	2	1.1	0.34	—	0.03	1.17	
192003	大麻油［粟米油］	Tr	—	8.55	Tr	8.15	0.40	15	6	3	1.5	4	3.1	0.43	—	0.10	0.02	
192004	豆油	Tr	—	93.08	Tr	57.55	35.53	13	7	3	4.9	3	2.0	1.09	—	0.16	0.43	
192005	红花油	Tr	0	—	—	—	—	Tr	Tr	Tr	Tr	Tr	Tr	Tr	Tr	Tr	Tr	UK
192006	胡麻油	—	—	—	—	—	—	3	5	Tr	0.6	1	0.2	0.30	—	0.02	0.03	甘肃
192007	花生油	Tr	—	42.06	17.45	19.31	5.30	12	15	1	3.5	2	2.9	0.48	—	0.15	0.33	
192008	混合油（菜＋棕）	0.1	—	12.04	2.18	9.20	0.66	75	—	2	10.5	24	4.1	1.27	—	0.12	—	武汉
192009	葵花子油	Tr	—	54.60	38.35	13.41	2.84	2	4	1	2.8	4	1.0	0.11	—	Tr	0.02	
192010	辣椒油	—	—	87.24	10.09	59.01	18.14	—	—	—	—	—	—	—	—	—	—	北京
192011	麻子籽																	
192012	麦胚油	Tr	0	—	—	—	—	Tr	Tr	Tr	Tr	Tr	Tr	Tr	Tr	Tr	Tr	UK
192013	棉籽油	Tr	—	86.45	19.31	67.14	Tr	17	16	1	4.5	1	2.0	0.74	—	0.08	Tr	
192014	色拉油	Tr	—	24.01	9.25	12.40	2.36	18	1	3	5.1	1	1.7	0.23	—	0.05	0.01	
192015	椰子油	Tr	0	—	—	—	—	Tr	Tr	Tr	Tr	Tr	Tr	Tr	Tr	Tr	Tr	UK
192016	玉米油	Tr	—	50.94	14.42	35.13	1.39	1	18	2	1.4	3	1.4	0.26	—	0.23	0.04	
192017	芝麻油［香油］	Tr	—	68.53	1.77	64.65	2.11	9	4	Tr	1.1	3	2.2	0.17	—	0.05	0.76	
192018	棕榈油	—	—	15.24	12.62	2.62	Tr	Tr	8	Tr	1.3	Tr	3.1	0.08	—	Tr	0.01	北京
192019	橄榄油	Tr	0	—	—	—	—	Tr	Tr	—	Tr	Tr	0.4	Tr	Tr	Tr	Tr	UK

Notes

表二 食物氨基酸含量

Table 2 Amino Acid Content of Foods

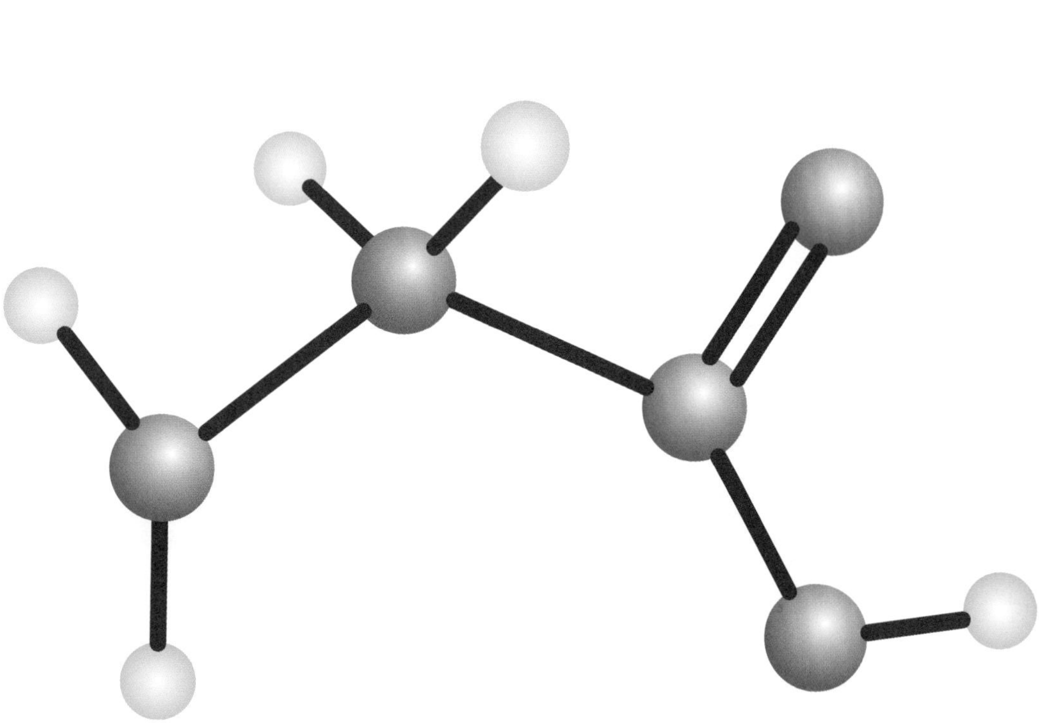

Notes

氨基酸

氨基酸是组成一切蛋白质的基本的单位，目前已知道的有20多种，一般具有相同的基础结构。

$$\begin{array}{c} R - CH - COOH \\ | \\ NH_2 \end{array}$$

一、氨基酸的命名

氨基酸可看作是羧酸烃基上的氢原子被氨基取代而形成的取代酸，称为氨基某酸。氨基的位置常采用希腊字母α、β、γ等标示在氨基酸名称前面。另外，氨基酸的俗名还是比较常用的。俗名一般多按其来源或某些性质来命名。例如氨基乙酸，因其具有甜味，故命名为甘氨酸。

20种氨基酸的名称、常见缩写形式及R部分结构见下表。另外，脯氨酸、羟脯氨酸和牛磺酸为全结构（见下表）。

二、氨基酸的分类

氨基酸存在两种异构体：L型和D型。人体蛋白质中的氨基酸均为L型，只有微生物体内才有D型存在。氨基酸的分类和命名有多种方法，常见的有以下两种。

1．根据氨基酸与羧酸的关系分类

（1）脂肪族氨基酸：按分子中的氨基或羧基数目分类，如一氨基一羧基酸、二氨基一羧基酸等。

（2）芳香族氨基酸：如苯丙氨酸、酪氨酸等。

（3）含硫氨基酸：蛋氨酸、胱氨酸。

（4）碱性氨基酸：具有两个碱基，如组氨酸、赖氨酸、精氨酸。

（5）酸性氨基酸：具有两个羧基，如天冬氨酸和谷氨酸。

（6）支链氨基酸：包括亮氨酸、异亮氨酸、缬氨酸。

（7）杂环类氨基酸：如脯氨酸、组氨酸、色氨酸。

2．根据其营养/生理作用分类

（1）必需氨基酸（essential amino acid，EAA）：即不能在体内合成或合成的速度远不能适应机体需要的氨基酸。一般来说，人体必需的氨基酸有赖氨酸、亮氨酸、异亮氨酸、蛋氨酸、苯丙氨酸、苏氨酸、色氨酸、缬氨酸及组氨酸（婴幼儿必需）和精氨酸（半必需）。

（2）非必需氨基酸：除上述9种必需氨基酸之外，其他均为非必需氨基酸，如甘氨酸、丙氨酸、丝氨酸、半胱氨酸、酪氨酸、天冬酰胺、谷氨酰胺、天冬氨酸和谷氨酸等。

（3）条件必需氨基酸：如酪氨酸、半胱氨酸。

常见氨基酸表达形式和R结构

	名　称	英文名称	常见缩写形式	R部分结构
1	甘氨酸	Glycine	Gly	H—
2	丙氨酸	Alanine	Ala	CH_3—
3	缬氨酸	Valine	Val	$(CH_3)_2$>CH—

	名　称	英文名称	常见缩写形式	R 部分结构
4	亮氨酸	Leucine	Leu	CH_3 ＞CH—CH_2— CH_3
5	异亮氨酸	Isoleucine	Ile	CH_3—CH_2 ＞CH— CH_3
6	丝氨酸	Serine	Ser	HO—CH_2—
7	苏氨酸	Threonine	Thr	HO ＞CH— CH_3
8	半胱氨酸	Cysteine	Cys	HS—CH_2—
9	胱氨酸	Cystine	Cys-Cys	S—CH_2— | S—CH_2—
10	蛋氨酸	Methionine	Met	CH_3—S—CH_2—CH_2—
11	苯丙氨酸	Phenylalanine	Phe	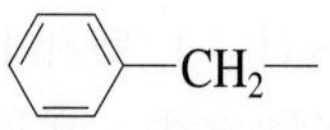
12	酪氨酸	Tyrosine	Tyr	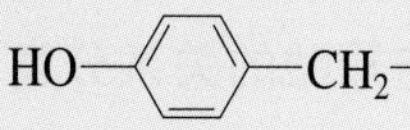
13	色氨酸	Tryptophane	Trp	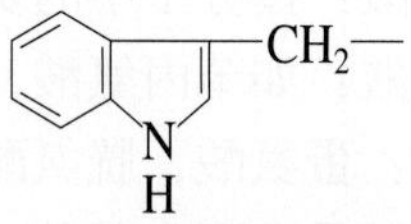
14	组氨酸	Histidine	His	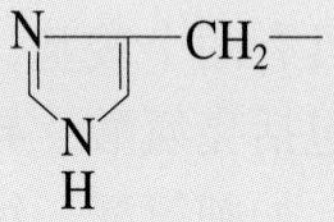
15	赖氨酸	Lysine	Lys	NH_2—CH_2—CH_2—CH_2—CH_2—
16	精氨酸	Arginine	Arg	NH_2　NH—CH_2—CH_2—CH_2— ＼／ C ‖ NH
17	天冬氨酸	Aspartic acid	Asp	O ＞C—CH_2— HO
18	天冬酰胺	Asparagine	Asn	O ＞C—CH_2— NH_2
19	谷氨酸	Glutamic acid	Glu	O ＞C—CH_2—CH_2— HO

	名　称	英文名称	常见缩写形式	R 部分结构
20	谷氨酰胺	Glutamine	Gln	$H_2N-C(=O)-CH_2-CH_2-$
21	脯氨酸	Proline	Pro	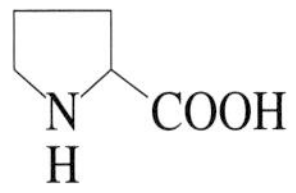
22	羟脯氨酸	Hydroxproline	Hyp	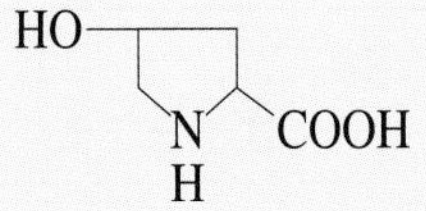
23	牛磺酸	Taurine	—	$H_2N-CH_2-CH_2-SO_3H$

注：脯氨酸、羟脯氨酸、牛磺酸为全结构

三、数据描述

氨基酸数据来源为本实验室长期积累的工作数据，本表仅收录了七类 358 条植物性食物的 23 种水分、蛋白质和各类氨基酸数据。

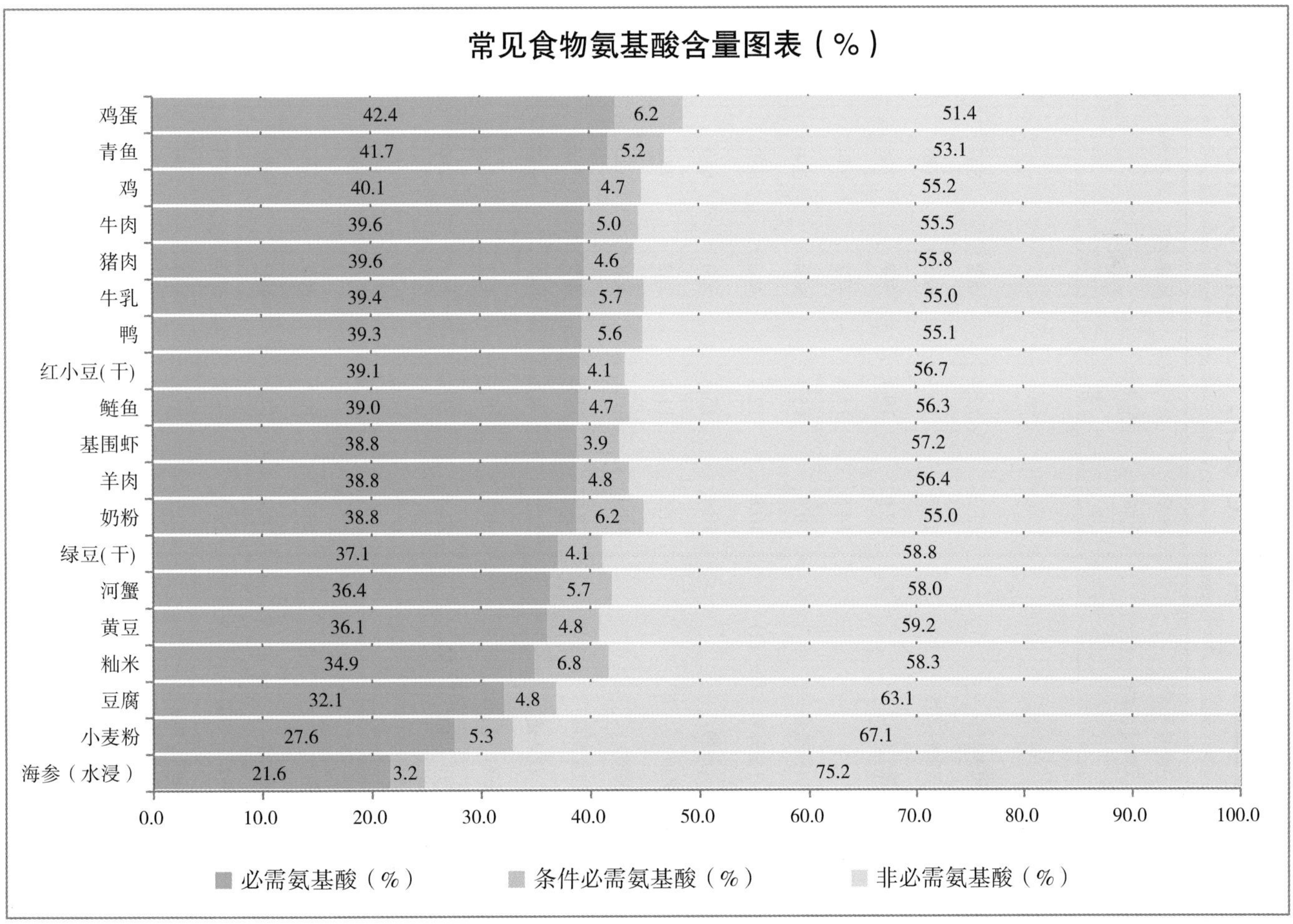

食物氨基酸含量 Amino acid content of foods

（mg/100g 可食部）

食物编码 Food code	食物名称 Food name	水分 Water g	蛋白质 Protein g	异亮氨酸 Ile	亮氨酸 Leu	赖氨酸 Lys	含硫氨基酸（SAA） Total	蛋氨酸 Met	胱氨酸 Cys	芳香族氨基酸（AAA） Total	苯丙氨酸 Phe	酪氨酸 Tyr	苏氨酸 Thr
谷类及制品													
011201x	小麦粉（代表值）	11.2	12.4	402	837	271	460	174	286	946	611	335	337
011202	小麦粉（富强粉，特一粉）	12.7	10.3	385	718	234	368	162	206	806	528	278	258
011203	小麦粉（特二粉）	12.0	10.4	367	765	290	420	58	362	793	478	315	398
011205	麸皮	14.5	15.8	483	944	608	422	156	266	1127	671	456	499
011206	小麦面粉（标准粉）	9.9	15.7	500	1060	350	590	260	330	1170	760	410	420
011207	小麦面粉（富强粉，特一粉）	10.8	12.3	400	830	230	470	200	270	960	680	280	300
011208	小麦面粉（特制）	10.4	13.3	360	810	250	450	190	260	1000	610	390	310
011301x	挂面（代表值）	11.5	11.4	392	782	246	408	147	261	855	541	314	293
011302	挂面（标准粉）	12.4	10.1	368	686	229	352	100	252	839	463	376	256
011304	挂面（精制龙须面）	11.9	11.2	399	769	249	151	151	Tr	785	510	275	292
011305x	面条（生，代表值）	24.2	8.9	267	507	183	312	121	191	477	306	171	224
011306	面条（标准粉，切面）	29.7	8.5	177	415	142	300	100	200	437	274	163	170
011308	面条（特粉，切面）	27.5	7.3	314	436	218	314	112	202	355	154	201	261
011312	通心面［通心粉］	11.8	11.9	426	894	264	373	173	200	923	553	370	335
011313	挂面（富强粉）	10.2	13.0	410	890	260	460	190	270	940	650	290	330
011314	龙须面（素）	10.4	10.8	360	730	200	250	80	170	910	560	350	300
011315	龙须面（鸡蛋）	10.2	14.0	470	900	240	550	220	330	1040	680	360	310
011316	面条（富强粉，切面）	29.0	8.9	310	670	190	320	150	170	640	490	150	240
011317	面条（富强粉，煮）	72.7	3.9	130	290	80	130	60	70	280	200	80	100
011402	空锅饼	29.4	8.6	330	684	216	386	48	338	732	456	276	279
011403	烙饼（标准粉）	36.4	7.5	196	426	146	300	100	200	449	253	196	174
011409	油条	21.8	6.9	247	523	114	269	99	170	617	358	259	165

食物氨基酸含量 Amino acid content of foods

（mg/100g 可食部）

食物编码 Food code	食物名称 Food name	色氨酸 Trp	缬氨酸 Val	精氨酸 Arg	组氨酸 His	丙氨酸 Ala	天冬氨酸 Asp	谷氨酸 Glu	甘氨酸 Gly	脯氨酸 Pro	丝氨酸 Ser	备注 Remark
谷类及制品												
011201x	小麦粉（代表值）	123	510	451	234	391	529	4074	460	1369	573	—
011202	小麦粉（富强粉，特一粉）	131	467	408	200	324	409	3625	372	1017	439	—
011203	小麦粉（特二粉）	123	503	329	251	390	505	2886	469	1457	535	—
011205	麸皮	201	767	1026	393	728	1058	3072	771	866	645	甘肃
011206	小麦面粉（标准粉）	110	590	660	300	500	690	5240	570	1670	730	—
011207	小麦面粉（富强粉，特一粉）	120	550	410	220	340	470	4250	410	1320	570	—
011208	小麦面粉（特制）	130	440	450	200	400	570	4370	480	1380	590	天津
011301x	挂面（代表值）	127	464	449	233	378	497	4053	385	1355	508	—
011302	挂面（标准粉）	109	396	431	236	377	453	3621	371	1248	438	—
011304	挂面（精制龙须面）	151	495	455	223	377	529	3998	344	1367	477	—
011305x	面条（生，代表值）	80	345	258	161	273	343	1913	301	984	402	—
011306	面条（标准粉，切面）	98	300	242	118	210	267	1947	229	1100	307	北京
011308	面条（特粉，切面）	53	386	233	185	310	401	2121	335	752	439	青海
011312	通心面［通心粉］	131	549	432	226	376	505	3168	462	1565	599	福州
011313	挂面（富强粉）	120	500	460	240	380	510	4540	440	1450	610	—
011314	龙须面（素）	130	420	400	210	320	450	3900	380	1300	520	上海
011315	龙须面（鸡蛋）	120	530	500	240	380	520	4470	450	1410	600	天津
011316	面条（富强粉，切面）	90	350	300	180	300	360	1670	340	1100	460	北京
011317	面条（富强粉，煮）	30	160	90	70	110	140	1400	140	440	190	—
011402	空锅饼	61	399	366	201	318	405	2322	363	1073	460	青海
011403	烙饼（标准粉）	85	Tr	232	118	206	273	2214	232	Tr	287	北京
011409	油条	96	Tr	254	147	230	262	2735	264	Tr	300	—

食物氨基酸含量 Amino acid content of foods

（mg/100g 可食部）

食物编码 Food code	食物名称 Food name	水分 Water g	蛋白质 Protein g	异亮氨酸 Ile	亮氨酸 Leu	赖氨酸 Lys	含硫氨基酸（SAA） Total	蛋氨酸 Met	胱氨酸 Cys	芳香族氨基酸（AAA） Total	苯丙氨酸 Phe	酪氨酸 Tyr	苏氨酸 Thr
011501	水面筋	63.5	23.5	826	1584	446	698	280	418	1789	1119	670	572
011502	油面筋	7.1	26.9	948	1831	421	848	341	507	1969	1216	753	641
011503	面筋（肉馅）	49.2	16.2	500	1000	750	370	170	200	1070	610	460	470
012001x	稻米（代表值）	13.3	7.9	319	611	260	332	162	170	723	421	302	262
012103	粳米（标三）	13.9	7.2	378	521	229	260	100	160	734	383	351	212
012105	粳米（特等）	16.2	7.3	247	509	221	298	144	154	601	335	266	222
012106	粳米（极品精米）	13.9	6.4	350	550	220	340	170	170	770	500	270	190
012107	粳米（西域王米）	13.3	7.5	330	640	260	360	190	170	810	550	260	240
012108	粳米（小站稻米）	12.9	6.9	290	510	190	330	150	180	600	400	200	190
012201	籼米（标一）	13.0	7.7	228	453	253	326	130	196	621	349	272	245
012202	籼米（标准）[机米]	12.6	7.9	319	611	270	268	100	168	729	397	332	269
012204	早籼	10.2	9.9	336	692	314	393	207	186	758	421	337	278
012208	晚籼（标一）	13.5	7.9	332	637	282	401	178	223	761	422	339	262
012211	籼稻（红）	13.4	7.0	240	540	230	160	160	Tr	580	330	250	280
012212	黑米	14.3	9.4	398	810	357	721	287	434	847	483	364	341
012215	香米	13.5	8.4	300	560	220	360	180	180	630	400	230	230
012304	紫红糯米[血糯米]	13.8	8.3	337	644	332	312	149	163	458	458	Tr	301
012305	粳糯米	13.8	7.9	315	631	300	316	162	154	789	441	348	268
012306	籼糯米	12.3	7.9	315	631	300	316	162	154	789	441	348	268
012406	籼米粉（干，细）	12.3	8.0	289	568	264	178	178	Tr	617	361	256	248
012408	籼米饭（蒸）	70.1	3.0	100	200	100	120	70	50	260	170	90	100
012409	籼米粥	85.0	1.3	50	110	50	70	40	30	140	90	50	50
012411	河粉	11.2	7.7	360	560	250	290	110	180	900	510	390	270

食物氨基酸含量 Amino acid content of foods

（mg/100g 可食部）

食物编码 Food code	食物名称 Food name	色氨酸 Trp	缬氨酸 Val	精氨酸 Arg	组氨酸 His	丙氨酸 Ala	天冬氨酸 Asp	谷氨酸 Glu	甘氨酸 Gly	脯氨酸 Pro	丝氨酸 Ser	备注 Remark
011501	水面筋	232	910	845	528	596	783	8168	729	2872	979	—
011502	油面筋	362	1000	848	500	638	903	8975	796	3498	1124	—
011503	面筋（肉馅）	120	640	770	310	780	930	3000	1010	1230	560	江苏
012001x	稻米（代表值）	124	426	570	161	420	650	1250	305	324	360	—
012103	粳米（标三）	129	383	486	133	373	590	1211	289	297	286	北京
012105	粳米（特等）	124	360	532	137	348	522	1168	279	273	315	—
012106	粳米（极品精米）	60	340	440	130	350	540	1060	270	170	260	吉林
012107	粳米（西域王米）	80	380	570	150	400	650	1250	320	330	370	新疆
012108	粳米（小站稻米）	60	320	410	120	420	560	1030	250	250	280	天津
012201	籼米（标一）	128	426	394	139	354	581	1112	285	Tr	343	—
012202	籼米（标准）[机米]	156	448	638	161	436	655	1378	336	318	369	—
012204	早籼	142	450	670	187	478	735	1466	348	373	400	—
012208	晚籼（标一）	123	457	633	173	430	691	1402	328	391	348	—
012211	籼稻（红）	93	360	520	180	410	620	1170	270	500	360	江西
012212	黑米	118	495	716	227	504	816	1606	369	497	419	—
012215	香米	50	360	480	130	360	590	1200	270	250	340	泰国
012304	紫红糯米 [血糯米]	Tr	472	706	210	463	755	1336	Tr	315	398	上海
012305	粳糯米	125	463	640	176	472	697	1387	351	349	370	—
012306	籼糯米	125	463	640	176	472	697	1387	351	349	370	浙江
012406	籼米粉（干，细）	110	442	519	190	417	682	1470	346	404	392	福建
012408	籼米饭（蒸）	30	170	210	60	160	260	520	130	120	150	—
012409	籼米粥	10	90	100	30	70	120	250	60	60	70	—
012411	河粉	300	370	610	160	400	680	1310	310	410	360	广东

食物氨基酸含量 Amino acid content of foods

（mg/100g 可食部）

食物编码 Food code	食物名称 Food name	水分 Water g	蛋白质 Protein g	异亮氨酸 Ile	亮氨酸 Leu	赖氨酸 Lys	含硫氨基酸（SAA） Total	蛋氨酸 Met	胱氨酸 Cys	芳香族氨基酸（AAA） Total	苯丙氨酸 Phe	酪氨酸 Tyr	苏氨酸 Thr
013102	玉米（白，干）	11.7	8.8	319	1016	265	388	154	234	720	421	299	266
013103	玉米（黄，干）	13.2	8.7	315	1004	262	384	153	231	713	417	296	263
013104	玉米面（白）	13.4	8.0	287	913	238	349	139	210	648	379	269	239
013108	玉米粒（黄，干）	11.8	8.0	280	1150	130	340	200	140	700	410	290	250
013109	玉米面（黄）	11.2	8.5	280	1110	170	350	190	160	750	480	270	270
013110	玉米糁（黄）	12.5	7.4	270	1140	130	350	200	150	700	470	230	190
014201	肚里黄	11.6	8.8	326	627	344	338	28	310	759	469	290	317
014202	青稞	12.4	8.1	215	513	175	102	57	45	817	550	267	249
015101	小米	11.6	9.0	392	1166	176	512	291	221	753	494	259	327
015104	小米（黄）	9.7	8.9	420	130	140	570	370	200	940	610	330	350
015202	黄米	11.1	9.7	407	1240	284	577	279	298	891	552	339	341
019001	高粱米	10.3	10.4	459	1506	231	496	251	245	990	655	335	334
019002	糜子（带皮）	9.4	10.6	530	1473	257	485	210	275	1106	708	398	432
019005	荞麦	13.0	9.3	321	638	568	548	155	393	981	596	385	299
019006	荞麦（带皮）	13.6	9.5	328	652	580	560	158	402	1002	609	393	306
019008	薏米 [薏仁米、苡米]	11.2	12.8	505	1773	233	348	348	Tr	1145	645	500	242
019010	荞麦面	14.2	11.3	370	670	540	530	220	310	790	500	290	390
019011	莜麦面	8.8	13.7	470	960	490	660	230	430	1090	690	400	460
019012	燕麦	10.2	10.1	440	872	501	386	162	224	897	615	282	415
019013	藜麦（绿有农业）	13.5	14.0	480	860	760	500	260	240	940	540	400	470
薯类、淀粉及制品													
021104	马铃薯 [土豆、洋芋]	78.6	2.6	—	—	—	—	24	—	—	—	—	—
021108	马铃薯全粉	5.6	8.4	—	—	—	—	57	—	—	—	—	—

（mg/100g 可食部）

食物编码 Food code	食物名称 Food name	色氨酸 Trp	缬氨酸 Val	精氨酸 Arg	组氨酸 His	丙氨酸 Ala	天冬氨酸 Asp	谷氨酸 Glu	甘氨酸 Gly	脯氨酸 Pro	丝氨酸 Ser	备注 Remark
013102	玉米（白，干）	81	443	387	211	613	532	1626	296	661	346	—
013103	玉米（黄，干）	80	438	383	209	606	526	1608	293	653	342	—
013104	玉米面（白）	73	398	348	190	551	478	1461	266	593	311	北京
013108	玉米粒（黄，干）	30	460	220	180	610	450	1640	210	700	390	—
013109	玉米面（黄）	40	460	260	180	660	520	1650	370	740	410	—
013110	玉米糁（黄）	20	430	230	180	610	430	1600	210	700	380	—
014201	肚里黄	43	463	455	198	385	570	2157	383	996	401	青海
014202	青稞	45	297	437	308	199	512	2639	212	965	466	青海
015101	小米	178	483	315	168	803	682	1871	245	658	408	—
015104	小米（黄）	120	480	260	190	890	650	1930	250	780	470	山西
015202	黄米	185	542	357	213	925	769	1518	245	836	522	—
019001	高粱米	Tr	562	361	151	962	686	2541	309	782	482	—
019002	糜子（带皮）	253	735	439	240	1136	816	—	320	829	658	甘肃
019005	荞麦	182	427	826	222	407	792	1533	413	543	417	—
019006	荞麦（带皮）	186	436	844	227	415	809	1566	421	554	426	甘肃
019008	薏米［薏仁米、苡米］	Tr	781	449	206	1216	842	3192	313	1337	481	—
019010	荞麦面	110	470	930	220	430	940	2090	560	500	530	山西
019011	莜麦面	100	660	870	280	570	1080	2870	610	700	640	山西
019012	燕麦	131	541	702	264	568	925	2338	589	671	533	青海
019013	藜麦（绿有农业）	130	600	1170	380	570	1060	2110	740	400	560	山西
薯类、淀粉及制品												
021104	马铃薯［土豆、洋芋］	29	87	71	27	60	356	270	52	49	—	—
021108	马铃薯全粉	—	321	155	75	222	1375	867	216	192	—	—

食物氨基酸含量 Amino acid content of foods

(mg/100g 可食部)

食物编码 Food code	食物名称 Food name	水分 Water g	蛋白质 Protein g	异亮氨酸 Ile	亮氨酸 Leu	赖氨酸 Lys	含硫氨基酸（SAA） Total	蛋氨酸 Met	胱氨酸 Cys	芳香族氨基酸（AAA） Total	苯丙氨酸 Phe	酪氨酸 Tyr	苏氨酸 Thr
021201	甘薯（白心）[红皮山芋]	72.6	1.4	49	80	80	45	20	25	113	71	42	57
021203	甘薯片[白薯干]	12.1	4.7	145	222	110	41	41	Tr	308	197	111	317
021204	甘薯粉[地瓜粉]	14.5	2.7	—	—	—	—	—	—	—	—	—	—
021205	甘薯（红心）[山芋、红薯]	83.4	0.7	—	—	—	—	15	—	—	—	—	—
022106	桂花藕粉	13.6	0.4	35	27	30	Tr	Tr	Tr	Tr	Tr	Tr	14
干豆类及制品													
031101	黄豆[大豆]	10.2	35.0	1853	2819	2237	902	385	517	3013	1844	1169	1435
031102	黑豆（干）[黑大豆]	9.9	36.0	1463	2681	1955	398	398	Tr	2884	1690	1194	1363
031104	黄豆	9.2	33.1	1250	2370	1990	780	240	540	3190	1860	1330	1190
031201	黄豆粉	6.7	32.7	1531	2512	2034	778	372	406	2774	1789	985	1147
031203	豆浆粉	1.5	19.7	973	1700	1270	490	145	345	1801	1039	762	873
031207	豆奶粉（多力牌）	2.6	12.3	470	830	760	270	80	190	1310	830	480	510
031208	豆奶粉（大磨牌）	4.3	27.4	1080	2050	1560	820	410	410	2200	1300	900	1090
031301x	豆腐（代表值）	83.8	6.6	265	511	394	180	87	93	576	335	241	256
031304	豆腐（内酯）	89.2	5.0	245	413	323	140	60	80	448	265	183	198
031306	豆腐（北豆腐）	78.6	9.2	340	690	520	240	120	120	780	450	330	350
031307	豆腐（南豆腐）	83.6	5.7	210	430	340	160	80	80	500	290	210	220
031402	豆奶[豆乳]	94.0	2.4	61	109	106	98	39	59	169	92	77	63
031501	豆腐丝	58.4	21.5	822	1331	981	350	120	230	1424	824	600	484
031503	豆腐丝（油）	38.2	24.2	1141	1815	1352	381	151	230	1737	1137	600	682
031506	油豆腐	58.8	17.0	793	1359	956	381	163	218	1510	861	649	581
031507	腐竹	7.9	44.6	2082	3518	2646	1058	502	556	3707	2318	1389	1470
031509	千张[百页]	52.0	24.5	1031	1719	1389	603	248	355	2119	1241	878	830

（mg/100g 可食部）

食物编码 Food code	食物名称 Food name	色氨酸 Trp	缬氨酸 Val	精氨酸 Arg	组氨酸 His	丙氨酸 Ala	天冬氨酸 Asp	谷氨酸 Glu	甘氨酸 Gly	脯氨酸 Pro	丝氨酸 Ser	备注 Remark
021201	甘薯（白心）[红皮山芋]	24	71	71	27	59	218	120	48	66	70	—
021203	甘薯片 [白薯干]	52	225	154	Tr	197	667	365	133	Tr	Tr	—
021204	甘薯粉 [地瓜粉]	—	—	—	—	—	—	—	—	—	Tr	福建
021205	甘薯（红心）[山芋、红薯]	19	56	56	21	46	172	95	37	52	—	—
022106	桂花藕粉	52	38	16	Tr	20	34	39	25	Tr	18	上海
干豆类及制品												
031101	黄豆 [大豆]	455	1726	2840	968	1542	3997	6258	1600	1863	1846	—
031102	黑豆（干）[黑大豆]	370	1704	2665	840	1392	4214	6004	1449	2612	1797	—
031104	黄豆	450	1140	2420	800	1360	3670	5690	1370	1510	1690	—
031201	黄豆粉	454	1744	2367	695	1435	3578	6207	1348	1564	1547	—
031203	豆浆粉	348	938	1598	535	915	2508	4492	902	936	1082	浙江
031207	豆奶粉（多力牌）	160	520	880	280	490	1440	2210	480	580	640	江苏
031208	豆奶粉（大磨牌）	270	1010	1780	590	1020	3050	5010	990	1240	1410	黑龙江
031301x	豆腐（代表值）	93	296	487	161	280	770	1259	264	320	358	—
031304	豆腐（内酯）	110	268	390	134	220	589	998	201	210	265	—
031306	豆腐（北豆腐）	120	380	650	210	380	1040	1680	360	450	500	北京
031307	豆腐（南豆腐）	50	240	420	140	240	680	1100	230	300	310	北京
031402	豆奶 [豆乳]	44	83	135	41	59	186	284	72	136	94	—
031501	豆腐丝	218	883	1440	403	718	1694	2936	637	701	838	—
031503	豆腐丝（油）	326	1194	1997	565	992	2359	4092	877	973	883	北京
031506	油豆腐	234	825	1382	375	679	1816	3107	635	682	784	—
031507	腐竹	572	2107	3654	1257	1835	4775	7649	2012	2264	2098	—
031509	千张 [百页]	Tr	1067	1566	599	888	2227	3713	858	1060	1152	—

食物氨基酸含量 Amino acid content of foods

（mg/100g 可食部）

食物编码 Food code	食物名称 Food name	水分 Water g	蛋白质 Protein g	异亮氨酸 Ile	亮氨酸 Leu	赖氨酸 Lys	含硫氨基酸（SAA） Total	蛋氨酸 Met	胱氨酸 Cys	芳香族氨基酸（AAA） Total	苯丙氨酸 Phe	酪氨酸 Tyr	苏氨酸 Thr
031510x	豆腐干（代表值）	61.3	14.9	860	1339	999	296	162	134	1447	862	585	643
031516	豆腐干（香干）	69.2	15.8	767	1367	977	359	164	195	1426	863	563	615
031517	豆腐干（小香干）	61.0	17.9	895	1553	1079	329	151	178	1587	1002	585	691
031518	豆腐干（熏干）	67.5	15.8	677	1115	786	Tr	Tr	Tr	1191	691	500	449
031522	素鸡	64.3	16.5	793	1393	1016	377	168	209	1501	926	575	640
031524	素什锦	65.3	14.0	550	858	873	360	160	200	1356	856	500	366
031525	炸素虾	3.4	27.6	1121	1906	1357	500	200	300	1793	1193	600	736
031526	烤麸	68.6	20.4	586	1203	261	536	179	357	1271	762	509	411
031527	豆腐皮	9.4	51.6	2140	4020	3220	1430	750	680	4380	2440	1940	2200
031528	腐竹	7.1	54.2	2300	4200	3380	890	540	350	5780	3330	2450	2270
031529	豆腐干	30.1	19.6	1102	1320	1155	200	172	28	1582	892	690	818
032101	绿豆（干）	12.3	21.6	976	1761	1626	489	269	220	2102	1412	690	779
032102	绿豆面	9.6	20.8	1165	1954	1757	333	333	Tr	2178	1652	526	756
033101	赤小豆（干）[小豆、红小豆]	12.6	20.2	841	1529	1410	498	309	189	1623	1084	539	644
034101	花豆（干，红）	14.8	19.1	800	1411	1377	332	Tr	332	1614	948	666	769
034102	花豆（干，紫）	13.2	17.2	798	1392	1385	283	Tr	283	1595	931	664	749
034103	芸豆（干，白）	14.4	23.4	1103	1975	1606	593	254	339	2142	1342	800	1045
034104	芸豆（干，红）	11.1	21.4	1078	1812	1512	326	326	Tr	2151	1362	789	905
034105	芸豆（干，虎皮）	10.2	22.5	1205	2002	1691	Tr	Tr	Tr	2371	1519	852	981
034106	芸豆（干，杂，带皮）	9.8	22.4	1106	1855	1559	343	343	Tr	2245	1439	806	934
035101	蚕豆（干）	13.2	21.6	859	1433	1379	322	Tr	322	1613	803	810	815
035102	蚕豆（带皮）	11.5	24.6	1006	1822	1707	575	216	359	1967	1135	832	946
035103	蚕豆（去皮）	11.3	25.4	924	1609	1362	560	200	360	1705	905	800	731

（mg/100g 可食部）

食物编码 Food code	食物名称 Food name	色氨酸 Trp	缬氨酸 Val	精氨酸 Arg	组氨酸 His	丙氨酸 Ala	天冬氨酸 Asp	谷氨酸 Glu	甘氨酸 Gly	脯氨酸 Pro	丝氨酸 Ser	备注 Remark
031510x	豆腐干（代表值）	220	883	1260	392	724	2022	3322	702	661	822	—
031516	豆腐干（香干）	237	831	1224	357	667	1878	3313	626	620	849	—
031517	豆腐干（小香干）	230	1010	1400	347	729	2107	3863	707	715	927	杭州
031518	豆腐干（熏干）	189	717	1163	362	599	1479	2558	536	605	565	北京
031522	素鸡	234	899	1270	366	694	1938	3331	655	605	860	—
031524	素什锦	277	613	843	226	459	1267	2248	487	533	464	北京
031525	炸素虾	254	600	2200	576	972	2511	4305	892	1072	1044	北京
031526	烤麸	293	618	515	322	405	520	5978	475	2890	782	上海
031527	豆腐皮	700	2440	3750	1260	2280	6080	9710	2150	2150	2790	辽宁
031528	腐竹	400	2310	4280	1360	1950	6730	10630	2230	3220	2950	广西
031529	豆腐干	225	975	1252	502	900	2625	3555	938	705	945	浙江
032101	绿豆（干）	246	1189	1577	647	999	2671	4188	886	999	1135	—
032102	绿豆面	Tr	1432	1715	500	1120	2796	4600	995	847	1189	郑州
033101	赤小豆（干）[小豆、红小豆]	172	923	1370	569	810	2099	3000	703	576	891	—
034101	花豆（干，红）	986	926	1595	469	859	2129	3529	846	792	911	甘肃
034102	花豆（干，紫）	880	937	1752	461	828	2112	3485	825	806	896	甘肃
034103	芸豆（干，白）	337	1365	1462	666	963	2704	3656	902	803	1341	甘肃
034104	芸豆（干，红）	319	1309	1411	632	894	2522	3558	836	760	1250	—
034105	芸豆（干，虎皮）	328	1491	1731	715	Tr	2778	4076	947	840	1406	甘肃
034106	芸豆（干，杂，带皮）	335	1385	1436	652	917	2630	3702	857	Tr	1292	甘肃
035101	蚕豆（干）	167	1053	2386	643	1041	2415	3409	955	869	1136	青海
035102	蚕豆（带皮）	198	1262	2206	605	1108	2834	3958	1080	1132	1240	—
035103	蚕豆（去皮）	227	1019	2028	456	891	2319	3767	848	Tr	929	—

食物氨基酸含量 Amino acid content of foods

（mg/100g 可食部）

食物编码 Food code	食物名称 Food name	水分 Water g	蛋白质 Protein g	异亮氨酸 Ile	亮氨酸 Leu	赖氨酸 Lys	含硫氨基酸（SAA） Total	蛋氨酸 Met	胱氨酸 Cys	芳香族氨基酸（AAA） Total	苯丙氨酸 Phe	酪氨酸 Tyr	苏氨酸 Thr
035104	马牙大豆（干）	9.6	27.2	1088	2069	1796	500	46	454	2411	1171	1240	1038
035105	脑豆（干）	10.7	23.4	1116	1825	1601	234	234	Tr	2177	1505	672	884
039101	扁豆（干）	9.9	25.3	1142	1862	1620	292	292	Tr	2232	1376	856	918
039102	扁豆（干，白）	19.4	19.0	887	1758	1252	163	Tr	163	1713	1052	661	683
039202	豇豆（干）	10.9	19.3	1018	1730	1493	389	389	Tr	1827	1399	428	745
039301	豌豆（干）	10.4	20.3	831	1440	1398	571	218	353	1528	938	590	719
蔬菜类及制品													
041101	白萝卜（鲜）[莱菔]	94.6	0.7	21	27	31	23	11	12	32	18	14	23
041102	卞萝卜[红皮萝卜]	94.2	0.8	33	41	37	42	22	20	44	26	18	29
041201	胡萝卜（红）[金笋、丁香萝卜]	89.2	1.0	38	50	47	41	19	22	48	29	19	34
042106	荷兰豆	91.9	2.5	66	146	38	Tr	Tr	Tr	140	82	58	64
042109	毛豆（鲜）[青豆、菜用大豆]	69.6	13.1	584	1089	811	304	106	198	1067	593	474	525
042111	豌豆（带荚，鲜）[回回豆]	70.2	7.4	271	492	490	173	46	127	553	279	274	278
042113	油豆角（鲜）[多花菜豆]	92.2	2.4	91	187	169	13	13	Tr	163	103	60	87
042118	扁豆	89.5	2.3	85	150	120	46	25	21	139	79	60	120
042201	发芽豆	66.1	12.4	397	652	630	112	Tr	112	740	417	323	351
042202	黄豆芽	88.8	4.5	191	248	189	109	36	73	286	191	95	141
042206	绿豆芽	95.3	1.7	85	111	85	57	33	24	155	110	45	64
042208	豌豆苗	91.2	4.8	200	328	276	96	53	43	303	152	151	206
043101x	茄子（代表值）	93.4	1.1	32	47	55	24	7	17	76	46	30	29
043102	茄子（绿皮）	92.8	1.0	43	42	59	24	7	17	59	38	21	35
043112	甜椒（脱水）	10.5	7.6	304	444	340	122	122	Tr	632	398	234	411
043113	葫子	92.2	0.7	35	37	30	21	10	11	60	46	14	21

（mg/100g 可食部）

食物编码 Food code	食物名称 Food name	色氨酸 Trp	缬氨酸 Val	精氨酸 Arg	组氨酸 His	丙氨酸 Ala	天冬氨酸 Asp	谷氨酸 Glu	甘氨酸 Gly	脯氨酸 Pro	丝氨酸 Ser	备注 Remark
035104	马牙大豆（干）	200	1224	2784	680	1225	3280	4960	1149	1251	1397	青海
035105	脑豆（干）	400	1381	2522	640	1004	2710	4162	943	919	1195	甘肃
039101	扁豆（干）	283	1327	1900	590	1034	2720	4068	972	915	1236	甘肃
039102	扁豆（干，白）	225	1060	1410	561	860	2340	3476	838	868	922	上海
039202	豇豆（干）		1292	1453	551	1001	2331	4170	952	707	1029	—
039301	豌豆（干）	197	942	1923	521	856	2260	3598	825	891	889	—
蔬菜类及制品												
041101	白萝卜（鲜）[莱菔]	7	31	35	13	26	49	106	17	14	18	青海
041102	卞萝卜[红皮萝卜]	9	51		13	39	84	262	22	Tr	31	青海
041201	胡萝卜（红）[金笋、丁香萝卜]	10	54	42	14	57	126	230	31	31	39	—
042106	荷兰豆	Tr	73	110	51	120	548	490	43	Tr	108	广东
042109	毛豆（鲜）[青豆、菜用大豆]	135	601	894	358	591	1654	2474	569	641	710	—
042111	豌豆（带荚，鲜）[回回豆]	90	386	644	193	334	824	1287	316	168	324	—
042113	油豆角（鲜）[多花菜豆]	22	96	143	84	125	252	304	80	143	142	哈尔滨
042118	扁豆	31	106	122	62	123	301	296	79	103	121	—
042201	发芽豆	120	464	952	259	447	987	1524	375	298	431	上海
042202	黄豆芽	56	199	247	107	185	879	426	126	167	173	—
042206	绿豆芽	22	127	130	53	66	505	121	41	66	67	—
042208	豌豆苗	52	239	270	111	244	707	520	213	142	205	—
043101x	茄子（代表值）	10	46	51	20	39	118	145	34	28	31	—
043102	茄子（绿皮）	5	49	54	21	43	114	190	36	39	39	—
043112	甜椒（脱水）	100	482	450	203	352	1670	1231	321	430	411	兰州
043113	葫子	9	45	30	17	33	60	175	22	14	32	甘肃

食物氨基酸含量 Amino acid content of foods

（mg/100g 可食部）

食物编码 Food code	食物名称 Food name	水分 Water g	蛋白质 Protein g	异亮氨酸 Ile	亮氨酸 Leu	赖氨酸 Lys	含硫氨基酸（SAA） Total	蛋氨酸 Met	胱氨酸 Cys	芳香族氨基酸（AAA） Total	苯丙氨酸 Phe	酪氨酸 Tyr	苏氨酸 Thr
043119	番茄［西红柿］	95.2	0.9	13	20	23	17	6	11	34	20	14	20
043123	辣椒（青，尖）	93.4	0.8	40	61	63	77	40	37	96	50	46	51
043124	甜椒［灯笼椒、柿子椒］	94.6	1.0	28	41	45	25	25	Tr	58	31	27	32
043202	菜瓜［生瓜、白瓜］	95.0	0.6	18	26	23	10	4	6	27	15	12	17
043206	葫芦［长瓜、蒲瓜、瓠瓜］	95.3	0.7	9	14	14	13	5	8	28	14	14	20
043208	黄瓜（鲜）［胡瓜］	95.8	0.8	19	33	33	24	11	13	34	19	15	20
043212	苦瓜（鲜）［凉瓜、癞瓜］	93.4	1.0	29	50	70	9	9	Tr	100	60	40	68
043213	南瓜（鲜）［倭瓜、番瓜］	93.5	0.7	19	21	25	12	5	7	39	17	22	19
043221	冬瓜	96.9	0.3	12	17	11	7	3	4	23	14	9	7
043224	黄茎瓜（小南瓜）	95.4	1.2	39	39	30	25	14	11	85	42	43	22
043228	丝瓜	94.1	1.3	27	46	47	9	9	Tr	51	26	25	28
044101	大蒜（白皮，鲜）［蒜头］	66.6	4.5	106	185	194	55	55	Tr	231	125	106	109
044103	大蒜（紫皮，鲜）［蒜头］	63.8	5.2	123	214	224	63	63	Tr	268	145	123	126
044104	青蒜（青葱）	90.4	2.4	88	151	107	44	44	Tr	189	89	100	90
044106	蒜苗（绿色，青蒜）	88.9	2.1	61	102	97	48	22	26	107	62	45	67
044202	大葱（红皮）	86.2	2.4	70	107	98	63	63	Tr	139	100	39	61
044205	葱（小葱，鲜）	92.7	1.6	—	123	113	22	22	—	120	61	59	79
044206	大葱	91.8	1.6	67	111	100	31	31	Tr	138	73	65	58
044301	洋葱（鲜）［葱头］	89.2	1.1	32	49	45	29	29	Tr	64	46	18	28
044302	洋葱（白皮，脱水）	9.1	5.5	160	262	279	102	102	Tr	439	273	166	153
044404	韭菜	92.0	2.4	88	158	120	48	21	27	150	94	56	82
045101x	大白菜（代表值）	94.4	1.6	36	55	51	32	12	20	70	44	26	41
045103	大白菜（青白口）	95.1	1.4	34	55	46	28	10	18	39	39	—	41

食物氨基酸含量 Amino acid content of foods

（mg/100g 可食部）

食物编码 Food code	食物名称 Food name	色氨酸 Trp	缬氨酸 Val	精氨酸 Arg	组氨酸 His	丙氨酸 Ala	天冬氨酸 Asp	谷氨酸 Glu	甘氨酸 Gly	脯氨酸 Pro	丝氨酸 Ser	备注 Remark
043119	番茄 [西红柿]	5	15	18	12	17	84	311	14	17	23	—
043123	辣椒（青，尖）	20	58	47	20	50	207	211	55	58	68	—
043124	甜椒 [灯笼椒、柿子椒]	10	36	45	14	36	135	165	36	37	44	—
043202	菜瓜 [生瓜、白瓜]	6	20	23	9	15	34	193	17	12	17	—
043206	葫芦 [长瓜、蒲瓜、瓠瓜]	12	21	23	9	20	114	69	15	14	13	—
043208	黄瓜（鲜）[胡瓜]	6	23	20	10	23	33	205	27	22	26	—
043212	苦瓜（鲜）[凉瓜、癞瓜]	13	56	90	23	49	43	97	39	88	43	—
043213	南瓜（鲜）[倭瓜、番瓜]	10	26	29	11	38	81	105	22	18	23	—
043221	冬瓜	4	14	19	5	8	31	111	8	10	9	—
043224	黄茎瓜（小南瓜）	16	31	37	17	53	448	156	27	Tr	38	四川
043228	丝瓜	9	37	50	18	43	86	159	31	25	35	—
044101	大蒜（白皮，鲜）[蒜头]	106	153	901	63	121	390	717	118	113	129	—
044103	大蒜（紫皮，鲜）[蒜头]	123	177	1041	73	140	451	828	136	130	149	—
044104	青蒜（青葱）	21	198	109	41	137	298	536	113	128	148	—
044106	蒜苗（绿色，青蒜）	17	72	87	29	96	166	419	53	44	81	—
044202	大葱（红皮）	33	96	347	35	72	188	613	72		72	甘肃
044205	葱（小葱，鲜）	25	93	101	39	108	185	282	89	61	79	—
044206	大葱	19	77	69	30	68	115	245	61	96	74	—
044301	洋葱（鲜）[葱头]	15	44	159	16	33	86	281	33		32	—
044302	洋葱（白皮，脱水）	98	225	858	93	191	452	1351	200	Tr	168	甘肃
044404	韭菜	28	82	90	30	128	172	302	100	91	87	—
045101x	大白菜（代表值）	11	53	57	20	66	105	369	40	42	49	—
045103	大白菜（青白口）	10	53	50	18	52	98	284	40	44	44	—

食物氨基酸含量 Amino acid content of foods

（mg/100g 可食部）

食物编码 Food code	食物名称 Food name	水分 Water g	蛋白质 Protein g	异亮氨酸 Ile	亮氨酸 Leu	赖氨酸 Lys	含硫氨基酸（SAA） Total	蛋氨酸 Met	胱氨酸 Cys	芳香族氨基酸（AAA） Total	苯丙氨酸 Phe	酪氨酸 Tyr	苏氨酸 Thr
045104	大白菜（小白口）	95.2	1.3	37	55	55	34	13	21	75	49	26	41
045116	油菜薹［菜薹］	92.4	3.2	91	157	153	19	Tr	19	152	76	76	104
045119	酸白菜［酸菜］	94.9	0.7	40	62	65	9	9	Tr	63	37	26	44
045120	小白菜［青菜］	94.8	1.4	51	97	79	23	9	14	96	55	41	57
045125	油菜	95.6	1.3	55	93	89	18	18	Tr	99	58	41	51
045201	甘蓝［圆白菜、卷心菜］	93.2	1.5	37	51	52	29	10	19	69	35	34	39
045205	芥菜（鲜）［雪里红、雪菜］	91.5	2.0	87	157	119	54	28	26	129	95	34	81
045206	芥菜（大叶，鲜）［盖菜］	94.6	1.8	37	80	76	33	17	16	88	46	42	59
045301	菠菜（鲜）［赤根菜］	91.2	2.6	100	182	147	36	18	18	192	108	84	114
045305	胡萝卜缨（红，鲜）	82.2	1.7	129	202	148	56	23	33	276	169	107	150
045307	萝卜缨（白）	90.7	2.6	144	250	189	90	38	52	318	192	126	173
045316	甜菜叶（鲜）	92.2	1.8	38	81	53	32	15	17	91	48	43	54
045317	香菜（鲜）［芫荽］	90.5	1.8	82	132	104	17	Tr	17	123	66	57	85
045319	苋菜（绿，鲜）	90.2	2.8	156	263	193	40	Tr	40	327	182	145	123
045321	茼蒿（鲜）［蓬蒿菜、艾菜］	93.0	1.9	74	126	111	49	28	21	143	83	60	81
045322	茴香（鲜）［小茴香］	91.2	2.5	95	176	146	88	43	45	179	121	58	117
045323	荠菜（鲜）［蓟菜、菱角菜］	90.6	2.9	115	201	116	64	40	24	214	112	102	119
045324	莴笋（鲜）［莴苣］	95.5	1.0	22	30	25	18	Tr	18	38	19	19	25
045331	芹菜（茎）［旱芹、药芹］	95.4	0.4	30	48	42	15	6	9	56	30	26	31
045337	蕹菜［空心菜、藤藤菜］	92.3	2.2	45	141	95	17	17	Tr	117	61	56	68
045401	竹笋（鲜）	92.8	2.6	78	126	113	55	26	29	388	79	309	76
045403	鞭笋（鲜）［马鞭笋］	90.1	2.6	78	126	113	55	26	29	388	79	309	76
045404	春笋（鲜）	91.4	2.4	72	116	104	51	24	27	358	73	285	70

（mg/100g 可食部）

食物编码 Food code	食物名称 Food name	色氨酸 Trp	缬氨酸 Val	精氨酸 Arg	组氨酸 His	丙氨酸 Ala	天冬氨酸 Asp	谷氨酸 Glu	甘氨酸 Gly	脯氨酸 Pro	丝氨酸 Ser	备注 Remark
045104	大白菜（小白口）	12	53	63	21	79	112	454	39	40	53	—
045116	油菜薹［菜薹］	44	133	126	54	155	244	576	116	88	104	—
045119	酸白菜［酸菜］	—	59	47	18	75	103	370	47	28	50	—
045120	小白菜［青菜］	23	75	65	26	81	130	226	67	78	54	—
045125	油菜	23	63	68	31	78	167	215	56	178	54	—
045201	甘蓝［圆白菜、卷心菜］	20	53	74	29	56	111	318	31	Tr	40	—
045205	芥菜（鲜）［雪里红、雪菜］	—	130	93	38	107	161	257	97	80	70	—
045206	芥菜（大叶，鲜）［盖菜］	24	65	50	28	75	116	253	60	49	54	—
045301	菠菜（鲜）［赤根菜］	36	120	134	56	134	225	333	135	101	102	—
045305	胡萝卜缨（红，鲜）	80	198	95	65	134	358	478	144	203	120	甘肃
045307	萝卜缨（白）	78	221	139	75	170	397	498	166	220	149	甘肃
045316	甜菜叶（鲜）	29	54	52	28	67	107	221	67	43	58	USA
045317	香菜（鲜）［芫荽］	24	105	94	40	98	246	194	78	191	91	—
045319	苋菜（绿，鲜）	35	228	172	63	186	305	347	175	121	123	—
045321	茼蒿（鲜）［蓬蒿菜、艾菜］	24	102	92	33	90	203	206	89	77	72	—
045322	茴香（鲜）［小茴香］	42	145	110	51	126	263	280	118	117	108	—
045323	荠菜（鲜）［蓟菜、菱角菜］	45	146	92	89	146	257	294	134	103	119	—
045324	莴笋（鲜）［莴苣］	14	36	21	10	27	132	266	20	27	25	—
045331	芹菜（茎）［旱芹、药芹］	12	50	30	14	34	125	118	33	34	30	—
045337	蕹菜［空心菜、藤藤菜］	48	85	94	23	106	173	182	84	78	74	—
045401	竹笋（鲜）	36	106	102	43	106	283	247	85	68	85	上海
045403	鞭笋（鲜）［马鞭笋］	36	106	102	43	106	283	247	85	68	85	杭州
045404	春笋（鲜）	33	98	94	40	98	261	228	78	63	78	—

食物氨基酸含量 Amino acid content of foods

（mg/100g 可食部）

食物编码 Food code	食物名称 Food name	水分 Water g	蛋白质 Protein g	异亮氨酸 Ile	亮氨酸 Leu	赖氨酸 Lys	含硫氨基酸（SAA） Total	蛋氨酸 Met	胱氨酸 Cys	芳香族氨基酸（AAA） Total	苯丙氨酸 Phe	酪氨酸 Tyr	苏氨酸 Thr
045406	黑笋（干）	14.4	17.6	603	1093	748	126	126	Tr	1905	513	1392	804
045407	毛笋（鲜）[毛竹笋]	93.1	2.2	66	106	95	47	22	25	328	67	261	64
045411	百合（脱水）	9.9	8.1	214	364	292	199	97	102	502	302	200	180
045415	芦笋（绿）[石刁柏、龙须菜]	93.3	2.6	28	51	48	33	15	18	48	24	24	36
045416	芦笋（紫）	93.1	2.7	28	51	48	33	15	18	48	24	24	36
046001	慈姑（鲜）[乌芋、白地果]	73.6	4.6	—	—	—	—	—	—	—	—	—	—
046002	豆瓣菜（鲜）[西洋菜、水田芥]	94.5	2.9	87	165	147	52	17	35	198	122	76	103
046006	水芹菜	96.2	1.4	47	74	67	27	10	17	74	33	41	51
046007	茭白（鲜）[茭笋、茭粑]	92.2	1.2	39	66	61	16	Tr	16	80	48	32	39
046008	荸荠（鲜）[马蹄、地栗]	83.6	1.2	23	58	54	28	15	13	62	26	36	35
046009	莼菜（瓶装）[花案菜]	94.5	1.4	44	86	81	18	9	9	86	45	41	49
046010	藕[莲藕]	86.4	1.2	44	65	60	71	39	32	67	33	34	59
047104	山药（鲜）[薯蓣、大薯]	84.8	1.9	74	114	61	46	22	24	99	54	45	54
047203	芋头[芋艿、毛芋]	85.0	1.3	75	171	85	58	19	39	205	108	97	92
047301	姜（鲜）[黄姜]	87.0	1.3	57	90	35	15	15	Tr	107	60	47	92
048026	黄麻叶（鲜）	87.7	4.7	221	388	219	105	65	40	359	212	147	164
048032	马兰头（鲜）[马兰、鸡儿肠、路边菊]	91.4	2.4	84	141	113	17	Tr	17	142	81	61	87
048055	香椿（鲜）[香椿芽]	85.2	1.7	59	112	95	32	16	16	106	63	43	64
048082	苜蓿[草头、金花菜]	90.2	5.0	288	188	285	217	188	29	292	185	107	184
菌藻类													
051005	猴头菇（罐装）	92.3	2.0	67	133	99	43	20	23	Tr	Tr	Tr	73
051008	金针菇（鲜）	90.2	2.4	69	92	71	54	32	22	129	58	71	75
051009	金针菇（罐装）	91.6	1.0	28	66	50	33	15	18	38	24	14	38

（mg/100g 可食部）

食物编码 Food code	食物名称 Food name	色氨酸 Trp	缬氨酸 Val	精氨酸 Arg	组氨酸 His	丙氨酸 Ala	天冬氨酸 Asp	谷氨酸 Glu	甘氨酸 Gly	脯氨酸 Pro	丝氨酸 Ser	备注 Remark
045406	黑笋（干）	Tr	540	1037	289	713	1480	1958	700	1270	883	福建
045407	毛笋（鲜）[毛竹笋]	30	90	86	37	90	239	209	72	58	72	—
045411	百合（脱水）	Tr	373	583	95	200	601	836	230	Tr	252	兰州
045415	芦笋（绿）[石刁柏、龙须菜]	14	41	25	18	43	215	203	40	68	59	—
045416	芦笋（紫）	14	41	25	18	43	215	203	40	68	59	北京
046001	慈姑（鲜）[乌芋、白地果]	—	—	—	—	—	—	—	—	—	—	—
046002	豆瓣菜（鲜）[西洋菜、水田芥]	Tr	120	212	148	110	205	534	105	81	91	广东
046006	水芹菜	21	67	78	31	61	289	244	53	—	51	上海
046007	茭白（鲜）[茭笋、茭粑]	16	49	51	18	54	93	89	39	37	44	—
046008	荸荠（鲜）[马蹄、地栗]	19	49	101	22	41	337	76	37	18	63	—
046009	莼菜（瓶装）[花案菜]	6	61	71	31	78	276	122	48	56	75	杭州
046010	藕[莲藕]	26	57	48	32	81	573	211	38	53	62	—
047104	山药（鲜）[薯蓣、大薯]	28	64	169	27	83	144	292	52	30	115	—
047203	芋头[芋艿、毛芋]	42	112	109	40	115	293	254	114	83	125	—
047301	姜（鲜）[黄姜]	17	43	86	27	46	239	212	69	63	80	—
048026	黄麻叶（鲜）	30	214	248	110	256	567	493	214	246	182	USA
048032	马兰头（鲜）[马兰、鸡儿肠、路边菊]	29	109	115	39	118	232	223	102	80	75	—
048055	香椿（鲜）[香椿芽]	Tr	73	90	27	77	172	388	69	52	83	—
048082	苜蓿[草头、金花菜]	45	286	97	97	276	579	490	219	174	171	上海
菌藻类												
051005	猴头菇（罐装）	30	105	95	39	106	142	172	68	80	89	—
051008	金针菇（鲜）	41	85	63	30	116	105	245	66	76	67	—
051009	金针菇（罐装）	20	44	48	18	44	72	87	43	35	43	—

食物氨基酸含量 Amino acid content of foods

（mg/100g 可食部）

食物编码 Food code	食物名称 Food name	水分 Water g	蛋白质 Protein g	异亮氨酸 Ile	亮氨酸 Leu	赖氨酸 Lys	含硫氨基酸（SAA） Total	蛋氨酸 Met	胱氨酸 Cys	芳香族氨基酸（AAA） Total	苯丙氨酸 Phe	酪氨酸 Tyr	苏氨酸 Thr
051011	蘑菇（鲜蘑）	92.4	2.7	99	114	95	75	54	21	102	66	36	73
051013	木耳（干）[黑木耳、云耳]	15.5	12.1	510	Tr	Tr	238	Tr	238	826	435	391	505
051014	木耳（水发）[黑木耳、云耳]	91.8	1.5	63	Tr	Tr	29	Tr	29	90	54	36	63
051015	平菇[糙皮侧耳、青蘑]	92.5	1.9	77	105	93	48	20	28	128	67	61	72
051019	香菇（鲜）[香蕈、冬菇]	91.7	2.2	212	117	68	Tr	Tr	Tr	140	77	63	83
051020	香菇（干）[香蕈、冬菇]	12.3	20.0	1657	1144	882	560	247	313	1027	608	419	741
051024	银耳（干）[白木耳]	14.6	10.0	Tr	Tr	478	458	203	255	991	436	555	540
051031	茶树菇(干)[柱状田头菇、油茶菇]	12.2	23.1	2410	1720	930	600	240	360	1480	810	670	960
051032	干巴菌	86.5	3.8	535	527	119	33	33	—	208	130	78	146
051033	红奶浆菌[多汁乳菇、谷熟菌]	94.0	1.5	206	149	50	16	16	—	110	75	35	82
051034	黄蘑（干）	11.0	24.6	1610	2490	1110	250	170	80	1870	1020	850	1200
051035	黄伞菇（干）[多脂鳞伞、黄丝菌]	10.8	22.8	2600	1770	1070	240	190	50	1350	800	550	1000
051036	鸡腿菇（干）[毛头鬼伞]	10.8	26.7	2530	1940	1210	480	280	200	2100	970	1130	1120
051037	鸡油菌[黄丝菌、杏菌]	91.4	2.0	70	133	82	19	19	—	130	80	50	61
051039	鸡枞（干）	13.6	32.8	1940	2980	1230	280	180	100	2230	1080	1150	1320
051040	鸡枞（油炸）[油鸡枞]	16.5	4.8	200	389	235	55	55	—	390	230	160	178
051041	鸡枞花	95.0	2.3	279	232	24	19	19	—	191	117	74	97
051043	牛肝菌（白，干）[美味牛肝菌]	11.6	27.8	1960	2840	990	690	630	60	2050	1070	980	1230
051044	牛肝菌（黑）[铜色牛肝菌]	90.6	3.6	310	235	104	44	44	—	199	129	70	167
051046	乳牛肝菌（干）[粘盖牛肝菌、松树菌]	10.5	15.3	2210	1160	510	260	140	120	880	510	370	610
051047	牛眼睛菌（鲜）[马勃菌]	86.6	5.1	420	445	135	48	48	—	383	203	180	224
051050	松蘑（干）[松茸、松口蘑]	10.6	12.5	1230	1590	290	130	70	60	530	280	250	380
051051	杏鲍菇	89.6	1.3	122	100	40	26	10	16	112	70	42	43

食物氨基酸含量 Amino acid content of foods

(mg/100g 可食部)

食物编码 Food code	食物名称 Food name	色氨酸 Trp	缬氨酸 Val	精氨酸 Arg	组氨酸 His	丙氨酸 Ala	天冬氨酸 Asp	谷氨酸 Glu	甘氨酸 Gly	脯氨酸 Pro	丝氨酸 Ser	备注 Remark
051011	蘑菇（鲜蘑）	32	100	83	36	159	166	403	87	101	71	—
051013	木耳（干）[黑木耳、云耳]	155	468	557	259	663	955	1075	467	407	465	—
051014	木耳（水发）[黑木耳、云耳]	19	58	69	32	82	118	133	58	50	58	—
051015	平菇[糙皮侧耳、青蘑]	23	86	68	35	122	160	288	74	80	74	—
051019	香菇（鲜）[香蕈、冬菇]	39	95	71	38	96	143	284	78	Tr	86	—
051020	香菇（干）[香蕈、冬菇]	222	689	850	285	797	1451	2859	675	651	754	—
051024	银耳（干）[白木耳]	115	449	1023	185	583	996	1156	538	463	578	—
051031	茶树菇(干)[柱状田头菇、油茶菇]	210	1030	1070	340	1270	1770	3030	840	760	950	江西
051032	干巴菌	38	335	140	41	254	230	475	149	60	127	云南
051033	红奶浆菌[多汁乳菇、谷熟菌]	15	99	88	21	100	141	255	82	24	72	云南
051034	黄蘑（干）	260	1330	1530	450	1230	2170	3020	1040	1020	1470	吉林
051035	黄伞菇（干）[多脂鳞伞、黄丝菌]	210	920	1160	370	1250	1730	3240	870	910	960	北京
051036	鸡腿菇（干）[毛头鬼伞]	70	1020	1490	390	1410	2320	4290	950	1010	1140	广东
051037	鸡油菌[黄丝菌、杏菌]	26	68	106	38	70	175	447	69	94	87	云南
051039	鸡枞（干）	270	1380	1150	620	1640	1970	2830	1250	1060	1310	四川
051040	鸡枞（油炸）[油鸡枞]	—	195	305	110	205	500	1280	200	270	250	云南
051041	鸡枞花	—	135	54	32	176	143	339	111	34	78	云南
051043	牛肝菌（白，干）[美味牛肝菌]	280	890	1220	460	1400	2100	3140	1050	1210	1220	四川
051044	牛肝菌（黑）[铜色牛肝菌]	—	256	170	44	357	332	761	223	78	184	云南
051046	乳牛肝菌（干）[粘盖牛肝菌、松树菌]	90	580	630	220	680	1080	1740	540	1040	610	四川
051047	牛眼睛菌（鲜）[马勃菌]	—	268	199	83	296	574	1183	297	40	257	云南
051050	松蘑（干）[松茸、松口蘑]	50	330	360	120	400	670	1140	330	370	380	四川
051051	杏鲍菇	6	55	28	18	67	36	91	42	35	21	河南

食物氨基酸含量 Amino acid content of foods

（mg/100g 可食部）

食物编码 Food code	食物名称 Food name	水分 Water g	蛋白质 Protein g	异亮氨酸 Ile	亮氨酸 Leu	赖氨酸 Lys	含硫氨基酸（SAA） Total	蛋氨酸 Met	胱氨酸 Cys	芳香族氨基酸（AAA） Total	苯丙氨酸 Phe	酪氨酸 Tyr	苏氨酸 Thr
051052	血红菇（干）	7.8	22.4	2690	1790	590	190	120	70	860	460	400	700
051053	元蘑（干）[亚侧耳、冬蘑、黄蘑]	7.8	12.3	880	1310	500	70	—	70	900	540	360	570
051055	榛蘑（干）[小蜜环菌]	8.0	17.7	1240	1900	620	120	70	50	780	370	410	680
052001	发菜（干）[仙菜]	11.1	20.2	844	1415	1047	810	413	397	1522	876	646	979
052004	海带（浸）[江白菜、昆布]	94.1	1.1	64	79	64	49	49	Tr	77	44	33	40
052007	苔菜（干）[苔条、条浒苔]	23.7	19.0	560	1315	865	729	566	163	1330	915	415	794
052008	紫菜（干）	12.7	26.7	683	1848	1086	785	659	126	1774	1061	713	1103
052009	螺旋藻（干）	6.5	64.7	2775	4580	2308	1253	748	505	4041	2295	1746	2785
052010	裙带菜（干）[海芥菜、海木耳]	9.2	25.0	1050	1870	1100	800	530	270	1910	1110	800	1080
水果类及制品													
061101x	苹果（代表值）	86.1	0.4	12	15	15	17	5	12	32	17	15	11
061102	伏苹果	87.3	0.5	18	24	20	22	6	16	42	22	20	14
061103	国光苹果	85.9	0.3	14	18	15	17	5	12	32	17	15	11
061104	旱苹果	90.8	0.4	18	24	20	22	6	16	42	22	20	14
061106	红香蕉苹果	86.9	0.4	18	24	20	22	6	16	42	22	20	14
061107	红星苹果	85.0	0.4	18	24	20	22	6	16	42	22	20	14
061108	红玉苹果	84.7	0.2	9	12	10	11	3	8	21	11	10	7
061109	红元帅苹果	84.9	0.2	9	12	10	11	3	8	21	11	10	7
061110	黄香蕉苹果	85.6	0.3	14	18	15	17	5	12	32	17	15	11
061111	黄元帅苹果	84.6	0.2	9	12	10	11	3	8	21	11	10	7
061112	金元帅苹果	86.2	0.2	9	12	10	11	3	8	21	11	10	7
061113	青香蕉苹果	86.3	0.3	9	12	10	11	3	8	21	11	10	7
061114	秋里蒙苹果	87.5	0.2	9	12	10	11	3	8	21	11	10	7

食物氨基酸含量 Amino acid content of foods

（mg/100g 可食部）

食物编码 Food code	食物名称 Food name	色氨酸 Trp	缬氨酸 Val	精氨酸 Arg	组氨酸 His	丙氨酸 Ala	天冬氨酸 Asp	谷氨酸 Glu	甘氨酸 Gly	脯氨酸 Pro	丝氨酸 Ser	备注 Remark
051052	血红菇（干）	120	680	660	260	790	1250	2100	620	660	680	北京
051053	元蘑（干）[亚侧耳、冬蘑、黄蘑]	120	490	490	190	650	940	1630	460	520	540	吉林
051055	榛蘑（干）[小蜜环菌]	30	590	660	230	800	1250	2030	610	440	730	吉林
052001	发菜（干）[仙菜]	169	1705	1518	581	1259	1826	2465	1023	943	884	—
052004	海带（浸）[江白菜、昆布]	7	57	66	13	68	88	122	65	58	44	—
052007	苔菜（干）[苔条、条浒苔]	175	997	992	257	1362	2254	2262	1001	859	752	—
052008	紫菜（干）	398	1375	1478	225	2207	2089	2082	1389	757	1083	—
052009	螺旋藻（干）	1100	3434	3692	754	4388	5448	6118	2688	1448	2870	云南
052010	裙带菜（干）[海芥菜、海木耳]	330	1200	1100	330	1580	2190	2430	1280	900	1030	辽宁
水果类及制品												
061101x	苹果（代表值）	11	21	9	5	14	68	30	12	11	14	—
061102	伏苹果	14	28	12	6	18	90	40	16	14	18	北京
061103	国光苹果	11	21	9	5	14	68	30	12	11	14	—
061104	旱苹果	14	28	12	6	18	90	40	16	14	18	兰州
061106	红香蕉苹果	14	28	12	6	18	90	40	16	14	18	—
061107	红星苹果	14	28	12	6	18	90	40	16	14	18	河北
061108	红玉苹果	7	14	6	3	9	45	20	8	7	9	敦煌
061109	红元帅苹果	7	14	6	3	9	45	20	8	7	9	—
061110	黄香蕉苹果	11	21	9	5	14	68	30	12	11	14	—
061111	黄元帅苹果	7	14	6	3	9	45	20	8	7	9	—
061112	金元帅苹果	7	14	6	3	9	45	20	8	7	9	—
061113	青香蕉苹果	7	14	6	3	9	45	20	8	7	9	—
061114	秋里蒙苹果	7	14	6	3	9	45	20	8	7	9	甘肃

食物氨基酸含量 Amino acid content of foods

（mg/100g 可食部）

食物编码 Food code	食物名称 Food name	水分 Water g	蛋白质 Protein g	异亮氨酸 Ile	亮氨酸 Leu	赖氨酸 Lys	含硫氨基酸（SAA） Total	蛋氨酸 Met	胱氨酸 Cys	芳香族氨基酸（AAA） Total	苯丙氨酸 Phe	酪氨酸 Tyr	苏氨酸 Thr
061115	香玉苹果	83.4	0.5	18	24	20	22	6	16	42	22	20	14
061116	印度苹果	84.0	0.6	18	24	20	22	6	16	42	22	20	14
061117	祝光苹果	86.7	0.4	18	24	20	22	6	16	42	22	20	14
061118	倭锦苹果	85.8	0.2	9	12	10	11	3	8	21	11	10	7
061119	苹果（罐头）	89.2	0.2	9	12	10	11	3	8	21	11	10	7
061201x	梨（代表值）	85.9	0.3	6	7	6	12	7	5	14	7	7	7
061205	鹅黄梨	88.6	0.3	6	7	6	12	7	5	14	7	7	7
061206	红肖梨	89.1	0.2	6	7	6	12	7	5	14	7	7	7
061207	锦丰梨	85.5	0.2	6	7	6	12	7	5	14	7	7	7
061208	京白梨	85.3	0.2	6	7	6	12	7	5	14	7	7	7
061209	库尔勒香梨	85.9	0.1	3	4	3	7	4	3	8	4	4	4
061210	莱阳梨	84.8	0.3	9	11	9	19	11	8	22	11	11	11
061212	明月梨	85.9	0.3	9	11	9	19	11	8	22	11	11	11
061213	木梨	91.0	0.4	10	12	10	—	—	—	20	11	9	11
061214	苹果梨	85.4	0.2	6	7	6	12	7	5	14	7	7	7
061220	香梨	85.8	0.3	9	11	9	19	11	8	22	11	11	11
061221	雪花梨	88.8	0.2	9	11	9	19	11	8	22	11	11	11
061224	鸭梨	88.3	0.2	6	7	6	12	7	5	14	7	7	7
061225	早酥梨	85.8	0.2	9	11	9	19	11	8	22	11	11	11
061226	紫酥梨	86.0	0.3	9	11	9	19	11	8	22	11	11	11
061227	鳄梨	74.3	2.0	71	123	94	58	37	21	117	68	49	66
061301	红果 [山里红、大山楂]	73.0	0.5	—	28	24	10	—	10	17	17	—	18
061302	红果（干）	11.1	4.3	195	294	233	—	—	—	256	175	81	144

食物氨基酸含量 Amino acid content of foods

（mg/100g 可食部）

食物编码 Food code	食物名称 Food name	色氨酸 Trp	缬氨酸 Val	精氨酸 Arg	组氨酸 His	丙氨酸 Ala	天冬氨酸 Asp	谷氨酸 Glu	甘氨酸 Gly	脯氨酸 Pro	丝氨酸 Ser	备注 Remark
061115	香玉苹果	14	28	12	6	18	90	40	16	14	18	安徽
061116	印度苹果	14	28	12	6	18	90	40	16	14	18	敦煌
061117	祝光苹果	14	28	12	6	18	90	40	16	14	18	安徽
061118	倭锦苹果	7	14	6	3	9	45	20	8	7	9	—
061119	苹果（罐头）	7	14	6	3	9	45	20	8	7	9	甘肃
061201x	梨（代表值）	9	10	6	5	6	23	10	6	7	6	—
061205	鹅黄梨	9	10	6	5	6	23	10	6	7	6	安徽
061206	红肖梨	9	10	6	5	6	23	10	6	7	6	北京
061207	锦丰梨	9	10	6	5	6	23	10	6	7	6	—
061208	京白梨	9	10	6	5	6	23	10	6	7	6	—
061209	库尔勒香梨	5	5	3	3	3	12	5	3	4	3	敦煌
061210	莱阳梨	14	15	9	8	9	35	15	9	11	9	—
061212	明月梨	14	15	9	8	9	35	15	9	11	9	—
061213	木梨	—	19	7	10	11	—	20	10	—	13	上海
061214	苹果梨	9	10	6	5	6	23	10	6	7	6	—
061220	香梨	14	15	9	8	9	35	15	9	11	9	甘肃
061221	雪花梨	14	15	9	8	9	35	15	9	11	9	—
061224	鸭梨	9	10	6	5	6	23	10	6	7	6	—
061225	早酥梨	14	15	9	8	9	35	15	9	11	9	甘肃
061226	紫酥梨	14	15	9	8	9	35	15	9	11	9	安徽
061227	鳄梨	21	97	59	29	119	283	207	83	77	81	USA
061301	红果［山里红、大山楂］	—	36	14	6	24	56	68	16	12	20	—
061302	红果（干）	—	—	—	72	201	615	400	186	150	—	—

食物氨基酸含量 Amino acid content of foods

(mg/100g 可食部)

食物编码 Food code	食物名称 Food name	水分 Water g	蛋白质 Protein g	异亮氨酸 Ile	亮氨酸 Leu	赖氨酸 Lys	含硫氨基酸（SAA） Total	蛋氨酸 Met	胱氨酸 Cys	芳香族氨基酸（AAA） Total	苯丙氨酸 Phe	酪氨酸 Tyr	苏氨酸 Thr
061901	海棠果［楸子］	79.9	0.3	6	7	6	—	—	—	15	7	8	5
061906	酸刺	70.7	2.8	116	179	165	83	30	53	229	132	97	109
062101x	桃（代表值）	88.9	0.6	27	59	12	10	1	9	43	26	17	26
062109	蒲桃	88.7	0.5	27	59	12	1	1	—	26	26	—	—
062115	蜜桃（河北）	87.9	0.6	14	22	22	13	6	7	25	15	10	20
062116	桃（糖水罐头）	84.9	0.3	7	13	13	—	—	—	14	8	6	10
062201	李子	90.0	0.7	18	25	26	6	2	4	20	12	8	19
062202	李子杏	89.9	1.0	23	36	33	12	—	12	34	24	10	23
062302	枣（干）	26.9	3.2	74	87	58	79	44	35	131	92	39	57
062309	酒枣	61.7	1.6	42	59	45	43	27	16	126	70	56	36
062310	蜜枣（干）［椰枣］	13.4	1.3	31	55	42	15	—	15	61	37	24	37
062313	小枣（干）	28.3	2.7	50	70	50	60	10	50	100	60	40	50
062902	樱桃	88.0	1.1	32	47	29	26	16	10	49	31	18	29
062903	樱桃（野，干，白刺）	18.8	11.4	273	434	269	397	229	168	557	337	220	278
063101x	葡萄（代表值）	88.5	0.4	8	11	13	15	7	8	24	14	10	13
063103	葡萄（巨峰）	87.0	0.4	6	9	10	12	5	7	19	11	8	10
063104	葡萄（马奶子）	89.6	0.5	8	11	13	15	7	8	24	14	10	13
063106	紫葡萄	88.4	0.7	11	15	18	21	9	12	34	20	14	18
063107	葡萄干	11.6	2.5	—	—	97	41	—	41	50	—	50	84
063301	柿	80.6	0.4	14	21	20	6	2	4	20	14	6	16
063904	桑葚（干）	10.7	21.1	707	1421	895	541	324	217	1237	797	440	682
063907	沙棘	71.0	0.9	43	61	64	17	10	7	88	50	38	42
063909	中华猕猴桃［毛叶猕猴桃］	83.4	0.8	26	30	16	12	6	6	38	18	20	24

（mg/100g 可食部）

食物编码 Food code	食物名称 Food name	色氨酸 Trp	缬氨酸 Val	精氨酸 Arg	组氨酸 His	丙氨酸 Ala	天冬氨酸 Asp	谷氨酸 Glu	甘氨酸 Gly	脯氨酸 Pro	丝氨酸 Ser	备注 Remark
061901	海棠果［楸子］	—	9	3	2	5	29	14	5	—	6	—
061906	酸刺	24	150	229	58	126	269	585	181	180	136	甘肃
062101x	桃（代表值）	4	33	30	20	29	111	70	38	34	23	—
062109	蒲桃	4	33	30	20	—	111	70	38	—	23	广东
062115	蜜桃（河北）	7	20	15	8	24	—	49	14	20	26	河北
062116	桃（糖水罐头）	1	10	8	5	12	—	25	8	7	11	河北
062201	李子	2	21	17	10	33	267	58	14	57	35	—
062202	李子杏	—	36	18	12	33	356	64	19	12	23	郑州
062302	枣（干）	—	88	69	22	59	411	120	57	—	60	—
062309	酒枣	—	60	43	13	38	—	—	38	361	41	甘肃
062310	蜜枣（干）［椰枣］	—	—	39	18	47	240	113	39	138	44	杭州
062313	小枣（干）	10	50	60	20	50	280	100	60	130	60	河北
062902	樱桃	9	31	27	13	36	179	88	26	38	35	—
062903	樱桃（野，干，白刺）	165	531	1031	128	1501	570	1064	436	940	415	甘肃
063101x	葡萄（代表值）	6	13	38	8	18	20	46	11	11	13	—
063103	葡萄（巨峰）	5	11	31	7	14	16	37	9	9	10	—
063104	葡萄（马奶子）	6	13	38	8	18	20	46	11	11	13	甘肃
063106	紫葡萄	8	19	54	12	25	28	64	15	15	18	—
063107	葡萄干	29	—	268	54	90	141	201	91	—	89	敦煌
063301	柿	—	16	17	6	16	32	35	14	15	14	—
063904	桑葚（干）	159	942	1392	258	827	3570	2453	828	609	799	浙江
063907	沙棘	18	59	32	28	42	410	88	39	100	58	—
063909	中华猕猴桃［毛叶猕猴桃］	14	34	30	12	40	—	88	26	32	22	—

食物氨基酸含量 Amino acid content of foods

（mg/100g 可食部）

食物编码 Food code	食物名称 Food name	水分 Water g	蛋白质 Protein g	异亮氨酸 Ile	亮氨酸 Leu	赖氨酸 Lys	含硫氨基酸（SAA） Total	蛋氨酸 Met	胱氨酸 Cys	芳香族氨基酸（AAA） Total	苯丙氨酸 Phe	酪氨酸 Tyr	苏氨酸 Thr
063910	草莓［洋莓、凤阳草莓］	91.3	1.0	24	45	31	17	8	9	39	22	17	27
063912	无花果（干）	11.5	3.6	100	171	125	104	25	79	190	111	79	103
064101	橙	87.4	0.8	17	26	28	14	6	8	31	17	14	15
064204	橘（金橘）［金枣］	84.7	1.0	21	32	34	18	8	10	39	21	18	19
064206	蜜橘	88.2	0.8	17	26	28	14	6	8	31	17	14	15
064207	三湖红橘	88.5	0.8	17	26	28	14	6	8	31	17	14	15
064210	早橘	85.6	1.2	25	39	41	21	9	12	46	25	21	23
064211	橘饼	5.4	0.6	10	14	—	—	—	—	10	10	—	14
064301	柚［文旦］	89.0	0.8	19	29	30	45	45	—	58	17	41	48
065001	芭蕉［甘蕉、板蕉、牙蕉］	68.9	1.2	46	78	43	—	—	—	70	58	12	48
065002	菠萝［凤梨、地菠萝］	88.4	0.5	15	23	2	—	—	—	—	—	—	22
065006	桂圆	81.4	1.2	26	45	37	12	12	—	50	22	28	98
065007	桂圆（干）	26.9	5.0	127	189	82	—	—	—	145	111	34	361
065008	桂圆肉	17.7	4.6	136	248	91	—	—	—	282	196	86	175
065010	荔枝	81.9	0.9	22	34	33	5	5	—	33	18	15	95
065011	芒果［抹猛果、望果］	90.6	0.6	16	26	36	—	—	—	34	20	14	20
065012	木瓜［番木瓜］	92.2	0.4	14	20	9	—	—	—	25	19	6	11
065013	人参果	77.1	0.6	32	27	33	4	4	—	36	21	15	19
065015	杨梅［树梅、山杨梅］	92.0	0.8	41	66	65	26	16	10	77	40	37	34
065017	椰子	51.8	4.0	125	246	148	25	25	—	271	180	91	136
065018	枇杷	89.3	0.8	38	46	44	8	4	4	38	20	18	26
065019	橄榄（白榄）	83.1	0.8	18	28	20	11	11	—	42	16	26	47
065020	余柑子［油柑子］	86.6	0.3	7	10	2	4	4	—	14	8	6	9

食物氨基酸含量 Amino acid content of foods

（mg/100g 可食部）

食物编码 Food code	食物名称 Food name	色氨酸 Trp	缬氨酸 Val	精氨酸 Arg	组氨酸 His	丙氨酸 Ala	天冬氨酸 Asp	谷氨酸 Glu	甘氨酸 Gly	脯氨酸 Pro	丝氨酸 Ser	备注 Remark
063910	草莓［洋莓、凤阳草莓］	9	29	43	15	51	176		31	30	50	—
063912	无花果（干）	0	133	211	67	148	320	395	131	233	134	中国台湾
064101	橙	3	20	66	9	23	91	51	18	93	23	—
064204	橘（金橘）［金枣］	3	26	82	11	29	113	63	22	117	29	—
064206	蜜橘	3	20	66	9	23	91	51	18	93	23	—
064207	三湖红橘	3	20	66	9	23	91	51	18	93	23	江西
064210	早橘	4	31	99	13	35	136	76	27	140	35	浙江
064211	橘饼	—	—	—	—	19	53	23	18	—	19	武汉
064301	柚［文旦］	5	41	25	18	48	184	81	23	59	37	福建
065001	芭蕉［甘蕉、板蕉、牙蕉］	8	—	30	46	59	166	113	59	31	53	广东
065002	菠萝［凤梨、地菠萝］	2	5	22	13	—	99	60	23	25	30	—
065006	桂圆	11	47	58	31	107	156	178	34	58	50	—
065007	桂圆（干）	9	125	121	33	365	332	578	99	236	132	福建
065008	桂圆肉	—	207	94	52	310	455	985	193	138	191	广东
065010	荔枝	5	31	22	17	91	129	137	36	56	33	—
065011	芒果［抹猛果、望果］	—	20	30	28	60	44	81	19	17	27	广东
065012	木瓜［番木瓜］	—	17	6	18	17	157	38	19	9	12	广东
065013	人参果	—	20	28	29	23	39	48	17	24	24	广东
065015	杨梅［树梅、山杨梅］	4	46	39	36	46	96	109	50	64	49	—
065017	椰子	8	195	150	140	206	338	865	178	147	210	广东
065018	枇杷	2	—	24	14	34	154	96	26	32	34	—
065019	橄榄（白榄）	4	29	19	12	66	145	225	39	35	103	福建
065020	余柑子［油柑子］	2	11	5	5	14	48	79	3	14	13	福建

食物氨基酸含量 Amino acid content of foods

（mg/100g 可食部）

食物编码 Food code	食物名称 Food name	水分 Water g	蛋白质 Protein g	异亮氨酸 Ile	亮氨酸 Leu	赖氨酸 Lys	含硫氨基酸（SAA） Total	蛋氨酸 Met	胱氨酸 Cys	芳香族氨基酸（AAA） Total	苯丙氨酸 Phe	酪氨酸 Tyr	苏氨酸 Thr
065027	木瓜［番木瓜］	91.7	0.6	23	32	15	2	2	—	27	21	6	21
065033	香蕉［甘蕉］	75.8	1.4	42	86	60	37	37	—	72	46	26	49
066101	白金瓜	93.0	0.4	5	6	6	—	—	—	13	7	6	—
066102	白兰瓜	93.2	0.6	42	52	43	33	14	19	69	43	26	35
066104	黄河蜜瓜	95.0	0.4	9	10	8	5	5	—	24	15	9	11
066105	金塔寺瓜	96.9	0.6	39	53	42	30	13	17	68	42	26	28
066107	麻醉瓜	95.2	0.7	43	56	48	42	15	27	69	43	26	32
066108	甜瓜［香瓜］	92.9	0.4	10	17	15	7	2	5	20	11	9	12
066201x	西瓜（代表值）	92.3	0.5	18	18	18	11	4	7	24	14	10	13
坚果、种子类													
071001	白果（干）［银杏］	9.9	13.2	425	622	364	349	349	Tr	759	425	334	501
071003	核桃（鲜）	49.8	12.8	505	915	389	191	—	191	992	543	449	461
071004	核桃（干）［胡桃］	5.2	14.9	632	1183	494	553	227	326	1272	735	537	517
071005	毛核桃	57.6	12.0	581	1032	599	357	—	357	1162	701	461	514
071008	栗子（鲜）［板栗］	52.0	4.2	167	323	242	208	100	108	391	225	166	175
071011	松子（生）	3.0	12.6	490	939	500	568	281	287	1009	482	527	351
071013	松子仁	0.8	13.4	400	879	556	482	260	222	1001	475	526	402
071014	杏仁	5.6	22.5	923	Tr	730	—	—	Tr	1915	1192	723	716
071024	榛子（干）	7.4	20.0	681	1396	677	221	221	Tr	1480	927	553	420
071026	山核桃（熟）［小核桃］	2.8	8.3	510	650	220	90	90	Tr	1080	690	390	250
071032	栗子仁（熟）	47.3	4.5	290	390	180	120	40	80	270	160	110	280
071033	松子（熟）	3.4	12.9	440	740	350	180	140	40	1030	530	500	380
071034	杏仁（熟，带壳）	1.7	25.1	910	1800	640	170	120	50	2220	1410	810	760

食物氨基酸含量 Amino acid content of foods

（mg/100g 可食部）

食物编码 Food code	食物名称 Food name	色氨酸 Trp	缬氨酸 Val	精氨酸 Arg	组氨酸 His	丙氨酸 Ala	天冬氨酸 Asp	谷氨酸 Glu	甘氨酸 Gly	脯氨酸 Pro	丝氨酸 Ser	备注 Remark
065027	木瓜 [番木瓜]	10	36	18	9	38	174	57	29	21	21	云南
065033	香蕉 [甘蕉]	6	72	60	89	44	157	172	43	49	51	—
066101	白金瓜	—	10	—	4	28	45	104	10	8	11	武汉
066102	白兰瓜	10	62	35	19	98	—	277	40	23	48	—
066104	黄河蜜瓜	9	22	—	6	60	43	—	15	—	24	甘肃
066105	金塔寺瓜	—	54	32	15	57	70	156	33	29	33	兰州
066107	麻醉瓜	18	61	37	18	98	99	212	36	27	42	兰州
066108	甜瓜 [香瓜]	2	14	23	6	28	41	112	15	10	15	—
066201x	西瓜（代表值）	4	20	66	9	15	33	96	12	11	14	—
坚果、种子类												
071001	白果（干）[银杏]	197	698	1457	197	486	956	1320	455	865	577	河北
071003	核桃（鲜）	151	612	2021	312	540	1211	2160	600	489	609	甘肃
071004	核桃（干）[胡桃]	198	770	2599	383	668	1562	3166	764	549	753	—
071005	毛核桃	—	698	2285	394	732	1656	3446	728	580	686	甘肃
071008	栗子（鲜）[板栗]	78	226	353	123	288	678	617	227	138	206	—
071011	松子（生）	—	667	2365	282	744	1071	2793	550	887	703	哈尔滨
071013	松子仁	161	500	2080	246	633	1199	2557	600	608	744	北京
071014	杏仁	—	Tr	2004	558	1062	2359	4613	1283	1005	938	—
071024	榛子（干）	—	814	2311	530	1206	1651	2325	714	—	655	哈尔滨
071026	山核桃（熟）[小核桃]	130	400	850	190	390	800	1510	380	430	370	浙江
071032	栗子仁（熟）	60	280	170	140	300	590	620	290	270	270	河北
071033	松子（熟）	90	450	1470	220	560	1000	1840	530	570	600	广东
071034	杏仁（熟，带壳）	—	990	2860	610	1190	2810	6860	1760	1040	1050	广东

食物氨基酸含量 Amino acid content of foods

（mg/100g 可食部）

食物编码 Food code	食物名称 Food name	水分 Water g	蛋白质 Protein g	异亮氨酸 Ile	亮氨酸 Leu	赖氨酸 Lys	含硫氨基酸（SAA） Total	蛋氨酸 Met	胱氨酸 Cys	芳香族氨基酸（AAA） Total	苯丙氨酸 Phe	酪氨酸 Tyr	苏氨酸 Thr
071035	杏仁（熟，去壳）	3.1	28.0	900	1710	720	440	190	250	2080	1310	770	740
071036	腰果（熟）	2.1	24.0	940	1740	1050	760	410	350	1870	1130	740	830
071037	榛子（熟）	2.2	12.5	290	500	250	300	100	200	950	630	320	210
071038	榛子仁（熟）	2.2	15.6	560	1050	380	200	140	60	1270	760	510	480
071040	香榧（熟）	1.1	12.4	660	830	670	450	200	250	1170	630	540	520
072002	花生（鲜）[落花生、长生果]	48.3	12.0	307	693	453	95	Tr	95	810	497	313	236
072003	花生（炒）	4.1	21.7	725	1400	752	515	232	283	1826	1058	768	543
072004	花生仁（生）	6.9	24.8	829	1600	860	588	265	323	2087	1209	878	620
072005	花生仁（炒）	1.8	23.9	799	1542	829	568	256	312	2011	1165	846	598
072007	葵花子（炒，咸）	2.0	22.6	839	1323	680	890	474	416	1438	942	496	735
072008	葵花子仁	7.8	19.1	826	1081	610	631	312	319	1193	750	443	690
072009	莲子（干）	9.5	17.2	672	1166	977	292	292	Tr	1262	731	531	613
072012	南瓜子仁	9.2	33.2	1003	1862	959	1000	500	500	2315	1304	1011	860
072013	西瓜子（炒）	4.3	32.7	1023	1881	805	1454	983	471	2217	1372	845	904
072015	西瓜子仁	9.2	32.4	1056	1571	727	375	Tr	375	1734	1053	681	883
072017	芝麻子（黑）	5.7	19.1	715	1314	616	1142	574	568	1528	830	698	718
072020	花生（烤，勤俭牌）	2.5	26.4	940	1810	910	630	300	330	2480	1490	990	750
072024	葵花子（熟，原味）	2.7	28.5	1170	1800	860	880	520	360	2120	1360	760	980
072025	南瓜子（熟）[白瓜子]	3.2	26.6	750	1230	600	980	410	570	1700	1000	700	480
072026	西瓜子（熟）[黑瓜子]	10.7	29.0	1130	2010	950	1170	770	400	2630	1620	1010	970

（mg/100g 可食部）

食物编码 Food code	食物名称 Food name	色氨酸 Trp	缬氨酸 Val	精氨酸 Arg	组氨酸 His	丙氨酸 Ala	天冬氨酸 Asp	谷氨酸 Glu	甘氨酸 Gly	脯氨酸 Pro	丝氨酸 Ser	备注 Remark
071035	杏仁（熟，去壳）	120	1060	2730	570	1160	3800	6730	1650	1440	1000	广东
071036	腰果（熟）	270	1270	2590	470	1200	2270	5160	1020	840	1220	—
071037	榛子（熟）	150	300	830	130	620	700	1370	290	530	270	广东
071038	榛子仁（熟）	190	670	370	360	740	1190	3830	720	560	670	广东
071040	香榧（熟）	100	840	850	250	580	1250	1510	530	580	720	浙江
072002	花生（鲜）[落花生、长生果]	114	388	Tr	262	408	1105	1833	594	554	449	北京
072003	花生（炒）	200	846	2474	460	858	2379	4037	1150	811	968	—
072004	花生仁（生）	229	967	2827	526	980	2719	4614	1314	926	1106	—
072005	花生仁（炒）	220	932	2725	507	945	2621	4446	1267	893	1066	北京
072007	葵花子（炒，咸）	321	1107	1907	522	969	1944	5017	1159	778	825	—
072008	葵花子仁	365	1068	1857	534	956	1800		1102	677	770	上海
072009	莲子（干）	305	840	1405	395	824	1746	3777	791	529	1062	—
072012	南瓜子仁	638	1427	4306	710	1310	2518	5021	1416	796	1355	上海
072013	西瓜子（炒）	600	1351	4680	742	1450	2743	5669	1691	809	1282	—
072015	西瓜子仁	631	1329	4579	752	1514	2611	5145	1567	765	1225	上海
072017	芝麻子（黑）	379	979	2494	505	974	1734	3330	1020	668	859	—
072020	花生（烤，勤俭牌）	210	1100	3220	590	1070	3310	5700	1370	1110	1410	四川
072024	葵花子（熟，原味）	500	1390	2750	640	1230	2690	6750	1530	1150	1260	甘肃
072025	南瓜子（熟）[白瓜子]	610	740	2570	370	760	1540	3150	930	470	860	甘肃
072026	西瓜子（熟）[黑瓜子]	570	1280	2190	740	1420	3320	5930	1710	970	1520	甘肃

Notes

表三 食物脂肪酸含量

Table 3 Fatty Acid Content of Foods

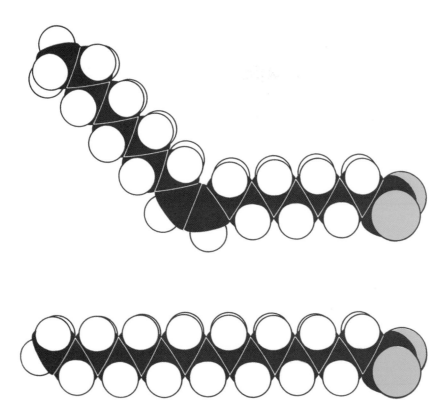

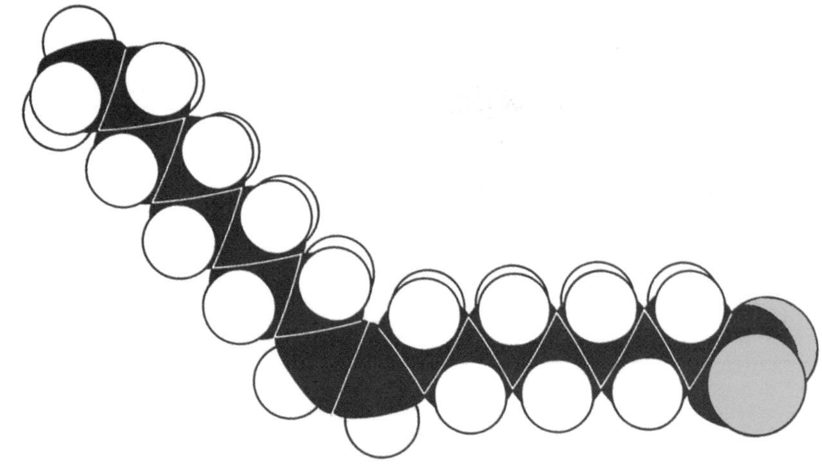

脂肪酸

脂肪酸（fatty acid，FA）的化学形式为R—COOH，式中的R为由碳原子所组成的烷基链。自然界中的脂肪酸主要是含双数碳原子的脂肪酸。

一、脂肪酸的命名和表达

脂肪酸分子上的碳原子用阿拉伯数字编号定位，通常有两种顺序相反的系统："Δ编号系统"，从羧基（—COOH）碳原子算起，而"n或ω编号系统"，从甲基（CH_3—）的碳原子算起。

如：	CH_3—	CH_2—	CH_2—	CH_2—	CH_2—	COOH
Δ 编号系统	6	5	4	3	2	1
n 或 ω 编号系统	1	2	3	4	5	6

与上述排序方式相对应，对脂肪酸的表达也存在两种形式。以棕榈油酸为例，如果以"Δ编号系统"定位，则表示为Δ^9 16：1；如果以"n或ω编号系统"定位，表示为16：1，n-7。目前通常使用的是后一种表达方法。

脂肪酸的表达方式也常常简化为只包括碳原子与不饱和键的数目，如棕榈酸为16个碳的脂肪酸，其中没有不饱和键，故以16：0表示；而油酸含有18个碳和一个不饱和键（即一个烯），以18：1表示。在本书的食物脂肪酸含量表中即是采用这种方式。

常见脂肪酸的表达见下表。

常见脂肪酸的结构和表达形式

系统名（化学名称）(Systematic name)	通俗名 (Common name)	简写符号 (Shorthand nomenclature)	常用缩写形式
1. 饱和脂肪酸 (Saturated)			
短链的 (Short-chain)			
丁酸 (Butanoic)	酪酸 (Butyric)	4：0	
己酸 (Hexanoic)	羊油酸 (Caproic)	6：0	
中链的 (Medium-chain)			
辛酸 (Octanoic)	羊脂酸 (Caprylic)	8：0	
葵酸 (Decanoic)	羊蜡酸 (Capric)	10：0	
十一酸 (Henedecanoic)	(Undecylic)	11：0	
十二酸 (Dodecanoic)	月桂酸 (Lauric)	12：0	

系统名（化学名称）(Systematic name)	通俗名 (Common name)	简写符号 (Shorthand nomenclature)	常用缩写形式
十三酸 (Tridecanoic)	(Tridecylic)	13 : 0	
长链的 (Long-chain)			
十四酸 (Tetradecanoic)	[肉] 豆蔻酸 (Myristic)	14 : 0	
十五酸 (Pentadecanoic)	(Pentadecylic)	15 : 0	
十六酸 (Hexadecanoic)	棕榈酸（软脂酸）(Palmitic)	16 : 0	PA
十七酸 (Heptadecanoic)	珠光脂酸或真珠酸 (Margaric)	17 : 0	
十八酸 (Octadecanoic)	硬脂酸 (Stearic)	18 : 0	SA
十九酸 (Nonadecanoic)	(Nondecylic)	19 : 0	
二十酸 (Eicosanoic)	花生酸 (Arachidic)	20 : 0	
二十二 (Docosanoic)	山嵛酸 (Behenic)	22 : 0	
2．单不饱和脂肪酸 (**Monounsaturated**)			
十四碳 - 9 - 烯酸（顺）(cis-9-Tetradecenoic)	肉豆蔻油酸 (Myristoleic)	14 : 1 (n-5)	
十五碳 - 10 - 烯酸 (10-Pentadecenoic)		15 : 1 (n-5)	
十六碳 - 9 - 烯酸（顺）(cis-9-Hexadecenoic)	棕榈油酸 (Palmitoleic)	16 : 1 (n-7)	POA
十七碳 - 10 - 烯酸 (10-Heptadecenoic)		17 : 1 (n-7)	
十八碳 - 9 - 烯酸（顺）(cis-9-Octadecenoic)	油酸 (Oleic)	18 : 1 (n-9)	OA
十八碳 - 9 - 烯酸（反）(trans-9-Octadecenoic)	反油酸 (Elaidic)	18 : 1 (n-9) trans	
二十碳 - 9 - 烯酸（顺）(cis-9-Eicosenoic)	鳕油酸 (Gadoleic)	20 : 1 (n-11)	
二十二碳 -13 - 烯酸（顺）(cis-13-Docosenoic)	芥子酸 (Erucic)	22 : 1 (n-9)	
二十二碳 - 13 - 烯酸（反）(trans-13-Docosenoic)	蔓菁酸 (Brassidic)	22 : 1 (n-9) trans	
3．多不饱和脂肪酸 (**Polyunsaturated**)			
十八碳 - 9，12 - 二烯酸（顺，顺）(cis，cis-9，12-Octadecadienoic)	亚油酸 (Linoleic)	18 : 2 (n-6)	LA

续表

系统名（化学名称）(Systematic name)	通俗名 (Common name)	简写符号 (Shorthand nomenclature)	常用缩写形式
十八碳-9，12，15-三烯酸（全顺）(all cis-9，12，15- Octadecatrienoic)	α-亚麻酸 (α-Linolenic)	18 : 3（n-3）	ALA
十八碳-6，9，12-三烯酸（全顺）(all cis-6，9，12- Octadecatrienoic)	γ-亚麻酸 (γ-Linolenic)	18 : 3（n-6）	GLA
十八碳-6，9，9-三烯酸（顺，顺，反）(cis-6，cis-9，13trans-Octadecatrienoic)	哥伦比酸 (Columbinic)	18 : 3（n-9）	
二十碳-11，14-二烯酸（全顺）(cis，cis-11，14-Eicosadienoic)		20 : 2（n-6）	
二十碳-5，8，11-三烯酸（全顺）(all cis-5，8，11-Eicosatrienoic)	"蜜" 酸 ("Mead")	20 : 3（n-9）	MA
二十碳-8，11，14-三烯酸（全顺）(all cis-8，11，14-Eicosatrienoic)	二高-γ-亚麻酸 (Dihomo-γ-Linolenic)	20 : 3（n-6）	DGLA
二十碳-5，8，11，14-四烯酸（全顺）(all cis-5，8，11，14-Eicosatetraenoic)	花生四烯酸 (Arachidonic)	20 : 4（n-6）	AA
二十碳-5，8，11，14，17-五烯酸（全顺）(all cis-5，8，11，14，17-Eicosapentaenoic)		20 : 5（n-3）	EPA
二十二碳-13，16，19-三烯酸（全顺）(all cis-13，16，19-Docosatrienoic)		22 : 3（n-3）	
二十二碳-7，10，13，16-四烯酸（全顺）(all cis-7，10，13，16-Docosatetraenoic)		22 : 4（n-6）	
二十二碳-7，10，13，16，19-五烯酸（全顺）(all cis-7，10，13，16，19-Docosapentaenoic)		22 : 5（n-3）	DPA
二十二碳-4，7，10，13，16，19-六烯酸（全顺）(all cis-4，7，10，13，16，19-Docosahexaenoic)		22 : 6（n-3）	DHA
二十四碳-15-烯酸（顺）(cis-15-Tetracosenoic)	神经酸 (Nervonic) 或鲨油酸 (Selacholeic)	24 : 1（n-9）	

注：cis：顺式；trans：反式

二、脂肪酸的分类

常见分类方法有三种。

1．按碳链的长短分类

（1）短链脂肪酸：碳原子数为 2 ～ 6 个。

（2）中链脂肪酸：碳原子数为 8 ～ 12 个。

（3）长链脂肪酸：碳原子数为 14 ～ 26 个。

2．按脂肪酸的饱和程度分类

（1）饱和脂肪酸（saturated fatty acid，SFA）：碳原子链中不含有不饱和键。

（2）单不饱和脂肪酸（monounsaturated fatty acid，MUFA）：碳原子链中含有一个不饱和键。

（3）多不饱和脂肪酸（polyunsaturated fatty acid，PUFA）：碳原子链中含两个及两个以上不饱和键。在多不饱和脂肪酸中，有重要生物学意义的是 n-3 和 n-6 系列。

脂肪酸的不饱和键能与氢结合变成饱和键，随着饱和程度的增加，油脂可由液态变为固态，这一过程称为氢化。氢化可以使大部分不饱和脂肪酸变为饱和，并呈顺式与反式两类。

3．根据其营养、生理作用分类

（1）必需脂肪酸（essential fatty acid，EFA）：包括亚油酸（18∶2）和 α - 亚麻酸（18∶3），它们在体内不能被合成。

（2）非必需脂肪酸：除上述两种必需脂肪酸以外，其他脂肪酸均属此类。

三、脂肪酸数据描述

一类食物中脂肪组成相近，如猪油在不同食品中可能含量不同，但其组成是一样的。

动物性脂肪如猪油、奶油、牛油等含饱和脂肪酸 40% ～ 60%。植物性油脂则含丰富的不饱和脂肪酸，饱和脂肪酸仅占 10% ～ 20%，但椰子油含饱和脂肪酸较高。植物中脂肪酸比例常有较大差别，下图为常见油脂类脂肪酸含量百分比图。

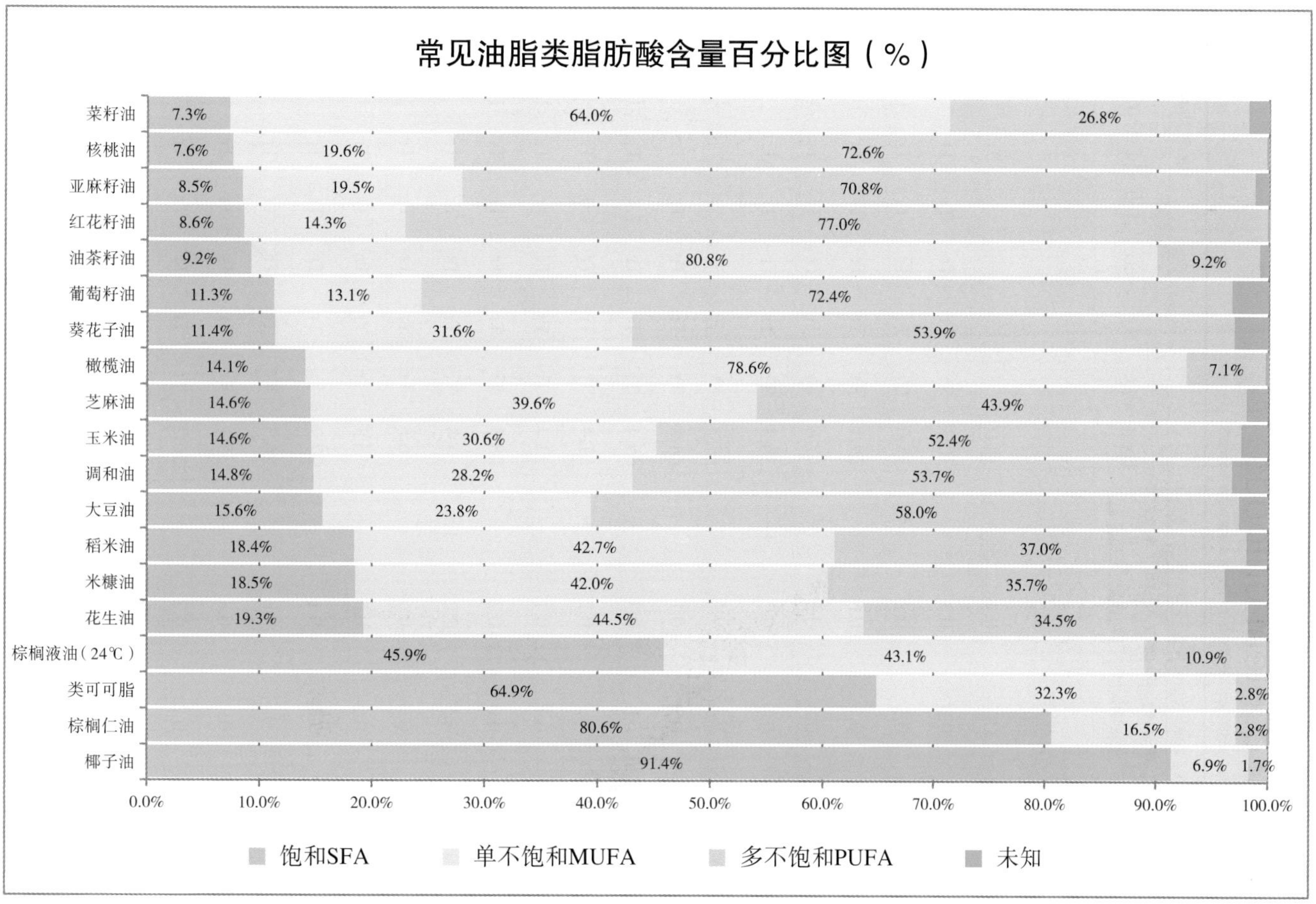

四、数据来源

本数据来源于 2009 和 2004《中国食物成分表》植物食物部分的脂肪酸合并，并加入本实验室于 2011—2012 年采集的植物性油脂监测分析数据，另加入了部分丰益（上海）生物技术研发中心于 2013—2015 年间的研究分析数据，共计八类 392 种植物性食物（43 种常见油类）的 40 余种脂肪酸含量。

食物脂肪酸含量 Fatty acid content of foods

食物编码 Food code	食物名称 Food name	脂肪 Fat g	脂肪酸 Fatty acid (g/100g 可食部) Total	饱和 SFA	单不饱和 MUFA	多不饱和 PUFA	未知 Un_k	饱和脂肪酸 SFA/总脂肪酸 Total (%) Total	4:0	6:0	8:0	10:0	11:0	12:0	13:0	14:0	15:0	16:0	17:0	18:0	19:0	20:0	22:0	24:0
谷类及制品																								
011201x	小麦粉（代表值）	1.7	1.1	0.5	0.3	0.4	—	38.0	—	—	—	—	—	1.0	—	0.5	0.3	33.8	0.1	2.7	—	—	—	—
011202	小麦粉（富强粉,特一粉）	1.1	0.7	0.2	0.2	0.3	—	30.3	Tr	Tr	Tr	Tr	Tr	Tr	Tr	1.0	0.1	26.5	0.1	2.6	Tr	Tr	Tr	Tr
011206	小麦面粉（标准粉）	2.5	1.6	0.9	0.5	0.2	—	54.6	Tr	Tr	Tr	Tr	Tr	1.2	Tr	0.3	0.7	49.6	Tr	2.8	Tr	Tr	Tr	Tr
011207	小麦面粉（富强粉,特一粉）	1.5	1.0	0.3	0.1	0.6	—	29.1	Tr	Tr	Tr	Tr	Tr	0.7	Tr	0.3	0.1	25.3	Tr	2.7	Tr	Tr	Tr	Tr
011301x	挂面（代表值）	0.9	0.7	0.4	0.2	0.2	—	47.6	Tr	Tr	Tr	Tr	Tr	1.8	Tr	0.8	0.4	42.4	0.1	3.1	Tr	Tr	Tr	Tr
011302	挂面（标准粉）	0.7	0.4	0.1	0.1	0.2	—	30.3	Tr	Tr	Tr	Tr	Tr	Tr	Tr	1.0	0.1	26.5	0.1	2.6	Tr	Tr	Tr	Tr
011305x	面条（生，代表值）	0.6	0.3	0.1	0.1	0.1	—	53.4	—	—	—	—	—	1.2	—	1.1	—	44.6	—	6.5	—	—	—	—
011313	挂面（富强粉）	1.5	1.0	0.7	0.2	0.1	—	64.8	Tr	Tr	Tr	Tr	Tr	1.8	Tr	0.6	0.6	58.3	Tr	3.5	Tr	Tr	Tr	Tr
011314	龙须面（素）	1.8	1.1	0.8	0.0	0.3	—	69.4	Tr	Tr	Tr	2.4	Tr	1.5	Tr	0.3	Tr	65.2	Tr	Tr	Tr	Tr	Tr	Tr
011315	龙须面（鸡蛋）	1.8	1.1	0.6	0.3	0.2	—	51.4	Tr	Tr	Tr	1.0	Tr	0.6	Tr	0.6	Tr	46.3	Tr	2.9	Tr	Tr	Tr	Tr
011316	面条（富强粉，切面）	0.4	0.3	0.1	0.1	0.1	—	53.4	Tr	Tr	Tr	Tr	Tr	1.2	Tr	1.1	Tr	44.6	Tr	6.5	Tr	Tr	Tr	Tr
011317	面条（富强粉，煮）	0.4	0.3	0.1	0.0	0.2	—	28.3	Tr	Tr	Tr	Tr	Tr	1.7	Tr	0.2	Tr	25.1	Tr	1.3	Tr	Tr	Tr	Tr
011409	油条	17.6	10.2	0.5	7.5	2.2	1.5	4.4	Tr	Tr	Tr	Tr	Tr	Tr	Tr	Tr	Tr	3.1	Tr	1.0	0.3	Tr	Tr	Tr
011410	花卷（加牛奶）	3.2	2.1	0.8	0.7	0.6	—	36.8	Tr	Tr	Tr	Tr	Tr	1.4	Tr	1.6	Tr	31.2	Tr	2.6	Tr	Tr	Tr	Tr
011411	馒头（富强粉）	1.3	0.9	0.7	0.2	0.0	—	75.3	Tr	Tr	Tr	Tr	Tr	1.6	Tr	0.5	Tr	66.8	Tr	6.4	Tr	Tr	Tr	Tr
011502	油面筋	25.1	16.9	4.7	3.1	9.1	—	27.7	Tr	Tr	Tr	Tr	Tr	Tr	Tr	0.7	Tr	25.8	Tr	1.2	Tr	Tr	Tr	Tr
011503	面筋（肉馅）	33.2	un	un	un	un	—	26.3	Tr	Tr	Tr	Tr	Tr	Tr	Tr	1.2	Tr	25.1	Tr	Tr	Tr	Tr	Tr	Tr
012001x	稻米（代表值）	0.9	0.9	0.3	0.2	0.3	Tr	35.1	Tr	Tr	Tr	Tr	Tr	0.6	0.6	0.8	0.2	30.1	Tr	2.4	Tr	0.7	Tr	Tr
012202	籼米（标准）[机米]	0.6	0.5	0.1	0.2	0.2	—	26.2	Tr	Tr	Tr	Tr	Tr	Tr	Tr	0.5	Tr	22.3	Tr	3.4	Tr	Tr	Tr	Tr
012212	黑米	2.5	2.0	0.7	1.0	0.3	—	35.1	Tr	Tr	0.9	Tr	Tr	Tr	0.6	0.8	0.2	30.1	Tr	1.8	Tr	0.7	Tr	Tr
012214	籼米	1.1	0.9	0.3	0.2	0.4	—	36.2	Tr	Tr	Tr	Tr	Tr	0.6	Tr	1.2	Tr	32.0	Tr	2.4	Tr	Tr	Tr	Tr
012408	籼米饭（蒸）	0.4	0.3	0.1	0.1	0.1	—	36.9	Tr	Tr	Tr	Tr	Tr	1.6	Tr	0.9	Tr	32.2	Tr	2.2	Tr	Tr	Tr	Tr

食物脂肪酸含量 Fatty acid content of foods

食物编码	食物名称	单不饱和脂肪酸 MUFA/ 总脂肪酸 Total（%）									多不饱和脂肪酸 PUFA/ 总脂肪酸 Total（%）													未知	备注
Food code	Food name	Total	14:1	15:1	16:1	17:1	18:1	20:1	22:1	24:1	Total	16:2	18:2	18:3	18:4	20:2	20:3	20:4	20:5	22:3	22:4	22:5	22:6	（%）	Remark
谷类及制品																									
011201x	小麦粉（代表值）	22.0	—	0.2	0.8	0.1	21.2	0.5	Tr	Tr	39.5	Tr	37.3	2.3	Tr	Tr	Tr	Tr	Tr	Tr	Tr	Tr	Tr	—	—
011202	小麦粉（富强粉，特一粉）	24.1	Tr	0.2	1.2	0.1	22.1	0.5	Tr	Tr	44.8	Tr	42.5	2.3	—	Tr	Tr	Tr	Tr	Tr	Tr	Tr	Tr	—	—
011206	小麦面粉（标准粉）	30.3	Tr	Tr	0.3	Tr	30.0	Tr	Tr	Tr	14.5	Tr	13.2	1.3	Tr	Tr	Tr	Tr	Tr	Tr	Tr	Tr	Tr	—	—
011207	小麦面粉（富强粉，特一粉）	11.6	Tr	Tr	Tr	Tr	11.6	Tr	Tr	Tr	59.3	Tr	56.1	3.2	Tr	Tr	Tr	Tr	Tr	Tr	Tr	Tr	Tr	—	—
011301x	挂面（代表值）	24.5	Tr	0.2	0.8	0.1	23.3	0.5	Tr	Tr	27.6	Tr	25.9	1.7	Tr	Tr	Tr	Tr	Tr	Tr	Tr	Tr	Tr	—	—
011302	挂面（标准粉）	24.1	Tr	0.2	1.2	0.1	22.1	0.5	Tr	Tr	44.8	Tr	42.5	2.3	—	Tr	Tr	Tr	Tr	Tr	Tr	Tr	Tr	—	—
011305x	面条（生，代表值）	24.6	—	—	0.8	—	23.8	—	—	—	21.6	—	21.6	—	—	—	—	—	—	—	—	—	—	—	—
011313	挂面（富强粉）	24.8	Tr	Tr	0.3	Tr	24.5	Tr	Tr	Tr	10.4	Tr	9.3	1.1	Tr	Tr	Tr	Tr	Tr	Tr	Tr	Tr	Tr	—	—
011314	龙须面（素）	2.7	Tr	Tr	Tr	Tr	2.7	Tr	Tr	Tr	27.9	Tr	20.7	7.2	Tr	Tr	Tr	Tr	Tr	Tr	Tr	Tr	Tr	—	上海
011315	龙须面（鸡蛋）	28.8	Tr	Tr	2.3	Tr	26.5	Tr	Tr	Tr	19.7	Tr	19.7	Tr	Tr	Tr	Tr	Tr	Tr	Tr	Tr	Tr	Tr	—	天津
011316	面条（富强粉，切面）	24.6	Tr	Tr	0.8	Tr	23.8	Tr	Tr	Tr	21.6	Tr	21.6	Tr	Tr	Tr	Tr	Tr	Tr	Tr	Tr	Tr	Tr	—	北京
011317	面条（富强粉，煮）	10.7	Tr	Tr	Tr	Tr	10.7	Tr	Tr	Tr	61.0	Tr	56.5	4.5	Tr	Tr	Tr	Tr	Tr	Tr	Tr	Tr	Tr	—	—
011409	油条	63.8	Tr	Tr	0.3	Tr	13.6	Tr	49.9	Tr	19.0	Tr	12.5	6.5	—	Tr	Tr	Tr	Tr	Tr	Tr	Tr	Tr	1.5	—
011410	花卷（加牛奶）	33.4	Tr	Tr	Tr	Tr	33.4	Tr	Tr	Tr	29.9	Tr	28.9	1.0	Tr	Tr	Tr	Tr	Tr	Tr	Tr	Tr	Tr	—	广东
011411	馒头（富强粉）	21.3	Tr	Tr	0.8	Tr	20.5	Tr	Tr	Tr	3.3	Tr	3.3	Tr	Tr	Tr	Tr	Tr	Tr	Tr	Tr	Tr	Tr	—	北京
011502	油面筋	18.3	Tr	Tr	Tr	Tr	18.3	Tr	Tr	Tr	54.0	Tr	53.5	0.5	—	Tr	Tr	Tr	Tr	Tr	Tr	Tr	Tr	—	—
011503	面筋（肉馅）	53.7	Tr	Tr	Tr	Tr	53.7	Tr	Tr	Tr	19.3	Tr	14.4	4.9	Tr	Tr	Tr	Tr	Tr	Tr	Tr	Tr	Tr	—	江苏
012001x	稻米（代表值）	39.4	Tr	Tr	Tr	Tr	39.4	0.5	Tr	Tr	33.1	Tr	31.7	0.8	Tr	Tr	Tr	Tr	Tr	Tr	Tr	Tr	Tr	Tr	
012202	籼米（标准）[机米]	39.4	Tr	Tr	Tr	Tr	39.4	Tr	Tr	Tr	33.1	Tr	31.7	1.4	—	Tr	Tr	Tr	Tr	Tr	Tr	Tr	Tr	—	—
012212	黑米	48.0	Tr	Tr	Tr	Tr	47.5	0.5	Tr	Tr	16.3	Tr	16.1	0.2	—	Tr	Tr	Tr	Tr	Tr	Tr	Tr	Tr	—	—
012214	籼米	22.6	Tr	Tr	Tr	Tr	22.6	Tr	Tr	Tr	39.6	Tr	39.6	Tr	Tr	Tr	Tr	Tr	Tr	Tr	Tr	Tr	Tr	—	—
012408	籼米饭（蒸）	20.6	Tr	Tr	0.5	Tr	20.1	Tr	Tr	Tr	42.6	Tr	39.4	3.2	Tr	Tr	Tr	Tr	Tr	Tr	Tr	Tr	Tr	—	—

食物脂肪酸含量 Fatty acid content of foods

食物编码 Food code	食物名称 Food name	脂肪 Fat g	脂肪酸 Fatty acid（g/100g 可食部） Total	饱和 SFA	单不饱和 MUFA	多不饱和 PUFA	未知 Un_k	饱和脂肪酸 SFA/总脂肪酸 Total（%） Total	4:0	6:0	8:0	10:0	11:0	12:0	13:0	14:0	15:0	16:0	17:0	18:0	19:0	20:0	22:0	24:0
012409	籼米粥	0.2	0.2	0.1	0.0	0.1	—	39.3	Tr	Tr	Tr	Tr	Tr	2.3	Tr	0.8	Tr	33.2	Tr	3.0	Tr	Tr	Tr	Tr
012410	米粉	0.8	0.7	0.3	0.1	0.3	—	48.7	Tr	Tr	Tr	Tr	Tr	9.6	Tr	2.3	Tr	36.8	Tr	Tr	Tr	Tr	Tr	Tr
013104	玉米面（白）	4.5	3.9	0.6	1.1	2.2	—	15.3	Tr	Tr	Tr	Tr	Tr	Tr	Tr	Tr	Tr	13.4	Tr	1.9	Tr	Tr	Tr	Tr
013108	玉米粒（黄，干）	0.8	0.7	0.2	0.1	0.4	—	24.2	Tr	Tr	Tr	Tr	Tr	1.1	Tr	Tr	Tr	21.5	Tr	1.6	Tr	Tr	Tr	Tr
013109	玉米面（黄）	1.5	1.3	0.3	0.3	0.7	—	22.2	Tr	Tr	Tr	Tr	Tr	0.6	Tr	Tr	Tr	19.1	Tr	2.5	Tr	Tr	Tr	Tr
013110	玉米糁（黄）	1.2	1.0	0.2	0.2	0.6	—	22.7	Tr	Tr	Tr	Tr	Tr	0.9	Tr	Tr	Tr	20.2	Tr	1.6	Tr	Tr	Tr	Tr
015102	小米面	2.1	1.8	0.6	0.3	0.9	—	35.6	Tr	Tr	Tr	Tr	Tr	Tr	Tr	Tr	Tr	30.5	Tr	5.1	Tr	Tr	Tr	Tr
015104	小米（黄）	3.0	2.5	1.2	0.8	0.5	—	49.0	Tr	Tr	Tr	0.4	Tr	0.3	Tr	0.2	Tr	44.6	Tr	3.5	Tr	Tr	Tr	Tr
019005	荞麦	2.3	1.6	0.5	0.9	0.2	—	33.2	Tr	Tr	0.4	Tr	Tr	Tr	0.6	0.2	Tr	25.4	Tr	2.5	Tr	2.1	2.0	Tr
019010	荞麦面	2.8	1.9	0.3	0.6	0.9	—	16.1	Tr	Tr	Tr	0.2	Tr	0.1	Tr	0.1	Tr	15.0	Tr	0.7	Tr	Tr	Tr	Tr
019011	莜麦面	8.6	5.7	1.7	3.1	0.9	—	30.1	Tr	Tr	Tr	Tr	Tr	Tr	Tr	0.4	Tr	27.8	Tr	1.9	Tr	Tr	Tr	Tr
薯类、淀粉及制品																								
021201	甘薯（白心）[红皮山芋]	0.2	0.2	0.0	0.1	0.1	—	18.9	—	Tr	Tr	Tr	Tr	1.4	Tr	Tr	Tr	13	Tr	4.5	Tr	Tr	Tr	—
021205	甘薯（红心）[山芋、红薯]	0.2	0.2	0.0	0.1	0.1	—	18.9	—	Tr	Tr	Tr	Tr	1.4	Tr	Tr	Tr	13	Tr	4.5	Tr	Tr	Tr	—
022107	魔芋精粉[鬼芋粉、南星粉]	0.1	Tr	Tr	Tr	Tr	—	47.4	Tr	Tr	Tr	Tr	Tr	Tr	Tr	0.6	Tr	39.6	Tr	7.2	Tr	Tr	Tr	Tr
干豆类及制品																								
031101	黄豆[大豆]	16.0	14.9	2.4	3.5	9.1	0.0	16.0	Tr	Tr	Tr	Tr	Tr	Tr	Tr	0.1	Tr	10.8	Tr	3.4	Tr	1.4	0.3	Tr
031102	黑豆（干）[黑大豆]	15.9	14.8	2.3	4.1	8.4	0	15.5	Tr	Tr	Tr	Tr	Tr	Tr	Tr	0.1	Tr	11.1	0.1	3.9	Tr	Tr	0.3	Tr
031103	青豆（干）[青大豆]	16.0	14.9	2.8	4.6	7.5	0.0	18.9	Tr	Tr	Tr	Tr	Tr	0.1	Tr	0.3	Tr	12.7	Tr	4.7	Tr	0.6	0.5	Tr
031201	黄豆粉	18.3	17.0	2.8	3.7	10.8	0.0	16.4	Tr	Tr	Tr	Tr	Tr	Tr	Tr	0.1	Tr	11.6	Tr	3.8	Tr	0.4	0.5	Tr
031202	豆腐花[豆腐粉]	2.6	2.4	0.4	0.6	1.5	0.0	16.3	Tr	Tr	Tr	Tr	Tr	Tr	Tr	0.1	Tr	12.3	Tr	3.4	Tr	0.2	0.3	Tr
031203	豆浆粉	9.4	8.7	1.4	2.0	5.2	0.1	15.7	Tr	Tr	Tr	Tr	Tr	Tr	Tr	0.1	Tr	10.2	Tr	3.8	1.6	Tr	Tr	Tr
031207	豆奶粉（多力牌）	6.5	4.3	2.5	1.2	0.6	—	58.0	Tr	Tr	Tr	0.6	Tr	0.4	Tr	0.4	Tr	44.5	Tr	12.1	Tr	Tr	Tr	Tr

食物编码 Food code	食物名称 Food name	单不饱和脂肪酸 MUFA/总脂肪酸 Total（%）									多不饱和脂肪酸 PUFA/总脂肪酸 Total（%）													未知	备注
		Total	14:1	15:1	16:1	17:1	18:1	20:1	22:1	24:1	Total	16:2	18:2	18:3	18:4	20:2	20:3	20:4	20:5	22:3	22:4	22:5	22:6	（%）	Remark
012409	籼米粥	21.7	Tr	Tr	Tr	Tr	21.7	Tr	Tr	Tr	38.9	Tr	38.9	Tr	Tr	Tr	Tr	Tr	Tr	Tr	Tr	Tr	Tr	—	—
012410	米粉	7.6	Tr	Tr	Tr	Tr	7.6	Tr	Tr	Tr	43.3	Tr	30.9	12.4	Tr	Tr	Tr	Tr	Tr	Tr	Tr	Tr	Tr	—	广东
013104	玉米面（白）	28.4	Tr	Tr	Tr	Tr	28.4	Tr	Tr	Tr	56.3	Tr	54.0	2.3	—	Tr	Tr	Tr	Tr	Tr	Tr	Tr	Tr	—	北京
013108	玉米粒（黄，干）	20.1	Tr	Tr	Tr	Tr	20.1	Tr	Tr	Tr	55.0	Tr	51.7	3.3	Tr	Tr	Tr	Tr	Tr	Tr	Tr	Tr	Tr	—	—
013109	玉米面（黄）	25.6	Tr	Tr	1.5	Tr	24.1	Tr	Tr	Tr	52.8	Tr	52.2	0.6	Tr	Tr	Tr	Tr	Tr	Tr	Tr	Tr	Tr	—	—
013110	玉米糁（黄）	19.7	Tr	Tr	Tr	Tr	19.7	Tr	Tr	Tr	57.5	Tr	54.6	2.9	Tr	Tr	Tr	Tr	Tr	Tr	Tr	Tr	Tr	—	—
015102	小米面	14.6	Tr	Tr	0.9	Tr	13.7	Tr	Tr	Tr	49.8	Tr	28.7	21.1	—	Tr	Tr	Tr	Tr	Tr	Tr	Tr	Tr	—	济南
015104	小米（黄）	33.3	Tr	Tr	2.8	Tr	30.5	Tr	Tr	Tr	17.7	Tr	17.7	Tr	Tr	Tr	Tr	Tr	Tr	Tr	Tr	Tr	Tr	—	山西
019005	荞麦	51.6	Tr	Tr	Tr	Tr	46.9	4.7	Tr	Tr	14.6	Tr	14.6	Tr	—	Tr	Tr	Tr	Tr	Tr	Tr	Tr	Tr	—	—
019010	荞麦面	34.4	Tr	Tr	Tr	Tr	34.4	Tr	Tr	Tr	49.5	Tr	44.1	5.4	Tr	Tr	Tr	Tr	Tr	Tr	Tr	Tr	Tr	—	山西
019011	莜麦面	53.8	Tr	Tr	1.5	Tr	52.3	Tr	Tr	Tr	15.9	Tr	15.2	0.7	Tr	Tr	Tr	Tr	Tr	Tr	Tr	Tr	Tr	—	山西
薯类、淀粉及制品																									
021201	甘薯（白心）[红皮山芋]	29.3	Tr	Tr	Tr	Tr	29.3	Tr	Tr	—	30.9	Tr	30.9	Tr	—	Tr	Tr	Tr	Tr	Tr	Tr	Tr	Tr	—	
021205	甘薯（红心）[山芋、红薯]	29.3	Tr	Tr	Tr	Tr	29.3	Tr	Tr	—	30.9	Tr	30.9	Tr	—	Tr	Tr	Tr	Tr	Tr	Tr	Tr	Tr	—	
022107	魔芋精粉[鬼芋粉、南星粉]	23.1	Tr	Tr	Tr	Tr	23.1	Tr	Tr	Tr	28.5	Tr	25.7	2.8	—	Tr	Tr	Tr	Tr	Tr	Tr	Tr	Tr	Tr	
干豆类及制品																									
031101	黄豆[大豆]	23.4	Tr	Tr	0.2	Tr	23.2	Tr	Tr	Tr	61.1	Tr	52.9	8.2		Tr	Tr	Tr	Tr	Tr	Tr	Tr	Tr	0	
031102	黑豆（干）[黑大豆]	28.0	Tr	Tr	0.1	Tr	27.9	Tr	Tr	Tr	56.6	Tr	49.2	7.4		Tr	Tr	Tr	Tr	Tr	Tr	Tr	Tr	0	
031103	青豆（干）[青大豆]	30.9	Tr	Tr	0.5	Tr	30.4	Tr	Tr	Tr	50.4	Tr	43.1	6.6		Tr	Tr	Tr	0.7	Tr	Tr	Tr	Tr	0	
031201	黄豆粉	21.7	Tr	Tr	Tr	Tr	21.4	0.3	Tr	Tr	63.5	Tr	51.8	11.7	—	Tr	Tr	Tr	Tr	Tr	Tr	Tr	Tr	0	
031202	豆腐花[豆腐粉]	23.0	Tr	Tr	0.9	Tr	22.1	Tr	Tr	Tr	60.7	Tr	52.4	8.3	—	Tr	Tr	Tr	Tr	Tr	Tr	Tr	Tr	0	北京
031203	豆浆粉	23.3	Tr	Tr	0.4	Tr	22.9	Tr	Tr	Tr	59.9	Tr	52.0	7.9	—	Tr	Tr	Tr	Tr	Tr	Tr	Tr	Tr	0.1	浙江
031207	豆奶粉（多力牌）	28.2	Tr	Tr	1.2	Tr	27.0	Tr	Tr	Tr	13.9	Tr	2.4	11.5	Tr	Tr	Tr	Tr	Tr	Tr	Tr	Tr	Tr	0	江苏

食物脂肪酸含量 Fatty acid content of foods

食物编码 Food code	食物名称 Food name	脂肪 Fat g	脂肪酸 Fatty acid（g/100g 可食部） Total	饱和 SFA	单不饱和 MUFA	多不饱和 PUFA	未知 Un_k	饱和脂肪酸 SFA/总脂肪酸 Total（%） Total	4:0	6:0	8:0	10:0	11:0	12:0	13:0	14:0	15:0	16:0	17:0	18:0	19:0	20:0	22:0	24:0
031208	豆奶粉（大磨牌）	13.0	8.6	2.7	1.8	4.1	0.0	31.4	Tr	Tr	Tr	Tr	Tr	6.3	Tr	2.6	0.8	18.8	Tr	2.9	Tr	Tr	Tr	Tr
031301x	豆腐（代表值）	5.3	4.9	2.0	1.8	1.1	0.0	33.8	Tr	Tr	Tr	Tr	Tr	Tr	Tr	0.3	Tr	25.2	Tr	7.8	0.5	0.1	Tr	Tr
031304	豆腐（内酯）	1.9	1.8	0.3	0.4	1.1	0.0	16.5	Tr	Tr	Tr	Tr	Tr	Tr	Tr	Tr	Tr	11.9	Tr	3.0	1.4	0.2	Tr	Tr
031305	豆腐脑［老豆腐］	0.8	0.7	0.1	0.2	0.5	0.0	16.5	Tr	Tr	Tr	Tr	Tr	Tr	Tr	Tr	Tr	11.9	Tr	3.0	1.4	0.2	Tr	Tr
031306	豆腐（北豆腐）	8.1	7.5	3.8	2.9	0.6	0.0	50.6	Tr	Tr	Tr	Tr	Tr	Tr	Tr	0.4	Tr	37.8	Tr	12.4	Tr	Tr	Tr	Tr
031307	豆腐（南豆腐）	5.8	5.4	1.9	2.0	1.6	0.0	34.3	Tr	Tr	Tr	Tr	Tr	Tr	Tr	0.4	Tr	26.0	Tr	7.9	Tr	Tr	Tr	Tr
031402	豆奶［豆乳］	1.5	1.4	0.2	0.3	0.9	0.1	11.6	Tr	Tr	Tr	Tr	Tr	Tr	Tr	0.4	Tr	10.3	Tr	Tr	Tr	0.3	0.6	Tr
031405	豆浆	1.6	1.5	0.8	0.5	0.2	0.0	51.3	Tr	Tr	Tr	0.2	Tr	0.2	Tr	0.2	Tr	40.3	Tr	10.4	Tr	Tr	Tr	Tr
031501	豆腐丝	10.5	9.8	1.5	2.1	6.1	0.0	15.8	Tr	Tr	Tr	Tr	Tr	Tr	Tr	0.1	Tr	11.7	Tr	2.4	0.2	1.4	Tr	Tr
031504	豆腐卷	11.6	10.8	1.8	2.5	6.5	0.0	16.3	Tr	Tr	Tr	Tr	Tr	Tr	Tr	0.1	Tr	12.3	Tr	3.4	Tr	0.2	0.3	Tr
031506	油豆腐	17.6	16.4	3.0	3.0	10.4	0.0	18.6	Tr	Tr	Tr	Tr	Tr	Tr	Tr	0.2	Tr	16.5	Tr	1.9	Tr	Tr	Tr	Tr
031507	腐竹	21.7	20.2	3.0	4.7	12.4	0.1	14.8	Tr	Tr	Tr	Tr	Tr	Tr	Tr	0.1	Tr	10.9	Tr	3.8	Tr	Tr	Tr	Tr
031509	千张［百页］	16.0	14.9	2.4	3.4	9.0	0.0	16.3	Tr	Tr	Tr	Tr	Tr	Tr	Tr	0.1	Tr	12.3	Tr	3.4	Tr	0.2	0.3	Tr
031510x	豆腐干（代表值）	11.3	13.2	3.6	4.2	5.4	0.0	20.4	Tr	Tr	Tr	2.3	Tr	Tr	Tr	0.8	Tr	14.6	Tr	3.6	0.6	0.5	0.7	Tr
031512	豆腐干（臭干）	4.6	4.3	0.7	0.9	2.7	0.0	16.0	Tr	Tr	Tr	Tr	Tr	Tr	Tr	0.2	Tr	11.7	Tr	3.3	Tr	0.1	0.7	Tr
031516	豆腐干（香干）	7.8	7.3	1.1	1.5	4.5	0.0	15.8	Tr	Tr	Tr	Tr	Tr	Tr	Tr	0.1	Tr	11.7	Tr	2.4	0.2	1.4	Tr	Tr
031517	豆腐干（小香干）	9.1	8.5	1.3	2.0	5.1	0.0	15.9	Tr	Tr	Tr	Tr	Tr	Tr	Tr	0.1	Tr	11.5	Tr	3.2	1.0	0.1	Tr	Tr
031521	素火腿	13.2	12.3	2.4	2.7	7.1	0.0	19.9	Tr	Tr	Tr	Tr	Tr	Tr	Tr	0.1	Tr	15.0	0.1	4.1	Tr	0.6	Tr	Tr
031522	素鸡	12.5	11.6	1.8	2.5	7.5	0.0	15.2	Tr	Tr	Tr	Tr	Tr	Tr	Tr	0.1	Tr	11.4	Tr	3.2	0.3	0.2	Tr	Tr
031523	素鸡丝卷	13.7	12.7	1.8	2.6	8.3	0.0	14.4	Tr	Tr	Tr	Tr	Tr	Tr	Tr	Tr	Tr	10.8	Tr	3.6	Tr	Tr	Tr	Tr
031526	烤麸	0.3	0.2	0.0	0.0	0.2	0.0	17.0	Tr	Tr	Tr	Tr	Tr	Tr	Tr	0.1	Tr	16.9	Tr	Tr	Tr	Tr	Tr	Tr
031527	豆腐皮	23.0	21.4	5.6	6.5	9.2	0.0	26.1	Tr	Tr	Tr	Tr	Tr	Tr	Tr	0.3	Tr	21.1	Tr	4.7	Tr	Tr	Tr	Tr
031528	腐竹	27.2	25.3	10.3	12.1	2.9	0.0	40.7	Tr	Tr	Tr	0.1	Tr	0.1	Tr	0.1	0.1	33.0	Tr	7.3	Tr	Tr	Tr	Tr

食物脂肪酸含量　Fatty acid content of foods

食物编码 Food code	食物名称 Food name	单不饱和脂肪酸 MUFA/ 总脂肪酸 Total（%）									多不饱和脂肪酸 PUFA/ 总脂肪酸 Total（%）													未知	备注
		Total	14:1	15:1	16:1	17:1	18:1	20:1	22:1	24:1	Total	16:2	18:2	18:3	18:4	20:2	20:3	20:4	20:5	22:3	22:4	22:5	22:6	（%）	Remark
031208	豆奶粉（大磨牌）	20.5	Tr	Tr	Tr	Tr	20.5	Tr	Tr	Tr	48.0	Tr	41.9	6.1	Tr	Tr	Tr	Tr	Tr	Tr	Tr	Tr	Tr	0	黑龙江
031301x	豆腐（代表值）	32.3	Tr	Tr	0.5	Tr	29.6	Tr	2.2	Tr	32.3	Tr	29.2	3.1	Tr	Tr	Tr	Tr	Tr	Tr	Tr	Tr	Tr	0	
031304	豆腐（内酯）	21.8	Tr	Tr	0.4	Tr	21.4	Tr	Tr	Tr	60.7	Tr	51.9	8.8	—	Tr	Tr	Tr	Tr	Tr	Tr	Tr	Tr	0	
031305	豆腐脑 [老豆腐]	21.8	Tr	Tr	0.4	Tr	21.4	Tr	Tr	Tr	60.7	Tr	51.9	8.8	—	Tr	Tr	Tr	Tr	Tr	Tr	Tr	Tr	0	河北
031306	豆腐（北豆腐）	38.5	Tr	Tr	0.8	Tr	35.4	Tr	2.3	Tr	7.4	Tr	7.3	0.1	Tr	Tr	Tr	Tr	Tr	Tr	Tr	Tr	Tr	0.3	北京
031307	豆腐（南豆腐）	36.6	Tr	Tr	0.4	Tr	31.9	Tr	4.3	Tr	28.9	Tr	28.4	0.5	Tr	Tr	Tr	Tr	Tr	Tr	Tr	Tr	Tr	0	北京
031402	豆奶 [豆乳]	22.8	Tr	Tr	Tr	Tr	22.8	Tr	Tr	Tr	61.7	Tr	52.1	9.6	—	Tr	Tr	Tr	Tr	Tr	Tr	Tr	Tr	0.1	
031405	豆浆	36.6	Tr	Tr	Tr	Tr	36.6	Tr	Tr	Tr	10.2	Tr	10.2	Tr	Tr	Tr	Tr	Tr	Tr	Tr	Tr	Tr	Tr	0	北京
031501	豆腐丝	21.3	Tr	Tr	0.1	Tr	21.2	Tr	Tr	Tr	62.5	Tr	54.0	8.5	—	Tr	Tr	Tr	Tr	Tr	Tr	Tr	Tr	0	
031504	豆腐卷	23.0	Tr	Tr	0.9	Tr	22.1	Tr	Tr	Tr	60.7	Tr	52.4	8.3	—	Tr	Tr	Tr	Tr	Tr	Tr	Tr	Tr	0	山东
031506	油豆腐	18.1	Tr	Tr	Tr	Tr	18.1	Tr	Tr	Tr	63.3	Tr	56.5	6.8	—	Tr	Tr	Tr	Tr	Tr	Tr	Tr	Tr	0	
031507	腐竹	23.2	Tr	Tr	Tr	Tr	23.2	Tr	Tr	Tr	61.3	Tr	51.4	9.9	—	Tr	Tr	Tr	Tr	Tr	Tr	Tr	Tr	0.1	
031509	千张 [百页]	23.0	Tr	Tr	0.9	Tr	22.1	Tr	Tr	Tr	60.7	Tr	52.4	8.3	—	Tr	Tr	Tr	Tr	Tr	Tr	Tr	Tr	0	
031510x	豆腐干（代表值）	26.2	Tr	Tr	0.4	Tr	25.6	Tr	1.2	Tr	53.6	Tr	46.3	7.2	Tr	Tr	Tr	Tr	Tr	Tr	Tr	Tr	Tr	0	
031512	豆腐干（臭干）	22.0	Tr	Tr	Tr	Tr	20.8	Tr	1.2	Tr	63.1	Tr	52.9	10.2		Tr	Tr	Tr	Tr	Tr	Tr	Tr	Tr	0	
031516	豆腐干（香干）	21.3	Tr	Tr	0.1	Tr	21.2	Tr	Tr	Tr	62.5	Tr	54.0	8.5		Tr	Tr	Tr	Tr	Tr	Tr	Tr	Tr	0	
031517	豆腐干（小香干）	23.3	Tr	Tr	0.4	Tr	22.9	Tr	Tr	Tr	60.6	Tr	52.5	8.1		Tr	Tr	Tr	Tr	Tr	Tr	Tr	Tr	0	杭州
031521	素火腿	22.4	Tr	Tr	Tr	0.1	22.3	Tr	Tr	Tr	57.6	Tr	47.3	10.3		Tr	Tr	Tr	Tr	Tr	Tr	Tr	Tr	0	青岛
031522	素鸡	21.5	Tr	Tr	0.6	Tr	20.9	Tr	Tr	Tr	64.4	Tr	54.7	9.7		Tr	Tr	Tr	Tr	Tr	Tr	Tr	Tr	0	
031523	素鸡丝卷	20.3	Tr	Tr	Tr	Tr	20.3	Tr	Tr	Tr	65.3	Tr	55.4	9.9		Tr	Tr	Tr	Tr	Tr	Tr	Tr	Tr	0	哈尔滨
031526	烤麸	17.6	Tr	Tr	Tr	Tr	17.6	Tr	Tr	Tr	65.4	Tr	60.5	4.9		Tr	Tr	Tr	Tr	Tr	Tr	Tr	Tr	0	上海
031527	豆腐皮	30.6	Tr	Tr	2.0	Tr	28.6	Tr	Tr	Tr	43.2	Tr	39.4	3.8	Tr	Tr	Tr	Tr	Tr	Tr	Tr	Tr	Tr	0	辽宁
031528	腐竹	48.0	Tr	Tr	2.1	Tr	45.9	Tr	Tr	Tr	11.3	Tr	11.3	Tr	Tr	Tr	Tr	Tr	Tr	Tr	Tr	Tr	Tr	0	广西

食物脂肪酸含量 Fatty acid content of foods

食物编码 Food code	食物名称 Food name	脂肪 Fat g	脂肪酸 Fatty acid（g/100g 可食部） Total	饱和 SFA	单不饱和 MUFA	多不饱和 PUFA	未知 Un_k	饱和脂肪酸 SFA/总脂肪酸 Total（%） Total	4:0	6:0	8:0	10:0	11:0	12:0	13:0	14:0	15:0	16:0	17:0	18:0	19:0	20:0	22:0	24:0
031529	豆腐干	35.2	32.7	11.1	12.5	9.2	0.0	33.8	Tr	Tr	Tr	2.3	Tr	Tr	Tr	2.7	Tr	23.4	Tr	5.4	Tr	Tr	Tr	Tr
032101	绿豆（干）	0.8	0.6	0.2	0.1	0.3	0.0	32.0	Tr	Tr	Tr	Tr	Tr	0.2	Tr	0.3	Tr	23.6	Tr	5.5	Tr	1.3	1.1	Tr
032102	绿豆面	0.7	0.5	0.2	0.1	0.3	0.0	32.0	Tr	Tr	Tr	Tr	Tr	0.2	Tr	0.3	Tr	23.6	Tr	5.5	Tr	1.3	1.1	Tr
033101	赤小豆(干)[小豆、红小豆]	0.6	0.5	0.1	0.1	0.3	0.0	15.6	Tr	Tr	0.1	Tr	Tr	Tr	Tr	Tr	Tr	8.9	0.1	4.6	Tr	1.9	Tr	Tr
035102	蚕豆（带皮）	1.1	0.9	0.1	0.2	0.5	0.0	17.4	Tr	Tr	Tr	Tr	Tr	Tr	Tr	0.3	Tr	14.5	Tr	2.4	Tr	0.2	Tr	Tr
035103	蚕豆（去皮）	1.6	1.2	0.2	0.3	0.7	0.0	17.4	Tr	Tr	Tr	Tr	Tr	Tr	Tr	0.3	Tr	14.5	Tr	2.4	Tr	0.2	Tr	Tr
035104	马牙大豆（干）	0.9	0.7	0.3	0.4	0.0	0.0	45.7	Tr	Tr	0.7	Tr	0.6	Tr	Tr	13.9	Tr	Tr	29.9	Tr	Tr	0.6	Tr	Tr
039102	扁豆（干，白）	1.3	1.0	0.2	0.1	0.6	0.0	23.2	Tr	Tr	Tr	Tr	Tr	Tr	Tr	Tr	0.2	15.8	Tr	6.3	Tr	Tr	0.9	Tr
039201	眉豆（干）[饭豇豆]	1.1	0.9	0.2	0.1	0.5	0.0	29.3	Tr	Tr	Tr	Tr	Tr	Tr	Tr	Tr	Tr	19.3	Tr	4.0	Tr	1.4	4.6	Tr
039202	豇豆（干）	1.2	0.9	0.3	0.2	0.5	0.0	33.5	Tr	Tr	Tr	Tr	Tr	Tr	Tr	0.1	Tr	26.5	Tr	4.5	Tr	1.1	1.3	Tr
039301	豌豆（干）	1.1	0.9	0.2	0.2	0.5	0.0	19.6	Tr	Tr	Tr	Tr	Tr	Tr	Tr	0.4	0.1	15.0	Tr	3.7	Tr	0.3	0.1	Tr
039302	豌豆（花）	1.0	0.8	0.2	0.2	0.5	0.0	19.6	Tr	Tr	Tr	Tr	Tr	Tr	Tr	0.4	0.1	15.0	Tr	3.7	Tr	0.3	0.1	Tr
蔬菜类及制品																								
042202	黄豆芽	1.6	1.3	0.3	0.4	0.7	0.0	19.9	Tr	Tr	Tr	Tr	Tr	Tr	Tr	Tr	Tr	13.6	Tr	5.0	Tr	0.5	0.8	Tr
042206	绿豆芽	0.1	0.1	0.0	0.0	0.0	0.0	30.4	Tr	Tr	Tr	Tr	Tr	Tr	Tr	0.4	Tr	19.1	Tr	7.3	Tr	0.9	2.7	Tr
045411	百合（脱水）	0.1	0.4	0.0	0.2	0.1	0.0	7.5	Tr	Tr	Tr	Tr	Tr	Tr	Tr	Tr	Tr	6.2	Tr	1.3	Tr	Tr	Tr	Tr
菌藻类																								
051011	蘑菇（鲜蘑）	0.1	0.1	0.0	0.0	0.1	0.0	23.5	Tr	Tr	Tr	Tr	Tr	Tr	Tr	0.5	0.5	14.3	Tr	3.5	Tr	Tr	4.7	Tr
051013	木耳（干）[黑木耳、云耳]	1.5	1.2	0.3	0.4	0.5	0.0	23.1	Tr	Tr	Tr	Tr	Tr	Tr	Tr	0.5	Tr	17.6	0.4	4.6	Tr	Tr	Tr	Tr
051014	木耳(水发)[黑木耳、云耳]	0.2	0.2	0.0	0.1	0.1	0.0	23.1	Tr	Tr	Tr	Tr	Tr	Tr	Tr	0.5	Tr	17.6	0.4	4.6	Tr	Tr	Tr	Tr
051019	香菇（鲜）[香蕈、冬菇]	0.3	0.2	0.0	0.0	0.2	0.0	13.2	Tr	Tr	Tr	Tr	Tr	Tr	0.1	0.2	0.7	11.2	Tr	1.0	Tr	Tr	Tr	Tr
051020	香菇（干）[香蕈、冬菇]	1.2	1.0	0.1	0.1	0.7	0.0	13.2	Tr	Tr	Tr	Tr	Tr	Tr	0.1	0.2	0.7	11.2	Tr	1.0	Tr	Tr	Tr	Tr
051024	银耳（干）[白木耳]	1.4	1.1	0.5	0.6	0.0	0.0	43.9	Tr	Tr	0.7	Tr	0.4	0.6	0.1	0.4	0.8	33.0	1.4	5.8	Tr	0.7	Tr	Tr

食物编码 Food code	食物名称 Food name	单不饱和脂肪酸 MUFA/ 总脂肪酸 Total（%） Total	14:1	15:1	16:1	17:1	18:1	20:1	22:1	24:1	多不饱和脂肪酸 PUFA/ 总脂肪酸 Total（%） Total	16:2	18:2	18:3	18:4	20:2	20:3	20:4	20:5	22:3	22:4	22:5	22:6	未知（%）	备注 Remark
031529	豆腐干	38.1	Tr	Tr	0.6	Tr	37.5	Tr	Tr	Tr	28.0	Tr	25.9	2.1	Tr	Tr	Tr	Tr	Tr	Tr	Tr	Tr	Tr	0	浙江
032101	绿豆（干）	12.0	Tr	Tr	Tr	Tr	12.0	Tr	Tr	Tr	55.0	Tr	40.7	14.3	Tr	Tr	Tr	Tr	Tr	Tr	Tr	Tr	Tr	0	
032102	绿豆面	12.0	Tr	Tr	Tr	Tr	12.0	Tr	Tr	Tr	55.0	Tr	40.7	14.3	Tr	Tr	Tr	Tr	Tr	Tr	Tr	Tr	Tr	0	郑州
033101	赤小豆(干)[小豆,红小豆]	15.4	Tr	Tr	Tr	Tr	15.4	Tr	Tr	Tr	69.2	Tr	65.0	4.2	Tr	Tr	Tr	Tr	Tr	Tr	Tr	Tr	Tr	0	
035102	蚕豆（带皮）	23.3	Tr	Tr	Tr	Tr	23.3	Tr	Tr	Tr	58.8	Tr	53.9	4.9	Tr	Tr	Tr	Tr	Tr	Tr	Tr	Tr	Tr	0	
035103	蚕豆（去皮）	23.3	Tr	Tr	Tr	Tr	23.3	Tr	Tr	Tr	58.8	Tr	53.9	4.9	Tr	Tr	Tr	Tr	Tr	Tr	Tr	Tr	Tr	0	
035104	马牙大豆（干）	50.4	Tr	Tr	Tr	48.8	1.6	Tr	Tr	Tr	3.9	Tr	3.4	Tr	Tr	0.5	Tr	Tr	Tr	Tr	Tr	Tr	Tr	0	青海
039102	扁豆（干，白）	14.8	Tr	Tr	3.7	Tr	11.1	Tr	Tr	Tr	59.0	Tr	48.0	11.0	Tr	Tr	Tr	Tr	Tr	Tr	Tr	Tr	Tr	0	上海
039201	眉豆（干）[饭豇豆]	13.2	Tr	Tr	0.5	Tr	12.7	Tr	Tr	Tr	57.5	Tr	34.7	22.8	Tr	Tr	Tr	Tr	Tr	Tr	Tr	Tr	Tr	0	广东
039202	豇豆（干）	16.2	Tr	Tr	Tr	Tr	16.2	Tr	Tr	Tr	49.9	Tr	32.3	17.6	Tr	Tr	Tr	Tr	Tr	Tr	Tr	Tr	Tr	0	
039301	豌豆（干）	22.0	Tr	Tr	0.1	Tr	21.7	0.1	0.1	Tr	58.4	0.1	46.8	11.5	Tr	Tr	Tr	Tr	Tr	Tr	Tr	Tr	Tr	0	
039302	豌豆（花）	22.0	Tr	Tr	0.1	Tr	21.7	0.1	0.1	Tr	58.4	0.1	46.8	11.5	Tr	Tr	Tr	Tr	Tr	Tr	Tr	Tr	Tr	0	
蔬菜类及制品																									
042202	黄豆芽	28.7	Tr	Tr	0.8	Tr	27.9	Tr	Tr	Tr	51.1	Tr	46.1	5.0	Tr	Tr	Tr	Tr	Tr	Tr	Tr	Tr	Tr	0.0	
042206	绿豆芽	15.6	Tr	Tr	0.9	Tr	14.2	Tr	0.5	Tr	48.6	Tr	17.9	23.7	Tr	Tr	Tr	Tr	Tr	Tr	7.0	Tr	Tr	0.0	
045411	百合（脱水）	59.1	Tr	Tr	0.7	Tr	58.4	Tr	Tr	Tr	32.8	Tr	31.9	0.9	Tr	Tr	Tr	Tr	Tr	Tr	Tr	Tr	Tr	0.0	兰州
菌藻类																									
051011	蘑菇（鲜蘑）	3.9	Tr	Tr	Tr	Tr	3.9	Tr	Tr	Tr	70.9	Tr	69.7	1.2	Tr	Tr	Tr	Tr	Tr	Tr	Tr	Tr	Tr	0.0	
051013	木耳（干）[黑木耳、云耳]	32.1	Tr	Tr	0.7	Tr	30.7	0.7	Tr	Tr	44.8	Tr	41.0	3.8	Tr	Tr	Tr	Tr	Tr	Tr	Tr	Tr	Tr	0.0	
051014	木耳(水发)[黑木耳、云耳]	32.1	Tr	Tr	0.7	Tr	30.7	0.7	Tr	Tr	44.8	Tr	41.0	3.8	Tr	Tr	Tr	Tr	Tr	Tr	Tr	Tr	Tr	0.0	
051019	香菇（鲜）[香蕈、冬菇]	12.1	Tr	Tr	3.0	Tr	9.1	Tr	Tr	Tr	74.5	Tr	60.2	14.3	Tr	Tr	Tr	Tr	Tr	Tr	Tr	Tr	Tr	0.0	
051020	香菇（干）[香蕈、冬菇]	12.1	Tr	Tr	3.0	Tr	9.1	Tr	Tr	Tr	74.5	Tr	60.2	14.3	Tr	Tr	Tr	Tr	Tr	Tr	Tr	Tr	Tr	0.0	
051024	银耳（干）[白木耳]	54.3	0.3	0.8	Tr	0.3	52.9	Tr	Tr	Tr	0.9	Tr	0.2	0.7	Tr	Tr	Tr	Tr	Tr	Tr	Tr	Tr	Tr	0.0	

食物脂肪酸含量 Fatty acid content of foods

食物编码 Food code	食物名称 Food name	脂肪 Fat g	脂肪酸 Fatty acid（g/100g 可食部） Total	饱和 SFA	单不饱和 MUFA	多不饱和 PUFA	未知 Un_k	饱和脂肪酸 SFA/总脂肪酸 Total（%） Total	4:0	6:0	8:0	10:0	11:0	12:0	13:0	14:0	15:0	16:0	17:0	18:0	19:0	20:0	22:0	24:0
051031	茶树菇（干）[柱状田头菇、油茶菇]	2.6	1.5	0.5	0.1	0.9	—	31.8	Tr	Tr	Tr	0.9	Tr	0.6	Tr	0.4	0.6	27.2	Tr	2.1	Tr	Tr	Tr	Tr
051034	黄蘑（干）	6.4	3.6	0.7	1.5	1.4	—	18.4	Tr	Tr	Tr	0.2	Tr	0.5	Tr	0.6	Tr	16.4	Tr	0.7	Tr	Tr	Tr	Tr
051035	黄伞菇（干）[多脂鳞伞、黄丝菌]	3.2	1.8	0.3	0.1	1.4	—	15.3	Tr	Tr	Tr	0.3	Tr	0.2	Tr	0.1	0.3	13.0	Tr	1.4	Tr	Tr	Tr	Tr
051038	鸡枞[蚁枞、伞把菇、鸡枞菌]	0.2	0.1	0.1	0.0	0.0	—	72.2	Tr	Tr	Tr	1.2	Tr	0.8	Tr	1.1	0.3	53.2	Tr	15.6	Tr	Tr	Tr	Tr
051039	鸡枞（干）	3.7	2.1	1.5	0.6	Tr	—	72.2	Tr	Tr	Tr	1.2	Tr	0.8	Tr	1.1	0.3	53.2	Tr	15.6	Tr	Tr	Tr	Tr
051041	鸡枞花	0.3	—	—	—	—	—	—	—	—	—	—	—	—	—	—	—	—	—	—	—	—	—	—
051042	牛肝菌（白）	0.4	0.2	0.0	0.1	0.1	—	17.0	Tr	Tr	Tr	Tr	Tr	1.0	Tr	0.5	Tr	13.4	Tr	2.1	Tr	Tr	Tr	Tr
051043	牛肝菌（白，干）[美味牛肝菌]	1.6	0.9	0.2	0.4	0.3	—	17.0	Tr	Tr	Tr	Tr	Tr	1.0	Tr	0.5	Tr	13.4	Tr	2.1	Tr	Tr	Tr	Tr
051046	乳牛肝菌（干）[粘盖牛肝菌、松树菌]	2.8	1.6	0.2	0.6	0.7	—	15.1	Tr	Tr	Tr	0.7	Tr	0.5	Tr	Tr	0.4	10.8	Tr	2.7	Tr	Tr	Tr	Tr
051050	松蘑（干）[松茸、松口蘑]	3.0	1.7	0.2	0.8	0.7	—	12.9	Tr	Tr	Tr	0.3	Tr	0.2	Tr	0.1	0.6	11.7	Tr	Tr	Tr	Tr	Tr	Tr
051052	血红菇（干）	6.7	3.8	0.8	1.9	1.3	—	21.8	Tr	Tr	Tr	Tr	Tr	Tr	Tr	0.2	6.3	13.5	Tr	1.8	Tr	Tr	Tr	Tr
051053	元蘑（干）[亚侧耳、冬蘑、黄蘑]	1.5	0.8	0.4	0.3	0.2	—	47.5	Tr	Tr	Tr	1.8	Tr	1.5	Tr	0.8	0.8	39.3	Tr	3.3	Tr	Tr	Tr	Tr
051055	榛蘑（干）[小蜜环菌]	10.8	6.1	1.0	4.2	0.9	—	15.8	Tr	Tr	Tr	0.1	Tr	1.8	Tr	0.6	0.4	11.7	Tr	1.2	Tr	Tr	Tr	Tr
052007	苔菜（干）[苔条、条浒苔]	0.4	0.3	0.2	0.1	0.1	—	53.9	Tr	Tr	Tr	Tr	Tr	Tr	Tr	0.4	Tr	8.5	Tr	19.9	1.2	23.9	Tr	Tr
052010	裙带菜（干）[海芥菜、海木耳]	1.7	1.4	1.0	0.2	0.1	—	72.1	Tr	Tr	Tr	Tr	Tr	7.3	Tr	10.3	9.0	40.6	Tr	4.8	Tr	Tr	Tr	Tr
052011	海带菜（鲜）	7.5	6.0	2.5	2.6	0.7	—	41.8	Tr	Tr	Tr	Tr	Tr	0.4	Tr	0.8	Tr	33.3	Tr	7.3	Tr	Tr	Tr	Tr
水果类及制品																								
061301	红果[山里红、大山楂]	0.6	0.5	0.1	0.1	0.3	—	17.6	Tr	Tr	Tr	Tr	Tr	Tr	Tr	Tr	Tr	14.9	Tr	27	Tr	Tr	Tr	Tr
061302	红果（干）	2.2	1.8	0.3	0.4	1	—	17.6	Tr	Tr	Tr	Tr	Tr	Tr	Tr	Tr	Tr	14.9	Tr	2.7	Tr	Tr	Tr	Tr
062301	枣（鲜）	0.3	0.2	0.0	0.01	0.1	—	17.4	Tr	Tr	Tr	Tr	Tr	0.8	Tr	0.8	Tr	12.5	Tr	2.9	Tr	0.4	Tr	Tr
062302	枣（干）	0.5	0.4	0.1	0.1	0.1	—	17.4	Tr	Tr	Tr	Tr	Tr	0.8	Tr	0.8	Tr	12.5	Tr	2.9	Tr	0.4	Tr	Tr
063904	桑葚（干）	6.1	4.9	0.6	0.3	4	0.0	12.9	Tr	Tr	Tr	Tr	Tr	Tr	Tr	Tr	Tr	9.5	Tr	3.4	Tr	Tr	Tr	Tr
063912	无花果（干）	4.3	3.4	0.4	0.6	2.4	0.0	11.7	Tr	Tr	Tr	Tr	Tr	Tr	Tr	Tr	Tr	7.8	Tr	3.39	Tr	0.51	Tr	Tr

食物脂肪酸含量 Fatty acid content of foods

食物编码 Food code	食物名称 Food name	单不饱和脂肪酸 MUFA/ 总脂肪酸 Total (%)									多不饱和脂肪酸 PUFA/ 总脂肪酸 Total (%)													未知	备注
		Total	14:1	15:1	16:1	17:1	18:1	20:1	22:1	24:1	Total	16:2	18:2	18:3	18:4	20:2	20:3	20:4	20:5	22:3	22:4	22:5	22:6	(%)	Remark
051031	茶树菇（干）[柱状田头菇、油茶菇]	9.7	Tr	Tr	0.3	Tr	9.4	Tr	Tr	Tr	58.4	Tr	58.4	Tr	Tr	Tr	Tr	Tr	Tr	Tr	Tr	Tr	Tr	0.0	
051034	黄蘑（干）	42.5	Tr	Tr	0.2	Tr	42.3	Tr	Tr	Tr	39.0	Tr	37.0	2.0	Tr	Tr	Tr	Tr	Tr	Tr	Tr	Tr	Tr	0.0	
051035	黄伞菇(干)[多脂鳞伞、黄丝菌]	5.0	Tr	Tr	Tr	Tr	5.0	Tr	Tr	Tr	79.4	Tr	79.4	Tr	Tr	Tr	Tr	Tr	Tr	Tr	Tr	Tr	Tr	0.0	
051038	鸡枞[蚁枞、伞把菇、鸡枞菌]	27.9	Tr	Tr	0.9	Tr	27.0	Tr	Tr	Tr	Tr	Tr	Tr	Tr	Tr	Tr	Tr	Tr	Tr	Tr	Tr	Tr	Tr	0.0	云南
051039	鸡枞（干）	27.9	Tr	Tr	0.9	Tr	27.0	Tr	Tr	Tr	Tr	Tr	Tr	Tr	Tr	Tr	Tr	Tr	Tr	Tr	Tr	Tr	Tr	0.0	
051041	鸡枞花	—	—	—	—	—	—	—	—	—	—	—	—	—	—	—	—	—	—	—	—	—	—	—	云南
051042	牛肝菌（白）	47.2	Tr	Tr	Tr	Tr	47.2	Tr	Tr	Tr	35.4	Tr	35.4	Tr	Tr	Tr	Tr	Tr	Tr	Tr	Tr	Tr	Tr	0.0	云南
051043	牛肝菌（白,干）[美味牛肝菌]	47.2	Tr	Tr	Tr	Tr	47.2	Tr	Tr	Tr	35.4	Tr	35.4	Tr	Tr	Tr	Tr	Tr	Tr	Tr	Tr	Tr	Tr	0.0	
051046	乳牛肝菌（干）[粘盖牛肝菌、松树菌]	39.2	Tr	Tr	1.3	Tr	37.9	Tr	Tr	Tr	45.7	Tr	45.7	Tr	Tr	Tr	Tr	Tr	Tr	Tr	Tr	Tr	Tr	0.0	
051050	松蘑（干）[松茸、松口蘑]	44.8	Tr	Tr	3.0	Tr	41.8	Tr	Tr	Tr	42.3	Tr	42.3	Tr	Tr	Tr	Tr	Tr	Tr	Tr	Tr	Tr	Tr	0.0	
051052	血红菇（干）	50.7	Tr	Tr	Tr	Tr	50.7	Tr	Tr	Tr	33.2	Tr	33.2	Tr	Tr	Tr	Tr	Tr	Tr	Tr	Tr	Tr	Tr	0.0	
051053	元蘑（干）[亚侧耳、冬蘑、黄蘑]	30.0	Tr	Tr	Tr	Tr	30.0	Tr	Tr	Tr	22.5	Tr	22.5	Tr	Tr	Tr	Tr	Tr	Tr	Tr	Tr	Tr	Tr	0.0	
051055	榛蘑（干）[小蜜环菌]	68.8	Tr	Tr	20.7	Tr	48.1	Tr	Tr	Tr	15.3	Tr	15.3	Tr	Tr	Tr	Tr	Tr	Tr	Tr	Tr	Tr	Tr	0.0	
052007	苔菜（干）[苔条、条浒苔]	17.1	Tr	Tr	3.3	Tr	12.8	Tr	1.0	Tr	17.7	Tr	3.7	14.0	Tr	Tr	Tr	Tr	Tr	Tr	Tr	Tr	Tr	0.0	
052010	裙带菜（干）[海芥菜、海木耳]	18.4	Tr	Tr	6.6	Tr	11.8	Tr	Tr	Tr	4.7	Tr	4.7	Tr	Tr	Tr	Tr	Tr	Tr	Tr	Tr	Tr	Tr	0.1	
052011	海带菜（鲜）	43.3	Tr	Tr	3.1	Tr	40.2	Tr	Tr	Tr	11.6	Tr	11.6	Tr	Tr	Tr	Tr	Tr	Tr	Tr	Tr	Tr	Tr	0.2	
水果类及制品																									
061301	红果[山里红、大山楂]	24.1	Tr	Tr	Tr	Tr	24.1	Tr	Tr	Tr	56.5	Tr	50.7	5.8	—	Tr	Tr	Tr	Tr	Tr	Tr	Tr	Tr	0.0	
061302	红果（干）	24.1	Tr	Tr	Tr	Tr	24.1	Tr	Tr	Tr	56.5	Tr	50.7	5.8	—	Tr	Tr	Tr	Tr	Tr	Tr	Tr	Tr	0	
062301	枣（鲜）	36.9	Tr	Tr	7.5	Tr	29.4	Tr	Tr	Tr	35.1	Tr	34.2	0.9	—	Tr	Tr	Tr	Tr	Tr	Tr	Tr	Tr	0.0	
062302	枣（干）	36.9	Tr	Tr	7.5	Tr	29.4	Tr	Tr	Tr	35.1	Tr	34.2	0.9	—	Tr	Tr	Tr	Tr	Tr	Tr	Tr	Tr	0	
063904	桑葚（干）	5.8	Tr	Tr	Tr	Tr	5.8	Tr	Tr	Tr	81.1	Tr	79.6	1.5	—	Tr	Tr	Tr	Tr	Tr	Tr	Tr	Tr	0	浙江
063912	无花果（干）	18.1	Tr	Tr	Tr	Tr	17.91	0.2	Tr	Tr	70.2	Tr	35.29	34.91	Tr	Tr	Tr	Tr	Tr	Tr	Tr	Tr	Tr	0	台湾

食物脂肪酸含量 Fatty acid content of foods

食物编码 Food code	食物名称 Food name	脂肪 Fat g	脂肪酸 Fatty acid（g/100g 可食部） Total	饱和 SFA	单不饱和 MUFA	多不饱和 PUFA	未知 Un_k	饱和脂肪酸 SFA/总脂肪酸 Total（%） Total	4:0	6:0	8:0	10:0	11:0	12:0	13:0	14:0	15:0	16:0	17:0	18:0	19:0	20:0	22:0	24:0
065017	椰子	12.1	9.7	8.5	0.9	0.3	0.0	88	Tr	Tr	8.5	6.9	Tr	37	Tr	20.8	Tr	11.7	Tr	3.1	Tr	Tr	Tr	Tr
坚果、种子类																								
071003	核桃（鲜）	29.9	28.6	2.4	4.5	21.8	—	8.5	Tr	Tr	Tr	Tr	Tr	Tr	Tr	Tr	Tr	5.3	Tr	2.7	Tr	0.5	Tr	Tr
071004	核桃（干）[胡桃]	58.8	56.2	4.8	8.8	42.8	—	8.5	Tr	Tr	Tr	Tr	Tr	Tr	Tr	Tr	Tr	5.3	Tr	2.7	Tr	0.5	Tr	Tr
071008	栗子（鲜）[板栗]	0.7	0.7	0.1	0.2	0.4	—	14.5	Tr	Tr	Tr	Tr	Tr	Tr	Tr	Tr	Tr	14.5	Tr	Tr	Tr	Tr	Tr	Tr
071012	松子（炒）	58.5	55.9	7.4	22.2	26.3	—	13.3	Tr	Tr	0.8	Tr	Tr	0.1	0.3	0.7	Tr	7.8	Tr	2.9	Tr	0.7	Tr	Tr
071013	松子仁	70.6	67.5	9.0	26.8	31.7	—	13.3	Tr	Tr	0.8	Tr	Tr	0.1	0.3	0.7	Tr	7.8	Tr	2.9	Tr	0.7	Tr	Tr
071025	榛子（炒）	50.3	48.1	10.0	11.4	25.7	—	20.8	Tr	Tr	Tr	Tr	Tr	Tr	Tr	Tr	Tr	4.6	Tr	1.9	Tr	12.6	1.7	Tr
071026	山核桃（熟）[小核桃]	64.5	61.7	4.0	44.8	12.9	—	6.5	Tr	Tr	Tr	0.1	Tr	Tr	Tr	Tr	Tr	5.4	Tr	1.0	Tr	Tr	Tr	Tr
071032	栗子仁（熟）	1.5	1.4	0.3	0.4	0.7	—	24.4	Tr	Tr	Tr	1.4	Tr	0.9	Tr	Tr	1.8	17.1	Tr	3.2	Tr	Tr	Tr	Tr
071033	松子（熟）	40.4	38.6	4.4	20.8	13.5	—	11.3	Tr	Tr	Tr	Tr	Tr	Tr	Tr	0.1	Tr	9.4	Tr	1.8	Tr	Tr	Tr	Tr
071034	杏仁（熟，带壳）	58.4	55.8	6.6	36.2	13.2	—	11.9	Tr	Tr	Tr	Tr	Tr	Tr	Tr	0.2	Tr	10.8	Tr	0.9	Tr	Tr	Tr	Tr
071035	杏仁（熟，去壳）	54.4	52.0	4.8	36.0	11.2	—	9.2	Tr	Tr	Tr	Tr	Tr	Tr	Tr	Tr	Tr	8.5	Tr	0.7	Tr	Tr	Tr	Tr
071036	腰果（熟）	50.9	48.7	10.6	28.1	9.9	—	21.8	Tr	Tr	Tr	Tr	Tr	Tr	Tr	0.1	Tr	14.8	Tr	6.9	Tr	Tr	Tr	Tr
071037	榛子（熟）	57.3	54.8	4.3	41.7	8.8	—	7.8	Tr	Tr	Tr	0.1	Tr	Tr	Tr	0.1	Tr	6.6	Tr	1.0	Tr	Tr	Tr	Tr
071038	榛子仁（熟）	52.9	50.6	3.0	37.6	10.0	—	6.0	Tr	Tr	Tr	Tr	Tr	Tr	Tr	Tr	Tr	6.0	Tr	Tr	Tr	Tr	Tr	Tr
071039	开心果（熟）	53.0	50.7	8.0	33.8	8.9	—	15.8	Tr	Tr	Tr	0.2	Tr	0.1	Tr	0.1	Tr	14.1	Tr	1.3	Tr	Tr	Tr	Tr
071040	香榧（熟）	57.0	54.5	4.9	18.1	26.9	—	9.0	Tr	Tr	Tr	Tr	Tr	Tr	Tr	Tr	Tr	9.0	Tr	Tr	Tr	Tr	Tr	Tr
072002	花生(鲜)[落花生、长生果]	25.4	24.2	4.8	9.3	9.3	—	19.8	Tr	Tr	Tr	Tr	Tr	Tr	Tr	0.1	Tr	12.4	Tr	3.7	Tr	1.0	2.6	Tr
072003	花生（炒）	48.0	45.6	9.0	17.6	17.6	—	19.8	Tr	Tr	Tr	Tr	Tr	Tr	Tr	0.1	Tr	12.4	Tr	3.7	Tr	1.0	2.6	Tr
072004	花生仁（生）	44.3	42.1	8.3	16.3	16.3	—	19.8	Tr	Tr	Tr	Tr	Tr	Tr	Tr	0.1	Tr	12.4	Tr	3.7	Tr	1.0	2.6	Tr
072005	花生仁（炒）	44.4	42.2	8.4	16.3	16.3	1.3	19.8	Tr	Tr	Tr	Tr	Tr	Tr	Tr	0.1	Tr	12.4	Tr	3.7	Tr	1.0	2.6	Tr
072007	葵花子（炒，咸）	52.8	50.5	6.9	10.1	33.0	0.5	13.6	Tr	Tr	Tr	Tr	Tr	Tr	Tr	0.3	Tr	8.3	Tr	4.3	0.2	0.2	0.3	Tr

食物编码 Food code	食物名称 Food name	单不饱和脂肪酸 MUFA/ 总脂肪酸 Total（%） Total	14:1	15:1	16:1	17:1	18:1	20:1	22:1	24:1	多不饱和脂肪酸 PUFA/ 总脂肪酸 Total（%） Total	16:2	18:2	18:3	18:4	20:2	20:3	20:4	20:5	22:3	22:4	22:5	22:6	未知（%）	备注 Remark
065017	椰子	9.5	Tr	Tr	Tr	Tr	9.5	Tr	Tr	Tr	2.7	Tr	2.7	Tr	—	Tr	Tr	Tr	Tr	Tr	Tr	Tr	Tr	0	广东
坚果、种子类																									
071003	核桃（鲜）	15.7	Tr	Tr	1.4	Tr	14.3	Tr	Tr	Tr	76.2	Tr	64.0	12.2	—	Tr	Tr	Tr	Tr	Tr	Tr	Tr	Tr	0	甘肃
071004	核桃（干）[胡桃]	15.7	Tr	Tr	1.4	Tr	14.3	Tr	Tr	Tr	76.2	Tr	64.0	12.2	—	Tr	Tr	Tr	Tr	Tr	Tr	Tr	Tr	0	
071008	栗子（鲜）[板栗]	30.1	Tr	Tr	Tr	Tr	30.1	Tr	Tr	Tr	55.5	Tr	45.0	10.5	—	Tr	Tr	Tr	Tr	Tr	Tr	Tr	Tr	0	
071012	松子（炒）	39.7	Tr	Tr	Tr	Tr	37.7	2.0	Tr	Tr	47.0	Tr	34.7	11.0	—	0.5	0.8	Tr	Tr	Tr	Tr	Tr	Tr	0	北京
071013	松子仁	39.7	Tr	Tr	Tr	Tr	37.7	2.0	Tr	Tr	47.0	Tr	34.7	11.0	—	0.5	0.8	Tr	Tr	Tr	Tr	Tr	Tr	0	北京
071025	榛子（炒）	23.7	Tr	Tr	0.2	Tr	23.5	Tr	Tr	Tr	53.4	Tr	49.9	3.5	—	Tr	Tr	Tr	Tr	Tr	Tr	Tr	Tr	1.0	北京
071026	山核桃（熟）[小核桃]	72.6	Tr	Tr	Tr	Tr	72.6	Tr	Tr	Tr	20.9	Tr	18.1	2.8	Tr	Tr	Tr	Tr	Tr	Tr	Tr	Tr	Tr	0	浙江
071032	栗子仁（熟）	27.9	Tr	Tr	Tr	Tr	27.9	Tr	Tr	Tr	47.7	Tr	45.5	2.2	Tr	Tr	Tr	Tr	Tr	Tr	Tr	Tr	Tr	0	河北
071033	松子（熟）	53.9	Tr	Tr	0.8	Tr	53.1	Tr	Tr	Tr	34.9	Tr	34.6	0.3	Tr	Tr	Tr	Tr	Tr	Tr	Tr	Tr	Tr	0	广东
071034	杏仁（熟，带壳）	64.8	Tr	Tr	1.1	Tr	63.7	Tr	Tr	Tr	23.6	Tr	23.6	Tr	Tr	Tr	Tr	Tr	Tr	Tr	Tr	Tr	Tr	0	广东
071035	杏仁（熟，去壳）	69.2	Tr	Tr	Tr	Tr	69.2	Tr	Tr	Tr	21.6	Tr	21.6	Tr	Tr	Tr	Tr	Tr	Tr	Tr	Tr	Tr	Tr	0	广东
071036	腰果（熟）	57.8	Tr	Tr	Tr	Tr	57.8	Tr	Tr	Tr	20.4	Tr	20.4	Tr	Tr	Tr	Tr	Tr	Tr	Tr	Tr	Tr	Tr	0	
071037	榛子（熟）	76.2	Tr	Tr	Tr	Tr	76.2	Tr	Tr	Tr	16.0	Tr	16.0	Tr	Tr	Tr	Tr	Tr	Tr	Tr	Tr	Tr	Tr	0	广东
071038	榛子仁（熟）	74.3	Tr	Tr	Tr	Tr	74.3	Tr	Tr	Tr	19.7	Tr	19.7	Tr	Tr	Tr	Tr	Tr	Tr	Tr	Tr	Tr	Tr	0	广东
071039	开心果（熟）	66.7	Tr	Tr	Tr	Tr	66.7	Tr	Tr	Tr	17.5	Tr	17.1	0.4	Tr	Tr	Tr	Tr	Tr	Tr	Tr	Tr	Tr	0	甘肃
071040	香榧（熟）	33.3	Tr	Tr	Tr	Tr	33.3	Tr	Tr	Tr	49.4	Tr	49.3	0.1	Tr	Tr	Tr	Tr	Tr	Tr	Tr	Tr	Tr	4.5	浙江
072002	花生(鲜)[落花生、长生果]	38.6	Tr	Tr	0.1	Tr	38.4	0.1	Tr	Tr	38.6	Tr	37.7	0.9	—	Tr	Tr	Tr	Tr	Tr	Tr	Tr	Tr	0.7	北京
072003	花生（炒）	38.6	Tr	Tr	0.1	Tr	38.4	0.1	Tr	Tr	38.6	Tr	37.7	0.9	—	Tr	Tr	Tr	Tr	Tr	Tr	Tr	Tr	1.4	
072004	花生仁（生）	38.6	Tr	Tr	0.1	Tr	38.4	0.1	Tr	Tr	38.6	Tr	37.7	0.9	—	Tr	Tr	Tr	Tr	Tr	Tr	Tr	Tr	1.3	
072005	花生仁（炒）	38.6	Tr	Tr	0.1	Tr	38.4	0.1	Tr	Tr	38.6	Tr	37.7	0.9	—	Tr	Tr	Tr	Tr	Tr	Tr	Tr	Tr	1.3	北京
072007	葵花子（炒，咸）	20.1	Tr	Tr	0.2	Tr	19.9	Tr	Tr	Tr	65.4	Tr	65.2	0.2	—	Tr	Tr	Tr	Tr	Tr	Tr	Tr	Tr	0.5	

食物脂肪酸含量 Fatty acid content of foods

食物编码 Food code	食物名称 Food name	脂肪 Fat g	脂肪酸 Fatty acid（g/100g 可食部） Total	饱和 SFA	单不饱和 MUFA	多不饱和 PUFA	未知 Un_k	饱和脂肪酸 SFA/总脂肪酸 Total（%） Total	4:0	6:0	8:0	10:0	11:0	12:0	13:0	14:0	15:0	16:0	17:0	18:0	19:0	20:0	22:0	24:0
072008	葵花子仁	53.4	51.1	4.5	6.9	39.4	0.2	8.9	Tr	Tr	Tr	Tr	Tr	Tr	Tr	Tr	Tr	4.9	Tr	3.4	Tr	Tr	0.6	Tr
072009	莲子（干）	2.0	1.9	0.8	0.3	0.6	0	45.1	Tr	Tr	Tr	0.2	Tr	Tr	0.3	1.2	0.4	30.2	Tr	2.1	Tr	1.1	9.6	Tr
072011	南瓜子（炒）[白瓜子]	46.1	44.1	7.9	16.5	19.8	0	18.0	Tr	Tr	Tr	Tr	Tr	Tr	Tr	0.1	Tr	12.4	Tr	5.2	Tr	0.3	Tr	Tr
072013	西瓜子（炒）	44.8	42.8	7.1	5.3	28.7	1.8	16.5	Tr	Tr	Tr	Tr	Tr	Tr	Tr	Tr	Tr	9.8	Tr	6.7	Tr	Tr	Tr	Tr
072014	西瓜子（话梅）	46.5	44.5	7.6	4.9	32.0	0	17.1	Tr	Tr	Tr	Tr	Tr	Tr	Tr	Tr	Tr	9.7	Tr	6.9	Tr	0.5	Tr	Tr
072015	西瓜子仁	45.9	43.9	5.8	4.2	33.7	0.2	13.2	Tr	Tr	Tr	Tr	Tr	Tr	Tr	Tr	Tr	7.8	Tr	5.3	Tr	0.1	Tr	Tr
072017	芝麻子（黑）	46.1	44.1	6.3	16.5	20.8	0.4	14.2	Tr	Tr	Tr	Tr	Tr	Tr	Tr	Tr	Tr	8.7	Tr	5.1	Tr	0.4	Tr	Tr
072020	花生（烤，勤俭牌）	46.3	44.0	8.5	25.1	10.6	0	19.4	Tr	Tr	Tr	0.2	Tr	Tr	Tr	Tr	Tr	15.7	Tr	3.5	Tr	Tr	Tr	Tr
072021	花生（烤，密日兴牌）	22.3	21.2	6.1	12.5	2.6	0	28.7	Tr	Tr	Tr	Tr	Tr	Tr	Tr	0.4	Tr	21.7	Tr	6.6	Tr	Tr	Tr	Tr
072023	葵花子（熟，奶油香）	54.1	51.7	9.2	12.5	30.5	0	17.7	Tr	Tr	Tr	0.2	Tr	0.1	Tr	Tr	Tr	11.3	Tr	6.1	Tr	Tr	Tr	Tr
072024	葵花子（熟，原味）	49.0	46.8	9.3	18.8	18.6	0	19.9	Tr	Tr	Tr	Tr	Tr	0.3	Tr	0.1	Tr	13.0	Tr	6.5	Tr	Tr	Tr	Tr
072025	南瓜子（熟）[白瓜子]	52.8	50.5	15.7	16.5	18.2	0.1	31.2	Tr	Tr	Tr	0.2	Tr	0.3	Tr	Tr	Tr	23.6	Tr	7.1	Tr	Tr	Tr	Tr
072026	西瓜子（熟）[黑瓜子]	46.0	44.0	15.0	7.7	20.5	0.7	34.2	Tr	Tr	Tr	Tr	Tr	0.4	Tr	0.1	Tr	23.2	Tr	10.5	Tr	Tr	Tr	Tr

食物编码 Food code	食物名称 Food name	单不饱和脂肪酸 MUFA/ 总脂肪酸 Total (%) Total	14:1	15:1	16:1	17:1	18:1	20:1	22:1	24:1	多不饱和脂肪酸 PUFA/ 总脂肪酸 Total (%) Total	16:2	18:2	18:3	18:4	20:2	20:3	20:4	20:5	22:3	22:4	22:5	22:6	未知 (%)	备注 Remark
072008	葵花子仁	13.5	Tr	Tr	Tr	Tr	13.5	Tr	Tr	Tr	77.2	Tr	77.1	0.1	—	Tr	Tr	Tr	Tr	Tr	Tr	Tr	Tr	0.2	上海
072009	莲子（干）	18.5	Tr	Tr	0.2	Tr	18.3	Tr	Tr	Tr	33.8	Tr	31.7	2.1	—	Tr	Tr	Tr	Tr	Tr	Tr	Tr	Tr	0	
072011	南瓜子（炒）[白瓜子]	37.4	Tr	Tr	Tr	Tr	37.4	Tr	Tr	Tr	45.0	Tr	44.7	0.3	—	Tr	Tr	Tr	Tr	Tr	Tr	Tr	Tr	0	
072013	西瓜子（炒）	12.3	Tr	Tr	0.7	Tr	11.6	Tr	Tr	Tr	67.0	Tr	67.0	Tr	—	Tr	Tr	Tr	Tr	Tr	Tr	Tr	Tr	1.8	
072014	西瓜子（话梅）	11.0	Tr	Tr	Tr	Tr	11.0	Tr	Tr	Tr	72.0	Tr	71.6	0.4	—	Tr	Tr	Tr	Tr	Tr	Tr	Tr	Tr	0	青岛
072015	西瓜子仁	9.5	Tr	Tr	Tr	Tr	9.5	Tr	Tr	Tr	76.9	Tr	76.9	Tr	—	Tr	Tr	Tr	Tr	Tr	Tr	Tr	Tr	0.2	上海
072017	芝麻子（黑）	37.5	Tr	Tr	0.2	Tr	37.3	Tr	Tr	Tr	47.3	Tr	46.9	0.4	—	Tr	Tr	Tr	Tr	Tr	Tr	Tr	Tr	0.4	
072020	花生（烤，勤俭牌）	57.0	Tr	Tr	0.6	Tr	56.4	Tr	Tr	Tr	24.1	Tr	22.5	1.6	Tr	Tr	Tr	Tr	Tr	Tr	Tr	Tr	Tr	0	四川
072021	花生（烤，密日兴牌）	59.0	Tr	Tr	3.8	Tr	55.2	Tr	Tr	Tr	12.4	Tr	12.4	Tr	Tr	Tr	Tr	Tr	Tr	Tr	Tr	Tr	Tr	0	北京
072023	葵花子（熟，奶油香）	24.2	Tr	Tr	Tr	Tr	24.2	Tr	Tr	Tr	59.0	Tr	59.0	Tr	Tr	Tr	Tr	Tr	Tr	Tr	Tr	Tr	Tr	0	甘肃
072024	葵花子（熟，原味）	40.2	Tr	Tr	Tr	Tr	40.2	Tr	Tr	Tr	39.8	Tr	39.8	Tr	Tr	Tr	Tr	Tr	Tr	Tr	Tr	Tr	Tr	0	甘肃
072025	南瓜子（熟）[白瓜子]	32.6	Tr	Tr	Tr	Tr	32.6	Tr	Tr	Tr	36.1	Tr	36.1	Tr	Tr	Tr	Tr	Tr	Tr	Tr	Tr	Tr	Tr	0.1	甘肃
072026	西瓜子（熟）[黑瓜子]	17.6	Tr	Tr	Tr	Tr	17.6	Tr	Tr	Tr	46.7	Tr	46.7	Tr	Tr	Tr	Tr	Tr	Tr	Tr	Tr	Tr	Tr	0.7	甘肃

食物脂肪酸含量 Fatty acid content of foods

食物编码 Food code	食物名称 Food name	脂肪 Fat g	脂肪酸 Fatty acid（g/100g 可食部） Total	饱和 SFA	单不饱和 MUFA	多不饱和 PUFA	未知 Un_k	饱和脂肪酸 SFA/ 总脂肪酸 Total（%） Total	4:0	6:0	8:0	10:0	11:0	12:0	13:0	14:0	15:0	16:0	17:0	18:0	19:0	20:0	22:0	24:0
油脂类																								
192020	核桃油	99.1	94.7	7.2	18.6	68.8	0.2	7.6	Tr	Tr	Tr	1.1	Tr	1.2	Tr	0.6	Tr	50.3	Tr	4.0	Tr	Tr	Tr	Tr
192029x	大豆油（代表值）	100.0	95.6	15.0	22.7	55.4	2.5	15.6	Tr	Tr	Tr	Tr	Tr	Tr	Tr	0.1	Tr	10.7	0.1	4.0	Tr	0.3	0.3	0.1
192030	大豆油（古船）	100.0	95.6	14.6	23.3	53.0	4.8	15.2	Tr	Tr	Tr	Tr	Tr	Tr	Tr	0.1	Tr	10.4	0.1	4.0	Tr	0.3	0.3	0.1
192031	大豆油(金龙鱼精炼,一级)	100.0	95.6	14.4	22.9	55.1	3.2	15.0	Tr	Tr	Tr	Tr	Tr	Tr	Tr	0.1	Tr	9.9	0.1	4.1	Tr	0.3	0.4	0.1
192032	大豆油（福临门，一级）	100.0	95.6	15.2	21.2	55.5	3.6	15.9	Tr	Tr	Tr	Tr	Tr	Tr	Tr	0.1	Tr	10.7	0.1	4.3	Tr	0.3	0.4	0.1
192033	大豆油（莱家村，一级）	100.0	95.6	14.0	24.2	53.8	3.6	14.7	Tr	Tr	Tr	Tr	Tr	Tr	Tr	0.1	Tr	10.0	0.1	3.9	Tr	0.3	0.4	0.0
192034	大豆油（黄龙山）	100.0	95.6	14.6	24.4	51.9	4.7	15.3	Tr	Tr	Tr	Tr	Tr	Tr	Tr	0.1	Tr	10.2	0.1	4.0	Tr	0.3	0.4	0.2
192035	大豆油（香满园，一级）	100.0	95.6	14.3	24.7	53.4	3.2	14.9	Tr	Tr	Tr	Tr	Tr	Tr	Tr	0.1	Tr	10.2	0.1	3.7	Tr	0.3	0.4	0.1
192036	大豆油（汇福，一级）	100.0	95.6	14.5	22.6	55.1	3.4	15.2	Tr	Tr	Tr	Tr	Tr	Tr	Tr	0.1	Tr	10.5	0.1	3.9	Tr	0.3	0.3	0.1
192037	大豆油（五湖，一级）	100.0	95.6	14.9	22.9	54.3	3.5	15.6	Tr	Tr	Tr	Tr	Tr	Tr	Tr	0.1	Tr	10.8	0.1	3.9	Tr	0.3	0.4	0.1
192038	大豆油（润之家）	100.0	95.6	15.2	22.5	54.1	3.8	15.9	Tr	Tr	Tr	Tr	Tr	Tr	Tr	0.1	Tr	11.0	0.1	4.0	Tr	0.3	0.4	0.1
192039	大豆油（爱厨）	100.0	95.6	14.3	23.8	54.2	3.3	15.0	Tr	Tr	Tr	Tr	Tr	Tr	Tr	0.1	Tr	10.3	0.1	3.8	Tr	0.3	0.3	0.1
192040	大豆油（一品龙江）	100.0	95.6	15.4	20.8	57.2	2.3	16.1	Tr	Tr	Tr	Tr	Tr	Tr	Tr	0.1	Tr	10.9	0.1	4.3	Tr	0.3	0.3	0.1
192041	大豆油（九三）	100.0	95.6	15.4	20.4	57.1	2.7	16.1	Tr	Tr	Tr	Tr	Tr	Tr	Tr	0.1	Tr	10.9	0.1	4.4	Tr	0.3	0.3	0.1
192042	大豆油（德大）	100.0	95.6	14.7	24.0	52.3	4.5	15.4	Tr	Tr	Tr	Tr	Tr	Tr	Tr	0.1	Tr	10.8	0.1	3.7	Tr	0.3	0.4	0.1
192043	大豆油（龙克）	100.0	95.6	15.8	20.1	57.6	2.2	16.5	Tr	Tr	Tr	Tr	Tr	Tr	Tr	0.1	Tr	11.2	0.1	4.5	Tr	0.3	0.3	0.1
192044	大豆油（龙克）	100.0	95.6	16.0	20.5	56.1	3.1	16.7	Tr	Tr	Tr	Tr	Tr	Tr	Tr	0.1	Tr	11.3	0.1	4.5	Tr	0.3	0.3	0.1
192045	大豆油（美天，压榨）	100.0	95.6	15.0	20.4	57.9	2.3	15.7	Tr	Tr	Tr	Tr	Tr	Tr	Tr	0.1	Tr	10.7	0.1	4.1	Tr	0.3	0.3	0.1
192046	大豆油（老爷岭）	100.0	95.6	14.9	23.1	54.9	2.6	15.6	Tr	Tr	Tr	Tr	Tr	Tr	Tr	0.1	Tr	10.7	0.1	4.0	Tr	0.3	0.4	0.1
192047	大豆油（福来年丰）	100.0	95.6	15.1	22.1	56.1	2.2	15.8	Tr	Tr	Tr	Tr	Tr	Tr	Tr	0.1	Tr	10.9	0.1	4.1	Tr	0.3	0.3	0.1
192048	大豆油（散装）	100.0	95.6	14.9	23.2	55.2	2.3	15.6	Tr	Tr	Tr	Tr	Tr	Tr	Tr	Tr	Tr	10.9	0.1	3.8	Tr	0.3	0.3	0.1
192049	大豆油（口福）	100.0	95.6	15.0	21.3	56.6	2.8	15.7	Tr	Tr	Tr	Tr	Tr	Tr	Tr	0.1	Tr	10.9	0.1	3.9	Tr	0.3	0.3	0.1

食物脂肪酸含量 Fatty acid content of foods

食物编码 Food code	食物名称 Food name	单不饱和脂肪酸 MUFA/ 总脂肪酸 Total（%）									多不饱和脂肪酸 PUFA/ 总脂肪酸 Total（%）													未知	备注 Remark（加工地点）
		Total	14:1	15:1	16:1	17:1	18:1	20:1	22:1	24:1	Total	16:2	18:2	18:3	18:4	20:2	20:3	20:4	20:5	22:3	22:4	22:5	22:6	（%）	
油脂类																									
192020	核桃油	19.60	Tr	Tr	Tr	Tr	19.6	Tr	Tr	Tr	72.6	Tr	64.9	7.7	Tr	Tr	Tr	Tr	Tr	Tr	Tr	Tr	Tr	0.2	
192029x	大豆油（代表值）	23.8	Tr	Tr	0.1	Tr	23.2	0.4	0.0	0.0	58.0	Tr	51.5	6.5	Tr	Tr	Tr	Tr	Tr	Tr	Tr	Tr	Tr	2.6	
192030	大豆油（古船）	24.3	Tr	Tr	0.1	Tr	23.4	0.8	0.0	0.0	55.5	Tr	50.8	4.6	Tr	Tr	Tr	Tr	Tr	Tr	Tr	Tr	Tr	5.0	
192031	大豆油(金龙鱼精炼,一级)	23.9	Tr	Tr	0.1	Tr	23.5	0.4	0.0	0.0	57.7	Tr	51.8	5.9	Tr	Tr	Tr	Tr	Tr	Tr	Tr	Tr	Tr	3.3	
192032	大豆油（福临门，一级）	22.2	Tr	Tr	0.1	Tr	21.6	0.5	0.0	0.0	58.0	Tr	52.3	5.7	Tr	Tr	Tr	Tr	Tr	Tr	Tr	Tr	Tr	3.8	
192033	大豆油（菜家村，一级）	25.3	Tr	Tr	0.1	Tr	24.8	0.4	0.0	0.0	56.3	Tr	50.7	5.5	Tr	Tr	Tr	Tr	Tr	Tr	Tr	Tr	Tr	3.8	
192034	大豆油（黄龙山）	25.6	Tr	Tr	0.1	Tr	24.8	0.7	0.0	0.0	54.3	Tr	50.3	4.0	Tr	Tr	Tr	Tr	Tr	Tr	Tr	Tr	Tr	4.9	
192035	大豆油（香满园，一级）	25.8	Tr	Tr	0.1	Tr	25.4	0.4	0.0	0.0	55.9	Tr	50.3	5.5	Tr	Tr	Tr	Tr	Tr	Tr	Tr	Tr	Tr	3.4	
192036	大豆油（汇福，一级）	23.6	Tr	Tr	0.1	Tr	22.8	0.7	0.0	0.0	57.7	Tr	51.9	5.8	Tr	Tr	Tr	Tr	Tr	Tr	Tr	Tr	Tr	3.5	
192037	大豆油（五湖，一级）	24.0	Tr	Tr	0.1	Tr	23.2	0.7	0.0	0.0	56.8	Tr	51.2	5.5	Tr	Tr	Tr	Tr	Tr	Tr	Tr	Tr	Tr	3.7	
192038	大豆油（润之家）	23.6	Tr	Tr	0.1	Tr	22.7	0.8	0.0	0.0	56.6	Tr	51.3	5.2	Tr	Tr	Tr	Tr	Tr	Tr	Tr	Tr	Tr	3.9	
192039	大豆油（爱厨）	24.9	Tr	Tr	0.1	Tr	24.3	0.5	0.0	0.0	56.7	Tr	51.1	5.6	Tr	Tr	Tr	Tr	Tr	Tr	Tr	Tr	Tr	3.5	
192040	大豆油（一品龙江）	21.8	Tr	Tr	0.1	Tr	21.6	0.1	0.0	0.0	59.8	Tr	51.1	8.7	Tr	Tr	Tr	Tr	Tr	Tr	Tr	Tr	Tr	2.4	
192041	大豆油（九三）	21.4	Tr	Tr	0.0	Tr	21.0	0.4	0.0	0.0	59.7	Tr	51.0	8.6	Tr	Tr	Tr	Tr	Tr	Tr	Tr	Tr	Tr	2.8	
192042	大豆油（德大）	25.1	Tr	Tr	0.1	Tr	23.9	1.1	0.0	0.0	54.7	Tr	50.7	4.0	Tr	Tr	Tr	Tr	Tr	Tr	Tr	Tr	Tr	4.7	
192043	大豆油（龙克）	21.0	Tr	Tr	0.1	Tr	20.8	0.1	0.0	0.0	60.2	Tr	50.3	9.9	Tr	Tr	Tr	Tr	Tr	Tr	Tr	Tr	Tr	2.3	
192044	大豆油（龙克）	21.4	Tr	Tr	0.1	Tr	20.8	0.5	0.0	0.0	58.7	Tr	50.2	8.5	Tr	Tr	Tr	Tr	Tr	Tr	Tr	Tr	Tr	3.2	
192045	大豆油（美天，压榨）	21.3	Tr	Tr	0.1	Tr	21.2	0.1	0.0	0.0	60.6	Tr	52.3	8.3	Tr	Tr	Tr	Tr	Tr	Tr	Tr	Tr	Tr	2.4	
192046	大豆油（老爷岭）	24.2	Tr	Tr	0.1	Tr	23.8	0.3	0.0	0.0	57.5	Tr	50.7	6.8	Tr	Tr	Tr	Tr	Tr	Tr	Tr	Tr	Tr	2.8	
192047	大豆油（福来年丰）	23.1	Tr	Tr	0.1	Tr	22.9	0.1	0.0	0.0	58.7	Tr	50.8	7.9	Tr	Tr	Tr	Tr	Tr	Tr	Tr	Tr	Tr	2.3	
192048	大豆油（散装）	24.3	Tr	Tr	0.1	Tr	24.1	0.1	0.0	0.0	57.8	Tr	51.4	6.4	Tr	Tr	Tr	Tr	Tr	Tr	Tr	Tr	Tr	2.4	
192049	大豆油（口福）	22.3	Tr	Tr	0.1	Tr	21.8	0.4	0.0	0.0	59.2	Tr	51.2	7.9	Tr	Tr	Tr	Tr	Tr	Tr	Tr	Tr	Tr	2.9	

食物脂肪酸含量

Fatty acid content of foods

食物编码 Food code	食物名称 Food name	脂肪 Fat g	脂肪酸 Fatty acid (g/100g 可食部) Total	饱和 SFA	单不饱和 MUFA	多不饱和 PUFA	未知 Un_k	饱和脂肪酸 SFA/总脂肪酸 Total (%) Total	4:0	6:0	8:0	10:0	11:0	12:0	13:0	14:0	15:0	16:0	17:0	18:0	19:0	20:0	22:0	24:0
192050	大豆油（元宝牌）	100.0	95.6	14.8	23.0	54.9	2.9	15.5	Tr	Tr	Tr	Tr	Tr	Tr	Tr	0.1	Tr	10.9	0.1	3.7	Tr	0.3	0.4	0.1
192051	大豆油（鸿鹤）	100.0	95.6	14.7	24.8	53.3	2.8	15.4	Tr	Tr	Tr	Tr	Tr	Tr	Tr	0.1	Tr	10.6	0.1	3.9	Tr	0.3	0.4	0.1
192052	大豆油（丰益研发中心）	100.0	95.6	15.5	21.8	57.3	0.9	16.3	Tr	0.0	0.0	0.0	Tr	0.0	Tr	0.1	Tr	11.0	0.1	4.2	Tr	0.4	0.4	0.1
192053	大豆油（丰益研发中心）	100.0	95.6	14.3	24.1	57.2	0.9	15.0	Tr	0.0	0.0	0.0	Tr	0.0	Tr	0.1	Tr	10.5	0.1	3.7	Tr	0.3	0.3	0.1
192054	大豆油（丰益研发中心）	100.0	95.6	14.8	23.6	56.5	0.7	15.4	Tr	0.0	0.0	0.0	Tr	0.0	Tr	0.1	Tr	10.6	0.1	3.9	Tr	0.4	0.3	0.1
192055	大豆油（丰益研发中心）	100.0	95.6	15.4	21.4	58.0	0.7	16.1	Tr	0.0	0.0	0.0	Tr	0.0	Tr	0.1	Tr	11.1	0.0	4.3	Tr	0.3	0.2	0.2
192056	大豆油（丰益研发中心）	100.0	95.6	15.3	22.1	56.7	1.6	16.0	Tr	0.0	0.0	0.0	Tr	0.0	Tr	0.1	Tr	10.6	0.1	4.4	Tr	0.3	0.4	0.1
192057	大豆油（丰益研发中心）	100.0	95.6	15.2	24.8	54.2	1.1	15.9	Tr	0.0	0.0	0.0	Tr	0.0	Tr	0.1	Tr	10.6	0.1	4.2	Tr	0.4	0.5	0.2
192058	大豆油（丰益研发中心）	100.0	95.6	15.0	23.4	55.9	1.3	15.7	Tr	0.0	0.0	0.0	Tr	0.0	Tr	0.1	Tr	10.6	0.0	4.0	Tr	0.4	0.5	0.1
192059	大豆油（丰益研发中心）	100.0	95.6	15.1	23.8	56.1	1.0	15.8	Tr	0.0	0.0	0.0	Tr	0.0	Tr	0.1	Tr	10.9	0.0	4.0	Tr	0.4	0.3	0.1
192060	大豆油（丰益研发中心）	100.0	95.6	15.1	23.2	57.3	0.0	15.8	Tr	0.0	0.0	0.0	Tr	0.0	Tr	0.1	Tr	11.1	0.1	3.9	Tr	0.3	0.3	0.1
192061x	玉米油（代表值）	100.0	95.6	14.0	29.2	50.1	2.4	14.6	Tr	0.0	0.0	0.0	Tr	0.0	Tr	0.0	Tr	12.3	0.0	1.7	Tr	0.4	0.1	0.1
192062	玉米油（金龙鱼）	100.0	95.6	13.8	30.2	47.7	3.9	14.4	Tr	Tr	Tr	Tr	Tr	Tr	Tr	0.0	Tr	12.0	0.1	1.7	Tr	0.4	0.1	0.2
192063	玉米胚芽油（西王）	100.0	95.6	14.1	29.9	49.2	2.5	14.7	Tr	Tr	Tr	Tr	Tr	Tr	Tr	0.0	Tr	12.4	0.1	1.7	Tr	0.4	0.0	0.2
192064	玉米油（福临门）	100.0	95.6	13.7	29.0	49.0	3.8	14.3	Tr	Tr	Tr	Tr	Tr	Tr	Tr	0.0	Tr	12.2	0.0	1.7	Tr	0.3	0.0	0.1
192065	玉米油（长寿花）	100.0	95.6	13.8	29.6	48.0	4.2	14.5	Tr	Tr	Tr	Tr	Tr	Tr	Tr	0.0	Tr	12.4	0.0	1.6	Tr	0.4	0.0	0.1
192066	玉米油（润之家）	100.0	95.6	14.2	30.2	48.8	2.4	14.8	Tr	Tr	Tr	Tr	Tr	Tr	Tr	0.0	Tr	12.7	0.0	1.6	Tr	0.4	0.0	0.1
192067	玉米胚芽油（融氏）	100.0	95.6	13.6	27.7	49.9	4.4	14.2	Tr	Tr	Tr	Tr	Tr	Tr	Tr	0.0	Tr	12.2	0.1	1.5	Tr	0.3	0.0	0.1
192068	玉米油（白雪）	100.0	95.6	12.0	31.2	49.9	2.5	12.5	Tr	Tr	Tr	Tr	Tr	Tr	Tr	Tr	Tr	10.4	Tr	1.8	Tr	0.4	0.0	0.0
192069	玉米油（福临门）	100.0	95.6	13.8	29.3	48.8	3.7	14.4	Tr	Tr	Tr	Tr	Tr	Tr	Tr	0.0	Tr	12.2	0.1	1.7	Tr	0.4	0.0	0.1
192070	玉米油（古船）	100.0	95.6	13.8	28.3	49.0	4.4	14.5	Tr	Tr	Tr	Tr	Tr	Tr	Tr	0.0	Tr	12.1	0.1	1.7	Tr	0.4	0.1	0.1
192071	玉米油（绿宝）	100.0	95.6	13.6	28.0	51.2	2.8	14.2	Tr	Tr	Tr	Tr	Tr	Tr	Tr	Tr	Tr	12.3	Tr	1.6	Tr	0.3	0.0	0.0
192072	玉米油（星河）	100.0	95.6	15.2	30.2	47.7	2.5	15.9	Tr	Tr	Tr	Tr	Tr	Tr	Tr	0.2	Tr	13.5	0.1	1.7	Tr	0.4	0.0	0.0

食物脂肪酸含量 Fatty acid content of foods

食物编码 Food code	食物名称 Food name	单不饱和脂肪酸 MUFA/ 总脂肪酸 Total（%）									多不饱和脂肪酸 PUFA/ 总脂肪酸 Total（%）													未知	备注 Remark（加工地点）
		Total	14:1	15:1	16:1	17:1	18:1	20:1	22:1	24:1	Total	16:2	18:2	18:3	18:4	20:2	20:3	20:4	20:5	22:3	22:4	22:5	22:6	（%）	
192050	大豆油（元宝牌）	24.0	Tr	Tr	0.1	Tr	23.6	0.4	0.0	0.0	57.5	Tr	50.7	6.8	Tr	Tr	Tr	Tr	Tr	Tr	Tr	Tr	Tr	3.0	
192051	大豆油（鸿鹤）	25.9	Tr	Tr	0.1	Tr	25.4	0.4	0.0	0.0	55.7	Tr	49.9	5.8	Tr	Tr	Tr	Tr	Tr	Tr	Tr	Tr	Tr	3.0	
192052	大豆油（丰益研发中心）	22.8	Tr	Tr	0.1	0.1	22.4	0.1	0.1	0.0	59.9	Tr	52.3	7.5	Tr	0.0	Tr	Tr	Tr	Tr	Tr	Tr	Tr	0.9	昌吉
192053	大豆油（丰益研发中心）	25.3	Tr	Tr	0.1	0.1	24.0	0.6	0.1	0.4	59.9	Tr	53.7	5.7	Tr	0.1	Tr	Tr	Tr	Tr	Tr	Tr	Tr	1.0	重庆
192054	大豆油（丰益研发中心）	24.7	Tr	Tr	0.1	0.0	24.1	0.4	0.1	0.0	59.1	Tr	52.9	6.2	Tr	0.1	Tr	Tr	Tr	Tr	Tr	Tr	Tr	0.7	广州
192055	大豆油（丰益研发中心）	22.4	Tr	Tr	0.1	0.0	22.0	0.3	0.0	0.0	60.7	Tr	53.1	7.6	Tr	0.0	Tr	Tr	Tr	Tr	Tr	Tr	Tr	0.7	哈尔滨
192056	大豆油（丰益研发中心）	23.1	Tr	Tr	0.1	0.1	22.8	0.2	0.1	0.0	59.3	Tr	52.7	6.5	Tr	0.0	Tr	Tr	Tr	Tr	Tr	Tr	Tr	1.6	连云港
192057	大豆油（丰益研发中心）	25.9	Tr	Tr	0.1	0.0	25.5	0.2	0.0	0.0	56.7	Tr	51.1	5.6	Tr	0.0	Tr	Tr	Tr	Tr	Tr	Tr	Tr	1.2	青岛
192058	大豆油（丰益研发中心）	24.5	Tr	Tr	0.1	0.0	24.1	0.3	0.0	0.0	58.4	Tr	51.9	6.5	Tr	0.0	Tr	Tr	Tr	Tr	Tr	Tr	Tr	1.3	天津
192059	大豆油（丰益研发中心）	24.9	Tr	Tr	0.1	0.0	24.0	0.5	0.2	0.0	58.7	Tr	52.6	6.0	Tr	0.1	Tr	Tr	Tr	Tr	Tr	Tr	Tr	1.1	武汉
192060	大豆油（丰益研发中心）	24.3	Tr	Tr	0.1	0.0	23.9	0.2	0.1	0.0	59.9	Tr	53.2	6.7	Tr	0.0	Tr	Tr	Tr	Tr	Tr	Tr	Tr	0.0	安徽
192061x	玉米油（代表值）	30.6	Tr	Tr	0.1	0.0	30.2	0.3	0.0	0.0	52.4	Tr	51.7	0.6	Tr	0.0	Tr	0.1	Tr	Tr	Tr	Tr	Tr	2.5	
192062	玉米油（金龙鱼）	31.6	Tr	Tr	0.1	Tr	31.2	0.3	0.0	0.0	49.9	Tr	49.5	0.4	Tr	Tr	Tr	Tr	Tr	Tr	Tr	Tr	Tr	4.1	
192063	玉米胚芽油（西王）	31.3	Tr	Tr	0.1	Tr	31.0	0.2	0.0	0.0	51.5	Tr	50.8	0.6	Tr	Tr	Tr	Tr	Tr	Tr	Tr	Tr	Tr	2.6	
192064	玉米油（福临门）	30.4	Tr	Tr	0.1	Tr	30.1	0.2	0.0	0.0	51.3	Tr	50.9	0.4	Tr	Tr	Tr	Tr	Tr	Tr	Tr	Tr	Tr	4.0	
192065	玉米油（长寿花）	31.0	Tr	Tr	0.1	Tr	30.6	0.3	0.0	0.0	50.2	Tr	49.8	0.4	Tr	Tr	Tr	Tr	Tr	Tr	Tr	Tr	Tr	4.4	
192066	玉米油（润之家）	31.6	Tr	Tr	0.1	Tr	31.3	0.2	0.0	0.0	51.0	Tr	50.5	0.6	Tr	Tr	Tr	Tr	Tr	Tr	Tr	Tr	Tr	2.5	
192067	玉米胚芽油（融氏）	29.0	Tr	Tr	0.1	Tr	28.6	0.3	0.0	0.0	52.2	Tr	51.8	0.4	Tr	Tr	Tr	Tr	Tr	Tr	Tr	Tr	Tr	4.7	
192068	玉米油（白雪）	32.7	Tr	Tr	0.0	Tr	32.4	0.3	0.0	0.0	52.2	Tr	50.8	1.3	Tr	Tr	Tr	Tr	Tr	Tr	Tr	Tr	Tr	2.6	
192069	玉米油（福临门）	30.6	Tr	Tr	0.1	Tr	30.3	0.3	0.0	0.0	51.0	Tr	50.6	0.4	Tr	Tr	Tr	Tr	Tr	Tr	Tr	Tr	Tr	3.9	
192070	玉米油（古船）	29.6	Tr	Tr	0.1	Tr	29.2	0.3	0.0	0.0	51.3	Tr	50.7	0.6	Tr	Tr	Tr	Tr	Tr	Tr	Tr	Tr	Tr	4.7	
192071	玉米油（绿宝）	29.3	Tr	Tr	0.1	Tr	29.1	0.2	0.0	0.0	53.5	Tr	52.7	0.7	Tr	Tr	Tr	0.1	Tr	Tr	Tr	Tr	Tr	2.9	
192072	玉米油（星河）	31.5	Tr	Tr	0.1	Tr	31.2	0.2	0.0	0.0	49.9	Tr	49.3	0.6	Tr	Tr	Tr	Tr	Tr	Tr	Tr	Tr	Tr	2.6	

食物脂肪酸含量 Fatty acid content of foods

食物编码 Food code	食物名称 Food name	脂肪 Fat g	脂肪酸 Fatty acid（g/100g 可食部） Total	饱和 SFA	单不饱和 MUFA	多不饱和 PUFA	未知 Un_k	饱和脂肪酸 SFA/总脂肪酸 Total（%） Total	4:0	6:0	8:0	10:0	11:0	12:0	13:0	14:0	15:0	16:0	17:0	18:0	19:0	20:0	22:0	24:0
192073	玉米油（丰益研发中心）	100.0	95.6	13.7	29.4	51.4	1.1	14.4	Tr	0.0	0.0	0.0	Tr	0.0	Tr	0.0	Tr	11.7	0.1	1.9	Tr	0.4	0.2	0.1
192074	玉米油（丰益研发中心）	100.0	95.6	13.8	29.6	51.5	1.0	14.5	Tr	0.0	0.0	0.0	Tr	0.0	Tr	0.0	Tr	12.4	0.1	1.5	Tr	0.3	0.1	0.1
192075	玉米油（丰益研发中心）	100.0	95.6	13.8	27.2	52.9	2.0	14.5	Tr	0.0	0.0	0.0	Tr	0.1	Tr	0.1	Tr	12.2	0.1	1.5	Tr	0.3	0.1	0.1
192076	玉米油（丰益研发中心）	100.0	95.6	14.7	29.7	49.2	1.7	15.4	Tr	0.0	0.0	0.0	Tr	0.0	Tr	0.0	Tr	12.8	0.1	1.8	Tr	0.4	0.1	0.2
192077	玉米油（丰益研发中心）	100.0	95.6	14.1	28.4	52.6	0.4	14.8	Tr	0.0	0.0	0.0	Tr	0.0	Tr	0.0	Tr	12.4	0.1	1.6	Tr	0.4	0.1	0.1
192078	玉米油（丰益研发中心）	100.0	95.6	14.1	28.8	51.3	1.4	14.8	Tr	0.0	0.0	0.0	Tr	0.0	Tr	0.0	Tr	12.4	0.0	1.7	Tr	0.4	0.1	0.1
192079	玉米油（丰益研发中心）	100.0	95.6	14.1	29.2	50.9	1.4	14.8	Tr	0.0	0.0	0.0	Tr	0.0	Tr	0.0	Tr	12.1	0.1	1.9	Tr	0.4	0.1	0.2
192080	玉米油（丰益研发中心）	100.0	95.6	14.4	29.5	51.2	1.2	15.0	Tr	0.0	0.0	0.0	Tr	0.0	Tr	0.1	Tr	12.6	0.1	1.6	Tr	0.4	0.1	0.1
192081	玉米油（丰益研发中心）	100.0	95.6	14.9	29.3	51.4	0.0	15.6	Tr	0.0	0.0	0.0	Tr	0.0	Tr	0.0	Tr	13.3	0.0	1.8	Tr	0.3	0.1	0.0
192082	玉米油（丰益研发中心）	100.0	95.6	14.2	29.4	50.1	2.2	14.9	Tr	0.0	0.0	0.0	Tr	0.0	Tr	0.0	Tr	12.2	0.0	2.0	Tr	0.4	0.2	0.1
192083x	花生油（代表值）	100.0	95.6	18.4	42.5	33.0	1.7	19.3	Tr	0.0	0.0	0.0	Tr	0.0	Tr	0.0	Tr	11.1	0.1	3.3	Tr	1.3	2.4	1.1
192084	花生油（鲁花牌，压榨，一级）	100.0	95.6	19.3	39.9	34.8	1.6	20.2	Tr	Tr	Tr	Tr	Tr	Tr	Tr	0.0	Tr	10.6	0.1	3.4	Tr	1.5	3.1	1.5
192085	花生油（胡姬花，压榨）	100.0	95.6	19.5	42.2	32.5	1.5	20.4	Tr	Tr	Tr	Tr	Tr	Tr	Tr	0.0	Tr	11.4	0.1	3.6	Tr	1.5	2.6	1.3
192086	花生油（龙大，压榨，一级）	100.0	95.6	19.1	39.6	35.3	1.6	20.0	Tr	Tr	Tr	Tr	Tr	Tr	Tr	Tr	Tr	10.7	0.1	3.4	Tr	1.5	3.0	1.4
192087	花生油（火鸟）	100.0	95.6	18.4	39.9	35.0	2.3	19.3	Tr	Tr	Tr	Tr	Tr	Tr	Tr	0.0	Tr	11.5	0.1	3.2	Tr	1.3	2.1	1.0
192088	花生油（金龙鱼）	100.0	95.6	18.2	44.2	31.5	1.8	19.0	Tr	Tr	Tr	Tr	Tr	Tr	Tr	0.0	Tr	10.7	0.1	3.2	Tr	1.3	2.5	1.2
192089	花生油（第一坊）	100.0	95.6	18.6	43.4	32.2	1.5	19.4	Tr	Tr	Tr	Tr	Tr	Tr	Tr	0.0	Tr	10.9	0.1	3.6	Tr	1.4	2.2	1.1
192090	花生油（福临门，压榨，一级）	100.0	95.6	16.7	44.8	31.9	2.3	17.5	Tr	Tr	Tr	Tr	Tr	Tr	Tr	0.0	Tr	10.5	0.1	2.7	Tr	1.1	2.0	1.1
192091	花生油（润之家）	100.0	95.6	19.0	40.5	34.5	1.6	19.8	Tr	Tr	Tr	Tr	Tr	Tr	Tr	0.0	Tr	10.8	0.0	3.5	Tr	1.5	2.7	1.3
192092	花生油（星河，压榨，一级）	100.0	95.6	17.9	38.5	35.9	3.3	18.7	Tr	Tr	Tr	Tr	Tr	Tr	Tr	0.0	Tr	11.5	0.1	3.0	Tr	1.2	1.9	1.0
192093	花生油（爱厨）	100.0	95.6	19.1	40.9	34.0	1.6	20.0	Tr	Tr	Tr	Tr	Tr	Tr	Tr	0.0	Tr	11.5	0.1	3.6	Tr	1.4	2.4	1.1
192094	花生胚芽油（第一坊）	100.0	95.6	18.7	39.2	36.0	1.7	19.6	Tr	Tr	Tr	Tr	Tr	Tr	Tr	Tr	Tr	11.9	Tr	3.4	Tr	1.5	2.8	0.0
192095	花生油（花生花，醇香）	100.0	95.6	18.5	45.0	30.7	1.4	19.3	Tr	Tr	Tr	Tr	Tr	Tr	Tr	Tr	Tr	10.7	0.1	3.5	Tr	1.4	2.4	1.3

食物编码 Food code	食物名称 Food name	单不饱和脂肪酸 MUFA/总脂肪酸 Total（%） Total	14:1	15:1	16:1	17:1	18:1	20:1	22:1	24:1	多不饱和脂肪酸 PUFA/总脂肪酸 Total（%） Total	16:2	18:2	18:3	18:4	20:2	20:3	20:4	20:5	22:3	22:4	22:5	22:6	未知（%）	备注 Remark（加工地点）
192073	玉米油（丰益研发中心）	30.7	Tr	Tr	0.1	0.0	30.4	0.1	0.0	0.0	53.8	Tr	53.3	0.4	Tr	0.0	Tr	Tr	Tr	Tr	Tr	Tr	Tr	1.2	昌吉
192074	玉米油（丰益研发中心）	31.0	Tr	Tr	0.1	0.0	30.6	0.3	0.0	0.0	53.8	Tr	53.1	0.6	Tr	0.1	Tr	Tr	Tr	Tr	Tr	Tr	Tr	1.0	重庆
192075	玉米油（丰益研发中心）	28.4	Tr	Tr	0.1	0.0	28.0	0.3	0.1	0.0	55.3	Tr	54.8	0.4	Tr	0.1	Tr	Tr	Tr	Tr	Tr	Tr	Tr	2.1	广州
192076	玉米油（丰益研发中心）	31.1	Tr	Tr	0.1	0.0	30.6	0.4	0.0	0.0	51.4	Tr	50.9	0.5	Tr	0.0	Tr	Tr	Tr	Tr	Tr	Tr	Tr	1.8	青岛
192077	玉米油（丰益研发中心）	29.7	Tr	Tr	0.1	0.0	29.3	0.3	0.0	0.0	55.1	Tr	54.2	0.8	Tr	0.1	Tr	Tr	Tr	Tr	Tr	Tr	Tr	0.5	泉州
192078	玉米油（丰益研发中心）	30.1	Tr	Tr	0.1	0.0	29.7	0.2	0.0	0.0	53.7	Tr	53.0	0.6	Tr	0.1	Tr	Tr	Tr	Tr	Tr	Tr	Tr	1.4	上海
192079	玉米油（丰益研发中心）	30.5	Tr	Tr	0.1	0.0	30.0	0.3	0.0	0.0	53.2	Tr	52.5	0.6	Tr	0.0	Tr	Tr	Tr	Tr	Tr	Tr	Tr	1.4	深圳
192080	玉米油（丰益研发中心）	30.8	Tr	Tr	0.2	0.0	29.9	0.4	0.3	0.0	53.5	Tr	52.8	0.7	Tr	0.0	Tr	Tr	Tr	Tr	Tr	Tr	Tr	1.3	武汉
192081	玉米油（丰益研发中心）	30.7	Tr	Tr	0.1	0.1	30.1	0.3	0.2	0.0	53.7	Tr	52.4	1.3	Tr	0.1	Tr	Tr	Tr	Tr	Tr	Tr	Tr	0.0	安徽
192082	玉米油（丰益研发中心）	30.7	Tr	Tr	0.1	0.0	30.3	0.3	0.0	0.0	52.4	Tr	51.7	0.4	Tr	0.1	Tr	Tr	Tr	Tr	Tr	Tr	Tr	2.3	西安
192083x	花生油（代表值）	44.5	Tr	Tr	0.0	0.0	43.5	0.8	0.0	0.0	34.5	Tr	34.3	0.1	Tr	0.0	Tr	Tr	1.4	Tr	Tr	Tr	Tr	1.8	
192084	花生油（鲁花牌，压榨，一级）	41.7	Tr	Tr	0.0	Tr	40.7	0.9	0.0	0.0	36.4	Tr	36.3	0.1	Tr	Tr	Tr	Tr	Tr	Tr	Tr	Tr	Tr	1.7	
192085	花生油（胡姬花，压榨）	44.1	Tr	Tr	0.0	Tr	43.4	0.7	0.0	0.0	33.9	Tr	33.9	0.0	Tr	Tr	Tr	Tr	Tr	Tr	Tr	Tr	Tr	1.6	
192086	花生油（龙大，压榨，一级）	41.4	Tr	Tr	0.0	Tr	40.5	0.9	0.0	0.0	36.9	Tr	36.8	0.1	Tr	Tr	Tr	Tr	Tr	Tr	Tr	Tr	Tr	1.7	
192087	花生油（火鸟）	41.8	Tr	Tr	0.0	Tr	41.1	0.7	0.0	0.0	36.6	Tr	36.5	0.1	Tr	Tr	Tr	Tr	Tr	Tr	Tr	Tr	Tr	2.4	
192088	花生油（金龙鱼）	46.2	Tr	Tr	0.0	Tr	45.3	0.8	0.0	0.0	32.9	Tr	32.8	0.1	Tr	Tr	Tr	Tr	Tr	Tr	Tr	Tr	Tr	1.9	
192089	花生油（第一坊）	45.4	Tr	Tr	0.0	Tr	44.7	0.7	0.0	0.0	33.7	Tr	33.7	0.0	Tr	Tr	Tr	Tr	Tr	Tr	Tr	Tr	Tr	1.6	
192090	花生油（福临门，压榨，一级）	46.8	Tr	Tr	0.1	Tr	45.6	1.0	0.1	0.0	33.4	Tr	33.2	0.1	Tr	Tr	Tr	Tr	Tr	Tr	Tr	Tr	Tr	2.4	
192091	花生油（润之家）	42.4	Tr	Tr	0.0	Tr	41.5	0.8	0.0	0.0	36.1	Tr	36.0	0.1	Tr	Tr	Tr	Tr	Tr	Tr	Tr	Tr	Tr	1.7	
192092	花生油（星河，压榨，一级）	40.3	Tr	Tr	0.0	Tr	39.6	0.7	0.0	0.0	37.5	Tr	37.4	0.1	Tr	Tr	Tr	Tr	Tr	Tr	Tr	Tr	Tr	3.5	
192093	花生油（爱厨）	42.8	Tr	Tr	0.1	Tr	42.0	0.7	0.0	0.0	35.6	Tr	35.6	0.0	Tr	Tr	Tr	Tr	Tr	Tr	Tr	Tr	Tr	1.6	
192094	花生胚芽油（第一坊）	41.0	Tr	Tr	0.0	Tr	40.2	0.8	0.0	0.0	37.7	Tr	36.2	0.1	Tr	Tr	Tr	Tr	1.4	Tr	Tr	Tr	Tr	1.7	
192095	花生油（花生花，醇香）	47.1	Tr	Tr	0.0	Tr	46.3	0.7	0.0	0.0	32.1	Tr	32.1	0.0	Tr	Tr	Tr	Tr	Tr	Tr	Tr	Tr	Tr	1.5	

食物脂肪酸含量 Fatty acid content of foods

食物编码 Food code	食物名称 Food name	脂肪 Fat g	脂肪酸 Fatty acid（g/100g 可食部） Total	饱和 SFA	单不饱和 MUFA	多不饱和 PUFA	未知 Un_k	饱和脂肪酸 SFA/ 总脂肪酸 Total（%） Total	4:0	6:0	8:0	10:0	11:0	12:0	13:0	14:0	15:0	16:0	17:0	18:0	19:0	20:0	22:0	24:0
192096	花生油(汇福,压榨,一级)	100.0	95.6	17.9	37.5	36.4	3.8	18.7	Tr	Tr	Tr	Tr	Tr	Tr	Tr	Tr	Tr	11.8	0.1	3.2	Tr	1.1	1.7	0.8
192097	花生油(淳金,压榨,浓香)	100.0	95.6	18.2	45.1	30.7	1.6	19.0	Tr	Tr	Tr	Tr	Tr	Tr	Tr	Tr	Tr	10.9	0.1	3.3	Tr	1.3	2.3	1.1
192098	花生油（绿宝）	100.0	95.6	18.2	40.4	33.1	3.8	19.0	Tr	Tr	Tr	Tr	Tr	Tr	Tr	Tr	Tr	11.8	Tr	3.2	Tr	1.2	2.0	0.9
192099	花生油（丰益研发中心）	100.0	95.6	18.3	46.8	30.1	0.5	19.2	Tr	0.0	0.0	0.0	Tr	0.0	Tr	0.0	Tr	11.6	0.1	3.0	Tr	1.2	2.2	1.1
192100	花生油（丰益研发中心）	100.0	95.6	17.1	46.2	31.9	0.5	17.9	Tr	0.0	0.0	0.0	Tr	0.0	Tr	0.0	Tr	10.5	0.0	3.0	Tr	1.2	2.2	0.8
192101	花生油（丰益研发中心）	100.0	95.6	18.3	46.8	29.5	0.5	19.2	Tr	0.0	0.0	0.0	Tr	0.0	Tr	0.0	Tr	10.2	0.1	3.2	Tr	1.4	2.8	1.5
192102	花生油（丰益研发中心）	100.0	95.6	18.5	45.5	31.5	0.6	19.3	Tr	0.0	0.0	0.0	Tr	0.0	Tr	0.0	Tr	10.6	0.1	3.3	Tr	1.4	2.6	1.3
192103	花生油（丰益研发中心）	100.0	95.6	18.9	43.7	32.6	0.7	19.8	Tr	0.0	0.0	0.0	Tr	0.0	Tr	0.0	Tr	11.3	0.0	3.3	Tr	1.4	2.5	1.2
192104x	菜籽油（代表值）	100.0	95.6	7.0	61.2	25.7	1.8	7.3	Tr	0.0	0.0	0.0	Tr	0.0	Tr	0.0	Tr	4.3	0.0	1.9	Tr	0.6	0.3	0.1
192105	菜籽油（黄龙山，压榨）	100.0	95.6	6.1	67.1	21.6	0.8	6.4	Tr	Tr	Tr	Tr	Tr	Tr	Tr	0.0	Tr	3.5	0.0	1.8	Tr	0.7	0.4	0.1
192106	菜籽油（金菜花）	100.0	95.6	6.6	61.2	25.0	2.8	6.9	Tr	Tr	Tr	Tr	Tr	Tr	Tr	0.0	Tr	4.1	0.0	1.7	Tr	0.6	0.3	0.2
192107	菜籽油（金龙鱼，纯香）	100.0	95.6	7.7	62.6	23.3	1.9	8.1	Tr	Tr	Tr	Tr	Tr	Tr	Tr	0.1	Tr	5.1	0.0	1.9	Tr	0.6	0.3	0.1
192108	菜籽油（云瑞，纯香）	100.0	95.6	6.5	63.9	21.4	3.8	6.8	Tr	Tr	Tr	Tr	Tr	Tr	Tr	0.1	Tr	4.0	Tr	1.6	Tr	0.6	0.4	0.2
192109	菜籽油（福临门，压榨）	100.0	95.6	6.3	64.8	22.5	2.1	6.6	Tr	Tr	Tr	Tr	Tr	Tr	Tr	0.0	Tr	3.7	0.0	1.7	Tr	0.6	0.3	0.2
192110	菜籽油（金龙鱼，纯香）	100.0	95.6	6.4	66.6	20.5	2.1	6.7	Tr	Tr	Tr	Tr	Tr	Tr	Tr	0.0	Tr	3.7	0.0	1.8	Tr	0.6	0.3	0.2
192111	菜籽油（合适佳）	100.0	95.6	6.2	65.2	23.0	1.1	6.5	Tr	Tr	Tr	Tr	Tr	Tr	Tr	0.0	Tr	3.4	0.0	2.0	Tr	0.6	0.2	0.2
192112	菜籽油（道道全）	100.0	95.6	6.5	64.8	22.7	1.6	6.8	Tr	Tr	Tr	Tr	Tr	Tr	Tr	0.0	Tr	3.9	0.0	1.9	Tr	0.6	0.3	0.1
192113	菜籽油（金健牌，一级）	100.0	95.6	6.3	63.4	24.2	1.7	6.6	Tr	Tr	Tr	Tr	Tr	Tr	Tr	0.0	Tr	3.9	0.0	1.7	Tr	0.6	0.3	0.1
192114	菜籽油（金健，一级）	100.0	95.6	6.7	60.1	25.8	3.0	7.0	Tr	Tr	Tr	Tr	Tr	Tr	Tr	0.0	Tr	4.2	0.0	1.8	Tr	0.5	0.3	0.1
192115	菜籽油（金健）	100.0	95.6	7.5	58.0	28.1	2.0	7.9	Tr	Tr	Tr	Tr	Tr	Tr	Tr	0.0	Tr	4.8	0.0	2.1	Tr	0.5	0.3	0.1
192116	菜籽油（三福）	100.0	95.6	5.1	43.4	46.2	0.8	5.3	Tr	Tr	Tr	Tr	Tr	Tr	Tr	Tr	Tr	2.9	Tr	1.5	Tr	0.6	0.3	0.0
192117	菜籽油（鲤鱼，一级）	100.0	95.6	6.0	63.3	24.8	1.4	6.3	Tr	Tr	Tr	Tr	Tr	Tr	Tr	0.0	Tr	3.9	Tr	1.8	Tr	0.6	0.0	0.0
192118	菜籽油（鲤鱼，纯正）	100.0	95.6	6.7	62.9	24.3	1.7	7.0	Tr	Tr	Tr	Tr	Tr	Tr	Tr	0.0	Tr	4.0	Tr	1.9	Tr	0.6	0.3	0.2

食物编码 Food code	食物名称 Food name	单不饱和脂肪酸 MUFA/总脂肪酸 Total（%） Total	14:1	15:1	16:1	17:1	18:1	20:1	22:1	24:1	多不饱和脂肪酸 PUFA/总脂肪酸 Total（%） Total	16:2	18:2	18:3	18:4	20:2	20:3	20:4	20:5	22:3	22:4	22:5	22:6	未知（%）	备注 Remark（加工地点）
192096	花生油(汇福,压榨,一级)	39.2	Tr	Tr	0.1	Tr	38.6	0.6	0.0	0.0	38.1	Tr	37.7	0.4	Tr	Tr	Tr	Tr	Tr	Tr	Tr	Tr	Tr	4.0	
192097	花生油(淳金,压榨,浓香)	47.2	Tr	Tr	0.0	Tr	46.5	0.7	0.0	0.0	32.1	Tr	32.1	0.0	Tr	Tr	Tr	Tr	Tr	Tr	Tr	Tr	Tr	1.6	
192098	花生油（绿宝）	42.3	Tr	Tr	0.0	Tr	41.6	0.7	0.0	0.0	34.6	Tr	34.6	0.0	Tr	Tr	Tr	Tr	Tr	Tr	Tr	Tr	Tr	4.0	
192099	花生油（丰益研发中心）	48.9	Tr	Tr	0.1	0.0	47.8	0.8	0.1	0.0	31.5	Tr	31.3	0.2	Tr	0.0	Tr	Tr	Tr	Tr	Tr	Tr	Tr	0.5	昌吉
192100	花生油（丰益研发中心）	48.3	Tr	Tr	0.0	0.0	47.3	0.9	0.1	0.0	33.4	Tr	33.3	0.1	Tr	0.0	Tr	Tr	Tr	Tr	Tr	Tr	Tr	0.6	广州
192101	花生油（丰益研发中心）	48.9	Tr	Tr	0.1	0.0	47.5	1.2	0.1	0.0	30.9	Tr	30.7	0.2	Tr	0.0	Tr	Tr	Tr	Tr	Tr	Tr	Tr	0.5	石家庄
192102	花生油（丰益研发中心）	47.6	Tr	Tr	0.1	0.0	46.2	1.1	0.1	0.1	33.0	Tr	32.7	0.2	Tr	0.0	Tr	Tr	Tr	Tr	Tr	Tr	Tr	0.6	武汉
192103	花生油（丰益研发中心）	45.7	Tr	Tr	0.1	0.0	44.5	0.9	0.1	0.1	34.1	Tr	33.7	0.1	Tr	0.0	Tr	Tr	Tr	Tr	Tr	Tr	Tr	0.8	西安
192104x	菜籽油（代表值）	64.0	Tr	Tr	0.2	0.1	54.0	3.6	6.0	0.2	26.9	Tr	19.3	6.8	Tr	0.1	0.9	Tr	0.1	Tr	Tr	Tr	Tr	1.9	
192105	菜籽油（黄龙山，压榨）	70.2	Tr	Tr	0.2	Tr	45.7	6.0	17.9	0.5	22.6	Tr	13.7	8.4	Tr	0.2	0.3	Tr	Tr	Tr	Tr	Tr	Tr	0.9	
192106	菜籽油（金菜花）	64.0	Tr	Tr	0.2	Tr	58.4	2.8	2.4	0.2	26.2	Tr	19.9	6.3	Tr	0.0	0.0	Tr	Tr	Tr	Tr	Tr	Tr	2.9	
192107	菜籽油（金龙鱼，纯香）	65.5	Tr	Tr	0.2	Tr	57.1	3.2	4.8	0.2	24.4	Tr	18.4	6.0	Tr	0.1	0.0	Tr	Tr	Tr	Tr	Tr	Tr	2.0	
192108	菜籽油（云瑞，纯香）	66.9	Tr	Tr	0.2	Tr	61.0	3.0	2.5	0.2	22.3	Tr	17.5	4.9	Tr	Tr	0.0	Tr	Tr	Tr	Tr	Tr	Tr	4.0	
192109	菜籽油（福临门，压榨）	67.8	Tr	Tr	0.2	Tr	59.4	3.2	4.7	0.2	23.5	Tr	17.2	6.2	Tr	0.1	0.0	Tr	Tr	Tr	Tr	Tr	Tr	2.2	
192110	菜籽油（金龙鱼，纯香）	69.6	Tr	Tr	0.2	Tr	50.7	5.8	12.5	0.4	21.5	Tr	15.9	5.3	Tr	0.2	0.1	Tr	Tr	Tr	Tr	Tr	Tr	2.2	
192111	菜籽油（合适佳）	68.2	Tr	Tr	0.2	Tr	64.3	2.3	1.2	0.2	24.1	Tr	15.9	8.2	Tr	0.0	0.0	Tr	Tr	Tr	Tr	Tr	Tr	1.2	
192112	菜籽油（道道全）	67.8	Tr	Tr	0.2	Tr	58.9	3.1	5.3	0.2	23.8	Tr	17.5	6.2	Tr	0.1	0.0	Tr	Tr	Tr	Tr	Tr	Tr	1.7	
192113	菜籽油（金健牌，一级）	66.3	Tr	Tr	0.2	Tr	62.7	2.1	1.2	0.1	25.3	Tr	18.0	7.2	Tr	0.0	0.0	Tr	Tr	Tr	Tr	Tr	Tr	1.8	
192114	菜籽油（金健，一级）	62.9	Tr	Tr	0.2	Tr	61.9	0.7	0.0	0.1	27.0	Tr	19.7	7.3	Tr	0.0	0.0	Tr	Tr	Tr	Tr	Tr	Tr	3.1	
192115	菜籽油（金健）	60.7	Tr	Tr	0.2	Tr	56.0	2.3	2.0	0.1	29.4	Tr	22.7	6.6	Tr	0.0	0.0	Tr	Tr	Tr	Tr	Tr	Tr	2.1	
192116	菜籽油（三福）	45.4	Tr	Tr	0.1	Tr	35.7	8.7	0.0	0.8	48.4	Tr	15.8	10.9	Tr	0.4	21.1	Tr	0.2	Tr	Tr	Tr	Tr	0.9	
192117	菜籽油（鲤鱼，一级）	66.3	Tr	Tr	0.2	Tr	62.5	2.2	1.2	0.2	26.0	Tr	17.9	8.0	Tr	Tr	0.0	Tr	0.1	Tr	Tr	Tr	Tr	1.5	
192118	菜籽油（鲤鱼，纯正）	65.8	Tr	Tr	0.2	Tr	55.1	3.7	6.5	0.3	25.4	Tr	18.2	7.1	Tr	0.1	0.0	Tr	Tr	Tr	Tr	Tr	Tr	1.8	

食物脂肪酸含量 Fatty acid content of foods

食物编码 Food code	食物名称 Food name	脂肪 Fat g	脂肪酸 Fatty acid（g/100g 可食部） Total	饱和 SFA	单不饱和 MUFA	多不饱和 PUFA	未知 Un_k	饱和脂肪酸 SFA/总脂肪酸 Total（%） Total	4:0	6:0	8:0	10:0	11:0	12:0	13:0	14:0	15:0	16:0	17:0	18:0	19:0	20:0	22:0	24:0
192119	菜籽油（汉中建兴，一级）	100.0	95.6	7.9	58.5	26.8	2.3	8.3	Tr	Tr	Tr	Tr	Tr	Tr	Tr	0.1	Tr	5.3	Tr	2.1	Tr	0.5	0.3	0.0
192120	菜籽油（汉中建兴，溢香）	100.0	95.6	13.6	29.6	47.9	4.5	14.2	Tr	Tr	Tr	Tr	Tr	Tr	Tr	0.0	Tr	9.8	Tr	3.7	Tr	0.4	0.4	0.0
192121	菜籽油（香满园，纯香）	100.0	95.6	7.1	61.7	25.1	1.7	7.4	Tr	Tr	Tr	Tr	Tr	Tr	Tr	0.1	Tr	4.6	Tr	1.9	Tr	0.5	0.3	0.1
192122	菜籽油（八鱼，特香，压榨）	100.0	95.6	6.5	66.5	19.6	3.1	6.7	Tr	Tr	Tr	Tr	Tr	Tr	Tr	Tr	Tr	3.9	Tr	1.8	Tr	0.6	0.3	0.1
192123	菜籽油（百合花，纯正）	100.0	95.6	6.7	63.7	23.7	1.5	7.0	Tr	Tr	Tr	Tr	Tr	Tr	Tr	0.0	Tr	4.1	Tr	1.8	Tr	0.6	0.3	0.2
192124	菜籽油（水鸭，压榨，浓香）	100.0	95.6	6.6	65.0	20.9	3.0	6.9	Tr	Tr	Tr	Tr	Tr	Tr	Tr	Tr	Tr	4.0	0.0	1.8	Tr	0.6	0.3	0.1
192125	菜籽油（同州老油坊，100% 压榨）	100.0	95.6	7.9	60.5	24.8	2.4	8.2	Tr	Tr	Tr	Tr	Tr	Tr	Tr	0.1	Tr	5.1	Tr	2.0	Tr	0.6	0.3	0.1
192126	菜籽油（四海）	100.0	95.6	7.0	66.9	20.2	1.5	7.3	Tr	Tr	Tr	Tr	Tr	0.1	Tr	0.1	Tr	4.1	Tr	2.2	Tr	0.5	0.2	0.1
192127	菜籽油（邦淇，特香）	100.0	95.6	8.0	59.9	25.4	2.2	8.4	Tr	Tr	Tr	Tr	Tr	Tr	Tr	0.1	Tr	5.2	Tr	2.1	Tr	0.6	0.3	0.1
192128	菜籽油（邦淇，一级）	100.0	95.6	8.8	53.9	30.9	2.0	9.2	Tr	Tr	Tr	Tr	Tr	Tr	Tr	0.1	Tr	5.9	Tr	2.4	Tr	0.5	0.3	0.1
192129x	菜籽油（低芥酸，代表值）	100.0	95.6	6.6	61.4	26.4	0.0	6.9	Tr	0.0	0.0	0.0	Tr	0.0	Tr	0.0	Tr	4.0	0.1	1.9	Tr	0.6	0.3	0.1
192130	菜籽油（丰益研发中心，低芥酸）	100.0	95.6	7.0	63.0	25.1	0.5	7.3	Tr	0.0	0.0	0.0	Tr	0.0	Tr	0.0	Tr	4.0	0.0	2.3	Tr	0.6	0.2	0.0
192131	菜籽油（丰益研发中心，低芥酸）	100.0	95.6	6.1	63.0	26.5	1.2	6.4	Tr	0.0	0.0	0.0	Tr	0.0	Tr	0.0	Tr	3.9	0.2	1.6	Tr	0.4	0.2	0.1
192132	菜籽油（丰益研发中心，低芥酸）	100.0	95.6	6.1	62.3	25.9	1.6	6.4	Tr	0.0	0.0	0.0	Tr	0.0	Tr	0.0	Tr	3.8	0.0	1.7	Tr	0.5	0.2	0.1
192133	菜籽油（丰益研发中心，低芥酸）	100.0	95.6	6.5	61.7	25.4	1.5	6.8	Tr	0.0	0.0	0.0	Tr	0.0	Tr	0.0	Tr	4.1	0.0	1.8	Tr	0.5	0.3	0.1
192134	菜籽油（丰益研发中心，低芥酸）	100.0	95.6	6.8	59.2	27.9	1.6	7.1	Tr	0.0	0.0	0.0	Tr	0.0	Tr	0.0	Tr	4.1	0.1	1.9	Tr	0.6	0.3	0.1
192135	菜籽油（丰益研发中心，低芥酸）	100.0	95.6	7.2	59.3	27.5	1.7	7.5	Tr	0.0	0.0	0.0	Tr	0.0	Tr	0.1	Tr	4.3	0.0	2.0	Tr	0.7	0.4	0.2
192136x	菜籽油（高芥酸，代表值）	100.0	95.6	7.0	63.2	24.6	1.2	7.3	Tr	0.0	0.0	0.0	Tr	0.0	Tr	0.0	Tr	4.2	0.1	1.8	Tr	0.6	0.4	0.2
192137	菜籽油（丰益研发中心，高芥酸）	100.0	95.6	7.1	64.6	24.3	0.8	7.4	Tr	0.0	0.0	0.0	Tr	0.0	Tr	0.1	Tr	4.2	0.1	1.7	Tr	0.7	0.4	0.2

食物编码 Food code	食物名称 Food name	单不饱和脂肪酸 MUFA/ 总脂肪酸 Total (%)									多不饱和脂肪酸 PUFA/ 总脂肪酸 Total (%)													未知	备注 Remark (加工地点)
		Total	14:1	15:1	16:1	17:1	18:1	20:1	22:1	24:1	Total	16:2	18:2	18:3	18:4	20:2	20:3	20:4	20:5	22:3	22:4	22:5	22:6	(%)	
192119	菜籽油（汉中建兴,一级）	61.2	Tr	Tr	0.2	Tr	47.7	4.2	8.9	0.3	28.0	Tr	22.3	5.5	Tr	0.1	0.1	Tr	0.1	Tr	Tr	Tr	Tr	2.5	
192120	菜籽油（汉中建兴,溢香）	31.0	Tr	Tr	0.1	Tr	28.0	1.4	1.5	0.0	50.1	Tr	45.7	4.3	Tr	Tr	0.0	Tr	0.1	Tr	Tr	Tr	Tr	4.7	
192121	菜籽油（香满园，纯香）	64.6	Tr	Tr	0.2	Tr	53.3	3.7	7.1	0.3	26.2	Tr	19.2	6.9	Tr	0.1	0.0	Tr	Tr	Tr	Tr	Tr	Tr	1.8	
192122	菜籽油(八鱼,特香,压榨)	69.5	Tr	Tr	0.2	Tr	51.6	6.0	11.4	0.4	20.5	Tr	15.9	4.6	Tr	Tr	0.0	Tr	Tr	Tr	Tr	Tr	Tr	3.2	
192123	菜籽油（百合花，纯正）	66.7	Tr	Tr	0.2	Tr	53.0	4.0	9.2	0.3	24.8	Tr	18.0	6.8	Tr	Tr	0.0	Tr	Tr	Tr	Tr	Tr	Tr	1.6	
192124	菜籽油(水鸭,压榨,浓香)	68.0	Tr	Tr	0.2	Tr	59.1	3.8	4.8	0.2	21.9	Tr	17.1	4.7	Tr	0.1	0.0	Tr	Tr	Tr	Tr	Tr	Tr	3.2	
192125	菜籽油（同州老油坊，100% 压榨）	63.3	Tr	Tr	0.2	Tr	49.2	4.5	9.0	0.3	26.0	Tr	20.5	5.4	Tr	0.1	0.0	Tr	Tr	Tr	Tr	Tr	Tr	2.5	
192126	菜籽油（四海）	70.0	Tr	Tr	0.2	Tr	58.4	4.7	6.6	0.2	21.1	Tr	15.9	5.1	Tr	0.1	0.0	Tr	Tr	Tr	Tr	Tr	Tr	1.5	
192127	菜籽油（邦淇，特香）	62.7	Tr	Tr	0.2	Tr	49.7	4.2	8.4	0.3	26.6	Tr	20.8	5.6	Tr	0.1	0.0	Tr	Tr	Tr	Tr	Tr	Tr	2.3	
192128	菜籽油（邦淇，一级）	56.4	Tr	Tr	0.1	Tr	44.0	3.2	8.8	0.2	32.3	Tr	25.9	6.2	Tr	0.1	0.0	Tr	Tr	Tr	Tr	Tr	Tr	2.1	
192129x	菜籽油（低芥酸,代表值）	64.2	Tr	Tr	0.2	0.1	61.6	1.6	0.6	0.1	27.6	Tr	19.6	7.9	Tr	0.0	Tr	Tr	Tr	Tr	Tr	Tr	Tr	0.0	
192130	菜籽油（丰益研发中心，低芥酸）	65.9	Tr	Tr	0.2	0.1	60.7	3.1	1.8	0.1	26.3	Tr	18.6	7.5	Tr	0.1	Tr	Tr	Tr	Tr	Tr	Tr	Tr	0.5	昌吉
192131	菜籽油（丰益研发中心，低芥酸）	65.9	Tr	Tr	0.2	0.1	62.8	1.6	1.0	0.1	27.7	Tr	19.5	8.0	Tr	0.1	Tr	Tr	Tr	Tr	Tr	Tr	Tr	1.3	重庆
192132	菜籽油（丰益研发中心，低芥酸）	65.1	Tr	Tr	0.2	0.0	63.4	1.1	0.3	0.1	27.1	Tr	19.6	7.4	Tr	0.0	Tr	Tr	Tr	Tr	Tr	Tr	Tr	1.7	广州
192133	菜籽油（丰益研发中心，低芥酸）	64.5	Tr	Tr	0.2	0.0	62.9	1.1	0.2	0.1	26.6	Tr	18.8	7.7	Tr	0.0	Tr	Tr	Tr	Tr	Tr	Tr	Tr	1.6	上海
192134	菜籽油（丰益研发中心，低芥酸）	61.9	Tr	Tr	0.3	0.1	60.1	1.3	0.0	0.1	29.2	Tr	20.8	8.3	Tr	0.0	Tr	Tr	Tr	Tr	Tr	Tr	Tr	1.7	深圳
192135	菜籽油（丰益研发中心，低芥酸）	62.0	Tr	Tr	0.3	0.0	59.7	1.6	0.4	0.0	28.7	Tr	20.1	8.6	Tr	0.0	Tr	Tr	Tr	Tr	Tr	Tr	Tr	1.7	天津
192136x	菜籽油（高芥酸,代表值）	66.1	Tr	Tr	0.2	0.1	48.1	5.4	12.2	0.3	25.8	Tr	18.4	6.8	Tr	0.2	Tr	Tr	Tr	Tr	Tr	Tr	Tr	1.3	
192137	菜籽油（丰益研发中心，高芥酸）	67.5	Tr	Tr	0.2	0.1	40.2	6.7	19.7	0.6	25.4	Tr	16.1	8.1	Tr	0.4	Tr	Tr	Tr	Tr	Tr	Tr	Tr	0.9	成都

食物脂肪酸含量 Fatty acid content of foods

食物编码 Food code	食物名称 Food name	脂肪 Fat g	脂肪酸 Fatty acid (g/100g 可食部) Total	饱和 SFA	单不饱和 MUFA	多不饱和 PUFA	未知 Un_k	饱和脂肪酸 SFA/总脂肪酸 Total (%) Total	4:0	6:0	8:0	10:0	11:0	12:0	13:0	14:0	15:0	16:0	17:0	18:0	19:0	20:0	22:0	24:0
192138	菜籽油（丰益研发中心，高芥酸）	100.0	95.6	7.1	65.5	21.9	1.3	7.4	Tr	0.0	0.0	0.0	Tr	0.0	Tr	0.0	Tr	3.8	0.0	2.2	Tr	0.8	0.4	0.1
192139	菜籽油（丰益研发中心，高芥酸）	100.0	95.6	6.6	63.2	25.5	1.8	6.9	Tr	0.0	0.0	0.0	Tr	0.0	Tr	0.1	Tr	3.9	0.2	1.6	Tr	0.6	0.4	0.2
192140	菜籽油（丰益研发中心，高芥酸）	100.0	95.6	7.2	62.6	23.0	2.5	7.6	Tr	0.0	0.0	0.0	Tr	0.0	Tr	0.1	Tr	4.3	0.0	1.8	Tr	0.8	0.3	0.3
192141	菜籽油（丰益研发中心，高芥酸）	100.0	95.6	7.6	62.9	25.4	0.8	7.9	Tr	0.0	0.0	0.0	Tr	0.0	Tr	0.0	Tr	4.8	0.0	2.0	Tr	0.6	0.4	0.2
192142	菜籽油（丰益研发中心，高芥酸）	100.0	95.6	6.5	60.6	27.8	0.0	6.8	Tr	0.0	0.0	0.0	Tr	0.0	Tr	0.1	Tr	4.0	0.0	1.7	Tr	0.5	0.3	0.1
192143x	葵花子油（代表值）	100.0	95.6	10.9	30.2	51.6	2.9	11.4	Tr	0.0	0.0	0.0	Tr	0.0	Tr	0.0	5.4	5.6	0.0	4.2	Tr	0.3	0.7	0.2
192144	葵花子油（多力牌）	100.0	95.6	11.0	24.1	57.4	3.1	11.5	Tr	Tr	Tr	Tr	Tr	Tr	Tr	0.0	Tr	5.3	0.0	4.8	Tr	0.3	0.8	0.2
192145	葵花子油（古船，压榨，一级）	100.0	95.6	11.5	24.7	55.7	3.7	12.0	Tr	Tr	Tr	Tr	Tr	Tr	Tr	0.1	Tr	5.7	0.0	5.0	Tr	0.3	0.7	0.2
192146	葵花子油（福临门，压榨）	100.0	95.6	11.1	23.4	58.1	3.0	11.6	Tr	Tr	Tr	Tr	Tr	Tr	Tr	0.1	Tr	5.4	0.1	4.9	Tr	0.3	0.7	0.2
192147	葵花子油（爱厨）	100.0	95.6	11.3	21.0	60.3	3.0	11.8	Tr	Tr	Tr	Tr	Tr	Tr	Tr	0.0	Tr	5.8	0.0	5.0	Tr	0.3	0.6	0.2
192148	葵花子油（融氏金色葵园）	100.0	95.6	11.0	24.6	56.2	3.9	11.5	Tr	Tr	Tr	Tr	Tr	Tr	Tr	0.0	Tr	5.6	0.0	4.7	Tr	0.3	0.7	0.2
192149	葵花子油（金龙鱼）	100.0	95.6	10.2	28.0	53.6	3.7	10.7	Tr	Tr	Tr	Tr	Tr	Tr	Tr	0.1	Tr	5.5	0.0	4.1	Tr	0.2	0.6	0.2
192150	葵花子油（金屯，纯正）	100.0	95.6	11.1	25.1	53.3	6.1	11.6	Tr	Tr	Tr	Tr	Tr	Tr	Tr	0.0	Tr	5.5	0.0	4.8	Tr	0.3	0.7	0.2
192151	葵花子油（金屯，清香）	100.0	95.6	11.3	22.9	54.0	7.4	11.8	Tr	Tr	Tr	Tr	Tr	Tr	Tr	0.1	5.4	5.3	Tr	0.0	Tr	0.3	0.6	0.2
192152	葵花仁油（鲁花，浓香）	100.0	95.6	11.0	20.0	61.7	2.8	11.5	Tr	Tr	Tr	Tr	Tr	Tr	Tr	Tr	Tr	5.3	Tr	5.0	Tr	0.3	0.7	0.2
192153	葵花子油（招财鱼，冷榨，一级）	100.0	95.6	11.1	28.2	50.6	5.7	11.6	Tr	Tr	Tr	Tr	Tr	Tr	Tr	0.0	Tr	5.7	0.0	4.7	Tr	0.3	0.6	0.2
192154	葵花子油（长寿花，清香）	100.0	95.6	10.5	30.1	50.2	4.8	11.0	Tr	Tr	Tr	Tr	Tr	Tr	Tr	0.0	Tr	7.2	Tr	2.8	Tr	0.2	0.5	0.2
192155	葵花子油（绿宝）	100.0	95.6	11.7	23.6	55.0	5.2	12.3	Tr	Tr	Tr	Tr	Tr	Tr	Tr	0.0	Tr	5.9	0.0	5.1	Tr	0.3	0.8	0.2
192156	葵花子油（丰益研发中心）	100.0	95.6	11.3	28.9	55.0	0.3	11.8	Tr	0.0	0.0	0.0	Tr	0.0	Tr	0.1	Tr	5.7	0.0	4.8	Tr	0.3	0.8	0.2
192157	葵花子油（丰益研发中心）	100.0	95.6	10.7	25.1	58.7	1.3	11.2	Tr	0.0	0.0	0.0	Tr	0.0	Tr	0.1	Tr	5.9	0.1	4.3	Tr	0.2	0.5	0.1
192158	葵花子油（丰益研发中心）	100.0	95.6	11.4	24.1	59.1	0.9	12.0	Tr	0.0	0.0	0.0	Tr	0.0	Tr	0.1	Tr	5.8	0.0	4.9	Tr	0.3	0.7	0.2

食物脂肪酸含量 Fatty acid content of foods

食物编码 Food code	食物名称 Food name	单不饱和脂肪酸 MUFA/总脂肪酸 Total（%） Total	14:1	15:1	16:1	17:1	18:1	20:1	22:1	24:1	多不饱和脂肪酸 PUFA/总脂肪酸 Total（%） Total	16:2	18:2	18:3	18:4	20:2	20:3	20:4	20:5	22:3	22:4	22:5	22:6	未知（%）	备注 Remark（加工地点）
192138	菜籽油（丰益研发中心，高芥酸）	68.5	Tr	Tr	0.2	0.0	54.9	7.6	5.5	0.2	22.9	Tr	18.6	4.0	Tr	0.1	Tr	Tr	Tr	Tr	Tr	Tr	Tr	1.4	昌吉
192139	菜籽油（丰益研发中心，高芥酸）	66.1	Tr	Tr	0.2	0.1	41.0	5.5	18.9	0.5	26.6	Tr	18.1	7.4	Tr	0.3	Tr	Tr	Tr	Tr	Tr	Tr	Tr	1.9	重庆
192140	菜籽油（丰益研发中心，高芥酸）	65.5	Tr	Tr	0.2	0.0	51.8	3.6	9.9	0.0	24.0	Tr	18.0	5.9	Tr	0.1	Tr	Tr	Tr	Tr	Tr	Tr	Tr	2.6	广州
192141	菜籽油（丰益研发中心，高芥酸）	65.8	Tr	Tr	0.2	0.0	51.3	4.8	9.3	0.3	26.5	Tr	19.2	7.0	Tr	0.0	Tr	Tr	Tr	Tr	Tr	Tr	Tr	0.8	武汉
192142	菜籽油（丰益研发中心，高芥酸）	63.4	Tr	Tr	0.1	0.1	49.3	4.2	9.7	0.0	29.0	Tr	20.2	8.6	Tr	0.2	Tr	Tr	Tr	Tr	Tr	Tr	Tr	0.0	安徽
192143x	葵花子油（代表值）	31.6	Tr	Tr	0.1	0.0	31.3	0.2	0.1	0.0	53.9	Tr	53.7	0.2	Tr	0.0	0.0	Tr	Tr	Tr	Tr	Tr	Tr	3.1	
192144	葵花子油（多力牌）	25.2	Tr	Tr	0.0	Tr	25.1	0.1	0.0	0.0	60.1	Tr	60.0	0.1	Tr	0.0	0.0	Tr	Tr	Tr	Tr	Tr	Tr	3.3	
192145	葵花子油（古船，压榨，一级）	25.8	Tr	Tr	0.1	Tr	25.6	0.2	0.0	0.0	58.3	Tr	58.2	0.1	Tr	0.0	0.0	Tr	Tr	Tr	Tr	Tr	Tr	3.9	
192146	葵花子油（福临门，压榨）	24.5	Tr	Tr	0.1	Tr	24.2	0.2	0.0	0.0	60.7	Tr	60.6	0.2	Tr	0.0	0.0	Tr	Tr	Tr	Tr	Tr	Tr	3.2	
192147	葵花子油（爱厨）	22.0	Tr	Tr	0.1	Tr	21.8	0.1	0.0	0.0	63.1	Tr	62.9	0.2	Tr	0.0	0.0	Tr	Tr	Tr	Tr	Tr	Tr	3.1	
192148	葵花子油（融氏金色葵园）	25.7	Tr	Tr	0.1	Tr	25.5	0.1	0.0	0.0	58.7	Tr	58.7	0.1	Tr	0.0	0.0	Tr	Tr	Tr	Tr	Tr	Tr	4.1	
192149	葵花子油（金龙鱼）	29.3	Tr	Tr	0.1	Tr	29.1	0.1	0.0	0.0	56.1	Tr	55.9	0.1	Tr	0.0	0.0	Tr	Tr	Tr	Tr	Tr	Tr	3.9	
192150	葵花子油（金屯，纯正）	26.2	Tr	Tr	0.0	Tr	26.1	0.1	0.0	0.0	55.8	Tr	55.8	0.0	Tr	0.0	0.0	Tr	Tr	Tr	Tr	Tr	Tr	6.4	
192151	葵花子油（金屯，清香）	24.0	Tr	Tr	0.0	Tr	23.9	0.1	0.0	0.0	56.5	Tr	56.5	0.0	Tr	Tr	0.0	Tr	Tr	Tr	Tr	Tr	Tr	7.7	
192152	葵花仁油（鲁花，浓香）	21.0	Tr	Tr	0.0	Tr	20.9	0.1	0.0	0.0	64.5	Tr	64.5	0.0	Tr	Tr	0.0	Tr	Tr	Tr	Tr	Tr	Tr	3.0	
192153	葵花子油（招财鱼，冷榨，一级）	29.4	Tr	Tr	0.1	Tr	26.6	1.0	1.8	0.0	52.9	Tr	51.6	1.4	Tr	Tr	0.0	Tr	Tr	Tr	Tr	Tr	Tr	6.0	
192154	葵花子油（长寿花，清香）	31.5	Tr	Tr	0.1	Tr	31.3	0.2	0.0	0.0	52.5	Tr	52.4	0.0	Tr	Tr	0.0	Tr	Tr	Tr	Tr	Tr	Tr	5.0	
192155	葵花子油（绿宝）	24.7	Tr	Tr	0.1	Tr	24.5	0.2	0.0	0.0	57.5	Tr	57.4	0.1	Tr	Tr	0.0	Tr	Tr	Tr	Tr	Tr	Tr	5.5	
192156	葵花子油（丰益研发中心）	30.3	Tr	Tr	0.1	0.0	29.8	0.3	0.0	0.0	57.6	Tr	57.3	0.2	Tr	0.0	Tr	Tr	Tr	Tr	Tr	Tr	Tr	0.3	昌吉
192157	葵花子油（丰益研发中心）	26.2	Tr	Tr	0.1	0.0	26.0	0.2	0.0	0.0	61.4	Tr	61.2	0.1	Tr	0.1	Tr	Tr	Tr	Tr	Tr	Tr	Tr	1.3	重庆
192158	葵花子油（丰益研发中心）	25.2	Tr	Tr	0.1	0.0	25.0	0.1	0.0	0.0	61.9	Tr	61.7	0.2	Tr	0.0	Tr	Tr	Tr	Tr	Tr	Tr	Tr	1.0	广州

食物脂肪酸含量 Fatty acid content of foods

食物编码 Food code	食物名称 Food name	脂肪 Fat g	脂肪酸 Fatty acid（g/100g 可食部） Total	饱和 SFA	单不饱和 MUFA	多不饱和 PUFA	未知 Un_k	饱和脂肪酸 SFA/ 总脂肪酸 Total（%） Total	4:0	6:0	8:0	10:0	11:0	12:0	13:0	14:0	15:0	16:0	17:0	18:0	19:0	20:0	22:0	24:0
192159	葵花子油(丰益研发中心)	100.0	95.6	10.7	24.7	59.4	1.0	11.2	Tr	0.0	0.0	0.0	Tr	0.0	Tr	0.1	Tr	6.3	0.0	3.9	Tr	0.2	0.6	0.2
192160	葵花子油(丰益研发中心)	100.0	95.6	10.6	25.1	59.2	1.0	11.0	Tr	0.0	0.0	0.0	Tr	0.0	Tr	0.1	Tr	6.3	0.0	3.7	Tr	0.2	0.6	0.2
192161	葵花子油(丰益研发中心)	100.0	95.6	10.6	25.6	58.2	1.2	11.1	Tr	0.0	0.0	0.0	Tr	0.0	Tr	0.1	Tr	6.2	0.0	3.6	Tr	0.3	0.7	0.2
192162	葵花子油（丰益研发中心，高油酸）	100.0	95.6	9.3	78.7	7.3	0.0	9.8	Tr	0.0	0.0	0.0	Tr	0.0	Tr	0.0	Tr	3.6	0.0	4.4	Tr	0.3	1.1	0.3
192163	葵花子油（丰益研发中心，高油酸）	100.0	95.6	10.2	77.0	8.2	0.2	10.7	Tr	0.0	0.0	0.0	Tr	0.0	Tr	0.1	Tr	4.2	0.0	4.6	Tr	0.4	1.0	0.3
192164	油茶籽油（金龙鱼）	100.0	95.6	8.8	77.2	8.8	0.8	9.2	Tr	Tr	Tr	Tr	Tr	Tr	Tr	0.0	Tr	6.3	0.0	2.3	Tr	0.1	0.3	0.2
192165	油茶籽油（滋采）	100.0	95.6	7.5	79.5	8.3	0.4	7.8	Tr	Tr	Tr	Tr	Tr	Tr	Tr	Tr	Tr	4.3	Tr	2.4	Tr	0.2	0.6	0.3
192166	茶籽油（金浩）	100.0	95.6	9.7	77.7	7.4	0.8	10.2	Tr	Tr	Tr	Tr	Tr	Tr	Tr	0.0	Tr	8.2	0.1	1.9	Tr	0.0	0.0	0.0
192167	茶籽油（丰益研发中心）	100.0	95.6	9.1	78.7	7.8	0.3	9.5	Tr	0.0	0.0	0.0	Tr	0.0	Tr	0.0	Tr	6.4	0.0	2.3	Tr	0.1	0.4	0.1
192168	茶籽油（丰益研发中心）	100.0	95.6	10.4	75.0	9.3	0.8	10.9	Tr	0.0	0.0	0.0	Tr	0.0	Tr	0.0	Tr	8.4	0.1	2.2	Tr	0.1	0.0	0.0
192169	茶籽油（丰益研发中心）	100.0	95.6	8.3	79.4	7.9	0.1	8.6	Tr	0.0	0.0	0.0	Tr	0.0	Tr	0.0	Tr	5.6	0.0	2.5	Tr	0.1	0.3	0.1
192170	茶油（金浩）	100.0	95.6	9.5	78.0	7.5	0.6	10.0	Tr	Tr	Tr	Tr	Tr	Tr	Tr	0.0	Tr	8.1	0.0	1.8	Tr	0.0	0.0	0.0
192171	山茶油（绿谷油翁）	100.0	95.6	9.5	78.8	6.5	0.7	10.0	Tr	Tr	Tr	Tr	Tr	Tr	Tr	0.0	Tr	8.1	0.0	1.9	Tr	0.0	0.0	0.0
192172	茶油（千岛源）	100.0	95.6	9.3	78.4	7.3	0.5	9.7	Tr	Tr	Tr	Tr	Tr	Tr	Tr	0.0	Tr	7.9	0.0	1.8	Tr	0.0	0.0	0.0
192173	亚麻籽油（欣奇典，有机）	100.0	95.6	8.1	18.7	67.7	1.2	8.5	Tr	Tr	Tr	Tr	Tr	Tr	Tr	0.0	Tr	4.9	Tr	3.4	Tr	0.1	0.0	0.0
192174	胡麻油（金利，压榨）	100.0	95.6	7.7	32.0	52.3	3.7	8.0	Tr	Tr	Tr	Tr	Tr	Tr	Tr	0.0	Tr	4.8	0.0	3.0	Tr	0.2	0.0	0.0
192175	胡麻籽油（优素福，熟制，压榨）	100.0	95.6	11.0	21.2	62.2	1.2	11.5	Tr	Tr	Tr	Tr	Tr	Tr	Tr	0.1	Tr	7.1	0.1	3.9	Tr	0.2	0.1	0.1
192176	胡麻油（红井源）	100.0	95.6	7.5	43.0	44.1	0.9	7.9	Tr	Tr	Tr	Tr	Tr	Tr	Tr	Tr	Tr	4.4	Tr	2.9	Tr	0.4	0.2	0.1
192177	米糠油（得乐康，特制）	100.0	95.6	17.7	40.1	34.1	3.7	18.5	Tr	Tr	Tr	Tr	Tr	Tr	Tr	0.2	Tr	16.2	0.0	1.3	Tr	0.5	0.2	0.2
192178	米糠油（得乐康，纯正）	100.0	95.6	17.2	40.3	34.6	3.6	18.0	Tr	Tr	Tr	Tr	Tr	Tr	Tr	0.2	Tr	15.8	0.0	1.2	Tr	0.4	0.1	0.2
192179	米糠油（得乐康，特制）	100.0	95.6	17.7	39.1	34.9	3.9	18.6	Tr	Tr	Tr	Tr	Tr	Tr	Tr	0.2	Tr	16.2	0.0	1.3	Tr	0.4	0.0	0.4
192180	稻米油（利是）	100.0	95.6	17.6	40.8	35.4	1.8	18.4	Tr	Tr	Tr	Tr	Tr	Tr	Tr	0.2	Tr	16.3	0.0	1.3	Tr	0.5	0.0	0.2

食物脂肪酸含量 Fatty acid content of foods

食物编码 Food code	食物名称 Food name	单不饱和脂肪酸 MUFA/ 总脂肪酸 Total（%） Total	14:1	15:1	16:1	17:1	18:1	20:1	22:1	24:1	多不饱和脂肪酸 PUFA/ 总脂肪酸 Total（%） Total	16:2	18:2	18:3	18:4	20:2	20:3	20:4	20:5	22:3	22:4	22:5	22:6	未知（%）	备注 Remark（加工地点）
192159	葵花子油(丰益研发中心)	25.8	Tr	Tr	0.1	0.0	25.6	0.1	0.0	0.0	62.1	Tr	61.9	0.2	Tr	0.0	Tr	Tr	Tr	Tr	Tr	Tr	Tr	1.0	上海
192160	葵花子油(丰益研发中心)	26.2	Tr	Tr	0.1	0.0	26.0	0.1	0.0	0.0	61.9	Tr	61.7	0.2	Tr	0.0	Tr	Tr	Tr	Tr	Tr	Tr	Tr	1.0	深圳
192161	葵花子油(丰益研发中心)	26.8	Tr	Tr	0.1	0.0	26.4	0.2	0.1	0.0	60.9	Tr	60.6	0.3	Tr	0.0	Tr	Tr	Tr	Tr	Tr	Tr	Tr	1.3	天津
192162	葵花子油（丰益研发中心，高油酸）	82.3	Tr	Tr	0.1	0.0	81.9	0.2	0.0	0.0	7.7	Tr	7.6	0.1	Tr	0.0	Tr	Tr	Tr	Tr	Tr	Tr	Tr	0.0	昌吉
192163	葵花子油（丰益研发中心，高油酸）	80.6	Tr	Tr	0.1	0.0	80.2	0.2	0.0	0.0	8.5	Tr	8.4	0.1	Tr	0.0	Tr	Tr	Tr	Tr	Tr	Tr	Tr	0.2	秦皇岛
192164	油茶籽油（金龙鱼）	80.8	Tr	Tr	0.1	Tr	80.2	0.5	0.0	0.0	9.2	Tr	9.0	0.2	Tr	Tr	0.0	Tr	Tr	Tr	Tr	Tr	Tr	0.8	
192165	油茶籽油（滋采）	83.2	Tr	Tr	0.1	Tr	82.8	0.2	0.0	0.0	8.6	Tr	8.6	0.0	Tr	Tr	0.0	Tr	Tr	Tr	Tr	Tr	Tr	0.4	
192166	茶籽油（金浩）	81.3	Tr	Tr	0.1	Tr	80.6	0.6	0.0	0.0	7.7	Tr	7.6	0.1	Tr	Tr	0.0	Tr	Tr	Tr	Tr	Tr	Tr	0.8	
192167	茶籽油（丰益研发中心）	82.3	Tr	Tr	0.1	0.1	81.8	0.4	0.0	0.0	8.1	Tr	7.9	0.2	Tr	0.0	Tr	Tr	Tr	Tr	Tr	Tr	Tr	0.3	防城港
192168	茶籽油（丰益研发中心）	78.4	Tr	Tr	0.1	0.1	77.8	0.4	0.0	0.0	9.8	Tr	9.4	0.4	Tr	0.0	Tr	Tr	Tr	Tr	Tr	Tr	Tr	0.9	上海
192169	茶籽油（丰益研发中心）	83.0	Tr	Tr	0.1	0.0	82.7	0.2	0.0	0.0	8.2	Tr	8.1	0.1	Tr	0.0	Tr	Tr	Tr	Tr	Tr	Tr	Tr	0.1	岳阳
192170	茶油（金浩）	81.6	Tr	Tr	0.1	Tr	80.9	0.5	0.0	0.0	7.9	Tr	7.7	0.2	Tr	Tr	0.0	Tr	Tr	Tr	Tr	Tr	Tr	0.6	
192171	山茶油（绿谷油翁）	82.4	Tr	Tr	0.1	Tr	81.9	0.4	0.0	0.0	6.8	Tr	6.8	0.0	Tr	Tr	0.0	Tr	Tr	Tr	Tr	Tr	Tr	0.7	
192172	茶油（千岛源）	82.0	Tr	Tr	0.1	Tr	81.3	0.5	0.1	0.0	7.7	Tr	7.5	0.2	Tr	Tr	0.0	Tr	Tr	Tr	Tr	Tr	Tr	0.6	
192173	亚麻籽油(欣奇典,有机)	19.5	Tr	Tr	0.0	Tr	19.3	0.2	0.0	0.0	70.8	Tr	14.8	56.0	Tr	Tr	0.0	Tr	Tr	Tr	Tr	Tr	Tr	1.2	
192174	胡麻油（金利，压榨）	33.5	Tr	Tr	0.1	Tr	29.6	3.2	0.6	0.0	54.7	Tr	16.5	38.2	Tr	Tr	0.0	Tr	Tr	Tr	Tr	Tr	Tr	3.9	
192175	胡麻籽油(优素福,熟制,压榨)	22.1	Tr	Tr	0.1	Tr	21.8	0.3	0.0	0.0	65.1	Tr	22.0	43.1	Tr	Tr	0.0	Tr	Tr	Tr	Tr	Tr	Tr	1.2	
192176	胡麻油（红井源）	45.0	Tr	Tr	0.1	Tr	41.2	1.8	1.7	0.2	46.2	Tr	16.1	30.1	Tr	Tr	0.0	Tr	Tr	Tr	Tr	Tr	Tr	1.0	
192177	米糠油（得乐康，特制）	42.0	Tr	Tr	0.2	Tr	41.0	0.8	0.0	0.0	35.7	Tr	35.0	0.6	Tr	Tr	0.0	Tr	Tr	Tr	Tr	Tr	Tr	3.8	
192178	米糠油（得乐康，纯正）	42.2	Tr	Tr	0.2	Tr	41.3	0.7	0.0	0.0	36.1	Tr	35.5	0.6	Tr	Tr	0.0	Tr	Tr	Tr	Tr	Tr	Tr	3.7	
192179	米糠油（得乐康，特制）	40.9	Tr	Tr	0.2	Tr	40.1	0.6	0.0	0.0	36.5	Tr	35.9	0.6	Tr	Tr	0.0	Tr	Tr	Tr	Tr	Tr	Tr	4.0	
192180	稻米油（利是）	42.7	Tr	Tr	0.1	Tr	41.8	0.8	0.0	0.0	37.0	Tr	35.6	1.4	Tr	Tr	0.0	Tr	Tr	Tr	Tr	Tr	Tr	1.9	

食物脂肪酸含量 Fatty acid content of foods

食物编码 Food code	食物名称 Food name	脂肪 Fat g	脂肪酸 Fatty acid（g/100g 可食部） Total	饱和 SFA	单不饱和 MUFA	多不饱和 PUFA	未知 Un_k	饱和脂肪酸 SFA/总脂肪酸 Total（%） Total	4:0	6:0	8:0	10:0	11:0	12:0	13:0	14:0	15:0	16:0	17:0	18:0	19:0	20:0	22:0	24:0
192181	稻米油（丰益研发中心）	100.0	95.6	18.7	38.4	37.0	1.5	19.6	Tr	0.0	0.0	0.0	Tr	0.0	Tr	0.2	Tr	16.9	0.0	1.5	Tr	0.5	0.2	0.2
192182	稻米油（丰益研发中心）	100.0	95.6	19.0	38.1	36.6	1.8	19.9	Tr	0.0	0.0	0.0	Tr	0.0	Tr	0.2	Tr	17.1	0.0	1.6	Tr	0.5	0.2	0.2
192183	稻米油（丰益研发中心）	100.0	95.6	18.7	39.1	34.6	3.0	19.5	Tr	0.0	0.0	0.0	Tr	0.0	Tr	0.2	Tr	16.6	0.0	1.6	Tr	0.6	0.2	0.3
192184	椰子油（丰益研发中心）	100.0	94.2	86.1	6.5	1.6	0.0	91.4	Tr	0.4	7.6	5.8	Tr	48.8	Tr	17.5	Tr	8.9	0.0	2.4	Tr	0.0	0.0	0.0
192185	椰子油（丰益研发中心）	100.0	94.2	85.1	7.2	2.0	0.1	90.3	Tr	0.0	7.7	6.1	Tr	46.6	Tr	17.7	Tr	9.4	0.0	2.7	Tr	0.1	0.0	0.0
192186	椰子油（丰益研发中心）	100.0	94.2	84.3	7.8	2.0	0.0	89.5	Tr	0.6	7.1	5.6	Tr	45.3	Tr	18.3	Tr	9.7	0.0	2.9	Tr	0.1	0.0	0.0
192187	椰子油（丰益研发中心）	100.0	94.2	84.6	7.1	2.0	0.1	89.8	Tr	0.0	7.4	6.0	Tr	46.1	Tr	18.0	Tr	9.6	0.0	2.7	Tr	0.1	0.0	0.0
192188	调和油（鲁花，坚果）	100.0	95.6	14.2	27.0	51.3	3.1	14.8	Tr	Tr	Tr	Tr	Tr	Tr	Tr	0.1	Tr	9.6	0.1	4.0	Tr	0.4	0.6	0.2
192189	调和油（福临门，DHA）	100.0	95.6	12.0	38.4	42.2	2.9	12.6	Tr	Tr	Tr	Tr	Tr	Tr	Tr	0.0	Tr	8.9	0.1	2.5	Tr	0.4	0.4	0.2
192190	调和油（金龙鱼）（添加深海鱼油）	100.0	95.6	11.3	44.6	37.4	2.3	11.8	Tr	Tr	Tr	Tr	Tr	Tr	Tr	0.1	Tr	7.5	0.1	2.7	Tr	0.6	0.5	0.2
192191	调和油（长康，葵花子）	100.0	95.6	8.3	53.1	32.2	2.0	8.6	Tr	Tr	Tr	Tr	Tr	Tr	Tr	0.0	Tr	5.2	0.0	2.4	Tr	0.5	0.3	0.1
192192	调和油（爱厨）	100.0	95.6	14.3	25.4	52.6	3.3	14.9	Tr	Tr	Tr	Tr	Tr	Tr	Tr	0.1	Tr	10.4	0.1	3.6	Tr	0.3	0.3	0.1
192193	调和油（香满园，花生，特香）	100.0	95.6	14.2	24.0	54.5	2.9	14.8	Tr	Tr	Tr	Tr	Tr	Tr	Tr	0.1	Tr	10.2	0.1	3.7	Tr	0.3	0.3	0.2
192194	调和油（口福）	100.0	95.6	16.0	23.3	53.5	2.8	16.7	Tr	Tr	Tr	Tr	Tr	Tr	Tr	0.1	Tr	11.6	0.1	4.1	Tr	0.3	0.4	0.1
192195	调和油（金龙鱼，橄榄油）	100.0	95.6	11.0	43.1	38.8	2.7	11.5	Tr	Tr	Tr	Tr	Tr	Tr	Tr	0.1	Tr	7.4	0.1	3.1	Tr	0.5	0.3	0.1
192196	调和油（丰益研发中心）	100.0	95.6	11.2	41.7	41.4	1.6	11.7	Tr	0.0	0.0	0.0	Tr	0.0	Tr	0.1	Tr	7.6	0.1	3.0	Tr	0.5	0.4	0.1
192197x	橄榄油（代表值）	100.0	95.6	13.5	75.1	6.8	0.2	14.1	Tr	0.0	0.0	0.0	Tr	0.0	Tr	0.0	Tr	10.5	0.1	3.2	Tr	0.4	0.1	0.0
192198	橄榄油（白叶，特级，初榨）	100.0	95.6	12.8	76.4	6.1	0.3	13.4	Tr	Tr	Tr	Tr	Tr	Tr	Tr	Tr	Tr	10.0	0.1	3.0	Tr	0.3	0.0	0.0
192199	橄榄油（多力，特级，初榨）	100.0	95.6	14.4	72.8	8.1	0.3	15.0	Tr	Tr	Tr	Tr	Tr	Tr	Tr	Tr	Tr	11.6	Tr	3.1	Tr	0.3	0.0	0.0
192200	橄榄油（卡波纳，特级，初榨）	100.0	95.6	13.2	76.3	5.9	0.3	13.8	Tr	Tr	Tr	Tr	Tr	Tr	Tr	Tr	Tr	10.0	0.1	3.4	Tr	0.3	0.0	0.0
192201	橄榄油（慕氏，混合）	100.0	95.6	13.9	73.9	7.5	0.3	14.6	Tr	Tr	Tr	Tr	Tr	Tr	Tr	Tr	Tr	11.0	Tr	3.1	Tr	0.3	0.1	0.0
192202	橄榄油（欧丽薇兰，特级，初榨）	100.0	95.6	13.3	76.1	6.0	0.3	13.9	Tr	Tr	Tr	Tr	Tr	Tr	Tr	Tr	Tr	10.1	Tr	3.4	Tr	0.3	0.1	0.0
192203	橄榄油（亿芭利，特级，初榨）	100.0	95.6	13.8	75.8	5.7	0.2	14.4	Tr	Tr	Tr	Tr	Tr	Tr	Tr	Tr	Tr	10.3	Tr	3.7	Tr	0.3	0.1	0.0

食物脂肪酸含量 Fatty acid content of foods

食物编码 Food code	食物名称 Food name	单不饱和脂肪酸 MUFA/总脂肪酸 Total (%) Total	14:1	15:1	16:1	17:1	18:1	20:1	22:1	24:1	多不饱和脂肪酸 PUFA/总脂肪酸 Total (%) Total	16:2	18:2	18:3	18:4	20:2	20:3	20:4	20:5	22:3	22:4	22:5	22:6	未知 (%)	备注 Remark (加工地点)
192181	稻米油（丰益研发中心）	40.2	Tr	Tr	0.2	0.0	39.3	0.5	0.0	0.1	38.7	Tr	37.2	1.3	Tr	0.1	Tr	Tr	Tr	Tr	Tr	Tr	Tr	1.6	上海
192182	稻米油（丰益研发中心）	39.9	Tr	Tr	0.1	0.0	38.9	0.8	0.0	0.0	38.3	Tr	37.0	1.3	Tr	0.0	Tr	Tr	Tr	Tr	Tr	Tr	Tr	1.9	秦皇岛
192183	稻米油（丰益研发中心）	40.9	Tr	Tr	0.1	0.0	40.0	0.7	0.0	0.0	36.2	Tr	35.6	0.6	Tr	0.0	Tr	Tr	Tr	Tr	Tr	Tr	Tr	3.2	兖州
192184	椰子油（丰益研发中心）	6.9	Tr	Tr	0.0	0.0	6.9	0.0	0.0	0.0	1.7	Tr	1.7	0.0	Tr	0.0	Tr	Tr	Tr	Tr	Tr	Tr	Tr	0.0	广州
192185	椰子油（丰益研发中心）	7.6	Tr	Tr	0.0	0.0	7.5	0.1	0.0	0.0	2.1	Tr	2.1	0.1	Tr	0.0	Tr	Tr	Tr	Tr	Tr	Tr	Tr	0.1	秦皇岛
192186	椰子油（丰益研发中心）	8.2	Tr	Tr	0.0	0.0	8.2	0.1	0.0	0.0	2.2	Tr	2.1	0.0	Tr	0.0	Tr	Tr	Tr	Tr	Tr	Tr	Tr	0.0	深圳
192187	椰子油（丰益研发中心）	7.6	Tr	Tr	0.0	0.0	7.5	0.1	0.0	0.0	2.1	Tr	2.0	0.1	Tr	0.0	Tr	Tr	Tr	Tr	Tr	Tr	Tr	0.1	天津
192188	调和油（鲁花，坚果）	28.2	Tr	Tr	0.1	Tr	27.1	0.7	0.3	0.0	53.7	Tr	49.6	4.1	Tr	Tr	0.0	Tr	Tr	Tr	Tr	Tr	Tr	3.2	
192189	调和油（福临门，DHA）	40.2	Tr	Tr	0.1	Tr	39.3	0.8	0.0	0.0	44.2	Tr	39.7	4.5	Tr	Tr	0.0	Tr	Tr	Tr	Tr	Tr	Tr	3.1	
192190	调和油（金龙鱼）（添加深海鱼油）	46.6	Tr	Tr	0.2	Tr	34.5	3.3	8.3	0.2	39.1	Tr	33.2	5.4	Tr	0.1	0.1	Tr	0.2	Tr	Tr	Tr	0.2	2.5	
192191	调和油（长康，葵花子）	55.6	Tr	Tr	0.2	Tr	53.6	1.4	0.3	0.1	33.6	Tr	26.5	7.1	Tr	Tr	0.0	Tr	Tr	Tr	Tr	Tr	Tr	2.1	
192192	调和油（爱厨）	26.6	Tr	Tr	0.1	Tr	25.9	0.7	0.0	0.0	55.0	Tr	50.1	5.0	Tr	Tr	0.0	Tr	Tr	Tr	Tr	Tr	Tr	3.4	
192193	调和油（香满园，花生，特香）	25.1	Tr	Tr	0.1	Tr	24.5	0.5	0.0	0.0	57.1	Tr	51.2	5.8	Tr	Tr	0.0	Tr	Tr	Tr	Tr	Tr	Tr	3.0	
192194	调和油（口福）	24.4	Tr	Tr	0.1	Tr	23.9	0.4	0.0	0.0	56.0	Tr	49.9	6.1	Tr	Tr	0.0	Tr	Tr	Tr	Tr	Tr	Tr	2.9	
192195	调和油（金龙鱼，橄榄油）	45.1	Tr	Tr	0.1	Tr	41.1	2.2	1.6	0.1	40.6	Tr	33.3	7.2	Tr	Tr	0.0	Tr	Tr	Tr	Tr	Tr	Tr	2.8	
192196	调和油（丰益研发中心）	43.7	Tr	Tr	0.2	0.1	42.5	0.7	0.2	0.0	43.3	Tr	36.3	6.8	Tr	0.0	Tr	Tr	Tr	Tr	Tr	Tr	Tr	1.7	上海
192197x	橄榄油（代表值）	78.6	Tr	Tr	0.7	0.1	77.5	0.2	0.1	0.0	7.1	Tr	6.3	0.6	Tr	0.0	0.0	0.3	Tr	Tr	Tr	Tr	Tr	0.2	
192198	橄榄油（白叶，特级，初榨）	79.9	Tr	Tr	0.5	Tr	79.2	0.2	0.0	0.0	6.4	Tr	5.4	0.6	Tr	Tr	0.0	0.5	Tr	Tr	Tr	Tr	Tr	0.3	
192199	橄榄油（多力，特级，初榨）	76.2	Tr	Tr	1.0	Tr	75.0	0.2	0.0	0.0	8.4	Tr	7.6	0.5	Tr	Tr	0.0	0.3	Tr	Tr	Tr	Tr	Tr	0.4	
192200	橄榄油（卡波纳，特级，初榨）	79.8	Tr	Tr	0.6	Tr	79.1	0.0	0.0	0.0	6.2	Tr	5.3	0.5	Tr	Tr	0.0	0.4	Tr	Tr	Tr	Tr	Tr	0.3	
192201	橄榄油（慕氏，混合）	77.3	Tr	Tr	0.7	Tr	76.4	0.2	0.0	0.0	7.8	Tr	7.0	0.5	Tr	Tr	0.0	0.3	Tr	Tr	Tr	Tr	Tr	0.3	
192202	橄榄油（欧丽薇兰，特级，初榨）	79.6	Tr	Tr	0.7	Tr	78.9	0.0	0.0	0.0	6.3	Tr	5.4	0.5	Tr	Tr	0.0	0.3	Tr	Tr	Tr	Tr	Tr	0.3	
192203	橄榄油（亿芭利，特级，初榨）	79.3	Tr	Tr	0.7	Tr	78.4	0.2	0.0	0.0	6.0	Tr	5.1	0.5	Tr	Tr	0.0	0.3	Tr	Tr	Tr	Tr	Tr	0.3	

食物脂肪酸含量 Fatty acid content of foods

食物编码 Food code	食物名称 Food name	脂肪 Fat g	脂肪酸 Fatty acid（g/100g 可食部） Total	饱和 SFA	单不饱和 MUFA	多不饱和 PUFA	未知 Un_k	饱和脂肪酸 SFA/总脂肪酸 Total（%） Total	4:0	6:0	8:0	10:0	11:0	12:0	13:0	14:0	15:0	16:0	17:0	18:0	19:0	20:0	22:0	24:0
192204	橄榄油（橄露）	100.0	95.6	12.6	77.3	5.5	0.2	13.2	Tr	Tr	Tr	Tr	Tr	Tr	Tr	Tr	Tr	10.0	Tr	2.9	Tr	0.3	0.1	0.0
192205	橄榄油(品利,特级,初榨)	100.0	95.6	13.5	76.3	5.6	0.2	14.1	Tr	Tr	Tr	Tr	Tr	Tr	Tr	Tr	Tr	10.0	Tr	3.7	Tr	0.4	0.0	0.0
192206	橄榄油（丰益研发中心，特级初榨）	100.0	95.6	13.2	76.6	5.8	0.0	13.8	Tr	0.0	0.0	0.0	Tr	0.0	Tr	0.0	Tr	10.3	0.1	3.1	Tr	0.4	0.0	0.0
192207	橄榄油（丰益研发中心，特级初榨）	100.0	95.6	11.2	76.8	7.6	0.0	11.7	Tr	0.0	0.0	0.0	Tr	0.0	Tr	0.0	Tr	7.8	0.1	3.2	Tr	0.4	0.1	0.0
192208	橄榄油（丰益研发中心，特级初榨）	100.0	95.6	14.0	74.2	6.7	0.0	14.7	Tr	0.0	0.0	0.0	Tr	0.0	Tr	0.0	Tr	10.9	0.1	3.2	Tr	0.4	0.1	0.0
192209	橄榄油（丰益研发中心,混合）	100.0	95.6	13.6	75.6	6.4	0.0	14.2	Tr	0.0	0.0	0.0	Tr	0.0	Tr	0.0	Tr	10.8	0.0	3.0	Tr	0.4	0.0	0.0
192210	橄榄油（丰益研发中心,混合）	100.0	95.6	14.9	71.7	8.7	0.1	15.5	Tr	0.0	0.0	0.0	Tr	0.0	Tr	0.0	Tr	12.1	0.1	2.8	Tr	0.4	0.1	0.1
192211	橄榄油（丰益研发中心,混合）	100.0	95.6	14.3	71.6	9.4	0.1	15.0	Tr	0.0	0.0	0.0	Tr	0.0	Tr	0.0	Tr	11.4	0.1	2.8	Tr	0.4	0.1	0.0
192212	葡萄子油(欣奇典,有机)	100.0	95.6	10.8	12.5	69.2	3.1	11.3	Tr	Tr	Tr	Tr	Tr	Tr	Tr	Tr	Tr	6.8	0.0	4.4	Tr	0.1	0.0	0.0
192213x	芝麻油（代表值）	100.0	95.6	13.9	37.8	42.0	1.9	14.6	Tr	0.0	0.0	0.0	Tr	0.0	Tr	0.0	Tr	8.5	0.0	5.3	Tr	0.5	0.1	0.0
192214	芝麻油（鲁花）[香油]	100.0	95.6	13.5	35.1	44.7	2.3	14.1	Tr	Tr	Tr	Tr	Tr	Tr	Tr	0.0	Tr	8.3	0.0	5.3	Tr	0.5	0.0	0.0
192215	芝麻油（福临门）[香油]	100.0	95.6	14.6	39.8	39.1	2.1	15.2	Tr	Tr	Tr	Tr	Tr	Tr	Tr	0.0	Tr	8.7	0.0	5.8	Tr	0.6	0.1	0.1
192216	芝麻油（福临门,一级）[香油]	100.0	95.6	13.0	37.8	42.5	2.4	13.6	Tr	Tr	Tr	Tr	Tr	Tr	Tr	0.0	Tr	8.1	0.0	5.0	Tr	0.5	0.0	0.0
192217	芝麻油（金龙鱼）[香油]	100.0	95.6	13.3	38.4	41.8	2.1	13.9	Tr	Tr	Tr	Tr	Tr	Tr	Tr	0.0	Tr	8.0	0.0	5.4	Tr	0.5	0.0	0.0
192218	芝麻油（古币）[香油]	100.0	95.6	14.2	37.6	41.4	2.3	14.8	Tr	Tr	Tr	Tr	Tr	Tr	Tr	0.0	Tr	8.7	0.1	5.3	Tr	0.5	0.1	0.1
192219	芝麻油（太太乐）[香油]	100.0	95.6	14.3	38.0	41.0	2.3	15.0	Tr	Tr	Tr	Tr	Tr	Tr	Tr	0.0	Tr	8.6	0.0	5.9	Tr	0.6	0.0	0.0
192220	芝麻油（友加）[香油]	100.0	95.6	14.3	37.4	41.1	2.9	15.0	Tr	Tr	Tr	Tr	Tr	Tr	Tr	0.0	Tr	9.0	0.0	5.3	Tr	0.6	0.0	0.1
192221	芝麻油（溢滴香）[香油]	100.0	95.6	12.8	38.0	41.7	3.1	13.4	Tr	Tr	Tr	Tr	Tr	Tr	Tr	Tr	Tr	8.1	Tr	4.8	Tr	0.5	0.0	0.0
192222	芝麻油（散装）[香油]	100.0	95.6	13.9	38.3	41.0	2.4	14.6	Tr	Tr	Tr	Tr	Tr	Tr	Tr	0.0	Tr	8.3	0.0	5.5	Tr	0.6	0.1	0.1
192223	黑芝麻油(一滴香)[香油]	100.0	95.6	13.7	38.4	40.7	2.7	14.4	Tr	Tr	Tr	Tr	Tr	Tr	Tr	0.0	Tr	8.1	0.0	5.5	Tr	0.6	0.1	0.1
192224	芝麻油（一滴香）[香油]	100.0	95.6	13.1	37.5	42.4	2.7	13.7	Tr	Tr	Tr	Tr	Tr	Tr	Tr	Tr	Tr	8.3	Tr	4.8	Tr	0.5	0.0	0.0
192225	芝麻油（迪一）[香油]	100.0	95.6	14.5	39.7	39.0	2.3	15.2	Tr	Tr	Tr	Tr	Tr	Tr	Tr	0.0	Tr	8.7	0.1	5.9	Tr	0.6	0.0	0.0

食物脂肪酸含量 Fatty acid content of foods

食物编码 Food code	食物名称 Food name	单不饱和脂肪酸 MUFA/ 总脂肪酸 Total (%)									多不饱和脂肪酸 PUFA/ 总脂肪酸 Total (%)													未知	备注 Remark (加工地点)
		Total	14:1	15:1	16:1	17:1	18:1	20:1	22:1	24:1	Total	16:2	18:2	18:3	18:4	20:2	20:3	20:4	20:5	22:3	22:4	22:5	22:6	(%)	
192204	橄榄油（橄露）	80.8	Tr	Tr	0.6	Tr	80.0	0.2	0.0	0.0	5.7	Tr	4.9	0.5	Tr	Tr	0.0	0.4	Tr	Tr	Tr	Tr	Tr	0.2	
192205	橄榄油(品利,特级,初榨)	79.8	Tr	Tr	0.7	Tr	79.0	0.2	0.0	0.0	5.9	Tr	5.3	0.6	Tr	Tr	0.0	Tr	Tr	Tr	Tr	Tr	Tr	0.2	
192206	橄榄油（丰益研发中心，特级初榨）	80.1	Tr	Tr	0.7	0.1	79.2	0.2	0.0	0.0	6.1	Tr	5.5	0.6	Tr	0.0	Tr	Tr	Tr	Tr	Tr	Tr	Tr	0.0	广州
192207	橄榄油（丰益研发中心，特级初榨）	80.3	Tr	Tr	0.3	0.2	78.7	0.3	0.8	0.0	7.9	Tr	7.2	0.7	Tr	0.0	Tr	Tr	Tr	Tr	Tr	Tr	Tr	0.0	泉州
192208	橄榄油（丰益研发中心，特级初榨）	77.6	Tr	Tr	0.9	0.1	76.4	0.2	0.1	0.0	7.0	Tr	6.3	0.7	Tr	0.0	Tr	Tr	Tr	Tr	Tr	Tr	Tr	0.0	上海
192209	橄榄油（丰益研发中心，混合）	79.1	Tr	Tr	0.9	0.1	77.9	0.2	0.0	0.0	6.7	Tr	6.1	0.6	Tr	0.0	Tr	Tr	Tr	Tr	Tr	Tr	Tr	0.0	广州
192210	橄榄油（丰益研发中心，混合）	75.0	Tr	Tr	1.2	0.1	73.4	0.3	0.0	0.0	9.0	Tr	8.4	0.6	Tr	0.0	Tr	Tr	Tr	Tr	Tr	Tr	Tr	0.1	上海
192211	橄榄油（丰益研发中心，混合）	74.9	Tr	Tr	1.0	0.1	73.2	0.3	0.3	0.0	9.9	Tr	9.2	0.7	Tr	0.0	Tr	Tr	Tr	Tr	Tr	Tr	Tr	0.1	兖州
192212	葡萄子油（欣奇典，有机）	13.1	Tr	Tr	0.1	Tr	12.9	0.1	0.0	0.0	72.4	Tr	70.8	1.6	Tr	Tr	0.0	Tr	Tr	Tr	Tr	Tr	Tr	3.3	
192213x	芝麻油（代表值）	39.6	Tr	Tr	0.1	0.0	39.3	0.1	0.0	0.0	43.9	Tr	43.6	0.3	Tr	0.0	0.0	Tr	Tr	Tr	Tr	Tr	Tr	2.0	
192214	芝麻油（鲁花）[香油]	36.7	Tr	Tr	0.0	Tr	36.7	0.0	0.0	0.0	46.8	Tr	46.4	0.4	Tr	Tr	0.0	Tr	Tr	Tr	Tr	Tr	Tr	2.4	
192215	芝麻油（福临门）[香油]	41.6	Tr	Tr	0.1	Tr	41.4	0.1	0.0	0.0	40.9	Tr	40.6	0.3	Tr	Tr	0.0	Tr	Tr	Tr	Tr	Tr	Tr	2.2	
192216	芝麻油（福临门，一级）[香油]	39.5	Tr	Tr	0.1	Tr	39.2	0.2	0.0	0.0	44.4	Tr	44.0	0.4	Tr	Tr	0.0	Tr	Tr	Tr	Tr	Tr	Tr	2.5	
192217	芝麻油（金龙鱼）[香油]	40.1	Tr	Tr	0.1	Tr	39.9	0.1	0.0	0.0	43.7	Tr	43.3	0.4	Tr	Tr	0.0	Tr	Tr	Tr	Tr	Tr	Tr	2.2	
192218	芝麻油（古币）[香油]	39.4	Tr	Tr	0.1	Tr	39.2	0.1	0.0	0.0	43.3	Tr	43.0	0.3	Tr	Tr	0.0	Tr	Tr	Tr	Tr	Tr	Tr	2.5	
192219	芝麻油（太太乐）[香油]	39.7	Tr	Tr	0.0	Tr	39.7	0.0	0.0	0.0	42.9	Tr	42.9	0.0	Tr	Tr	0.0	Tr	Tr	Tr	Tr	Tr	Tr	2.5	
192220	芝麻油（友加）[香油]	39.1	Tr	Tr	0.1	Tr	38.8	0.1	0.0	0.0	42.9	Tr	42.5	0.4	Tr	Tr	0.0	Tr	Tr	Tr	Tr	Tr	Tr	3.0	
192221	芝麻油（溢滴香）[香油]	39.8	Tr	Tr	0.1	Tr	39.5	0.2	0.0	0.0	43.6	Tr	43.3	0.3	Tr	Tr	0.0	Tr	Tr	Tr	Tr	Tr	Tr	3.2	
192222	芝麻油（散装）[香油]	40.1	Tr	Tr	0.1	Tr	39.8	0.2	0.0	0.0	42.9	Tr	42.5	0.3	Tr	Tr	0.0	Tr	Tr	Tr	Tr	Tr	Tr	2.5	
192223	黑芝麻油(一滴香)[香油]	40.2	Tr	Tr	0.1	Tr	39.9	0.2	0.0	0.0	42.6	Tr	42.3	0.3	Tr	Tr	0.0	Tr	Tr	Tr	Tr	Tr	Tr	2.8	
192224	芝麻油（一滴香）[香油]	39.2	Tr	Tr	0.1	Tr	39.0	0.1	0.0	0.0	44.3	Tr	44.1	0.2	Tr	Tr	0.0	Tr	Tr	Tr	Tr	Tr	Tr	2.8	
192225	芝麻油（迪一）[香油]	41.6	Tr	Tr	0.1	Tr	41.3	0.1	0.0	0.0	40.8	Tr	40.5	0.4	Tr	Tr	0.0	Tr	Tr	Tr	Tr	Tr	Tr	2.4	

食物脂肪酸含量 Fatty acid content of foods

食物编码 Food code	食物名称 Food name	脂肪 Fat g	脂肪酸 Fatty acid（g/100g 可食部） Total	饱和 SFA	单不饱和 MUFA	多不饱和 PUFA	未知 Un_k	饱和脂肪酸 SFA/总脂肪酸 Total（%） Total	4:0	6:0	8:0	10:0	11:0	12:0	13:0	14:0	15:0	16:0	17:0	18:0	19:0	20:0	22:0	24:0
192226	芝麻油（丰益研发中心）	100.0	95.6	14.5	37.4	43.5	0.3	15.2	Tr	0.0	0.0	0.0	Tr	0.0	Tr	0.0	Tr	9.0	0.1	5.4	Tr	0.6	0.1	0.1
192227	芝麻油（丰益研发中心）	100.0	95.6	13.5	37.6	43.8	0.8	14.1	Tr	0.0	0.0	0.0	Tr	0.0	Tr	0.0	Tr	8.6	0.0	4.9	Tr	0.5	0.1	0.1
192228	芝麻油（丰益研发中心）	100.0	95.6	14.1	38.1	43.2	0.6	14.7	Tr	0.0	0.0	0.0	Tr	0.0	Tr	0.0	Tr	8.4	0.0	5.6	Tr	0.5	0.1	0.1
192229	芝麻油（丰益研发中心）	100.0	95.6	14.3	37.3	43.4	0.5	15.0	Tr	0.0	0.0	0.0	Tr	0.0	Tr	0.0	Tr	8.6	0.0	5.5	Tr	0.6	0.2	0.1
192230	芝麻油（丰益研发中心）	100.0	95.6	14.9	36.7	43.8	0.9	15.5	Tr	0.0	0.0	0.0	Tr	0.0	Tr	0.2	Tr	9.4	0.0	5.0	Tr	0.5	0.2	0.1
192231	花椒油（太太乐）	100.0	95.6	12.2	34.2	46.4	2.8	12.7	Tr	Tr	Tr	Tr	Tr	Tr	Tr	0.1	Tr	8.4	0.1	3.3	Tr	0.4	0.3	0.1
192232	红椒油（长康）	100.0	95.6	10.0	47.3	36.1	2.3	10.4	Tr	Tr	Tr	Tr	Tr	Tr	Tr	0.1	Tr	6.8	Tr	2.7	Tr	0.5	0.3	0.1
192233	辣椒油（厨大哥，香辣）	100.0	95.6	6.5	64.5	23.1	1.5	6.8	Tr	Tr	Tr	Tr	Tr	Tr	Tr	0.1	Tr	4.0	Tr	1.6	Tr	0.6	0.4	0.2
192234	鲜萃葱油（厨大哥）	100.0	95.6	6.4	63.8	23.7	1.7	6.7	Tr	Tr	Tr	Tr	Tr	Tr	Tr	0.0	Tr	3.9	0.0	1.7	Tr	0.6	0.3	0.1
192235	鲜萃姜油（厨大哥）	100.0	95.6	6.4	63.6	23.8	1.7	6.7	Tr	Tr	Tr	Tr	Tr	Tr	Tr	0.0	Tr	3.9	0.0	1.7	Tr	0.5	0.3	0.2
192236	鲜萃蒜油（厨大哥）	100.0	95.6	6.4	63.3	24.4	1.4	6.7	Tr	Tr	Tr	Tr	Tr	Tr	Tr	Tr	Tr	4.0	Tr	1.8	Tr	0.6	0.3	0.1
192237	芥末油（喷泉）	100.0	95.6	14.3	24.8	53.5	3.0	15.0	Tr	Tr	Tr	Tr	Tr	Tr	Tr	0.1	Tr	10.4	0.1	3.7	Tr	0.3	0.4	0.1
192238	藤椒油（友加，鲜榨）	100.0	95.6	6.3	64.5	23.2	1.6	6.6	Tr	Tr	Tr	Tr	Tr	Tr	Tr	Tr	Tr	3.9	Tr	1.7	Tr	0.6	0.3	0.1
192239	红油（香必居）	100.0	95.6	9.4	50.3	32.4	3.5	9.8	Tr	Tr	Tr	Tr	Tr	Tr	Tr	0.0	Tr	6.1	0.0	2.7	Tr	0.5	0.3	0.1
192240	鲜花椒油（香必居）	100.0	95.6	8.6	55.0	28.9	3.1	8.9	Tr	Tr	Tr	Tr	Tr	Tr	Tr	0.0	Tr	5.5	0.0	2.4	Tr	0.5	0.3	0.1
192241	麻辣油（香必居）	100.0	95.6	9.7	48.9	33.3	3.7	10.1	Tr	Tr	Tr	Tr	Tr	Tr	Tr	0.1	Tr	6.3	0.1	2.7	Tr	0.5	0.3	0.1
192242	芥末油（珍极）	100.0	95.6	13.9	23.4	55.5	2.7	14.6	Tr	Tr	Tr	Tr	Tr	Tr	Tr	0.1	Tr	9.9	0.1	3.7	Tr	0.3	0.3	0.1
192243	红花籽油(丰益研发中心)	100.0	95.6	8.2	13.7	73.6	0.3	8.6	Tr	0.0	0.0	0.0	Tr	0.0	Tr	0.1	Tr	5.2	0.0	2.4	Tr	0.3	0.4	0.1
192244	红花籽油(丰益研发中心)	100.0	95.6	9.1	13.5	71.6	1.1	9.5	Tr	0.0	0.0	0.0	Tr	0.0	Tr	0.1	Tr	6.2	0.0	2.4	Tr	0.4	0.3	0.1
192245	棕榈超级液油（丰益研发中心）	100.0	95.6	40.0	42.9	12.1	0.5	41.9	Tr	0.0	0.0	0.0	Tr	0.2	Tr	0.9	Tr	36.7	0.1	3.7	Tr	0.3	0.1	0.1
192246	棕榈超级液油（丰益研发中心）	100.0	95.6	36.3	46.4	12.7	0.2	38.0	Tr	0.0	0.0	0.0	Tr	0.2	Tr	1.0	Tr	33.1	0.0	3.5	Tr	0.2	0.0	0.0
192247	棕榈液油（丰益研发中心，24℃）	100.0	95.6	43.9	41.2	10.5	0.3	45.9	Tr	0.0	0.0	0.0	Tr	0.2	Tr	0.9	Tr	40.8	0.1	3.6	Tr	0.3	0.1	0.1

食物脂肪酸含量 Fatty acid content of foods

食物编码 Food code	食物名称 Food name	单不饱和脂肪酸 MUFA/ 总脂肪酸 Total（%）									多不饱和脂肪酸 PUFA/ 总脂肪酸 Total（%）													未知	备注 Remark（加工地点）
		Total	14:1	15:1	16:1	17:1	18:1	20:1	22:1	24:1	Total	16:2	18:2	18:3	18:4	20:2	20:3	20:4	20:5	22:3	22:4	22:5	22:6	（%）	
192226	芝麻油（丰益研发中心）	39.1	Tr	Tr	0.1	0.0	38.8	0.1	0.0	0.0	45.6	Tr	45.1	0.4	Tr	0.0	Tr	Tr	Tr	Tr	Tr	Tr	Tr	0.3	成都
192227	芝麻油（丰益研发中心）	39.4	Tr	Tr	0.1	0.0	39.0	0.2	0.0	0.1	45.8	Tr	45.5	0.3	Tr	0.0	Tr	Tr	Tr	Tr	Tr	Tr	Tr	0.8	重庆
192228	芝麻油（丰益研发中心）	39.8	Tr	Tr	0.1	0.0	39.5	0.2	0.0	0.0	45.2	Tr	44.9	0.3	Tr	0.0	Tr	Tr	Tr	Tr	Tr	Tr	Tr	0.6	广州
192229	芝麻油（丰益研发中心）	39.0	Tr	Tr	0.2	0.0	38.7	0.2	0.0	0.0	45.4	Tr	45.0	0.4	Tr	0.0	Tr	Tr	Tr	Tr	Tr	Tr	Tr	0.5	天津
192230	芝麻油（丰益研发中心）	38.4	Tr	Tr	0.1	0.0	37.9	0.2	0.1	0.0	45.8	Tr	45.4	0.4	Tr	0.0	Tr	Tr	Tr	Tr	Tr	Tr	Tr	1.0	武汉
192231	花椒油（太太乐）	35.8	Tr	Tr	0.1	Tr	26.1	2.4	7.0	0.2	48.6	Tr	42.1	6.3	Tr	0.1	0.0	Tr	Tr	Tr	Tr	Tr	Tr	2.9	
192232	红椒油（长康）	49.4	Tr	Tr	0.1	Tr	46.6	1.6	1.1	0.0	37.7	Tr	31.6	6.1	Tr	Tr	0.0	Tr	Tr	Tr	Tr	Tr	Tr	2.4	
192233	辣椒油（厨大哥，香辣）	67.4	Tr	Tr	0.2	Tr	46.5	5.2	15.1	0.5	24.2	Tr	16.4	7.4	Tr	0.2	0.2	Tr	Tr	Tr	Tr	Tr	Tr	1.6	
192234	鲜萃葱油（厨大哥）	66.7	Tr	Tr	0.2	Tr	61.7	2.3	2.3	0.2	24.8	Tr	18.4	6.4	Tr	Tr	0.0	Tr	Tr	Tr	Tr	Tr	Tr	1.8	
192235	鲜萃姜油（厨大哥）	66.6	Tr	Tr	0.2	Tr	60.8	2.5	2.8	0.2	24.9	Tr	18.5	6.3	Tr	0.1	0.0	Tr	Tr	Tr	Tr	Tr	Tr	1.8	
192236	鲜萃蒜油（厨大哥）	66.3	Tr	Tr	0.2	Tr	61.5	2.2	2.2	0.2	25.6	Tr	18.2	7.3	Tr	Tr	0.0	Tr	Tr	Tr	Tr	Tr	Tr	1.5	
192237	芥末油（喷泉）	25.9	Tr	Tr	0.2	Tr	25.2	0.5	0.0	0.0	55.9	Tr	50.6	5.3	Tr	Tr	0.0	Tr	Tr	Tr	Tr	Tr	Tr	3.2	
192238	藤椒油（友加，鲜榨）	67.4	Tr	Tr	0.2	Tr	58.8	3.0	5.2	0.2	24.3	Tr	17.7	6.6	Tr	Tr	0.0	Tr	Tr	Tr	Tr	Tr	Tr	1.7	
192239	红油（香必居）	52.7	Tr	Tr	0.1	Tr	50.4	1.9	0.1	0.1	33.9	Tr	29.8	4.1	Tr	Tr	0.0	Tr	Tr	Tr	Tr	Tr	Tr	3.7	
192240	鲜花椒油（香必居）	57.5	Tr	Tr	0.1	Tr	55.1	2.0	0.2	0.1	30.2	Tr	25.7	4.5	Tr	Tr	0.0	Tr	Tr	Tr	Tr	Tr	Tr	3.3	
192241	麻辣油（香必居）	51.1	Tr	Tr	0.1	Tr	48.8	2.0	0.2	0.1	34.9	Tr	30.6	4.3	Tr	Tr	0.0	Tr	Tr	Tr	Tr	Tr	Tr	3.8	
192242	芥末油（珍极）	24.4	Tr	Tr	0.1	Tr	23.9	0.4	0.0	0.0	58.1	Tr	51.8	6.3	Tr	Tr	0.0	Tr	Tr	Tr	Tr	Tr	Tr	2.9	
192243	红花籽油(丰益研发中心)	14.3	Tr	Tr	0.1	0.0	13.8	0.2	0.1	0.2	77.0	Tr	76.5	0.3	Tr	0.0	Tr	Tr	Tr	Tr	Tr	Tr	Tr	0.3	昌吉
192244	红花籽油(丰益研发中心)	14.1	Tr	Tr	0.1	0.0	13.9	0.0	0.0	0.1	74.9	Tr	74.8	0.0	Tr	0.0	Tr	Tr	Tr	Tr	Tr	Tr	Tr	1.2	兖州
192245	棕榈超级液油（丰益研发中心）	44.9	Tr	Tr	0.2	0.0	44.6	0.2	0.0	0.0	12.7	Tr	12.5	0.2	Tr	0.0	Tr	Tr	Tr	Tr	Tr	Tr	Tr	0.6	重庆
192246	棕榈超级液油（丰益研发中心）	48.5	Tr	Tr	0.2	0.0	48.1	0.2	0.0	0.0	13.3	Tr	13.0	0.3	Tr	0.0	Tr	Tr	Tr	Tr	Tr	Tr	Tr	0.2	广州
192247	棕榈液油（丰益研发中心，24℃）	43.1	Tr	Tr	0.1	0.0	42.8	0.1	0.0	0.0	10.9	Tr	10.7	0.2	Tr	0.0	Tr	Tr	Tr	Tr	Tr	Tr	Tr	0.4	重庆

食物脂肪酸含量 Fatty acid content of foods

食物编码 Food code	食物名称 Food name	脂肪 Fat g	脂肪酸 Fatty acid（g/100g 可食部） Total	饱和 SFA	单不饱和 MUFA	多不饱和 PUFA	未知 Un_k	饱和脂肪酸 SFA/总脂肪酸 Total（%） Total	4:0	6:0	8:0	10:0	11:0	12:0	13:0	14:0	15:0	16:0	17:0	18:0	19:0	20:0	22:0	24:0
192248	棕榈液油（丰益研发中心，26℃）	100.0	95.6	45.1	39.5	10.6	0.3	47.2	Tr	0.0	0.0	0.0	Tr	0.0	Tr	0.9	Tr	41.6	0.1	4.1	Tr	0.3	0.1	0.1
192249	棕榈液油（丰益研发中心，28℃）	100.0	95.6	44.6	40.3	10.5	0.2	46.6	Tr	0.0	0.0	0.0	Tr	0.2	Tr	1.0	Tr	40.6	0.1	4.3	Tr	0.3	0.1	0.1
192250	棕榈液油（丰益研发中心，30℃）	100.0	95.6	43.9	40.8	10.8	0.4	46.0	Tr	0.0	0.1	0.0	Tr	0.3	Tr	1.1	Tr	39.7	0.1	4.2	Tr	0.4	0.1	0.0
192251	棕榈液油（丰益研发中心，32℃）	100.0	95.6	43.0	41.3	10.6	0.7	45.0	Tr	0.0	0.0	0.0	Tr	0.3	Tr	1.0	Tr	38.8	0.1	4.3	Tr	0.4	0.1	0.1
192252	棕榈液油（丰益研发中心，36℃）	100.0	95.6	43.6	41.2	10.6	0.3	45.6	Tr	0.0	0.0	0.0	Tr	0.2	Tr	1.5	Tr	39.3	0.1	4.1	Tr	0.4	0.0	0.0
192253	棕榈油（丰益研发中心，38℃）	100.0	95.6	49.4	36.7	9.3	0.3	51.7	Tr	0.0	0.0	0.0	Tr	0.2	Tr	0.9	Tr	46.2	0.1	4.1	Tr	0.3	0.0	0.0
192254	棕榈油（丰益研发中心，41℃）	100.0	95.6	51.6	35.5	8.4	0.3	53.9	Tr	0.0	0.0	0.0	Tr	0.1	Tr	1.3	Tr	47.4	0.1	4.6	Tr	0.3	0.1	0.1
192255	棕榈硬脂	100.0	95.6	61.0	28.3	6.1	0.2	63.8	Tr	0.0	0.0	0.0	Tr	0.1	Tr	1.0	Tr	57.5	0.1	4.7	Tr	0.3	0.1	0.0
192256	棕榈硬脂	100.0	95.6	62.0	27.5	6.0	0.1	64.8	Tr	0.0	0.0	0.0	Tr	0.1	Tr	1.1	Tr	58.3	0.1	5.0	Tr	0.2	0.0	0.0
192257	棕榈硬脂	100.0	95.6	53.2	34.7	7.6	0.4	55.7	Tr	0.0	0.0	0.0	Tr	0.1	Tr	1.0	Tr	49.4	0.1	4.5	Tr	0.4	0.1	0.1
192258	棕榈硬脂	100.0	95.6	61.9	27.2	6.3	0.2	64.7	Tr	0.0	0.0	0.0	Tr	0.0	Tr	1.2	Tr	58.0	0.0	5.0	Tr	0.4	0.1	0.1
192259	棕榈仁油	100.0	95.6	76.9	16.2	2.5	0.0	80.5	Tr	0.1	2.4	2.7	Tr	48.5	Tr	15.8	Tr	8.8	0.0	2.2	Tr	0.0	0.0	0.0
192260	棕榈仁油	100.0	95.6	77.1	15.8	2.7	0.1	80.6	Tr	0.2	3.4	3.3	Tr	46.9	Tr	16.0	Tr	8.5	0.0	2.2	Tr	0.1	0.0	0.0

食物脂肪酸含量 Fatty acid content of foods

食物编码 Food code	食物名称 Food name	单不饱和脂肪酸 MUFA/ 总脂肪酸 Total（%）									多不饱和脂肪酸 PUFA/ 总脂肪酸 Total（%）													未知	备注 Remark
		Total	14:1	15:1	16:1	17:1	18:1	20:1	22:1	24:1	Total	16:2	18:2	18:3	18:4	20:2	20:3	20:4	20:5	22:3	22:4	22:5	22:6	（%）	（加工地点）
192248	棕榈液油（丰益研发中心，26℃）	41.3	Tr	Tr	0.1	0.0	40.9	0.2	0.1	0.0	11.1	Tr	10.8	0.3	Tr	0.0	Tr	Tr	Tr	Tr	Tr	Tr	Tr	0.3	广汉
192249	棕榈液油（丰益研发中心，28℃）	42.1	Tr	Tr	0.2	0.0	41.8	0.2	0.0	0.0	11.0	Tr	10.8	0.2	Tr	0.0	Tr	Tr	Tr	Tr	Tr	Tr	Tr	0.3	连云港
192250	棕榈液油（丰益研发中心，30℃）	42.7	Tr	Tr	0.2	0.0	42.3	0.2	0.0	0.0	11.2	Tr	11.0	0.3	Tr	0.0	Tr	Tr	Tr	Tr	Tr	Tr	Tr	0.4	秦皇岛
192251	棕榈液油（丰益研发中心，32℃）	43.2	Tr	Tr	0.2	0.0	42.8	0.2	0.0	0.0	11.0	Tr	10.9	0.2	Tr	0.0	Tr	Tr	Tr	Tr	Tr	Tr	Tr	0.7	深圳
192252	棕榈液油（丰益研发中心，36℃）	43.1	Tr	Tr	0.1	0.0	42.8	0.2	0.0	0.0	11.1	Tr	10.7	0.2	Tr	0.1	Tr	Tr	Tr	Tr	Tr	Tr	Tr	0.3	西安
192253	棕榈油（丰益研发中心，38℃）	38.4	Tr	Tr	0.1	0.0	38.1	0.1	0.1	0.0	9.7	Tr	9.5	0.2	Tr	0.1	Tr	Tr	Tr	Tr	Tr	Tr	Tr	0.3	上海
192254	棕榈油（丰益研发中心，41℃）	37.2	Tr	Tr	0.1	0.0	36.8	0.1	0.0	0.0	8.8	Tr	8.5	0.1	Tr	0.0	Tr	Tr	Tr	Tr	Tr	Tr	Tr	0.3	西安
192255	棕榈硬脂	29.6	Tr	Tr	0.1	0.0	29.4	0.1	0.0	0.0	6.4	Tr	6.3	0.1	Tr	0.0	Tr	Tr	Tr	Tr	Tr	Tr	Tr	0.2	
192256	棕榈硬脂	28.8	Tr	Tr	0.1	0.0	28.7	0.0	0.0	0.0	6.3	Tr	6.1	0.2	Tr	0.0	Tr	Tr	Tr	Tr	Tr	Tr	Tr	0.1	
192257	棕榈硬脂	36.3	Tr	Tr	0.1	0.0	36.0	0.1	0.0	0.0	7.9	Tr	7.7	0.3	Tr	0.0	Tr	Tr	Tr	Tr	Tr	Tr	Tr	0.4	
192258	棕榈硬脂	28.4	Tr	Tr	0.1	0.0	28.2	0.1	0.0	0.0	6.6	Tr	6.5	0.1	Tr	0.0	Tr	Tr	Tr	Tr	Tr	Tr	Tr	0.2	
192259	棕榈仁油	16.9	Tr	Tr	0.0	0.0	16.9	0.0	0.0	0.0	2.6	Tr	2.6	0.0	Tr	0.0	Tr	Tr	Tr	Tr	Tr	Tr	Tr	0.0	
192260	棕榈仁油	16.5	Tr	Tr	0.0	0.0	16.4	0.1	0.0	0.0	2.8	Tr	2.7	0.1	Tr	0.0	Tr	Tr	Tr	Tr	Tr	Tr	Tr	0.1	

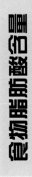

Notes

表四 常见食物碘含量

Table 4 Iodine Content of Common Foods

食物中的碘

碘是人类乃至各种生物所必需的微量元素。碘在土壤中的含量因地方而异，在土壤碘含量低下的地区，人们可能无法从食物中摄取到足够的碘。缺碘可能引起碘缺乏症（iodine deficiency disorders，IDD），在许多国家，碘缺乏症是可预防的公共营养疾病之一。

本书包括了 13 类 283 种食物中碘含量的数据。在《中国食物成分表》（第 5 版）发布的食物碘含量数据基础上，得到大幅度补充。数据主要来自本实验室食物成分监测项目和 2015—2016 年国家食品安全风险评估项目的研究及成果。为了更好地研究代表性食物碘含量分布状况，说明不同地域食物品种碘含量水平，根据水碘水平分别组织在北京、河北、新疆、甘肃、宁夏、河南、江苏、湖南、广州等省市自治区采集当地主产及居民常消费的食物样品，每个地区选择不少于 3 个市县级集贸市场的 3 个摊位进行采样，同一食品经匀质化混合制成代表性检测样品。另外，分别在广州、舟山、龙口等海鲜集散市场采集应季海产品，在大型超市 / 连锁店采集加工食品（主要包括肉制品、含藻类原料的即食食品），保证每个样品不少于 3 个摊位或批次（$k \geqslant 3$），并匀质化混合为检测样品。所有样品冷链运输至实验室，由国家碘参比实验室谷云有团队的李秀维、王海燕统一采用砷铈接触法完成食物碘含量的定量测定。测定结果汇总统计，以均值或中位数表示。

国家食品安全标准《食用盐碘含量》（GB26878-2011）于 2012 年 3 月 15 日在全国统一实施。该标准规定食盐常规采用三个盐碘浓度，分别为 20mg/kg、25mg/kg、30mg/kg，由各省、自治区、直辖市根据当地人群实际碘营养水平从中选择盐碘含量作为当地标准，因此本书未包括食用盐的碘含量。

考虑到食物碘含量数据少，为方便读者，在此一并列出植物性食物和动物性食物碘含量。

常见食物碘含量 Iodine content of common foods

（μg/100g 可食部）

食物类 Food group	食物名称 Food name	碘含量 Iodine	采样地 Sampling site
谷类及制品			
	（序号）1 小麦粉（代表值）	1.5	河北，宁夏，北京
	2 小麦粉	2.9	
	3 小麦仁（代表值）	2.4	河南、甘肃、湖南
	4 芽面	7.1	甘肃
	5 大米（代表值）	1.4	安徽、河北、河南、宁夏、湖南、北京
	6 大米	2.3	
	7 糙米	4.0	甘肃
	8 糙米（有机）	14.5	安徽、甘肃
	9 胚芽米	8.4	甘肃
	10 贡米	1.4	宁夏
	11 糯米	2.0	湖南
	12 糯米（紫）	3.8	北京
	13 香米（黑）	20.6	甘肃
	14 香米（红）	4.1	甘肃
	15 玉米（代表值）	1.1	河北、甘肃、宁夏、河南
	16 玉米（鲜）	Tr	河北
	17 玉米（干）	1.6	河北
	18 玉米（甜）	Tr	甘肃
	19 玉米（黏）	Tr	甘肃
	20 玉米（珍珠）	1.1	甘肃
	21 玉米（旱地）	1.5	宁夏
	22 玉米（水地）	0.9	宁夏
	23 玉米粒（干）	2.1	河南
	24 玉米糁（代表值）	4.2	安徽、甘肃
	25 玉米面（代表值）	0.7	安徽、河北、北京
	26 玉米面	Tr	
	27 小米（代表值）	0.8	河北、北京、甘肃
	28 小米	3.7	
	29 小米（有机，白）	6.5	甘肃
	30 青稞	4.0	甘肃
	31 青稞仁	14.3	甘肃
	32 高粱米（有机）	7.0	甘肃
	33 荞麦面	6.8	甘肃
	34 燕麦米	3.9	甘肃
	35 莜麦	1.4	宁夏

常见食物碘含量 Iodine content of common foods

(μg/100g 可食部)

食物类 Food group	食物名称 Food name	碘含量 Iodine	采样地 Sampling site
薯类、淀粉及制品			
	36 马铃薯（代表值）[土豆]	1.2	安徽、甘肃、河北、宁夏、新疆、北京
	37 甘薯（红）	0.5	安徽、北京、甘肃
	38 甘薯（紫）	2.5	北京
干豆类及制品			
	39 黄豆（代表值）[大豆]	5.2	安徽、甘肃、北京
	40 黄豆	9.7	
	41 黄豆面（代表值）	5.7	河北、甘肃
	42 黑豆（有机）	6.1	甘肃
	43 豆腐	4.4	河北
	44 豆腐	7.7	北京
	45 豆腐	36.9	江苏
	46 豆腐干	46.2	北京
	47 豆腐皮	4.8	河北
	48 绿豆	5.0	甘肃
	49 绿豆面	12.7	甘肃
	50 赤小豆（代表值）	4.0	甘肃、安徽等
	51 赤小豆[红小豆]	7.8	
	52 赤小豆粉	11.0	北京
	53 芸豆	4.7	北京
	54 蚕豆	1.3	甘肃
	55 豌豆（干，代表值）	6.0	宁夏、甘肃
	56 扁豆子	4.8	甘肃
蔬菜类及制品			
	57 白萝卜（代表值）[莱菔]	1.4	安徽、河南、河北、湖南、江苏、北京
	58 变萝卜（红皮萝卜）	0.7	江苏
	59 红萝卜（代表值）	2.2	江苏、河北
	60 心里美萝卜（绿皮红心）	0.8	河北
	61 青白萝卜	Tr	新疆
	62 胡萝卜	1.2	河南、宁夏、河北、甘肃、广东等
	63 胡萝卜[金笋，丁香萝卜]	Tr	北京
	64 胡萝卜（脱水）	7.2	北京
	65 黄萝卜	1.2	新疆
	66 扁豆（代表值）	1.4	湖南、甘肃、北京
	67 扁豆	2.2	
	68 豆角（代表值）	1.2	河南、宁夏、河北、广东、北京
	69 豆角（圆）	1.3	河北

(μg/100g 可食部)

食物类 Food group		食物名称 Food name	碘含量 Iodine	采样地 Sampling site
	70	豆角（代表值，长）	2.0	宁夏、河北、北京
	71	花豆角	1.8	广东
	72	荷兰豆	1.4	广东
	73	荚豆	0.7	甘肃
	74	豇豆（代表值）	1.3	安徽、甘肃、宁夏、广东、江苏
	75	毛豆（去皮）	1.8	安徽
	76	四季豆（代表值）	0.8	安徽、湖南
	77	豌豆	0.9	
	78	扁豆芽	1.4	宁夏
	79	黄豆芽（代表值）	10.6	河南、河北、
	80	绿豆芽（代表值）	2.9	安徽、河南、河北
	81	茄子（代表值）	0.8	河南、江苏、河北、湖南、宁夏、甘肃、北京
	82	茄子（圆）	0.8	河北
	83	茄子（代表值，长）	0.8	宁夏、河北、安徽
	84	番茄（代表值）	0.7	河北、河南、江苏、宁夏、北京
	85	番茄	2.5	
	86	辣椒（代表值）[尖椒]	0.8	甘肃、河北
	87	辣椒（代表值，青）	0.7	河北、安徽、江苏
	88	辣椒（干，红）	6.0	河北
	89	柿子椒（代表值）[青椒]	1.1	宁夏、甘肃、河北、河南、湖南、北京
	90	柿子椒 [青椒]	9.6	北京
	91	柿子椒 [红圆椒]	Tr	宁夏
	92	野山椒	Tr	北京
	93	甜椒 [灯笼椒]	1.2	河北
	94	瓠子	Tr	安徽
	95	瓠瓜 [葫芦]	2.4	湖南
	96	葫芦	Tr	甘肃
	97	西葫芦（代表值）	0.8	河南、湖南、河北、安徽、北京
	98	西葫芦	0.4	
	99	黄瓜（代表值）	1.0	河北、湖南、安徽、宁夏
	100	黄瓜	0.2	
	101	丝瓜	1.4	河北
	102	苦瓜	1.7	河北
	103	南瓜（代表值）	0.7	河北、江苏、宁夏、安徽
	104	冬瓜（代表值）	1.7	河南、河北、江苏
	105	八棱瓜	1.7	广东
	106	大蒜	1.7	

（μg/100g 可食部）

食物类 Food group		食物名称 Food name	碘含量 Iodine	采样地 Sampling site
	107	蒜薹	0.6	河北
	108	大葱（代表值）	1.3	宁夏、北京
	109	青葱	3.5	广东
	110	沙葱	6.3	甘肃
	111	香葱（红头）	3.0	广东
	112	洋葱	1.2	安徽、河北、湖南、宁夏、甘肃、北京
	113	韭菜	3.0	宁夏、甘肃、河北
	114	大白菜（代表值）	2.4	河南、河北、北京、江苏、宁夏
	115	小白菜（代表值）	5.0	甘肃、河南、河北、安徽、江苏、北京
	116	小白菜	10.0	
	117	娃娃菜	Tr	河北
	118	奶白菜 [抖白菜]	3.7	广东
	119	甘蓝（代表值，绿）[圆白菜]	0.4	安徽、甘肃、河北、宁夏、湖南、北京
	120	甘蓝 [圆白菜]	Tr	
	121	甘蓝（代表值，紫）	Tr	安徽、甘肃
	122	结球甘蓝（绿）	1.2	北京
	123	结球甘蓝（紫）	1.6	北京
	124	油菜（代表值）	4.7	甘肃、河北、广东
	125	菜心 [菜苔]	2.8	广东
	126	油麦菜（代表值）	3.1	广东、北京、湖南、河北
	127	苤蓝 [切莲]	Tr	甘肃
	128	芥菜 [雪里蕻，雪菜]	3.5	广东
	129	芥蓝（代表值）[甘蓝菜，盖蓝菜]	1.3	甘肃、北京、广东、北京
	130	菠菜（代表值）[赤根菜]	4.6	甘肃、河北、河南、江苏、广东
	131	菠菜（脱水）	24.0	北京
	132	冬寒菜 [冬苋菜，冬葵]	4.1	湖南
	133	萝卜缨	7.2	湖南、安徽
	134	落葵 [木耳菜]	2.3	北京
	135	芹菜（代表值）	1.3	宁夏、甘肃、河北、北京
	136	芹菜	0.7	
	137	芹菜茎（代表值）	2.5	北京、河北
	138	芹菜叶	4.0	北京
	139	西芹	2.3	广东
	140	香芹（代表值）	9.9	广东、江苏
	141	香芹（代表值，茎）	6.4	北京、江苏
	142	香芹（叶）	5.7	北京
	143	水芹	9.3	安徽

常见食物碘含量 Iodine content of common foods

(μg/100g 可食部)

食物类 Food group		食物名称 Food name	碘含量 Iodine	采样地 Sampling site
	144	生菜（代表值）	3.4	甘肃、河北、河南、北京
	145	香菜（代表值）	4.6	河北、北京、广东
	146	香菜	1.5	
	147	苋菜（绿）	7.0	安徽、北京
	148	冬苋	4.1	
	149	茴香（代表值）	12.4	北京、河北
	150	空心菜（代表值）	4.5	甘肃、河北
	151	莴笋	Tr	安徽
	152	莴笋叶	2.9	北京
	153	茼蒿（代表值）	3.8	甘肃、广东
	154	苦苣	4.3	
	155	苦菊	8.0	河北
	156	豆瓣菜	14.3	广东
	157	菜花（代表值）[花椰菜]	Tr	安徽、河北、河南、湖南、北京
	158	西兰花	Tr	甘肃
	159	莲藕	9.5	北京
	160	藕	2.4	
	161	山药	3.6	北京
	162	葛根（粉葛）	3.4	广东
	163	生姜	4.3	广东
	164	地瓜秧	2.1	安徽
	165	苜蓿	2.3	
	166	香椿	1.7	
菌藻类				
	167	口蘑	1.6	河南
	168	蘑菇	1.3	河南
	169	金针菇（代表值）	0.4	河北、北京
	170	金针菇	Tr	
	171	姬菇	2.0	河南
	172	平菇（代表值，鲜）	1.9	河南、北京、湖南、江苏
	173	杏鲍菇（代表值）	1.2	河北、江苏、湖南、北京
	174	香菇（代表值）	2.1	北京、河北
	175	香菇（代表值，鲜）	Tr	河南、湖南
	176	蟹味菇 [蛋白菇]	0.6	北京
	177	木耳（代表值，黑，鲜）[云耳]	13.5	江苏、湖南、安徽、河北、河南、安徽
	178	木耳（黑，干）	59.3	河北
	179	银耳	3.0	河北

(μg/100g 可食部)

食物类 Food group		食物名称 Food name	碘含量 Iodine	采样地 Sampling site
	180	海带（深海、冷鲜）	4.21×10^3	北京
	181	海带丝（鲜）	1.69×10^3	北京
	182	海带（鲜）	1.14×10^3	北京
	183	海带（干）	3.62×10^4	北京
	184	海带结（干）	1.35×10^4	北京
	185	海带丝（干，禾绿）	1.22×10^4	北京
	186	海带	1.32×10^5	浙江舟山
	187	紫菜（干）	1.71×10^5	甘肃
	188	紫菜（干）	6.6×10^3	北京
	189	紫菜（干）	4.32×10^3	北京
	190	紫菜（干）	2.73×10^3	浙江
	191	海苔（美好时光）	842	北京
	192	海苔（波力）	2.44×10^3	北京
	193	海苔	2.43×10^3	浙江舟山
	194	苔菜	3.49×10^3	浙江舟山
	195	海草	1.60×10^4	浙江舟山
	196	螺旋藻	3.83×10^3	浙江舟山
水果类及制品				
	197	苹果	Tr	北京
	198	青苹果	0.8	北京
	199	红玫瑰苹果	1.7	北京
	200	梨	0.7	北京
	201	红果［山里红］	Tr	北京
	202	山楂	1.3	北京
	203	桃	Tr	北京
	204	李子	Tr	北京
	205	柿子	6.3	北京
	206	橙子	0.9	北京
	207	橘子	5.3	北京
	208	菠萝	4.1	北京
	209	香蕉	2.5	北京
	210	冬枣	3.2	北京
坚果、种子类				
	211	核桃	10.4	北京
	212	开心果	10.3	北京
	213	松子仁	12.3	北京
	214	杏仁（生）	8.4	北京

常见食物碘含量 Iodine content of common foods

(μg/100g 可食部)

食物类 Food group		食物名称 Food name	碘含量 Iodine	采样地 Sampling site
	215	榛子仁	6.3	北京
	216	花生米	2.7	北京
	217	黑芝麻	1.2	安徽
畜肉类及制品				
	218	猪肉（瘦）	1.7	
	219	猪肘（酱）	12.3	
	220	午餐肉（罐头）	1.3	
	221	肉松	37.7	
	222	猪肝（卤）	16.4	
	223	猪肝粉	10.7	
	224	火腿肠（洛阳）	46.2	
	225	小香肠	91.6	
	226	火腿（罐头）	1.9	
	227	牛肉（瘦）	10.4	
	228	牛肉（酱）	1.2	
	229	羊肉（瘦）	7.7	
	230	羊肝（卤）	19.1	
禽肉类				
	231	鸡肉	12.4	
	232	鸡肝	1.3	
鱼虾蟹贝类				
	233	草鱼［白鲩，草包鱼］	6.4	
	234	黄花鱼（小）	5.8	
	235	鲤鱼［鲤拐子］	4.7	
	236	青鱼［青皮鱼，青混］	6.5	
	237	鲳鱼［平鱼］	7.7	
	238	乌鳢［黑鱼］	6.5	
	239	带鱼［白带鱼，刀鱼］	5.5	
	240	巴鱼	3.5	
	241	巴鱼（咸）	7.8	
	242	马哈鱼（咸）	6.7	
	243	海杂鱼（咸）	296	
	244	豆豉鱼（罐头）	24.1	
	245	豆豉鲮鱼（罐头）	7.3	
	246	茄汁沙丁鱼（罐头）	22.0	
	247	虾皮	265	

(μg/100g 可食部)

食物类 Food group		食物名称 Food name	碘含量 Iodine	采样地 Sampling site
	248	虾米［海米，虾仁］	82.5	
	249	虾酱（烟台）	21.0	
	250	贻贝［淡菜］	346	
	251	墨鱼［曼氏无针乌贼］	13.9	
乳及乳制品				
	252	牛奶（巴氏）	1.9	
	253	酸奶	0.9	
调味品类				
	254	酱油	2.4	
	255	米醋	2.1	
	256	牛肉辣酱	32.5	
	257	黄酱	19.8	
	258	甜面酱	9.6	
	259	芥末酱	55.9	
	260	鱼香海带酱	296	
	261	鸡精粉	26.7	
	262	花椒粉	13.7	
	263	白胡椒粉	8.2	
	264	生姜粉	134	
	265	香菇粉	9.2	
	266	爽口乳瓜	1.3	
	267	宫廷黄瓜	1.0	
	268	八宝菜	3.8	
	269	麻仁金丝	1.6	
	270	高酱甘醇	5.3	
	271	杏仁咸菜	275	
	272	碎米芽菜	64.8	
	273	冬菜	Tr	
	274	红油豇豆	2.4	
	275	芝麻海带丝	642	
其他				
	276	甲鱼蛋	19.2	
	277	方便面	8.4	
	278	杏仁露（露露）	5.3	
	279	草莓汁（蓝源）	61.9	
	280	桃汁（蓝源）	87.4	

常见食物碘含量 Iodine content of common foods

(μg/100g 可食部)

食物类 Food group		食物名称 Food name	碘含量 Iodine	采样地 Sampling site
	281	中华可乐	68.4	
	282	海藻饮料	185	
	283	海带浓缩液	2.28×10^4	

Notes

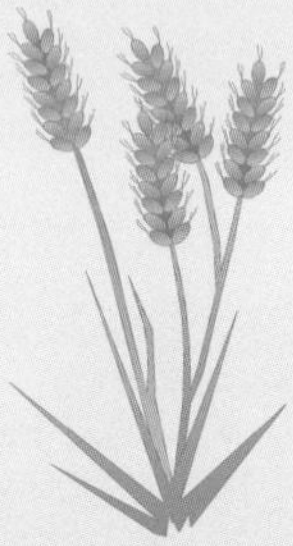

表五 食物维生素含量

Table 5 Special Interest Databases on Vitamins

Notes

食物维生素含量

食物中已知的必需维生素有 14 种，包括水溶性维生素和脂溶性维生素。维生素在人体内的含量很少，但在人体生长、代谢、发育过程中却发挥着重要的作用。

在本书“表一　能量和食物一般营养成分”中已经包含了食物中常见的 6 种维生素：维生素 A、维生素 B_1、维生素 B_2、烟酸、维生素 C 和维生素 E。但由于条件和能力所限，尚有一些维生素未能包括在内。

本表食物中叶酸、胆碱、生物素、泛酸 4 种维生素含量是在第 5 版《中国食物成分表（2004）》基础上完成的，包括了植物和动物部分的数据。

表 5-1　常见食物叶酸含量

本表共包含了七类食物的 228 种食物的叶酸含量。全部由本实验室和国内研究者完成。

表 5-2　部分食物胆碱、生物素、泛酸含量

本表共包含了八类食物的 161 种食物的胆碱、生物素、泛酸含量。分析方法采用国标方法，全部由本实验室完成。食物编码与本书“表一　能量和食物一般营养成分”保持一致。

表 5-3　常见食物胆碱含量（USDA）

借用美国农业部食物成分数据库（USDA 第 2 版）数据，包括了谷类及制品、豆类及制品、蔬菜类及制品、水果类及制品，坚果、种子类及制品五大类食物的 173 种食物胆碱含量。

胆碱是人体必需的营养成分，主要存在于植物性和动物性食物中。在生物体内，胆碱可以游离态存在，也可以结合态存在。比较常见的有甘油磷酸胆碱（GPC）、磷酸胆碱（Pcho）、卵磷脂（Ptdcho，又称磷脂酰胆碱）、神经鞘磷脂（SM，由鞘氨醇、脂酸、磷酸胆碱构成）。而作为甲基供体，胆碱又可以与另一种生物碱——甜菜碱及蛋氨酸三者之间发挥相互替代的作用。本书特别借用 USDA 胆碱数据以供研究和教学参考之用。

表 5-1　常见食物叶酸含量

Table 5-1　Folic Acid Content of Common Foods

（μg/100g 可食部）

食物类 Food group		食物名称 Food name	叶酸 Folic acid
谷类及制品			
	（序号）1	小麦粉［面粉］	20.7
	2	小麦粉（青海）	52.7
	3	小麦粉（红芒）	19.5
	4	小麦粉（中式）	113.7
	5	小麦粉（中式，细纤）	47.4
	6	小麦粉（小磨）	51.9
	7	小麦粉（烘焙）	24.2
	8	小麦粉（烘焙，中高筋）	21.9
	9	小麦粉（烘焙，高筋）	46.9
	10	小麦粉（黑，中式）	135.7
	11	小麦粉（黑，中式，高筋）	47.4
	12	小麦粉（黑，烘焙）	125.1
	13	小麦粉（黑，烘焙，高筋）	29.6
	14	全麦粉（整粒，中式细纤）	65.9
	15	全麦粉（整粒，烘焙，中高筋）	49.5
	16	全麦粉（黑，整粒，中式，高筋）	46.3
	17	全麦粒（黑，整粒，烘焙，高筋）	20.8
	18	麦仁粉	38.9
	19	麦芽面	102.5
	20	挂面	20.1
	21	挂面（精制龙须面）	16.6
	22	馒头	5.0
	23	馒头（精制面粉）	8.7
	24	面条（富强粉，煮）	2.1
	25	龙须面	8.9
	26	龙须面（鸡蛋）	12.9
	27	煎饼（山东）	22.6
	28	卷饼（法式）	17.7
	29	藏饼	8.4
	30	大米	23.7
	31	大米（特级）	6.8
	32	大米（东北）	13.6
	33	大米（潜山）	49.8
	34	糙米	22.9
	35	贡米（宁夏）	1.9
	36	糯米［江米］	18.7
	37	糯米（长）	39.6
	38	糯米粉	23.1
	39	香米（长）	3.9
	40	香米（黑）	54.2
	41	红米	76.1
	42	红米（香）	52.7
	43	胚芽米（有机）	50.4
	44	米饭	3.4
	45	米饭（籼米）	6.9
	46	米线（沙博士）	4.8
	47	米粥（籼米）	1.6
	48	豆粥	3.4
	49	糌粑	51.0
	50	糟米	16.7
	51	醪糟	11.2
	52	玉米	31.9
	53	玉米（棒）	14.5
	54	玉米（糁）	7.0
	55	玉米面	45.1
	56	小米	29.6
	57	小米（沁州黄）	44.5
	58	小米（白，有机）	19.5
	59	小米饼	5.1
	60	小米麸皮	74.6
	61	燕麦粒（有机）	42.0
	62	燕麦仁	23.5
	63	燕麦片	30.1
	64	燕麦片（有机）	62.4
	65	青稞	61.0

常见食物叶酸含量
Folic acid content of common foods

(μg/100g 可食部)

食物类 Food group	食物名称 Food name	叶酸 Folic acid
	66 青稞米	98.3
	67 青稞仁	97.7
	68 高粱米	20.4
	69 高粱米（新疆）	20.3
	70 高粱米（有机，广西）	19.9
	71 荞麦米	70.2
	72 荞麦面	29.1
	73 苦荞面	52.1
	74 莜麦（宁夏）	31.7
	75 莜面	22.4
	76 南美藜	101.6
	77 黎麦（山西）	186.6
	78 藜麦粒（青海）	247.2
	79 藜麦粉	127.8
	80 鸡爪谷（西藏天麦力）	16.4
薯类、淀粉及制品		
	81 马铃薯 [土豆]	15.7
	82 土豆淀粉	5.5
	83 甘薯 [山芋]	8.3
干豆类及制品		
	84 黄豆 [大豆]	210.1
	85 黄豆（野生，黑河）[大豆]	403.1
	86 黄豆（小粒）	260.2
	87 黄豆面	130.5
	88 黄豆粉	392.2
	89 大豆粕	316.0
	90 黑豆 [黑大豆]	186.4
	91 黑豆（洮南）[青仁乌]	297.5
	92 黑豆（有机）	161.8
	93 青豆 [青大豆]	28.1
	94 绿黄豆	176.3
	95 豆腐（北）[北豆腐]	39.8
	96 豆腐（南）[南豆腐]	25.8
	97 豆腐皮	90.2
	98 豆浆	39.4
	99 豆腐干（白）	54.2
	100 油豆腐	8.6
	101 腐竹	147.6
	102 豆奶	46.1
	103 绿豆	286.2
	104 绿豆面	278.0
	105 绿豆（小）	171.8
	106 赤小豆	151.9
	107 豇豆	110.4
	108 麻豇豆	267.5
	109 粉豇豆	280.7
	110 花豇豆	273.6
	111 花腰豇豆	202.1
	112 黄豇豆	197.6
	113 猫眼豇豆（洮南）	399.1
	114 扁豆	49.6
	115 扁豆面	111.4
	116 香豆（黑）	111.3
	117 蚕豆	21.5
	118 芸豆（白）	152.4
	119 芸豆（大）	204.2
	120 芸豆（黑）	287.2
	121 芸豆（红）	104.4
	122 芸豆（红，花）	181.3
	123 芸豆（紫花）	116.5
	124 奶花芸豆（吉林）	90.1
	125 豌豆（甘肃）	13.8
	126 豌豆（吉林）	29.4
	127 豌豆（宁夏）	55.5
	128 豌豆粉	113.7
蔬菜类及制品		
	129 小萝卜	22.5
	130 白萝卜 [莱菔]	27.0
	131 胡萝卜 [金笋、丁香萝卜]	20.4
	132 豌豆（鲜）[回回豆]	82.6
	133 黄豆芽	10.0
	134 绿豆芽	24.8

常见食物中叶酸含量

Folic acid content of common foods

（μg/100g 可食部）

食物类 Food group		食物名称 Food name	叶酸 Folic acid
	135	茄子	12.2
	136	西红柿［番茄］	8.3
	137	甜椒［灯笼椒］	10.9
	138	辣椒	69.4
	139	辣椒（精制）［剁椒］	8.2
	140	青椒	21.5
	141	黄瓜	9.1
	142	南瓜［倭瓜、番瓜］	10.9
	143	冬瓜	9.4
	144	丝瓜	8.3
	145	西葫芦	7.2
	146	大葱	13.6
	147	洋葱［葱头］	15.6
	148	葱叶	35.0
	149	小葱	25.5
	150	蒜苗	90.9
	151	韭菜	61.2
	152	白菜	18.5
	153	大白菜（北京）	25.9
	154	大白菜（鲜）	7.3
	155	小白菜	43.6
	156	圆白菜［甘蓝、卷心菜］	20.9
	157	菜花［花椰菜］	29.9
	158	菠菜［赤根菜］	87.9
	159	菠菜［赤根菜］	169.4
	160	油菜	107.6
	161	芹菜［旱芹、药芹］	28.6
	162	芹菜（西芹）	13.6
	163	香菜［芫荽］	148.8
	164	雪菜	4.8
	165	茼蒿［蓬蒿菜、艾菜］	114.3
	166	茴香［小茴香］	120.9
	167	生菜	31.6
	168	雪里蕻［芥菜、雪菜］	82.6
	169	蕹菜［空心菜、藤藤菜］	14.9
	170	绿苋菜	330.6
	171	红苋菜	419.8
	172	甜菜	24.0
	173	荠菜［蓟菜、菱角菜］	60.6
	174	竹笋	2.9
	175	竹笋（干）	95.8
	176	芦笋［石刁柏、龙须菜］	18.2
	177	茭白［茭笋、茭粑］	6.0
	178	百合（干）	62.9
	179	藕［莲藕］	30.7
	180	芋头［芋艿、毛芋］	9.0
	181	山药［薯芋］	7.8
	182	姜	3.5
	183	苜蓿［草头、金花菜］	28.0
	184	黄花菜［金针菜］	841.3
菌藻类			
	185	蘑菇（干）	110.0
	186	香菇（干）	135.0
	187	香菇片	11.9
	188	肥鳞伞［黄伞、黄柳菇、柳蘑、黄蘑］	180.0
	189	香菇	41.3
	190	木耳（黑）	81.6
	191	海带	32.3
	192	紫菜	116.7
	193	螺旋藻粉	60.0
	194	裙带菜	20.3
	195	海草	35.7
	196	海苔（菜）	854.1
水果类及制品			
	197	苹果	6.3
	198	梨	8.8
	199	糖梨	1.1
	200	红果［山里红、山楂］	24.8
	201	桃	3.0
	202	李子	8.3
	203	杏	8.2
	204	枣（干）	48.7

常见食物叶酸含量
Folic acid content of common foods

(μg/100g 可食部)

食物类 Food group		食物名称 Food name	叶酸 Folic acid	食物类 Food group		食物名称 Food name	叶酸 Folic acid
	205	樱桃	9.9		217	栗子 [板栗]	3.6
	206	葡萄	9.9		218	木瓜子	12.1
	207	柿	1.6		219	杏仁（生）	32.6
	208	草莓 [洋莓]	31.8		220	杏仁（熟）	23.4
	209	柑橙	26.4		221	巴旦木	8.6
	210	橘	52.9		222	花生米	107.5
	211	香蕉	20.2		223	开心果	34.5
	212	菠萝 [凤梨、地菠萝]	25.0		224	莲子	88.4
	213	荔枝	4.1		225	腰果	26.9
	214	木瓜（野）	2.6		226	夏威夷果	16.4
	215	西瓜	4.0		227	芝麻	66.1
坚果、种子类					228	芝麻（黑）	163.5
	216	核桃	102.6				

表 5-2　部分食物胆碱、生物素、泛酸含量

Table 5-2　Choline, Biotin, Pantothenic Acid, Content of Selected Foods

（以每 100g 可食部计）

编码 Code	食物名称 Food name	胆碱 Choline mg	生物素 Biotin μg	泛酸 Pantothenic acid mg
	谷类及制品			
011206	小麦面粉（标准粉）	41.8	7.6	—
011207	小麦面粉（富强粉，特一粉）	46.9	3.8	—
011208	小麦面粉（特制）	45.6	2.3	—
011313	挂面（富强粉）	37.3	4.4	—
011314	龙须面（素）	30.8	1.7	—
011316	面条（富强粉，切面）	16.8	3.3	—
011317	面条（富强粉，煮）	14.6	1.6	—
011410	花卷（加牛奶）	20.7	—	—
011411	馒头（富强粉）	38.9	4.6	—
012106	粳米（极品精米）	29.4	1.3	—
012107	粳米（西域王米）	58.6	4.3	—
012108	粳米（小站稻米）	38.7	1.5	—
012214	籼米	22.2	3.1	—
012215	香米	19.8	1.1	—
012408	籼米饭（蒸）	12.3	0.4	—
012409	籼米粥	—	1.2	—
012410	米粉	14.2	Tr	—
012411	河粉	16.6	1.3	—
013108	玉米粒（黄，干）	22.8	4.5	—
013109	玉米面（黄）	35.6	5.8	—
013110	玉米糁（黄）	23.6	5.4	—
015104	小米（黄）	50.6	6.9	—
019010	荞麦面	—	11.5	—
019011	莜麦面	—	11.9	—
	薯类、淀粉及制品			
021104	马铃薯 [土豆、洋芋]	—	4.2	—
021205	甘薯（红心）[山芋、红薯]	—	2.0	—

部分食物胆碱、生物素、泛酸含量
Choline, biotin, pantothenic acid content of selected foods

（以每 100g 可食部计）

编码 Code	食物名称 Food name	胆碱 Choline mg	生物素 Biotin μg	泛酸 Pantothenic acid mg
	干豆类及制品			
031207	豆奶粉（多力牌）	18.4	8.0	—
031208	豆奶粉（大磨牌）	123.5	16.3	—
031306	豆腐（北豆腐）	26.5	7.2	—
031307	豆腐（南豆腐）	18.3	6.4	—
031405	豆浆	6.4	3.2	—
031527	豆腐皮	137.0	37.1	—
031528	腐竹	34.1	39.4	—
031529	豆腐干	12.2	6.6	—
	蔬菜类及制品			
041111	白萝卜 [莱菔]	—	0.8	—
041112	白萝卜（圆）	—	0.4	—
041113	青萝卜	—	0.7	—
041114	卞萝卜 [红皮萝卜]	—	0.5	—
041115	樱桃萝卜	—	1.5	—
041204	胡萝卜	—	3.1	—
041402	根芹 [根洋芹、球根塘蒿]	—	6.9	—
041403	紫菜头	—	0.5	—
042118	扁豆	—	2.5	—
042119	豇豆	—	9.9	—
042120	四季豆 [菜豆、芸豆]	—	2.6	—
042121	四棱豆 [杨桃豆、翅豆]	—	1.8	—
042122	甜脆荷兰豆 [甜豆]	—	4.1	—
042205	黄豆芽	—	4.1	—
042206	绿豆芽	—	1.0	—
042207	黑豆苗	—	1.2	—
042208	豌豆苗	—	8.7	—
043115	茄子（白皮，长）	—	1.4	—
043116	茄子（紫皮，长）	—	1.2	—
043117	茄子（紫皮，圆）	—	1.2	—
043118	香瓜茄	—	1.1	—
043119	番茄 [西红柿]	—	2.3	—
043120	樱桃番茄 [小西红柿]	—	2.4	—
043122	辣椒（小红尖辣椒，干）	—	41.1	—
043123	辣椒（青，尖）	—	1.6	—

部分食物胆碱、生物素、泛酸含量

Choline, biotin, pantothenic acid content of selected foods

（以每 100g 可食部计）

编码 Code	食物名称 Food name	胆碱 Choline mg	生物素 Biotin μg	泛酸 Pantothenic acid mg
043124	甜椒 [灯笼椒、柿子椒]	—	1.2	—
043125	彩椒	—	2.1	—
043126	秋葵 [黄秋葵、羊角豆]	—	2.8	—
043221	冬瓜	—	0.2	—
043222	飞碟瓜	—	1.3	—
043223	黄金西葫芦	—	2.2	—
043225	迷你黄瓜 [荷兰乳黄瓜]	—	0.8	—
043226	秋黄瓜 [旱黄瓜]	—	1.0	—
043227	南瓜（栗面）	—	1.2	—
043228	丝瓜	—	1.4	—
044206	大葱	—	0.8	—
044207	细香葱 [香葱、四季葱]	—	1.5	—
044404	韭菜	—	2.3	—
045117	大白菜（白口）	—	1.2	—
045118	大白菜（青口）	—	1.2	—
045119	酸白菜 [酸菜]	—	1.8	—
045120	小白菜 [青菜]	—	1.3	—
045122	鸡毛菜	—	1.7	—
045123	娃娃菜	—	2.0	—
045125	油菜	—	Tr	—
045126	油菜心	—	6.7	—
045210	结球甘蓝（绿）[圆白菜]	—	1.2	—
045211	结球甘蓝（紫）[圆白菜]	—	2.9	—
045212	抱子甘蓝 [小圆白菜]	—	6.4	—
045213	羽衣甘蓝	—	9.8	—
045214	盖菜	—	0.8	—
045215	芥蓝 [甘蓝菜、盖蓝菜]	—	8.7	—
045216	菜花（白色）[花椰菜]	—	3.7	—
045217	西兰花 [绿菜花]	—	4.6	—
045327	番杏 [新西兰菠菜、夏菠菜]	—	2.4	—
045328	樱桃萝卜缨	—	2.6	—
045329	白凤菜	—	0.8	—
045330	紫背天葵 [红风菜、血皮菜]	—	4.1	—
045331	芹菜（茎）	—	1.1	—
045332	西芹 [西洋芹菜、美芹]	—	1.7	—
045333	生菜	—	0.8	—

部分食物胆碱、生物素、泛酸含量

Choline, biotin, pantothenic acid content of selected foods

(以每100g可食部计)

编码 Code	食物名称 Food name	胆碱 Choline mg	生物素 Biotin μg	泛酸 Pantothenic acid mg
045334	油麦菜	—	6.2	—
045335	叶甜菜（白梗）	—	1.0	—
045336	莴笋叶 [莴苣菜]	—	0.7	—
045337	蕹菜 [空心菜、藤藤菜]	—	4.6	—
045339	球茎茴香 [甜茴香、意大利茴香]	—	1.4	—
045415	芦笋（绿）[石刁柏、龙须菜]	—	3.0	—
045416	芦笋（紫）	—	1.3	—
045417	结球菊苣（红）	—	2.9	—
045418	软化白菊苣	—	1.5	—
046010	藕 [莲藕]	—	2.6	—
047203	芋头 [芋艿、毛芋]	—	2.8	—
048081	苦苣菜 [苦菜、天精菜]	—	7.6	—
048083	鱼腥草（叶）[蕺菜、臭菜]	—	5.7	—
048084	鱼腥草（根）	—	2.9	—
048089	辣木碎叶（传统种）	—	84.5	4.16
048090	辣木碎叶（改良种）	—	89.8	4.33
048091	辣木碎叶（非洲种）	—	61.5	4.46
	菌藻类			
051030	草菇 [大黑头细花草、稻菇]	—	2.5	—
051031	茶树菇（干）[柱状田头菇、茶薪菇]	26.8	86.5	—
051034	黄蘑（干）	93.3	79.3	—
051035	黄伞菇（干）[多脂鳞伞、黄丝菌]	124.7	31.7	—
051036	鸡腿菇（干）[毛头鬼伞]	94.0	79.4	—
051039	鸡枞（干）	48.1	84.3	—
051043	白牛肝菌（干）[美味牛肝菌]	46.5	55.2	—
051046	乳牛肝菌（干）[粘盖牛肝菌、松树菌]	139.4	54.2	—
051048	平菇 [糙皮侧耳、青蘑]	—	4.3	—
051050	松蘑（干）[松茸、松口蘑]	—	73.0	—
051052	血红菇（干）	140.7	31.0	—
051053	元蘑（干）[亚侧耳、冬蘑、黄蘑]	42.4	74.9	—
051055	榛蘑（干）[小蜜环菌]	55.5	85.1	—
052010	裙带菜（干）[海芥菜、海木耳]	—	28.1	—
052011	海带菜	40.4	2.3	—
	水果类及制品			
061907	蛇果	—	0.5	—

部分食物胆碱、生物素、泛酸含量

Choline, biotin, pantothenic acid content of selected foods

(以每 100g 可食部计)

编码 Code	食物名称 Food name	胆碱 Choline mg	生物素 Biotin μg	泛酸 Pantothenic acid mg
062207	布朗	—	0.3	—
062208	西梅	—	0.2	—
062312	冬枣	—	2.8	—
063911	红提子葡萄	—	1.0	—
064304	葡萄柚（以色列）[西柚]	—	1.0	—
065021	桂圆（干）	—	7.8	—
065022	红毛丹	—	0.3	—
065023	火龙果 [仙蜜果、红龙果]	—	1.6	—
065025	榴莲	—	8.5	—
065030	山竹	—	0.8	—
065031	香蕉（红皮，海南）	—	1.1	—
065032	香蕉（红皮，泰国）	—	0.8	—
066206	小西瓜 [地雷瓜]	—	1.7	—
	坚果、种子类			
071026	山核桃（熟）	14.8	13.0	—
071032	栗子仁（熟）	—	87.1	—
071033	松子（熟）	69.2	8.2	—
071034	杏仁（熟，带壳）	23.0	25.6	—
071035	杏仁（熟，去壳）	29.3	49.0	—
071036	腰果（熟）	45.6	18.9	—
071037	榛子（熟）	—	90.1	—
071038	榛子仁（熟）	94.8	45.8	—
071039	开心果（熟）	89.7	15.9	—
071040	香榧（熟）	19.8	1.1	—
072020	花生（烤，勤俭牌）	36.0	107.9	—
072023	葵花子（奶油香瓜子）	95.9	84.6	—
072024	葵花子（熟）	103.0	104.0	—
072025	南瓜子（熟）[白瓜子]	70.6	12.0	—
072026	西瓜子（熟）[黑瓜子]	61.5	8.7	—
	其他			
219023	仙人掌果实	—	8.4	0.97
219024	仙人掌叶片	—	0.8	0.37
219025	仙人掌种子	—	9.5	1.36
219026	玛卡（生，干粉）	—	9.4	2.46
219027	玛卡（熟，干粉）	—	11.4	2.47

表5-3 常见食物胆碱含量（USDA）

Table 5-3 Choline Content of Common Foods（USDA）

（mg/100g 可食部）

序号 Number	食物名称 Food name	英文名称 English name	甜菜碱 Betaine	游离胆碱 Free choline	甘油磷酸胆碱 GPC	磷酸胆碱 Pcho	卵磷脂 Ptdcho	神经鞘磷脂 SM	总胆碱 Total choline
	谷类及制品	**Cereal Grains and Pastas**							
C1 001	小麦粉（白面，强化的）	Wheat flour，white，all purpose，enriched，bleached	70.0	5.7	1.5	0.1	3.2	Tr	10.0
C1 002	全麦小麦粉	Wheat flour，whole-grain	73.0	13.0	2.2	0.5	13.0	2.9	31.0
C1 003	大麦麦芽粉	Barley malt flour	66.0	4.9	2.4	0.9	30.0	Tr	38.0
C1 004	黑麦粉	Rye flour，dark	150.0	8.3	5.8	0.6	14.0	1.6	30.0
C1 005	碎荞麦片（烤、烹调过的）	Buckwheat groats，roasted，cooked	0.5	11.0	0.8	0.7	7.6	Tr	20.0
C1 006	碎荞麦片（烤，干的）	Buckwheat groats，roasted，dry	2.6	32.0	1.1	0.7	21.0	0.4	54.0
C1 007	碾碎的干小麦（烹调过的）	Bulgur wheat，cooked	83.0	2.7	0.8	0.7	2.7	Tr	6.9
C1 008	燕麦麸（桂格，干）	Cereals，QUAKER，Oat Bran，QUAKER/MOTHER'S Oat Bran，dry	36.0	4.4	33.0	0.7	20.0	Tr	59.0
C1 009	玉米糠（粗）	Corn bran，crude	4.6	15.0	0.6	0.3	2.2	0.2	18.0
C1 010	玉米粉（湿润粉糊，强化的，黄色的）	Corn flour，masa，enriched，yellow	2.0	1.9	0.2	0.1	1.4	0.7	4.3
C1 011	玉米片（无胚的黄色，强化的）	Cornmeal，degermed，enriched，yellow	0.4	6.4	1.3	0.1	2.5	0.5	11.0
C1 012	玉米片（全麦的黄色的）	Cornmeal，whole-grain，yellow	12.0	11.0	2.0	0.3	6.5	1.9	22.0
C1 013	鸡蛋面（烹调过的，强化的）	Noodles，egg，cooked，enriched	19.0	9.3	0.9	Tr	16.0	Tr	26.0
C1 014	鸡蛋面（生的，强化的）	Noodles，egg，dry，enriched	130.0	50.0	2.3	Tr	26.0	Tr	79.0
C1 015	燕麦麸（生）	Oat bran，raw	20.0	4.9	6.2	0.3	18.0	3.0	32.0
C1 016	全麦燕麦粉	Oat flour，whole grain	31.0	5.0	4.3	0.3	18.0	2.5	30.0
C1 017	藜麦（印加土著居民的主要传统食物）	Quinoa	630.0	38.0	14.0	0.4	17.0	0.7	70.0

常见食物胆碱含量（USDA） Choline content of common foods（USDA）

（mg/100g 可食部）

序号 Number	食物名称 Food name	英文名称 English name	甜菜碱 Betaine	游离胆碱 Free choline	甘油磷酸胆碱 GPC	磷酸胆碱 Pcho	卵磷脂 Ptdcho	神经鞘磷脂 SM	总胆碱 Total choline
Cl 018	糙米（长粒籼米煮熟的）	Rice，brown，long-grain，cooked	0.5	4.7	1.2	Tr	3.4	Tr	9.2
Cl 019	精米（籼米，煮熟的）	Rice，white，long grain，regular，cooked	0.3	0.7	1.0	Tr	0.4	Tr	2.1
Cl 020	意大利面条（强化的，熟的未加盐）	Spaghetti，cooked，enriched，without added salt	68.0	3.5	0.8	Tr	2.2	Tr	6.4
Cl 021	意大利面条（强化的，干的）	Spaghetti，dry，enriched	140.0	9.7	1.4	Tr	4.0	0.2	13.0
Cl 022	埃塞俄比亚画眉草（一种粮食作物，如小米的谷类，未烹调的）	Teff，uncooked	2.3	7.3	1.4	0.2	4.0	0.2	13.0
	豆类及制品	**Legume and Legume Products**							
Cl 023	烤豌豆（罐装，纯素食）	Beans，baked，canned，plain or vegetarian	0.1	17.0	1.3	0.8	12.0	Tr	32.0
Cl 024	烤豌豆（罐装，纯素食，加热过）	Beans，baked，canned，plain or vegetarian，heated	0.1	14.0	1.8	0.9	11.0	Tr	28.0
Cl 025	烤豌豆（罐装，有猪肉和甜面酱汁）	Beans，baked，canned，with pork and sweet sauce	0.1	13.0	1.6	0.9	9.2	Tr	25.0
Cl 026	烤豌豆（罐装，用猪肉和番茄酱汁）	Beans，baked，canned，with pork and tomato sauce	0.4	25.0	1.6	1.0	12.0	Tr	39.0
Cl 027	烤豌豆（罐装，用猪肉和番茄酱汁，加热过）	Beans，baked，canned，with pork and tomato sauce，heated	0.1	11.0	1.6	0.9	11.0	Tr	24.0
Cl 028	红芸豆（罐装）	Beans，kidney，red，mature seeds，canned	0.1	17.0	2.1	0.6	13.0	Tr	33.0
Cl 029	菜豆（罐装）	Beans，navy，mature seeds，canned	0.1	14.0	0.8	0.6	12.0	Tr	27.0
Cl 030	菜豆（不加盐煮熟）	Beans，navy，mature seeds，cooked，boiled，without salt	0.1	21.0	1.9	0.0	22.0	Tr	45.0
Cl 031	菜豆（生）	Beans，navy，mature seeds，raw	0.1	50.0	4.5	0.0	33.0	Tr	87.0
Cl 032	花豆（不加盐煮熟）	Beans，pinto，mature seeds，cooked，boiled without salt	0.1	11.0	1.4	0.2	22.0	Tr	35.0
Cl 033	花豆（生）	Beans，pinto，mature seeds，raw	0.4	32.0	2.9	0.8	31.0	Tr	66.0
Cl 034	汉堡（添加大豆蛋白，冷冻）	Burgers，soy protein，frozen	5.0	9.9	1.8	0.4	2.2	Tr	14.0
Cl 035	花生（生）	Peanuts，all types，raw	0.6	18.0	1.3	1.8	32.0	Tr	53.0

常见食物胆碱含量（USDA）

Choline content of common foods（USDA）

（mg/100g 可食部）

序号 Number	食物名称 Food name	英文名称 English name	甜菜碱 Betaine	游离胆碱 Free choline	甘油磷酸胆碱 GPC	磷酸胆碱 Pcho	卵磷脂 Ptdcho	神经鞘磷脂 SM	总胆碱 Total choline
C1 036	脱脂大豆粉	Soy flour，defatted	2.8	120.0	7.0	1.5	63.0	0.8	190.0
C1 037	液态豆奶	Soy milk，fluid	0.8	13.0	1.3	3.5	5.7	Tr	24.0
C1 038	大豆蛋白粉（膳食补充剂，无胆固醇，低脂，富含维生素）	Soy protein powder，dietary supplement，cholesterol free，low fat enriched with vitamins	0.2	15.0	1.1	Tr	70.0	Tr	86.0
C1 039	大豆（生）	Soybeans，mature seeds，raw	2.1	47.0	2.9	1.1	65.0	Tr	120.0
C1 040	硬豆腐（用硫酸钙和氯化镁制成）	Tofu，firm，prepared with calcium sulfate and magnesium chloride（nigari）	0.4	8.3	0.6	Tr	19.0	Tr	28.0
C1 041	软（南）豆腐（用硫酸钙和氯化镁制成）	Tofu，soft，prepared with calcium sulfate and magnesium chloride（nigari）	0.4	9.7	0.7	Tr	17.0	Tr	27.0
C1 042	素汉堡（未加工的）	Veggie burgers，unprepared	6.1	13.0	1.1	0.2	4.6	0.5	19.0
C1 043	大豆酱油（大豆和小麦制成）	Soy sauce made from soy and wheat（shoyu）	30.0	18.0	0.2	0.3	Tr	Tr	18.0
C1 044	花生酱（块状，含盐）	Peanut butter，chunk style，with salt	1.0	25.0	1.3	2.2	33.0	Tr	61.0
C1 045	花生酱（流状，含盐）	Peanut butter，smooth style with salt	0.4	26.0	1.1	0.7	38.0	Tr	66.0
C1 046	花生酱（添加 omega-3，乳脂状）	Peanut butter，with omega-3，creamy	0.6	39.0	1.0	1.8	53.0	Tr	95.0
	蔬菜类及制品	**Vegetables and Vegetable Products**							
C1 047	苜蓿芽	Alfalfa seeds，sprouted，raw	0.4	11.0	0.6	1.8	1.0	Tr	14.0
C1 048	洋蓟（不加盐水煮后沥干水分）	Artichokes，（globe or French），cooked，boiled，drained without salt	0.2	4.2	1.1	13.0	16.0	Tr	34.0
C1 049	洋蓟（微波烹调熟）	Artichokes，microwaved	0.4	6.4	0.0	1.1	15.0	Tr	22.0
C1 050	芦笋（煮熟，沥干水分）	Asparagus，cooked，boiled，drained	0.9	6.6	0.9	3.5	15.0	Tr	26.0
C1 051	芦笋（生）	Asparagus，raw	0.6	12.0	0.6	2.4	0.9	Tr	16.0
C1 052	四季豆（煮熟，排出水分，无盐）	Beans，snap，green，frozen，cooked，boiled，drained without salt	0.1	4.0	0.8	1.4	7.3	Tr	14.0
C1 053	甜菜（罐装，排出水分的固体）	Beets，canned，drained solids	260.0	0.3	0.6	1.1	5.4	Tr	7.5
C1 054	甜菜（生）	Beets，raw	130.0	4.1	0.6	0.9	0.4	Tr	6.0

常见食物胆碱含量（USDA） Choline content of common foods（USDA）

（mg/100g 可食部）

序号 Number	食物名称 Food name	英文名称 English name	甜菜碱 Betaine	游离胆碱 Free choline	甘油磷酸胆碱 GPC	磷酸胆碱 Pcho	卵磷脂 Ptdcho	神经鞘磷脂 SM	总胆碱 Total choline
CI 055	花椰菜（生，叶菜和小花）	Broccoli raab，raw	0.3	12.0	0.0	6.4	0.2	0.1	18.0
CI 056	西兰花（不加盐水煮后沥干水分）	Broccoli，cooked，boiled，drained，without salt	0.1	8.5	1.3	9.3	21.0	Tr	40.0
CI 057	花椰菜（熟，叶菜和小花）	Broccoli，raab，cooked	0.2	4.3	2.4	13.0	14.0	Tr	34.0
CI 058	西兰花（生）	Broccoli，raw	0.1	18.0	0.0	0.4	0.1	0.1	19.0
CI 059	小圆白菜（不加盐水煮后沥干水分）	Brussels sprouts，cooked，boiled，drained，without salt	0.2	23.0	3.2	0.0	14.0	Tr	41.0
CI 060	包心菜（不加盐水煮后沥干水分）	Cabbage，cooked，boiled，drained，without salt	0.3	7.6	4.0	1.4	7.2	Tr	20.0
CI 061	包心菜（生）	Cabbage，raw	0.4	6.1	2.9	1.3	0.3	Tr	11.0
CI 062	紫包菜（不加盐水煮后沥干水分）	Cabbage，red，cooked，boiled，drained，without salt	0.1	5.0	6.1	2.5	7.9	Tr	21.0
CI 063	紫包菜（生）	Cabbage，red，raw	0.1	9.7	4.0	2.0	1.5	Tr	17.0
CI 064	胡萝卜（不加盐水煮后沥干水分）	Carrots，cooked，boiled，drained，without salt	0.1	0.4	0.4	1.1	6.8	Tr	8.8
CI 065	胡萝卜（生）	Carrots，raw	0.4	6.8	0.0	1.1	0.8	Tr	8.8
CI 066	小胡萝卜（生）	Carrots，baby，raw	0.1	5.4	0.0	0.7	1.5	Tr	7.5
CI 067	菜花（不加盐水煮后沥干水分，白色）	Cauliflower，cooked，boiled，drained without salt	0.1	25.0	0.7	1.8	12.0	Tr	39.0
CI 068	芹菜（生）	Celery，raw	0.1	5.3	0.0	0.7	0.2	Tr	6.1
CI 069	甜玉米粒（黄色，冷冻，去玉米穗轴，不加盐水煮后沥干）	Corn，sweet yellow，frozen，kernels cut of cob，boiled，drained，without salt	0.2	8.9	0.6	1.7	11.0	Tr	22.0
CI 070	黄瓜（去皮，生）	Cucumber，peeled，raw	0.1	3.5	0.5	0.7	0.9	Tr	5.7
CI 071	黄瓜（带皮，生）	Cucumber，with peel，raw	0.1	4.0	0.5	0.9	0.6	Tr	6.0
CI 072	毛豆（冷冻，加工）	Edamame，frozen，prepared	4.5	6.9	1.5	2.0	46.0	Tr	56.0
CI 073	毛豆（冷冻，未加工）	Edamame，frozen，unprepared	0.7	9.2	0.3	4.0	43.0	Tr	56.0
CI 074	甘蓝（不加盐水煮后沥干）	Kale，cooked，boiled，drained without salt	0.3	0.1	0.0	0.0	0.3	Tr	0.4

常见食物胆碱含量（USDA） Choline content of common foods（USDA）

（mg/100g 可食部）

序号 Number	食物名称 Food name	英文名称 English name	甜菜碱 Betaine	游离胆碱 Free choline	甘油磷酸胆碱 GPC	磷酸胆碱 Pcho	卵磷脂 Ptdcho	神经鞘磷脂 SM	总胆碱 Total choline
CI 075	藜（灰菜，生）	Lambsquarters，raw	330.0	13.0	0.3	1.9	4.5	Tr	20.0
CI 076	莴苣（生）	Lettuce，butterhead，raw	0.1	5.9	0.0	2.4	0.2	Tr	8.5
CI 077	长叶莴苣（生）	Lettuce，cos or romaine，raw	0.1	7.6	0.0	1.6	0.7	Tr	9.9
CI 078	冰山莴苣（包括皱叶莴苣，生）	Lettuce，iceberg（includes crisphead types），raw	0.1	4.8	0.0	1.5	0.4	Tr	6.7
CI 079	红长叶莴苣（生）	Lettuce，red leaf，raw	0.2	7.9	0.0	3.4	0.5	Tr	12.0
CI 080	蘑菇（生）	Mushrooms，raw	11.0	5.9	5.1	1.4	4.5	Tr	17.0
CI 081	洋葱（生）	Onions，raw	0.1	4.4	0.6	0.7	0.5	Tr	6.1
CI 082	甜洋葱（生）	Onions，sweet，raw	0.1	3.7	0.7	0.6	0.5	Tr	5.5
CI 083	黄皮洋葱（炒）	Onions，yellow，sauted	0.1	3.4	0.6	0.6	1.9	Tr	6.5
CI 084	青豆（冷冻，不加盐水煮后沥干水分）	Peas，green，frozen，cooked，boiled，drained without salt	0.2	2.2	0.8	0.7	24.0	Tr	28.0
CI 085	青椒（生）	Peppers，sweet，green，raw	0.1	3.6	0.0	1.2	0.7	Tr	5.6
CI 086	青椒（煎炒）	Peppers，sweet，green，sautéed	0.1	0.4	0.5	1.2	2.8	Tr	4.8
CI 087	红椒（生）	Peppers，sweet，red，raw	0.1	4.0	0.5	1.0	0.0	Tr	5.6
CI 088	红椒（煎炒）	Peppers，sweet，red，sautéed	0.1	1.2	0.5	1.5	2.9	Tr	6.1
CI 089	土豆泥（家常制法，加入全脂奶）	Potatoes，mashed，home-prepared，whole milk added	0.4	8.4	1.3	0.8	3.9	Tr	14.0
CI 090	红色土豆（烘烤）	Potatoes，red，flesh and skin，baked	0.2	8.5	3.8	1.2	5.3	Tr	19.0
CI 091	红色土豆（生）	Potatoes，red，flesh and skin，raw	0.2	9.7	5.7	0.8	0.2	Tr	16.0
CI 092	黄褐色土豆（烘烤）	Potatoes，russet，flesh and skin，baked	0.2	8.1	1.6	0.7	4.6	Tr	15.0
CI 093	黄褐色土豆（生）	Potatoes，russet，flesh and skin，raw	0.2	10.0	1.7	0.7	0.1	Tr	13.0
CI 094	白色土豆（烘烤）	Potatoes，white，flesh and skin，baked	0.2	6.8	2.7	0.9	4.1	Tr	14.0
CI 095	白色土豆（生）	Potatoes，white，flesh and skin，raw	0.2	7.9	2.6	0.3	0.3	Tr	11.0
CI 096	小萝卜（生）	Radishes，raw	0.1	4.8	Tr	1.0	0.6	Tr	6.5

常见食物胆碱含量（USDA） Choline content of common foods（USDA）

（mg/100g 可食部）

序号 Number	食物名称 Food name	英文名称 English name	甜菜碱 Betaine	游离胆碱 Free choline	甘油磷酸胆碱 GPC	磷酸胆碱 Pcho	卵磷脂 Ptdcho	神经鞘磷脂 SM	总胆碱 Total choline
CI 097	菠菜（冷冻，切块或叶子，不加盐水煮后沥干）	Spinach，frozen，chopped or leaf，cooked，boiled，drained，without salt	110.0	1.7	0.0	1.1	22.0	Tr	25.0
CI 098	菠菜（冷冻，切块或叶子，未经预处理）	Spinach，frozen，chopped or leaf，unprepared	120.0	2.3	0.2	1.4	18.0	Tr	22.0
CI 099	菠菜（冷冻，叶子，微波烹调）	Spinach，frozen，whole leaf，cooked，microwaved	130.0	2.2	Tr	1.8	24.0	Tr	28.0
CI 100	南瓜（夏天的西葫芦，带皮，不加盐水煮后沥干）	Squash，summer zucchini，includes skin，cooked，boiled，drained，without salt	0.3	0.5	0.7	2.4	5.7	Tr	9.4
CI 101	南瓜（冬天的多种类型，不加盐烘烤）	Squash，winter，all varieties，cooked，baked without salt	0.2	2.1	0.6	2.6	5.3	Tr	11.0
CI 102	红薯（不加盐，带皮烤熟）	Sweet potato，cooked，baked in skin，without salt	35.0	0.9	2.0	2.6	7.7	Tr	13.0
CI 103	番茄酱（罐装，不加盐）	Tomato products，canned，paste，without salt added	0.4	26.0	1.7	4.3	6.2	0.1	39.0
CI 104	番茄汁（罐装）	Tomato products，canned，sauce	0.8	6.5	0.8	1.6	1.0	Tr	9.9
CI 105	番茄（微波烹调）	Tomatoes，red，cooked，microwaved	0.1	4.4	Tr	1.9	1.8	Tr	8.0
CI 106	成熟番茄（生）	Tomatoes，red，ripe，raw，year round average	0.1	4.4	Tr	1.8	0.5	Tr	6.7
	水果类及制品	**Fruits and Fruit Products**							
CI 107	苹果（带皮，生）	Apples，raw，with skin	0.1	0.3	Tr	Tr	3.1	Tr	3.4
CI 108	鳄梨（加利福尼亚）	Avocados，raw，California	0.7	8.6	0.7	2.5	2.2	0.1	14.0
CI 109	香蕉	Bananas，raw	0.1	3.2	5.6	0.5	0.4	Tr	9.8
CI 110	黑莓	Blackberries，raw	0.3	1.8	0.8	Tr	6.0	Tr	8.6
CI 111	蓝莓	Blueberries，raw	0.2	3.0	0.6	0.7	1.8	Tr	6.0
CI 112	哈密瓜	Melons，cantaloupe，raw	0.1	4.1	0.7	1.1	1.6	Tr	7.6
CI 113	油桃	Nectarines，raw	0.2	1.7	1.2	0.6	2.7	Tr	6.2
CI 114	脐橙	Oranges，raw，navel	0.1	4.7	1.1	0.5	2.1	Tr	8.4

常见食物胆碱含量（USDA） Choline content of common foods（USDA）

（mg/100g 可食部）

序号 Number	食物名称 Food name	英文名称 English name	甜菜碱 Betaine	游离胆碱 Free choline	甘油磷酸胆碱 GPC	磷酸胆碱 Pcho	卵磷脂 Ptdcho	神经鞘磷脂 SM	总胆碱 Total choline
Cl 115	桃子	Peaches，raw	0.3	0.8	1.1	0.5	3.7	Tr	6.1
Cl 116	梨	Pears，raw	0.2	2.2	0.2	0.0	2.7	Tr	5.1
Cl 117	覆盆子	Raspberries，raw	0.8	3.1	1.6	0.6	7.0	Tr	12.0
Cl 118	草莓	Strawberries，raw	0.2	0.6	0.9	0.0	4.2	Tr	5.7
Cl 119	酸角蜜（罐装）	Tamarind nectar，canned	0.1	0.3	0.9	0.1	Tr	Tr	1.3
Cl 120	橘子	Tangerines，（mandarin oranges），raw	0.1	5.2	1.0	0.6	3.5	Tr	10.0
Cl 121	西瓜	Watermelon，raw	0.3	3.1	0.0	0.7	0.2	0.1	4.1
Cl 122	黑莓（生，阿拉斯加本土的）	Blackberries，raw（Alaska Native）	0.2	1.4	0.1	0.1	3.2	0.1	4.9
Cl 123	黑莓（野生，阿拉斯加本土的）	Blueberries，wild，raw（Alaska Native）	0.5	2.9	1.4	0.2	6.9	Tr	11.0
Cl 124	香蒲芽	Cattail shoots	1.1	14.0	1.8	6.4	1.1	Tr	24.0
Cl 125	野樱桃（生，有麻点）	Chokecherries，raw，pitted	0.5	6.7	0.1	0.1	4.0	Tr	11.0
Cl 126	芜菁（草原萝卜，生）	Prairie turnips，raw	0.1	4.2	Tr	0.3	0.3	Tr	4.8
Cl 127	仙人掌，（沙漠，生）	Prickly pear，raw	0.3	3.8	0.2	0.2	0.2	Tr	4.3
Cl 128	荨麻	Stinging nettles	21.0	3.3	5.0	3.7	5.4	Tr	17.0
Cl 129	野生李子	Wild plums	0.2	0.6	0.3	0.5	3.8	Tr	5.2
Cl 130	野生覆盆子	Wild raspberries	0.5	2.4	1.4	1.2	4.4	Tr	9.5
Cl 131	野生玫瑰果	Wild rose hips	2.9	4.0	1.8	0.7	5.4	Tr	12.0
Cl 132	菠萝（特甜品种）	Pineapple，raw，extra sweet variety	0.1	4.2	0.0	0.4	0.8	Tr	5.4
Cl 133	菠萝（普通品种）	Pineapple，raw，traditional varieties	0.1	5.1	0.0	0.5	0.1	Tr	5.7
Cl 134	克莱门氏小柑橘	Clementines，raw	0.1	11.0	0.5	0.3	2.1	0.2	14.0
Cl 135	蔓越莓	Cranberries，raw	0.2	1.3	1.0	0.5	2.6	Tr	5.5
Cl 136	枣椰子（蜜枣）	Dates，deglet noor	0.4	6.1	0.0	0.1	0.1	Tr	6.3
Cl 137	枣椰子（medjool，加州）	Dates，medjool	0.4	8.9	0.0	0.0	0.8	0.2	9.9
Cl 138	红葡萄柚（粉红葡萄柚）	Grapefruit，raw，pink and red，all areas	0.2	3.6	1.2	0.3	2.6	Tr	7.5
Cl 139	红提或绿提（欧洲品种）	Grapes，red or green（European type varieties，such as，Thompson seedless），raw	0.1	4.8	0.0	0.6	0.2	Tr	5.6

常见食物胆碱含量（USDA） Choline content of common foods（USDA）

（mg/100g 可食部）

序号 Number	食物名称 Food name	英文名称 English name	甜菜碱 Betaine	游离胆碱 Free choline	甘油磷酸胆碱 GPC	磷酸胆碱 Pcho	卵磷脂 Ptdcho	神经鞘磷脂 SM	总胆碱 Total choline
Cl 140	刺果番荔枝花蜜（罐装）	Guanabana nectar, canned	Tr	0.8	1.2	0.2	0.1	Tr	2.2
Cl 141	番石榴花蜜（罐装）	Guava nectar, canned	0.1	0.5	0.5	Tr	0.1	Tr	1.1
Cl 142	奇异果 [猕猴桃]	Kiwi fruit,(Chinese gooseberries), fresh, raw	0.5	2.6	1.0	0.5	3.6	Tr	7.8
Cl 143	芒果蜜（罐装）	Mango nectar, canned	0.0	1.0	0.3	0.3	0.0	Tr	1.5
Cl 144	西梅干	Plums, dried, (prunes), uncooked	0.4	6.7	0.9	0.0	2.5	Tr	10.0
Cl 145	无核葡萄干	Raisins, seedless	0.3	9.4	0.3	1.1	0.3	Tr	11.0
Cl 146	无花果干	Figs, dried, uncooked	0.8	13.0	0.4	0.1	2.6	Tr	16.0
Cl 147	杏干（硫化）	Apricots, dried, sulfured, uncooked	0.3	7.1	0.8	Tr	6.0	Tr	14.0
Cl 148	桃罐头（浓糖汁，无水）	Peaches, canned in heavy syrup, drained liquid	0.3	0.5	1.0	0.5	0.4	0.2	2.7
Cl 149	桃罐头（浓糖汁，固体）	Peaches, canned, heavy syrup, drained, solids	0.3	0.4	0.9	0.5	1.8	0.2	3.8
Cl 150	梨罐头（浓汁）	Pears, canned, heavy syrup pack, solids and liquids	0.3	0.6	1.1	0.0	0.3	Tr	1.9
Cl 151	橙汁（冷藏，浓缩）	Orange juice, chilled, includes from concentrate	0.2	2.2	1.9	0.4	2.2	Tr	6.6
Cl 152	橙汁（冷冻浓缩，未加甜味剂，未稀释）	Orange juice, frozen concentrate, unsweetened, undiluted	0.5	8.1	4.2	0.6	7.0	Tr	20.0
Cl 153	苹果汁（强化，钙和维 C）	Apple juice, calcium enriched with added vitamin C	0.1	0.7	0.7	Tr	0.4	Tr	1.8
Cl 154	青柠汁	Lime juice, raw	0.2	1.1	0.9	0.7	2.5	Tr	5.1
Cl 155	葡萄汁（罐装或瓶装，无添加蔗糖及维 C）	Grape juice, canned or bottled, unsweetened, without added vitamin C	0.2	3.0	0.0	0.0	0.2	Tr	3.2
	坚果、种子类及制品	**Nuts and Seed Products**							
Cl 156	杏仁	Nuts, almonds	0.5	9.4	1.2	1.9	40.0	Tr	52.0
Cl 157	巴西坚果（干的，未经焯过的）	Nuts, brazil nuts, dried, unblanched	0.4	16.0	1.0	0.3	11.0	Tr	29.0

常见食物胆碱含量（USDA） Choline content of common foods（USDA）

（mg/100g 可食部）

序号 Number	食物名称 Food name	英文名称 English name	甜菜碱 Betaine	游离胆碱 Free choline	甘油磷酸胆碱 GPC	磷酸胆碱 Pcho	卵磷脂 Ptdcho	神经鞘磷脂 SM	总胆碱 Total choline
Cl 158	腰果（油炸，加盐）	Nuts，cashew nuts，oil roasted，with salt added	11.0	20.0	3.3	0.9	37.0	Tr	61.0
Cl 159	椰肉干（加糖，薄片状包装）	Nuts，coconut meat，dried（desiccated），sweetened，flaked，packaged	1.3	9.7	2.8	2.8	4.0	Tr	19.0
Cl 160	椰奶（罐装，椰肉打碎与水制成）	Nuts，coconut milk，canned（liquid expressed from grated meat and water）	Tr	5.1	0.6	0.6	2.2	0.1	8.5
Cl 161	榛子	Nuts，hazelnuts or filberts	0.4	15.0	5.0	0.9	25.0	Tr	46.0
Cl 162	夏威夷果（带盐干烤）	Nuts，macadamia nuts，dry roasted，with salt added	0.3	11.0	1.8	1.1	30.0	Tr	45.0
Cl 163	美洲山核桃	Nuts，pecans	0.7	9.7	6.1	1.3	23.0	Tr	41.0
Cl 164	松子（干）	Nuts，pine nuts，dried	0.4	8.4	0.7	2.1	45.0	Tr	56.0
Cl 165	开心果（带盐干烤）	Nuts，pistachio nuts，dry roasted，with salt added	0.8	11.0	1.7	8.5	51.0	Tr	71.0
Cl 166	黑胡桃（干）	Nuts，walnuts，black，dried	0.6	8.3	7.4	0.6	16.0	Tr	32.0
Cl 167	核桃（英国）	Nuts，walnuts，English	0.3	7.3	10.0	0.8	21.0	Tr	39.0
Cl 168	亚麻子	Seeds，flaxseed	3.1	39.0	3.1	0.6	36.0	Tr	79.0
Cl 169	洋车前子壳粉（膳食纤维补充剂）	Seeds，psyllium seed，husk powder（dietary fiber supplement）	2.9	5.2	0.9	0.0	2.5	Tr	8.6
Cl 170	南瓜子仁（带盐烤制）	Seeds，pumpkin and squash seed kernels，roasted，with salt added	1.5	40.0	0.9	2.3	20.0	0.7	63.0
Cl 171	南瓜子（带盐烤制）	Seeds，pumpkin and squash seeds，whole，roasted，with salt added	0.3	13.0	3.6	3.8	18.0	0.4	39.0
Cl 172	芝麻子仁（干）	Seeds，sesame seed kernels，dried（decorticated）	0.7	9.6	3.1	2.8	10.0	Tr	26.0
Cl 173	葵花子仁（干）	Seeds，sunflower seed kernels，dried	35.0	18.0	5.6	1.3	29.0	0.7	55.0

注：序号“Cl”为 choline

Notes

表六 食物中植物化学物含量

Table 6 Special Interest Databases on Phytochemicals

Notes

食物中植物化学物

除了营养素外，植物含有各种化学物质，植物化学物是植物通过初级或次级代谢而产生。它们通常在植物宿主中具有生物活性，并在植物生长或抵御环境竞争、病原体或虫害的过程中发挥作用。

基于植物化学物（phytochemical）对人体的健康影响的研究日益增多，目前认为植物化学物主要类别分为：多酚类、萜类、类黄酮类、胡萝卜素、生物碱及含氮含硫类物质等。

植物化学物领域的挑战包括准确的测量分离特定的化合物、确定其结构，以及阐明其与人体健康的关系。无论如何，关于食物的含量的研究是基础工作的第一步。近年来在国家科技项目、自然科学基金项目的支持下，我们初步总结了本实验室和国内外相关学者的研究并汇集在此，供读者参考。

表 6-1　部分食物中植物甾醇含量

研究来源于本实验室国家“十一五”科技项目、国家自然科学基金项目等。分析方法为 HPLC 方法，包括了 β - 谷甾醇、菜油甾醇、豆甾醇、β - 谷甾烷醇、菜油甾烷醇、菜子甾醇 6 个指标，数据包括了谷类及制品、豆类及制品、蔬菜类、水果类、植物油五类食物的 77 种食物。

表 6-2　部分食物中胡萝卜素含量

研究来源于本实验室国家“十一五”“十二五”科技项目、国家自然科学基金项目等。分别在北京、广西、河北、浙江、湖南、河南、新疆、甘肃、宁夏等地进行植物性食物样品采集，采用色谱方法，完成了居民高消费食物胡萝卜素含量的再测定。数据共包括了谷类、薯类、蔬菜类等食物的 72 种食物的含量，α - 胡萝卜素、β - 胡萝卜素、总胡萝卜素、视黄醇当量 RE、视黄醇活性当量 RAE 5 个指标，数据 RE 和 RAE 的计算公式与本书“表一能量和食物一般营养成分”的一致（见使用说明）。

表 6-3　常见食物中叶黄素和玉米黄素含量（USDA）

叶黄素（lutein），广泛存在于植物当中，又称植物黄体素，是构成植物黄色素的主要组成成分。叶黄素也是一类胡萝卜素，一般在绿叶的蔬菜中可以找得到。自然界中，叶黄素常常与玉米黄素或玉米黄质（zeaxanthin，3，3'- 二羟基 - β - 胡萝卜素）共同存在，是构成玉米、蔬菜、水果、花卉等植物色素的主要组分。玉米黄素属于异戊二烯类，也是一种含氧的类胡萝卜素（xanthophyll），与叶黄素（luein）属同分异构体，广泛存在于绿色叶类蔬菜、花卉、水果、枸杞和黄玉米中。在自然界中常常与叶黄素、β - 胡萝卜素、隐黄质等共存，组成类胡萝卜素混合物。该数据借用美国农业部的食物成分数据库（USDA）数据，从中选择部分食物，包括蔬菜类及制品、谷类及制品、即食谷物类、水果类及制品、调味品类、坚果类、蛋类及制品共七类食物的 263 种食物。

表 6-4　常见食物中植物化学物含量

研究来源于凌文华、郭长江、糜漫天团队实验室，在国家“十一五”科技项目的支持下，分析测定了槲皮素、大豆异黄酮、花色素、白藜芦醇的含量。项目组分别在春夏和秋冬两个季节里，采集我国 4 个地区的食物样本（广州、重庆、武汉和天津），每个地方采集的样本为当地生产以及部分市售的食品。分别采样然后混合。水果和蔬菜类食品通过匀浆和冷冻干燥制备成冻干粉，谷物、豆类、坚果等直接打粉备用。采用 HPLC 的方法分别检测植物化学物的含量。水果和蔬菜类样本检测的数据结合水含量最终换算为 mg/100g 鲜重；谷物、豆类、坚果等计算单位为 mg/100g 干重。包括谷类、薯类、干豆类、蔬菜类、菌藻类、水果类、坚果种子类共计七类食物的346种食物。分析指标包括类黄酮（槲皮素、杨梅黄酮、玉米黄酮、坎二菲醇和芹菜配基）、大黄豆异黄酮（黄豆甙元、黄豆黄素和染料木黄铜）、花青素（常见的三种飞燕草素、矢车菊素和芍药素）、白藜芦醇（白藜芦醇和白藜芦醇苷）。

表 6-5　部分食物中大豆异黄酮含量（USDA）

异黄酮在自然界中的分布只多见于豆科植物中，如大豆、红豆、绿豆、芸豆、小白豆等。其中异黄酮含量最高的是大豆，大豆中异黄酮含量为0.04% ~ 0.15%。大豆异黄酮是大豆生长中形成的一类次生代谢产物，是生物黄酮中的一种，也是一种植物雌激素。

表6-5数据来源于美国农业部食物成分数据库（USDA）2015年更新版，挑选了3类食物，豆类及制品、婴幼儿早餐谷物类和其他，以及提取物和原料类共计109个食物。分析指标包括黄豆苷元、黄豆黄素（6-甲氧基大豆素）、染料木黄酮及总计4个指标。这些数据以产品为主，是表6-4的良好补充。

参考文献

1. 李桂兰，凌文华，郎静，等. 我国常见蔬菜和水果中花色素含量. 营养学报，2010，32（6）：592-597.
2. 郭长江，徐静，韦京豫，等. 我国常见蔬菜类黄酮物质的含量. 营养学报，2009，31（2）：185-190.
3. 刘阳，韦京豫，蒲玲玲，等. 不同季节蔬菜中类黄酮物质含量的差异. 营养学报，2010，32（6）：587-591.
4. 郭长江，徐静，韦京豫，等. 我国常见水果类黄酮物质的含量. 营养学报，2008，30（2）：130-135.
5. 彭晓琳，徐建，郝丽萍，等. 不同地区蔬果中白藜芦醇及白藜芦醇苷含量分析. 营养学报，2012，34（5）：501-503，506.
6. 韩军花，冯妹元，王国栋，等. 常见谷类、豆类食物中植物甾醇含量分析. 营养学报，2006，28（5）：375-378.
7. 韩军花，杨月欣，冯妹元，等. 中国常见植物食物中植物甾醇的含量和居民摄入量初估. 卫生研究，2007，36：301-305.
8. 胡叶梅，韩军花，王素芳，等. 中药降血脂类有效成分--植物甾醇的含量及分布研究. 卫生研究，2011，40（03）：388-390.
9. 冯妹元，韩军花，刘成梅，等. 常见精练油中植物甾醇测定方法的建立及含量分析. 中国食品卫生杂志，2006，18（3）：197-201.
10. USDA Database for the Choline Content of Common Foods，https://www.ars.usda.gov/northeast-area/beltsville-md/beltsville-human-nutrition-research-center/nutrient-data-laboratory/docs/usda-database-for-the-choline.
11. USDA Database for the Isoflavone Content of Selected Foods https://www.ars.usda.gov/northeast-area/beltsville-md/beltsville-human-nutrition-research-center/nutrient-data-laboratory/docs/usda-special-interest-database
12. 杨月欣，王光亚，潘兴昌. 中国食物成分表（2009，第一册）. 北京：北京大学医学出版社，2009.
13. 杨月欣. 中国食物成分表（2004，第二册）. 北京：北京大学医学出版社，2005.
14. 曹梦锦，张雪松，王晓婧，等. 蔬菜中胡萝卜素测定方法的改良. 卫生研究，2016，45（3）：477-482.

表 6-1　部分食物中植物甾醇含量

Table 6-1　Phytosterol Content of Selected Foods

（mg/100g 可食部）

序号 Number	食物名称 Food name	β- 谷甾醇 Cereal sterol	菜油甾醇 Camellia sterol	豆甾醇 Sterol	β- 谷甾烷醇 Cereal steranol	菜油甾烷醇 Rapesanol	菜子甾醇 Rapeseed steranol	总含量 Total
	谷类及制品							
Ps 001	全麦粉	48.08	13.46	1.81	14.66	7.49	Tr	85.49
Ps 002	标准粉	38.00	9.55	1.49	10.33	5.50	Tr	64.07
Ps 003	富强粉	29.36	6.24	0.96	10.85	4.80	Tr	52.21
Ps 004	饺子粉	28.90	5.45	1.65	8.60	4.22	Tr	48.75
Ps 005	小站稻	9.32	2.49	2.37	1.60	Tr	Tr	15.78
Ps 006	糯米	5.21	2.01	1.35	3.94	1.40	Tr	13.90
Ps 007	香米	5.47	1.82	2.35	1.84	0.69	Tr	12.16
Ps 008	大米	6.65	2.52	1.32	1.63	0.32	Tr	12.28
	豆类及制品							
Ps 009	黄豆	64.98	25.55	17.18	5.15	1.11	Tr	114.54
Ps 010	青豆	56.36	14.64	9.48	4.61	1.02	Tr	86.12
Ps 011	黑豆	53.40	13.06	10.34	6.00	1.04	Tr	83.84
Ps 012	绿豆	38.92	7.03	2.55	10.93	4.64	Tr	64.07
Ps 013	花江豆	16.37	7.14	7.62	4.46	Tr	Tr	35.61
Ps 014	大白芸豆	21.93	3.33	3.80	3.95	Tr	Tr	33.01
Ps 015	赤小豆	9.36	4.92	3.74	5.81	Tr	Tr	23.56
Ps 016	花芸豆	13.29	4.46	2.48	2.32	Tr	Tr	22.66
Ps 017	豆腐丝	50.99	19.63	14.66	Tr	1.16	Tr	86.40
Ps 018	豆奶粉	26.81	8.91	5.98	4.84	2.08	Tr	48.62
Ps 019	南豆腐	21.53	8.85	5.43	1.42	Tr	Tr	37.24
Ps 020	北豆腐	15.17	5.97	4.30	2.72	1.08	Tr	29.23
Ps 021	豆浆	4.08	1.76	1.24	Tr	Tr	Tr	7.08
	蔬菜类							
Ps 022	豌豆	55.20	7.45	5.33	4.72	Tr	Tr	72.70
Ps 023	油麦菜	16.68	3.31	7.91	3.09	0.16	Tr	31.15
Ps 024	小油菜	8.48	1.41	Tr	0.26	Tr	Tr	10.15
Ps 025	娃娃菜	12.16	0.26	2.50	0.15	Tr	Tr	15.07
Ps 026	圆生菜	10.45	1.29	4.31	1.34	Tr	Tr	17.39
Ps 027	圆白菜	11.61	2.01	10.37	Tr	Tr	Tr	13.62
Ps 028	菠菜	5.37	0.78	2.90	0.76	0.71	Tr	10.51

部分食物中植物甾醇含量
Phytosterol content of selected foods

(mg/100g 可食部)

序号 Number	食物名称 Food name	β-谷甾醇 Cereal sterol	菜油甾醇 Camellia sterol	豆甾醇 Sterol	β-谷甾烷醇 Cereal steranol	菜油甾烷醇 Rapesanol	菜子甾醇 Rapeseed steranol	总含量 Total
Ps 029	韭菜	11.92	0.60	Tr	0.53	Tr	Tr	13.05
Ps 030	大白菜	9.65	0.54	2.10	0.50	Tr	Tr	12.52
Ps 031	胡萝卜	13.97	1.94	2.99	0.23	0.16	Tr	19.29
Ps 032	香菜	9.26	1.14	7.94	0.36	Tr	Tr	18.70
Ps 033	荷兰豆	14.02	1.44	2.00	0.26	Tr	Tr	17.73
Ps 034	豆角	8.60	1.39	3.88	0.72	Tr	Tr	14.59
Ps 035	豇豆	19.40	3.76	6.05	0.56	Tr	Tr	29.77
Ps 036	黄豆芽	7.52	1.82	5.44	0.48	Tr	Tr	15.26
Ps 037	菜花	40.79	0.88	1.12	Tr	Tr	Tr	42.79
Ps 038	西兰花	34.48	5.31	0.74	0.44	Tr	Tr	40.96
Ps 039	芹菜	8.87	0.50	4.20	0.47	0.08	Tr	14.11
Ps 040	藕	8.45	0.84	0.37	0.56	Tr	Tr	10.23
Ps 041	西红柿	2.94	0.62	1.88	0.73	Tr	Tr	6.17
Ps 042	黄瓜	3.75	0.17	2.90	0.28	0.11	Tr	7.20
Ps 043	西葫芦	7.31	0.42	8.40	0.41	0.17	Tr	16.69
Ps 044	白萝卜	4.28	1.36	0.09	Tr	0.05	Tr	5.77
Ps 045	圆青椒	2.11	1.07	Tr	Tr	Tr	Tr	3.18
Ps 046	茄子	2.01	0.23	0.65	0.14	Tr	Tr	3.03
Ps 047	冬瓜	0.83	0.13	0.24	-	Tr	Tr	1.20
Ps 048	长青辣椒	8.08	2.75	0.82	1.12	0.36	Tr	13.13
Ps 049	洋葱	6.58	0.44	1.33	0.25	Tr	Tr	8.60
Ps 050	姜	9.88	1.38	1.48	1.95	0.25	Tr	14.94
Ps 051	蒜薹	10.55	1.33	0.60	Tr	Tr	Tr	12.48
Ps 052	大蒜	8.71	1.99	0.46	Tr	Tr	Tr	11.15
Ps 053	大葱	16.19	5.14	Tr	0.74	Tr	Tr	22.07
	水果类							
Ps 054	脐橙	27.02	3.50	1.62	0.50	Tr	Tr	32.63
Ps 055	橙子	19.64	2.84	1.28	0.53	Tr	Tr	24.30
Ps 056	橘子	21.14	2.49	1.36	0.54	Tr	Tr	25.53
Ps 057	芒果	19.43	2.73	1.47	0.81	Tr	Tr	24.44
Ps 058	贡梨(新疆)	17.26	0.31	0.19	0.15	Tr	Tr	17.91
Ps 059	香梨(新疆)	15.64	0.18	0.42	0.22	Tr	Tr	16.45
Ps 060	鸭梨	11.34	0.24	0.20	0.94	Tr	Tr	12.73
Ps 061	雪花梨	7.99	0.21	0.26	0.18	Tr	Tr	8.63
Ps 062	猕猴桃	13.40	1.11	1.95	1.00	Tr	Tr	17.47

部分食物中植物甾醇含量
Phytosterol content of selected foods

(mg/100g 可食部)

序号 Number	食物名称 Food name	β-谷甾醇 Cereal sterol	菜油甾醇 Camellia sterol	豆甾醇 Sterol	β-谷甾烷醇 Cereal steranol	菜油甾烷醇 Rapesanol	菜子甾醇 Rapeseed steranol	总含量 Total
Ps 063	木瓜	8.63	5.35	2.87	Tr	Tr	Tr	16.86
Ps 064	菠萝	12.04	3.96	0.22	0.44	Tr	Tr	16.66
Ps 065	葡萄	12.32	1.21	0.21	1.09	Tr	Tr	14.83
Ps 066	圣女果	7.97	1.42	3.42	1.56	Tr	Tr	14.37
Ps 067	桃	11.56	0.46	1.64	Tr	Tr	Tr	13.66
	植物油							
Ps 068	花生油	175.44	37.12	23.83	23.30	Tr	Tr	259.70
Ps 069	大豆油	180.90	60.72	58.34	15.92	1.82	Tr	317.12
Ps 070	菜籽油	341.50	155.01	8.04	11.36	3.69	53.02	570.16
Ps 071	芝麻油	370.57	109.74	42.36	65.82	Tr	Tr	588.48
Ps 072	橄榄油	216.36	10.58	4.07	39.10	Tr	Tr	270.10
Ps 073	胡麻油	237.50	112.06	53.53	29.59	Tr	9.33	441.83
Ps 074	葵花子油	268.00	53.51	31.81	18.95	Tr	Tr	372.26
Ps 075	红花籽油	168.34	50.00	25.43	23.29	3.39	Tr	270.45
Ps 076	油茶籽油	52.06	21.52	14.14	30.20	Tr	Tr	87.72
Ps 077	茶油	38.72	13.04	11.91	116.97	Tr	Tr	180.63

注：序号“Ps”为 phytosterol

表 6-2　部分食物中胡萝卜素含量

Table 6-2　Carotene Content of Selected Foods

（μg/100g 可食部）

序号 Number	食物名称 Food name	α - 胡萝卜素 α - Carotene	β - 胡萝卜素 β - carotent	总胡萝卜素 Total carotnee	视黄醇当量 μgRE	视黄醇活性当量 μgRAE
	谷类					
C 001	大米	Tr	Tr	Tr	Tr	Tr
C 002	红米	Tr	Tr	Tr	Tr	Tr
C 003	小麦	Tr	Tr	Tr	Tr	Tr
C 004	玉米（老玉米）	20.2	63.7	83.9	12.3	6.2
C 005	玉米（白玉米）	Tr	Tr	Tr	Tr	Tr
C 006	玉米（珍珠玉米）	Tr	Tr	Tr	Tr	Tr
C 007	玉米（甜玉米）	3.1	9.0	12.1	1.8	0.9
C 008	玉米（粘玉米）	Tr	2.9	2.9	0.5	0.2
C 009	小米	Tr	37.2	37.2	6.2	3.1
C 010	糜子	24.7	14.6	39.3	4.5	2.2
	薯类					
C 011	土豆	Tr	Tr	Tr	Tr	Tr
C 012	红薯	54.8	1006.0	1061.0	172.0	86.1
C 013	紫薯	16.4	13.0	29.4	3.5	1.8
	蔬菜类　叶、茎菜类					
C 014	油麦菜	34.5	1634.0	1669.0	275.0	137.5
C 015	生菜	38.5	907.0	946.0	154.0	77.0
C 016	小白菜	53.0	889.0	942.0	153.0	76.5
C 017	大白菜	135.0	4.2	139.0	11.9	6.0
C 018	圆白菜	1.9	24.2	26.1	4.2	2.1
C 019	菠菜（北京）	29.7	5364.0	5394.0	896.0	448.0
C 020	菠菜（河南）	84.5	3277.0	3362.0	553.0	276.5
C 021	芥蓝	46.3	1034.0	1080.0	176.0	88.0
C 022	油菜	15.7	515.0	531.0	87.1	43.6
C 023	油菜（菜心）	100.0	988.0	1088.0	173.0	86.5
C 024	苋菜（红）	1302.0	2629.0	3931.0	547.0	273.5
C 025	苋菜（绿）	9.6	1127.0	1137.0	189.0	94.5
C 026	木耳菜	182.0	1824.0	2006.0	319.0	159.5
C 027	香菜	45.2	1967.0	2012.0	332.0	166.0

部分食物中胡萝卜素含量
Carotene content of selected foods

(μg/100g 可食部)

序号 Number	食物名称 Food name	α-胡萝卜素 α-Carotene	β-胡萝卜素 β-carotent	总胡萝卜素 Total carotnee	视黄醇当量 μgRE	视黄醇活性当量 μgRAE
C 028	茴香	38.5	1632.0	1671.0	275.0	137.5
C 029	紫甘蓝	Tr	Tr	Tr	Tr	Tr
C 030	西兰花	Tr	30.3	30.3	5.1	2.5
C 031	菜花	6.0	21.2	27.2	4.0	2.0
C 032	苦菊	14.5	510.0	525.0	86.2	43.1
C 033	茼蒿	228.0	1676.0	1904.0	298.0	149.0
C 034	莴笋	Tr	5.5	5.5	0.9	0.5
C 035	莴笋叶	41.1	2096.0	2137.0	353.0	176.5
C 036	香芹叶	280.0	1531.0	1811.0	279.0	139.5
C 037	香芹茎	Tr	26.9	26.9	4.5	2.2
C 038	芹菜茎	Tr	41.7	41.7	7.0	3.5
C 039	芹菜叶	50.7	1723.0	1774.0	291.0	145.5
C 040	菊花菜（乌塌菜）	100.0	2937.0	3037.0	498.0	249.0
C 041	穿心莲	137.0	1347.0	1484.0	236.0	118.0
C 042	快菜	21.3	548.0	569.0	93.1	46.6
C 043	芡实杆	Tr	4.7	4.7	0.8	0.4
C 044	萝卜缨	42.2	2363.0	2405.0	397.0	198.5
C 045	芋蒿根	8.7	312.0	321.0	52.7	26.4
C 046	地瓜秧	4.1	73.2	77.3	12.5	6.3
C 047	山药	Tr	Tr	Tr	Tr	Tr
C 048	藕	Tr	3.0	3.0	0.5	0.2
	根及块茎类					
C 049	胡萝卜	2321.0	2653.0	4974.0	636.0	318.0
C 050	胡萝卜（新疆）	2379.0	5739.0	8118.0	1155.0	577.5
C 051	黄胡萝卜	39.6	55.3	94.9	12.5	6.3
C 052	樱桃萝卜	Tr	2.4	2.4	0.4	0.2
C 053	白萝卜	Tr	Tr	Tr	Tr	Tr
C 054	苤蓝（切莲）	Tr	1.8	1.8	0.3	0.2
	茄果瓜类					
C 055	西红柿	Tr	423.0	423.0	70.5	35.3
C 066	圣女果	Tr	802.0	802.0	134.0	67.0
C 057	彩椒（绿）	6.7	127.0	134.0	21.7	10.9
C 058	彩椒（黄）	69.0	127.0	196.0	26.9	13.5
C 059	彩椒（红）	12.7	354.0	367.0	60.1	30.1

部分食物中胡萝卜素含量
Carotene content of selected foods

(μg/100g 可食部)

序号 Number	食物名称 Food name	α - 胡萝卜素 α - Carotene	β - 胡萝卜素 β - carotent	总胡萝卜素 Total carotnee	视黄醇当量 μgRE	视黄醇活性当量 μgRAE
C 060	茄子（圆，紫）	3.4	12.9	16.3	2.4	1.2
C 061	茄子（长，紫）	Tr	25.1	25.1	4.2	2.1
C 062	茄子（长，绿）	Tr	75.9	75.9	12.7	6.4
C 063	西葫芦	Tr	55.1	55.1	9.2	4.6
C 064	黄瓜	2.2	55.3	57.5	9.4	4.7
C 065	南瓜	31.8	969.0	1001.0	164.0	82.0
	鲜豆类					
C 066	豇豆	27.8	182.0	210.0	32.7	16.4
C 067	架豆（豆角）	23.5	103.0	127.0	19.2	9.6
C 068	扁豆	20.7	94.0	115.0	17.4	8.7
	葱蒜类					
C 069	韭菜	51.3	1917.0	1968.0	324.0	162.0
C 070	蒜薹	14.8	414.0	429.0	70.2	35.1
C 071	香葱	25.2	1099.0	1124.0	185.0	92.5
C 072	大葱	Tr	10.8	10.8	1.8	0.9

注：① μgRE 和 μgRAE 分别根据 α-、β- 胡萝卜素结果计算而来；
②序号“C”为 carotene

表 6-3 常见食物中叶黄素和玉米黄素含量（USDA）
Table 6-3 Lutein & Zeaxanthin Content of Common Foods（USDA）

（μg/100g 可食部）

序号 Number	食物名称 Food name	食物英文名称 English name	叶黄素＋玉米黄素 Lutein + Zeaxanthin
	蔬菜类及制品	**Vegetables and vegetable products**	
LZ 001	洋蓟（不加盐煮熟，沥干水分）	Artichokes，(globe or french)，boiled，drained，without salt	464.29
LZ 002	芦笋（煮熟，沥干水分）	Asparagus，cooked，boiled，drained	771.67
LZ 003	芦笋（罐装，沥干水分）	Asparagus，canned，drained solids	630.56
LZ 004	芦笋（冷冻，不加盐煮熟，沥干水分）	Asparagus，frozen，cooked，boiled，drained，without salt	617.78
LZ 005	食荚菜豆（绿色，不加盐煮熟，沥干水分）	Beans，snap，green，cooked，boiled，drained，without salt	708.80
LZ 006	食荚菜豆（绿色，罐装，常规包装，沥干水分）	Beans，snap，green，canned，regular pack，drained solids	451.85
LZ 007	食荚菜豆（绿色，冷冻，不加盐煮熟，沥干水分）	Beans，snap，green，frozen，cooked，boiled，drained without salt	563.70
LZ 008	甜菜叶（不加盐煮熟，沥干水分）	Beet greens，cooked，boiled，drained，without salt	1818.75
LZ 009	西兰花（生）	Broccoli，raw	1403.41
LZ 010	西兰花（不加盐煮熟，沥干水分）	Broccoli，cooked，boiled，drained，without salt	1080.13
LZ 011	西兰花（冷冻，切碎，不加盐煮熟，沥干水分）	Broccoli，frozen，chopped，cooked，boiled，drained，without salt	1095.11
LZ 012	小圆白菜（不加盐煮熟，沥干水分）	Brussels sprouts，cooked，boiled，drained，without salt	1289.74
LZ 013	小圆白菜（冷冻，不加盐煮熟，沥干水分）	Brussels sprouts，frozen，cooked，boiled，drained，without salt	1541.29
LZ 014	卷心菜（生）	Cabbage，raw	30.00
LZ 015	卷心菜（不加盐煮熟，沥干水分）	Cabbage，cooked，boiled，drained，without salt	27.33
LZ 016	紫包菜（生）	Cabbage，red，raw	328.57
LZ 017	皱叶包菜（生）	Cabbage，savoy，raw	77.14
LZ 018	大白菜（不加盐煮熟，沥干水分）	Cabbage，Chinese (pak-choi)，cooked，boiled，drained，without salt	38.24
LZ 019	小胡萝卜（生）	Carrots，baby，raw	360.00
LZ 020	胡萝卜（生）	Carrots，raw	256.36
LZ 021	胡萝卜（不加盐煮熟，沥干水分）	Carrots，cooked，boiled，drained，without salt	687.18

常见食物中叶黄素和玉米黄素含量（USDA）
Lutein & zeaxanthin content of common foods（USDA）

（μg/100g 可食部）

序号 Number	食物名称 Food name	食物英文名称 English name	叶黄素＋玉米黄素 Lutein + Zeaxanthin
LZ 022	胡萝卜（冷冻，不加盐煮熟，沥干水分）	Carrots，frozen，cooked，boiled，drained，without salt	676.03
LZ 023	菜花（不加盐煮熟，沥干）	Cauliflower，cooked，boiled，drained，without salt	29.03
LZ 024	菜花（冷冻，不加盐煮熟，沥干）	Cauliflower，frozen，cooked，boiled，drained，without salt	23.89
LZ 025	芹菜（生）	Celery，raw	283.33
LZ 026	芹菜（不加盐煮熟，沥干水分）	Celery，cooked，boiled，drained，without salt	329.33
LZ 027	韭黄（生）	Chives，raw	333.33
LZ 028	羽衣甘蓝叶（不加盐煮熟，沥干水分）	Collards，cooked，boiled，drained，without salt	7694.21
LZ 029	羽衣甘蓝叶（冷冻，切碎，不加盐煮熟，沥干水分）	Collards，frozen，chopped，cooked，boiled，drained，without salt	10898.24
LZ 030	黄色甜玉米（罐装，奶油风味，常规包装）	Corn，sweet，yellow，canned，cream style，regular pack	948.83
LZ 031	黄色甜玉米（罐装，真空包装）	Corn，sweet，yellow，canned，vacuum pack，regular pack	1045.24
LZ 032	黄瓜（带皮，生）	Cucumber，with peel，raw	22.92
LZ 033	黄瓜（去皮的，生）	Cucumber，peeled，raw	16.07
LZ 034	蒲公英嫩叶（不加盐煮熟，沥干水分）	Dandelion greens，cooked，boiled，drained，without salt	9158.10
LZ 035	大蒜（生）	Garlic，raw	0.00
LZ 036	甘蓝（不加盐煮熟，沥干水分）	Kale，cooked，boiled，drained，without salt	18246.15
LZ 037	甘蓝（冷冻，不加盐煮熟，沥干水分）	Kale，frozen，cooked，boiled，drained，without salt	19696.92
LZ 038	青蒜（球茎和叶子以下部分，不加盐煮熟，沥干水分）	Leeks，(bulb and lower leaf-portion)，cooked，boiled，drained，without salt	925.00
LZ 039	莴苣和比布莴苣（生）	Lettuce，butterhead (includes boston and bibb types)，raw	1226.67
LZ 040	长叶莴苣（生）	Lettuce，cos or romaine，raw	2310.00
LZ 041	冰山莴苣和皱叶莴苣（生）	Lettuce，iceberg (includes crisphead types)，raw	275.00
LZ 042	绿叶莴苣（生）	Lettuce，green leaf，raw	1730.00
LZ 043	芥菜（不加盐煮熟，沥干水分）	Mustard greens，cooked，boiled，drained，without salt	5962.14
LZ 044	秋葵（不加盐煮熟，沥干水分）	Okra，cooked，boiled，drained，without salt	390.00
LZ 045	秋葵（冷冻，不加盐煮熟，沥干水分）	Okra，frozen，cooked，boiled，drained，without salt	420.11

常见食物中叶黄素和玉米黄素含量（USDA）
Lutein & zeaxanthin content of common foods（USDA）

（μg/100g 可食部）

序号 Number	食物名称 Food name	食物英文名称 English name	叶黄素＋玉米黄素 Lutein + Zeaxanthin
LZ 046	洋葱（生）	Onions，raw	3.75
LZ 047	洋葱（不加盐煮熟，沥干水分）	Onions，cooked，boiled，drained，without salt	3.81
LZ 048	脱水洋葱片	Onions，dehydrated flakes	40.00
LZ 049	小洋葱（生）	Onions，spring or scallions（includes tops and bulb），raw	1137.00
LZ 050	新鲜欧芹	Parsley，fresh	5560.00
LZ 051	食荚豌豆（不加盐煮熟，沥干水分）	Peas，edible-podded，boiled，drained，without salt	701.88
LZ 052	食荚豌豆（冷冻，不加盐煮熟，沥干水分）	Peas，edible-podded，frozen，cooked，boiled，drained，without salt	893.13
LZ 053	绿豌豆（罐装，沥干水分，未备好的）	Peas，green（includes baby and lesuer types），canned，drained solids，unprepared	1350.00
LZ 054	绿豌豆（冷冻，不加盐煮熟，沥干水分）	Peas，green，frozen，cooked，boiled，drained，without salt	2400.00
LZ 055	青椒（生）	Peppers，sweet，green，raw	340.94
LZ 056	青椒（不加盐煮熟，沥干水分）	Peppers，sweet，green，cooked，boiled，drained，without salt	430.88
LZ 057	烤土豆（带皮，不加盐）	Potatoes，baked，skin，without salt	29.31
LZ 058	带皮土豆（不加盐煮熟）	Potatoes，boiled，cooked in skin，flesh，without salt	8.82
LZ 059	去皮土豆（不加盐煮熟）	Potatoes，boiled，cooked without skin，flesh，without salt	8.89
LZ 060	土豆泥（家庭制法，加入全脂奶和人造奶油）	Potatoes，mashed，home-prepared，whole milk and margarine added	7.14
LZ 061	脱水土豆泥（由土豆切薄片，加全脂牛奶和黄油制成）	Potatoes，mashed，dehydrated，prepared from flakes without milk，whole milk and butter added	3.81
LZ 062	土豆泡芙（冷冻，微波加热）	Potato puffs，frozen，oven-heated	16.46
LZ 063	南瓜（不加盐煮熟，沥干水分）	Pumpkin，cooked，boiled，drained，without salt	1013.88
LZ 064	小萝卜（生）	Radishes，raw	0.00
LZ 065	菠菜（生）	Spinach，raw	12196.67
LZ 066	菠菜（不加盐煮熟，沥干水分）	Spinach，cooked，boiled，drained，without salt	11307.78
LZ 067	菠菜（罐装，沥干水分）	Spinach，canned，regular pack，drained solids	10575.23
LZ 068	菠菜（冷冻，切碎或叶子，不加盐煮熟，沥干水分）	Spinach，frozen，chopped or leaf，cooked，boiled，drained，without salt	15690.00

常见食物中叶黄素和玉米黄素含量（USDA）
Lutein & zeaxanthin content of common foods（USDA）

（μg/100g 可食部）

序号 Number	食物名称 Food name	食物英文名称 English name	叶黄素＋玉米黄素 Lutein + Zeaxanthin
LZ 069	番茄（红色，成熟的）	Tomatoes，red，ripe，raw，year round average	122.78
LZ 070	番茄（红色，成熟的，罐装，配以番茄汁包装）	Tomatoes，red，ripe，canned，packed in tomato juice	85.83
LZ 071	成熟的番茄（罐装，炖熟）	Tomatoes，red，ripe，canned，stewed	125.88
LZ 072	番茄汁（罐装，加盐）	Tomato juice，canned，with salt added	60.08
LZ 073	罐装番茄酱	Tomato products，canned，sauce	22.86
LZ 074	萝卜叶（不加盐煮熟，沥干水分）	Turnip greens，cooked，boiled，drained，without salt	8440.28
LZ 075	萝卜叶（冷冻，不加盐煮熟，沥干水分）	Turnip greens，frozen，cooked，boiled，drained，without salt	11915.24
LZ 076	蔬菜汁鸡尾酒（罐装）	Vegetable juice cocktail，canned	80.17
LZ 077	蔬菜什锦（罐装，沥干水分）	Vegetables，mixed，canned，drained solids	493.25
LZ 078	蔬菜什锦（冷冻，不加盐煮熟，沥干水分）	Vegetables，mixed，frozen，cooked，boiled，drained，without salt	636.81
LZ 079	南瓜（夏天各种品种，南瓜属，生）	Squash，summer，all varieties，raw	2124.78
LZ 080	南瓜（夏天各种品种，不加盐煮熟，沥干水分）	Squash，summer，all varieties，cooked，boiled，drained，without salt	2248.89
LZ 081	南瓜（冬天各种品种，不加盐烘焙）	Squash，winter，all varieties，cooked，baked，without salt	1020.00
LZ 082	胡萝卜汁（罐装）	Carrot juice，canned	333.05
LZ 083	土豆泥（家庭制法，加入全脂奶）	Potatoes，mashed，home-prepared，whole milk added	8.10
LZ 084	焗菠菜蛋奶酥（类似 菠菜鸡蛋奶酪糕）	Spinach souffle	3249.26
LZ 085	绿辣椒（生）	Peppers，hot chili，green，raw	724.44
LZ 086	薯仔饼	Potato pancakes	86.84
LZ 087	烤土豆（带皮，不加盐）	Potato，baked，flesh and skin，without salt	30.20
LZ 088	洋葱（生）	Shallots，raw	10.00
LZ 089	食荚菜豆（黄色，不加盐煮熟，沥干水分）	Beans，snap，yellow，cooked，boiled，drained，without salt	708.80
LZ 090	食荚菜豆（黄色，冷冻，不加盐煮熟，沥干水分）	Beans，snap，yellow，frozen，cooked，boiled，drained，without salt	563.70
LZ 091	食荚菜豆（黄色，罐装，常规包装，沥干水分）	Beans，snap，yellow，canned，regular pack，drained solids	440.74
LZ 092	红辣椒（生）	Peppers，hot chili，red，raw	708.89
LZ 093	红甜椒（生）	Peppers，sweet，red，raw	51.01
LZ 094	红甜椒（不加盐煮熟，沥干水分）	Peppers，sweet，red，cooked，boiled，drained，without salt	47.06

常见食物中叶黄素和玉米黄素含量（USDA）
Lutein & zeaxanthin content of common foods（USDA）

（μg/100g 可食部）

序号 Number	食物名称 Food name	食物英文名称 English name	叶黄素＋玉米黄素 Lutein＋Zeaxanthin
LZ 095	白色甜玉米（不加盐煮熟，沥干水分）	Corn，sweet，white，cooked，boiled，drained，without salt	42.86
LZ 096	绿茄果（生）	Tomatillos，raw	467.65
LZ 097	番茄（晒干）	Tomatoes，sun-dried	1400.00
	谷类及制品	**Cereals and cereal products**	
LZ 098	珍珠麦（生）	Barley，pearled，raw	160.00
LZ 099	珍珠麦（熟）	Barley，pearled，cooked	56.05
LZ 100	碎荞麦片（烤熟）	Buckwheat groats，roasted，cooked	60.12
LZ 101	全麦荞麦粉	Buckwheat flour，whole-groat	220.00
LZ 102	碾碎的干小麦	Bulgur，dry	220.00
LZ 103	碾碎的干小麦（熟）	Bulgur，cooked	53.85
LZ 104	玉米麦片（全麦，黄色）	Cornmeal，whole-grain，yellow	
LZ 105	玉米麦片（无胚强化，黄色）	Cornmeal，degermed，enriched，yellow	
LZ 106	中东米（熟）	Couscous，cooked	24.84
LZ 107	燕麦麸（生）	Oat bran，raw	179.79
LZ 108	全麦小麦粉	Wheat flour，whole-grain	220.00
LZ 109	小麦粉（漂白过的，各种用途）	Wheat flour，white，all-purpose，enriched，bleached	18.40
LZ 110	自发面粉（各种用途）	Wheat flour，white，all-purpose，self-rising，enriched	18.40
LZ 111	小麦粉（白色的，用于制作面包的，强化的）	Wheat flour，white，bread，enriched	78.83
LZ 112	小麦粉（白色的，用于制作蛋糕的，强化的）	Wheat flour，white，cake，enriched	2.92
LZ 113	野生稻（熟）	Wild rice，cooked	64.02
	即食谷物类	**Cereals ready-to-eat**	
LZ 114	全麸即食谷物（家乐氏）	Cereals ready-to-eat，KELLOGG，KELLOGG'S ALL-BRAN Original	180.00
LZ 115	APPLE JACKS 早餐营养麦片（三种谷物混合，苹果肉桂味，家乐氏）	Cereals ready-to-eat，KELLOGG，KELLOGG'S APPLE JACKS	243.33
LZ 116	即食谷物（桂格，CAP'N CRUNCH）	Cereals ready-to-eat，QUAKER，CAP'N CRUNCH	644.44
LZ 117	即食谷物（桂格）	Cereals ready-to-eat，QUAKER，CAP'N CRUNCH with CRUNCHBERRIES	7.69
LZ 118	即食谷物（桂格，CAP'N CRUNCH'S PEANUT BUTTER CRUNCH）	Cereals ready-to-eat，QUAKER，CAP'N CRUNCH'S PEANUT BUTTER CRUNCH	851.85
LZ 119	即食麦圈（通用磨坊）	Cereals ready-to-eat，GENERAL MILLS，CHEERIOS	176.67

常见食物中叶黄素和玉米黄素含量（USDA）
Lutein & zeaxanthin content of common foods（USDA）

（μg/100g 可食部）

序号 Number	食物名称 Food name	食物英文名称 English name	叶黄素 + 玉米黄素 Lutein + Zeaxanthin
LZ 120	即食玉米早餐（通用磨房）	Cereals ready-to-eat，GENERAL MILLS Corn CHEX	1153.33
LZ 121	即食玉米片（家乐氏）	Cereals ready-to-eat，KELLOGG，KELLOGG'S Corn Flakes	339.29
LZ 122	全麸小麦片（家乐氏）	Cereals ready-to-eat，KELLOGG，KELLOGG'S ALL-BRAN COMPLETE Wheat Flakes	158.62
LZ 123	果脆圈（家乐氏）	Cereals ready-to-eat，KELLOGG，KELLOGG'S FROOT LOOPS	456.67
LZ 124	即食早餐（通用磨房）	Cereals ready-to-eat，GENERAL MILLS，GOLDEN GRAHAMS	323.33
LZ 125	蜂蜜坚果麦圈（即食谷物，通用磨房）	Cereals ready-to-eat，GENERAL MILLS，HONEY NUT CHEERIOS	116.67
LZ 126	即食谷物（通用磨房，KIX）	Cereals ready-to-eat，GENERAL MILLS，KIX	793.33
LZ 127	桂格燕麦粥（即食麦片）	Cereals ready-to-eat，QUAKER，QUAKER OAT LIFE，plain	100.00
LZ 128	幸运魔咒包（一种即食谷物，通用磨房）	Cereals ready-to-eat，GENERAL MILLS，LUCKY CHARMS	83.33
LZ 129	蜂蜜坚果早餐（即食，通用磨房）	Cereals ready-to-eat，GENERAL MILLS，Honey Nut CHEX	420.00
LZ 130	即食谷物（家乐氏）	Cereals ready-to-eat，KELLOGG，KELLOGG'S PRODUCT 19	56.67
LZ 131	葡萄干麸皮（一种即食谷物，家乐氏 S RAISIN BRAN）	Cereals ready-to-eat，KELLOGG，KELLOGG'S RAISIN BRAN	119.67
LZ 132	即食玉米片（家乐氏 CORN POPS）	Cereals ready-to-eat，KELLOGG，KELLOGG'S CORN POPS	921.90
LZ 133	即食冻麦片（家乐氏）	Cereals ready-to-eat，KELLOGG，KELLOGG'S FROSTED FLAKES	732.26
LZ 134	全麦谷物（通用磨坊）	Cereals ready-to-eat，GENERAL MILLS，Whole Grain TOTAL	173.33
LZ 135	即食谷物（通用磨坊，TRIX）	Cereals ready-to-eat，GENERAL MILLS，TRIX	316.67
LZ 136	小麦麦片早餐（通用磨坊）	Cereals ready-to-eat，GENERAL MILLS，Wheat CHEX	206.67
LZ 137	烤麦芽（即食谷物，家常风味）	Cereals ready-to-eat，wheat germ，toasted，plain	786.63
LZ 138	即食谷物（通用磨坊，WHEATIES）	Cereals ready-to-eat，GENERAL MILLS，WHEATIES	173.33
LZ 139	玉米糁（白，不加盐加水烹调）	Cereals，corn grits，white，regular and quick，enriched，cooked with water，without salt	0.83

常见食物中叶黄素和玉米黄素含量（USDA）
Lutein & zeaxanthin content of common foods（USDA）

（μg/100g 可食部）

序号 Number	食物名称 Food name	食物英文名称 English name	叶黄素+玉米黄素 Lutein + Zeaxanthin
LZ 140	麦乳（谷物类，加水不加盐烹调）	Cereals，CREAM OF WHEAT，regular（10 minute），cooked with water，without salt	1.99
LZ 141	燕麦片（常规速食，非强化的，不加盐加水煮熟或微波烹调熟）	Cereals，oats，regular and quick，unenriched，cooked with water (includes boiling and microwaving)，without salt	176.91
LZ 142	玉米渣（黄色，常规速食，强化的，不加盐用水煮熟）	Cereals，corn grits，yellow，regular and quick，enriched，cooked with water，without salt	197.11
LZ 143	REESE 泡芙（通用磨坊）	Cereals ready-to-eat，GENERAL MILLS，REESE'S PUFFS	456.67
LZ 144	桂格燕麦肉桂粥	Cereals ready-to-eat，QUAKER，QUAKER OAT CINNAMON LIFE	87.50
LZ 145	100% 天然格兰诺拉麦片(桂格燕麦、小麦、蜂蜜、葡萄干)	Cereals ready-to-eat，QUAKER，QUAKER 100% Natural Granola with Oats，Wheat，Honey，and Raisins	113.73
LZ 146	蜂蜜坚果烤燕麦片（桂格）	Cereals ready-to-eat，QUAKER，QUAKER toasted Oatmeal Cereal，Honey Nut	85.71
LZ 147	100% 天然葡萄干燕麦（桂格，低脂型）	Cereals ready-to-eat，QUAKER，Low Fat 100% Natural Granola with Raisins	224.00
LZ 148	蜂蜜坚果早餐（即食，通用磨房）	Cereals ready-to-eat，GENERAL MILLS，HONEY NUT CLUSTERS	81.82
LZ 149	即食全玉米片（通用磨房）	Cereals ready-to-eat，GENERAL MILLS，TOTAL Corn Flakes	976.67
LZ 150	总葡萄干麸皮（一种即食谷物）	Cereals ready-to-eat，GENERAL MILLS，TOTAL Raisin Bran	158.18
LZ 151	Crispix 早餐谷物（家乐氏）	Cereals ready-to-eat，KELLOGG，KELLOGG'S CRISPIX	196.55
LZ 152	葡萄干果仁麸皮（一种即食谷物，通用磨房 RAISIN NUT BRAN）	Cereals ready-to-eat，GENERAL MILLS，RAISIN NUT BRAN	150.91
LZ 153	即食谷物（通用磨房，BASIC 4）	Cereals ready-to-eat，GENERAL MILLS，BASIC 4	356.36
LZ 154	苹果肉桂脆谷乐（即食谷物，通用磨房）	Cereals ready-to-eat，GENERAL MILLS，APPLE CINNAMON CHEERIOS	140.00
LZ 155	可可泡芙（即食谷物，通用磨房）	Cereals ready-to-eat，GENERAL MILLS，COCOA PUFFS	183.33
LZ 156	肉桂吐司面包片（即食谷物，通用磨房）	Cereals ready-to-eat，GENERAL MILLS，CINNAMON TOAST CRUNCH	56.67
LZ 157	即食谷物（通用磨房，BERRY BERRY KIX）	Cereals ready-to-eat，GENERAL MILLS，BERRY BERRY KIX	593.33

常见食物中叶黄素和玉米黄素含量（USDA）
Lutein & zeaxanthin content of common foods（USDA）

（μg/100g 可食部）

序号 Number	食物名称 Food name	食物英文名称 English name	叶黄素＋玉米黄素 Lutein＋Zeaxanthin
	水果类及制品	Fruits and fruit products	
LZ 158	苹果（生，带皮）	Apples，raw，with skin	28.99
LZ 159	苹果（去皮，生）	Apples，raw，without skin	18.18
LZ 160	苹果（干燥，硫化，生的）	Apples，dried，sulfured，uncooked	18.75
LZ 161	苹果汁（罐装或瓶装，未添加甜味剂和抗坏血酸）	Apple juice，canned or bottled，unsweetened，without added ascorbic acid	16.13
LZ 162	苹果酱（罐装，不添加甜味剂和抗坏血酸，US 商品）	Applesauce，canned，unsweetened，without added ascorbic acid（includes USDA commodity）	18.03
LZ 163	苹果酱（罐装，加甜味剂，不加盐，US 商品）	Applesauce，canned，sweetened，without salt（includes USDA commodity）	18.04
LZ 164	杏（生）	Apricots，raw	88.57
LZ 165	杏罐头（果汁包装，带皮，固形物加液体）	Apricots，canned，juice pack，with skin，solids and liquids	25.82
LZ 166	杏罐头（浓稠糖浆包装，带皮，固形物加液体）	Apricots，canned，heavy syrup pack，with skin，solids and liquids	25.97
LZ 167	鳄梨（生，加利福尼亚）	Avocados，raw，California	271.60
LZ 168	香蕉（生）	Bananas，raw	22.00
LZ 169	黑莓（生）	Blackberries，raw	118.06
LZ 170	蓝莓（生）	Blueberries，raw	80.00
LZ 171	蓝莓（冷冻，添加甜味剂）	Blueberries，frozen，sweetened	73.04
LZ 172	杨桃（生）	Carambola，（starfruit），raw	65.74
LZ 173	欧洲酸樱桃（罐装，红色，包括 USDA 红酸樱桃）	Cherries，sour，red，canned，water pack，solids and liquids（includes USDA commodity red tart cherries，canned）	56.97
LZ 174	甜樱桃（生）	Cherries，sweet，raw	85.29
LZ 175	蔓越莓果酱（罐装，添加甜味剂的）	Cranberry sauce，canned，sweetened	63.16
LZ 176	枣椰子（deglet noor，一种突尼斯水果）	Dates，deglet noor	75.28
LZ 177	无花果干（生）	Figs，dried，uncooked	31.58
LZ 178	水果鸡尾酒（桃、菠萝、梨、葡萄和樱桃，罐装，果汁包装）	Fruit cocktail，（peach and pineapple and pear and grape and cherry），canned，juice pack，solids and liquids	75.11
LZ 179	水果鸡尾酒（桃、菠萝、梨、葡萄和樱桃，浓浆罐装）	Fruit cocktail，（peach and pineapple and pear and grape and cherry），canned，heavy syrup，solids and liquids	75.00
LZ 180	粉红葡萄柚（生）	Grapefruit，raw，pink and red，all areas	4.88
LZ 181	白葡萄柚（生）	Grapefruit，raw，white，all areas	10.17
LZ 182	白葡萄柚汁（罐装，不加甜味剂）	Grapefruit juice，white，canned，unsweetened	10.12

常见食物中叶黄素和玉米黄素含量（USDA）
Lutein & zeaxanthin content of common foods（USDA）

（μg/100g 可食部）

序号 Number	食物名称 Food name	食物英文名称 English name	叶黄素＋玉米黄素 Lutein + Zeaxanthin
LZ 183	白葡萄柚汁（罐装，加甜味剂）	Grapefruit juice，white，canned，sweetened	10.00
LZ 184	葡萄柚汁（白色，冷冻浓缩，未加甜味剂，未稀释）	Grapefruit juice，white，frozen concentrate，unsweetened，undiluted	33.82
LZ 185	白葡萄柚汁（冷冻浓缩，未加甜味剂，加 3 倍水稀释而成）	Grapefruit juice，white，frozen concentrate，unsweetened，diluted with 3 volume water	10.12
LZ 186	白葡萄柚汁（生）	Grapefruit juice，white，raw	10.12
LZ 187	葡萄（红色或绿色，欧洲品种，如汤姆生无核，生）	Grapes，red or green（European type，such as Thompson seedless），raw	71.88
LZ 188	葡萄汁（罐装或瓶装，未添加甜味剂及抗坏血酸）	Grape juice，canned or bottled，unsweetened，without added ascorbic acid	35.18
LZ 189	猕猴桃（生）	Kiwifruit，green，raw	122.39
LZ 190	柠檬（去皮，生）	Lemons，raw，without peel	10.34
LZ 191	柠檬汁	Lemon juice，raw	14.89
LZ 192	柠檬汁（罐装或瓶装）	Lemon juice，canned or bottled	11.07
LZ 193	芒果（生）	Mangos，raw	23.19
LZ 194	罗马甜瓜（生）	Melons，cantaloupe，raw	26.25
LZ 195	哈密瓜（生）	Melons，honeydew，raw	27.06
LZ 196	油桃（生）	Nectarines，raw	130.15
LZ 197	橄榄（成熟的，罐装，大小不一的）	Olives，ripe，canned（small-extra large）	509.10
LZ 198	橙（生，所有市售品种）	Oranges，raw，all commercial varieties	129.01
LZ 199	橙汁（生）	Orange juice，raw	114.92
LZ 200	橙汁（罐装，未加甜味剂）	Orange juice，canned，unsweetened	114.86
LZ 201	橙汁（冷冻，includes from concentrate）	Orange juice，chilled，includes from concentrate	26.91
LZ 202	橙汁（冷冻浓缩，未加甜味剂，未稀释）	Orange juice，frozen concentrate，unsweetened，undiluted	407.04
LZ 203	橙汁（冷冻浓缩，未加甜味剂，加 3 倍水稀释）	Orange juice，frozen concentrate，unsweetened，diluted with 3 volume water	114.86
LZ 204	橘子（生）	Tangerines，（mandarin oranges），raw	138.10
LZ 205	橘子罐头（配以清稀糖浆包）	Tangerines，（mandarin oranges），canned，light syrup pack	163.10
LZ 206	橘子汁（罐装，添加甜味剂）	Tangerine juice，canned，sweetened	165.86
LZ 207	番木瓜（生）	Papayas，raw	89.14
LZ 208	桃子（生）	Peaches，raw	91.18
LZ 209	桃罐头（果汁包装）	Peaches，canned，juice pack，solids and liquids	60.89

常见食物中叶黄素和玉米黄素含量（USDA）
Lutein & zeaxanthin content of common foods（USDA）

（μg/100g 可食部）

序号 Number	食物名称 Food name	食物英文名称 English name	叶黄素 + 玉米黄素 Lutein + Zeaxanthin
LZ 210	桃罐头（浓稠糖浆包装）	Peaches，canned，heavy syrup pack，solids and liquids	61.07
LZ 211	桃干（硫化，未烹饪的）	Peaches，dried，sulfured，uncooked	558.97
LZ 212	桃子（冷冻，切成片状，添加甜味剂）	Peaches，frozen，sliced，sweetened	77.20
LZ 213	梨（生）	Pears，raw	45.18
LZ 214	梨罐头（果汁包装）	Pears，canned，juice pack，solids and liquids	33.87
LZ 215	梨罐头（浓稠糖浆装）	Pears，canned，heavy syrup pack，solids and liquids	33.83
LZ 216	车前草（生）	Plantains，raw	30.17
LZ 217	车前草（熟）	Plantains，cooked	27.92
LZ 218	李子（生）	Plums，raw	72.73
LZ 219	李子（罐装，紫色，果汁装）	Plums，canned，purple，juice pack，solids and liquids	48.81
LZ 220	李子（罐装，紫色，浓稠糖浆装）	Plums，canned，purple，heavy syrup pack，solids and liquids	48.84
LZ 221	西梅干（未烹调）	Plums，dried (prunes)，uncooked	147.62
LZ 222	西梅干（煨熟，未加糖）	Plums，dried (prunes)，stewed，without added sugar	64.92
LZ 223	西梅汁（罐装）	Prune juice，canned	39.84
LZ 224	覆盆子（生）	Raspberries，raw	135.78
LZ 225	覆盆子（冷冻，红色，加甜味剂的）	Raspberries，frozen，red，sweetened	113.20
LZ 226	食用大黄（冷冻，加糖烹调）	Rhubarb，frozen，cooked，with sugar	122.92
LZ 227	草莓（生）	Strawberries，raw	27.78
LZ 228	草莓（冷冻，加甜味剂的，切片）	Strawberries，frozen，sweetened，sliced	21.18
LZ 229	西瓜	Watermelon，raw	8.04
LZ 230	亚洲梨（生）	Pears，asian，raw	50.18
	调味品类	**Condiments**	
LZ 231	五香辣椒粉	Spices，chili powder	307.69
LZ 232	肉桂（磨碎）	Spices，cinnamon，ground	217.39
LZ 233	牛至（干）	Spices，oregano，dried	1866.67
LZ 234	红辣椒粉	Spices，paprika	18952.38
LZ 235	欧芹（干）	Spices，parsley，dried	2461.54
LZ 236	黑胡椒	Spices，pepper，black	476.19
LZ 237	黄芥	Mustard，prepared，yellow	20.00
LZ 238	山葵（制好）	Horseradish，prepared	20.00
LZ 239	俄式沙拉酱	Salad dressing，russian dressing	169.93

常见食物中叶黄素和玉米黄素含量（USDA）
Lutein & zeaxanthin content of common foods（USDA）

（μg/100g 可食部）

序号 Number	食物名称 Food name	食物英文名称 English name	叶黄素 + 玉米黄素 Lutein + Zeaxanthin
LZ 240	市售千岛酱（普通型）	Salad dressing，thousand island，commercial，regular	32.05
LZ 241	法国生菜调味酱（低脂型）	Salad dressing，french dressing，reduced fat	122.70
LZ 242	千岛酱（低脂型）	Salad dressing，thousand island dressing，reduced fat	98.04
LZ 243	沙拉酱（由蛋黄酱，大豆油，盐制成）	Salad dressing，mayonnaise，soybean oil，with salt	188.41
LZ 244	辣椒酱（即食）	Sauce，ready-to-serve，pepper or hot	127.66
LZ 245	海鲜沙司	Sauce，hoisin，ready-to-serve	43.75
	坚果类	**Nuts**	
LZ 246	杏仁	Nuts，almonds	0.00
LZ 247	榛子	Nuts，hazelnuts or filberts	91.71
LZ 248	美洲山核桃	Nuts，pecans	17.64
LZ 249	松子（干）	Nuts，pine nuts，dried	11.63
LZ 250	英式胡桃	Nuts，walnuts，english	10.58
LZ 251	欧洲板栗（烤）	Nuts，chestnuts，european，roasted	13.29
LZ 252	南瓜子（加盐烘烤）	Seeds，pumpkin and squash seed kernels，roasted，with salt added	31.75
LZ 253	腰果（加盐干烤）	Nuts，cashew nuts，dry roasted，with salt added	24.69
LZ 254	腰果（加盐油炸）	Nuts，cashew nuts，oil roasted，with salt added	24.69
LZ 255	混合果仁（加盐干烤，包括花生）	Nuts，mixed nuts，dry roasted，with peanuts，with salt added	21.16
LZ 256	混合果仁（加盐油炸，包括花生）	Nuts，mixed nuts，oil roasted，with peanuts，with salt added	7.05
LZ 257	开心果（加盐干烤）	Nuts，pistachio nuts，dry roasted，with salt added	1160.49
	蛋类及制品	**Eggs and egg products**	
LZ 258	蛋奶酒	Eggnog	53.94
LZ 259	鸡蛋（整个，生，新鲜）	Egg，whole，raw，fresh	504.00
LZ 260	蛋黄（生，新鲜）	Egg，yolk，raw，fresh	1096.39
LZ 261	鸡蛋（整个，煎）	Egg，whole，cooked，fried	543.48
LZ 262	鸡蛋（整个，煮过熟了的）	Egg，whole，cooked，hard-boiled	354.00
LZ 263	鸡蛋（整个，炒）	Egg，whole，cooked，scrambled	372.13

注：序号“LZ”为 lutein & zeaxanthin

表 6-4　常见食物中植物化学物含量

Table 6-4　Phytochemical Content of Common Foods

序号 Number	食物名称 Food name	水分 Water (g/100g)	类黄酮 Flavonoids (mg/100g 鲜重)				
			槲皮素 Quercetin	杨梅黄酮 Myricetin	玉米黄酮 Luteolin	坎二菲醇 Kaem-pferol	芹菜配基 Apigenin
	谷类及制品						
P001	小麦仁（天津）	—	—	—	—	—	—
P002	麦仁（武汉）	—	Tr	23.47	10.63	2.07	8.29
P003	麦片（广州）	—	—	—	—	—	—
P004	粳米（天津）	—	Tr	Tr	Tr	Tr	Tr
P005	粳米（广州）	—	—	—	—	—	—
P006	黑米（广州）	—	—	—	—	—	—
P007	黑米（天津）	—	—	—	—	—	—
P008	黑米（武汉）	—	Tr	21.22	8.43	1.61	9.40
P009	黑米（重庆）	—	—	—	—	—	—
P010	红米（广州）	—	—	—	—	—	—
P011	江米（天津）	—	—	—	—	—	—
P012	玉米（武汉）	—	Tr	Tr	5.98	0.50	0.61
P013	玉米（天津）	59.4	4.63	31.00	10.16	1.27	Tr
P014	玉米（黄，鲜，广州）	77.0	—	—	—	—	—
P015	玉米（紫，鲜）	54.6	—	—	—	—	—
P016	玉米（紫，熟）	52.7	—	—	—	—	—
P017	酪玉米	59.8	—	—	—	—	—
P018	水果玉米（天津）	74.8	—	—	—	—	—
P019	玉米渣（天津）	—	—	—	—	—	—
P020	玉米渣（重庆）	—	—	—	—	—	—
P021	玉兰片（重庆）	92.7	—	—	—	—	—
P022	小米（天津）	—	Tr	Tr	Tr	Tr	Tr
P023	糯小米（重庆）	—	—	—	—	—	—
P024	大麦仁（天津）	—	—	—	—	—	—
P025	燕麦（广东）	—	—	—	—	—	—
P026	燕麦（武汉）	—	Tr	19.55	Tr	Tr	3.58
P027	高粱米（天津）	—	Tr	Tr	Tr	Tr	Tr
P028	高粱米（重庆）	—	—	—	—	—	—
P029	荞麦（广州）	—	—	—	—	—	—
P030	荞麦（武汉）	—	Tr	19.99	7.37	1.51	Tr

常见食物中植物化学物含量

Phytochemical content of common foods

序号 Number	食物名称 Food name	大豆异黄酮 Isoflavone (mg/100g 鲜重)			花青素 Anthcoyanidin (mg/100g 鲜重)			白藜芦醇 Resveratrol (μg/100g 鲜重)	
		黄豆甙元 Daidzein	黄豆黄素 Glycitein	染料木黄酮 Genistein	飞燕草素 Delphinidin	矢车菊素 Cyamidin	芍药素 Peonidin	白藜芦醇 Resveratrol	白藜芦醇苷 Polydatin
	谷类及制品								
P001	小麦仁（天津）	0.01	0.01	0.08	Tr	Tr	Tr	14	132
P002	麦仁（武汉）	—	—	—	Tr	Tr	Tr	7	Tr
P003	麦片（广州）	Tr	Tr	0.05	—	—	—	Tr	Tr
P004	粳米（天津）	—	—	—	Tr	Tr	Tr	Tr	Tr
P005	粳米（广州）	Tr	Tr	0.05	Tr	Tr	Tr	Tr	Tr
P006	黑米（广州）	Tr	Tr	0.02	Tr	372.6	25.3	45	47
P007	黑米（天津）	—	—	—	Tr	122.7	5.8	304	350
P008	黑米（武汉）	—	—	—	Tr	182.6	6.3	Tr	27
P009	黑米（重庆）	0.22	0.25	Tr	Tr	324.9	18.1	—	—
P010	红米（广州）	—	—	—	Tr	13.4	Tr	—	—
P011	江米（天津）	0.01	Tr	0.10	Tr	Tr	Tr	—	—
P012	玉米（武汉）	—	—	—	Tr	Tr	Tr	Tr	21
P013	玉米（天津）	Tr	Tr	Tr	Tr	Tr	Tr	Tr	5
P014	玉米（黄，鲜，广州）	Tr	Tr	Tr	Tr	Tr	Tr	Tr	Tr
P015	玉米（紫，鲜）	0.24	0.17	0.20	Tr	1.6	1.0	—	—
P016	玉米（紫，熟）	0.14	0.32	0.14	Tr	1.5	0.9	—	—
P017	酪玉米	—	—	—	Tr	Tr	Tr	Tr	40
P018	水果玉米（天津）	0.07	0.12	0.03	Tr	Tr	Tr	Tr	Tr
P019	玉米渣（天津）	—	—	—	Tr	Tr	Tr	Tr	31
P020	玉米渣（重庆）	—	—	—	Tr	Tr	Tr	—	—
P021	玉兰片（重庆）	Tr	Tr	Tr	—	—	—	—	—
P022	小米（天津）	0.02	Tr	0.03	Tr	Tr	Tr	1	52
P023	糯小米（重庆）	0.23	0.21	Tr	Tr	Tr	Tr	—	—
P024	大麦仁（天津）	Tr	Tr	0.05	Tr	Tr	Tr	26	Tr
P025	燕麦（广东）	Tr	Tr	Tr	—	—	—	Tr	105
P026	燕麦（武汉）	—	—	—	Tr	0.3	Tr	Tr	8
P027	高粱米（天津）	Tr	Tr	0.04	Tr	1.7	Tr	Tr	Tr
P028	高粱米（重庆）	0.21	0.25	0.19	Tr	Tr	Tr	—	—
P029	荞麦（广州）	Tr	Tr	Tr	—	—	—	Tr	Tr
P030	荞麦（武汉）	—	—	—	Tr	1.9	0.2	Tr	21

常见食物中植物化学物含量

Phytochemical content of common foods

序号 Number	食物名称 Food name	水分 Water (g/100g)	类黄酮 Flavonoids（mg/100g 鲜重）				
			槲皮素 Quercetin	杨梅黄酮 Myricetin	玉米黄酮 Luteolin	坎二菲醇 Kaem-pferol	芹菜配基 Apigenin
P 031	芥麦仁（重庆）	11.3	—	—	—	—	—
	薯类及制品						
P 032	马铃薯（天津，春夏）	82.1	3.75	21.78	0.87	1.93	2.33
P 033	甘薯（重庆）	83.5	5.55	13.40	Tr	1.18	Tr
P 034	豆薯（重庆）[地瓜]	89.1	1.13	3.48	Tr	0.45	Tr
P 035	甘薯（紫，重庆，春夏）	66.1	0.95	7.90	3.65	Tr	15.90
P 036	甘薯（紫，广州，春夏）	71.7	4.83	34.05	0.78	1.07	1.45
P 037	甘薯（红，天津）	73.0	3.64	15.50	Tr	0.86	Tr
P 038	甘薯（红，武汉）	77.6	1.51	12.71	1.51	0.67	Tr
P 039	番薯（红心，广东）	80.5	2.27	7.70	Tr	Tr	Tr
	干豆类及制品						
P 040	黄豆（广州）	—	—	—	—	—	—
P 041	黄豆（天津）	—	—	—	—	—	—
P 042	黄豆（武汉）	—	Tr	14.32	10.30	1.50	1.96
P 043	黄豆（重庆）	—	—	—	—	—	—
P 044	黑豆（广州）	—	—	—	—	—	—
P 045	黑豆（脱皮，广州）	—	—	—	—	—	—
P 046	黑豆皮（广州）	—	—	—	—	—	—
P 047	黑豆（武汉）	—	Tr	Tr	11.50	Tr	2.87
P 048	黑豆（重庆）	—	—	—	—	—	—
P 049	黑豆（天津）	—	—	—	—	—	—
P 050	青豆（武汉）	—	Tr	13.20	11.30	Tr	2.90
P 051	青豆（重庆）	—	—	—	—	—	—
P 052	红芸豆（天津）	—	—	—	—	—	—
P 053	白芸豆（天津）	—	—	—	—	—	—
P 054	白芸豆（武汉）	—	Tr	22.82	10.10	1.00	5.40
P 055	芸豆（天津）	—	—	—	—	—	—
P 056	芸豆（重庆）	—	—	—	—	—	—
P 057	眉豆（广州）	—	—	—	—	—	—
P 058	眉豆（天津）	—	—	—	—	—	—
P 059	花豆（天津）	—	—	—	—	—	—
P 060	花豆（武汉）	—	Tr	18.16	12.10	Tr	2.11
P 061	花豆（重庆）	—	—	—	—	—	—
P 062	豌豆（武汉）	—	Tr	21.73	Tr	Tr	2.95

常见食物中植物化学物含量

Phytochemical content of common foods

序号 Number	食物名称 Food name	大豆异黄酮 Isoflavone (mg/100g 鲜重)			花青素 Anthcoyanidin (mg/100g 鲜重)			白藜芦醇 Resveratrol (μg/100g 鲜重)	
		黄豆甙元 Daidzein	黄豆黄素 Glycitein	染料木黄酮 Genistein	飞燕草素 Delphinidin	矢车菊素 Cyamidin	芍药素 Peonidin	白藜芦醇 Resveratrol	白藜芦醇苷 Polydatin
P 031	荞麦仁（重庆）	0.29	0.25	Tr	—	—	—	—	—
	薯类及制品								
P 032	马铃薯（天津，春夏）	Tr	Tr	Tr	—	—	—	—	—
P 033	甘薯（重庆）	Tr	Tr	Tr	—	—	—	Tr	19
P 034	豆薯 [地瓜]（重庆）	0.11	Tr	Tr	Tr	Tr	Tr	Tr	Tr
P 035	甘薯（紫，重庆，春夏）	0.13	Tr	0.08	2.6	2.9	14.0	Tr	Tr
P 036	甘薯（紫，广州，春夏）	Tr	0.06	Tr	0.3	0.9	6.2	Tr	Tr
P 037	甘薯（红，天津）	0.08	0.05	0.10	Tr	Tr	Tr	Tr	3733
P 038	甘薯（红，武汉）	0.32	0.09	0.08	Tr	Tr	0.6	Tr	1010
P 039	番薯（红心，广东）	Tr	Tr	Tr	Tr	Tr	Tr	—	—
	干豆类及制品								
P 040	黄豆（广州）	28.23	7.71	25.62	Tr	Tr	Tr	Tr	43
P 041	黄豆（天津）	8.54	0.98	8.83	Tr	Tr	Tr	Tr	Tr
P 042	黄豆（武汉）	—	—	—	—	—	—	Tr	Tr
P 043	黄豆（重庆）	40.54	7.06	33.54	Tr	Tr	Tr	Tr	Tr
P 044	黑豆（广州）	37.16	13.49	40.85	1.2	76.5	2.2	Tr	23
P 045	黑豆（脱皮，广州）	—	—	—	Tr	0.2	0.2	—	—
P 046	黑豆皮（广州）	—	—	—	31.7	928.7	26.9	—	—
P 047	黑豆（武汉）	—	—	—	Tr	87.1	1.1	14	10
P 048	黑豆（重庆）	22.14	5.94	31.77	3.1	14.7	Tr	—	—
P 049	黑豆（天津）	27.68	7.08	32.39	18.4	0.2	3.5	57	352
P 050	青豆（武汉）	—	—	—	Tr	Tr	Tr	33	11
P 051	青豆（重庆）	36.79	16.99	37.68	Tr	Tr	Tr	Tr	Tr
P 052	红芸豆（天津）	—	—	—	1.5	1.7	Tr	Tr	Tr
P 053	白芸豆（天津）	0.07	—	0.04	Tr	Tr	Tr	Tr	Tr
P 054	白芸豆（武汉）	—	—	—	Tr	Tr	Tr	1	1
P 055	芸豆（天津）	0.06	Tr	0.05	—	—	—	—	—
P 056	芸豆（重庆）	0.20	Tr	Tr	Tr	16.6	6.8	Tr	Tr
P 057	眉豆（广州）	Tr	0.29	Tr	0.3	1.1	Tr	—	—
P 058	眉豆（天津）	5.94	0.16	0.77	—	—	—	—	—
P 059	花豆（天津）	Tr	Tr	0.03	Tr	33.3	Tr	Tr	Tr
P 060	花豆（武汉）	—	—	—	Tr	8.0	Tr	15	Tr
P 061	花豆（重庆）	—	—	—	3.6	20.4	Tr	Tr	Tr
P 062	豌豆（武汉）	—	—	—	Tr	Tr	Tr	17	28

常见食物中植物化学物含量
Phytochemical content of common foods

序号 Number	食物名称 Food name	水分 Water (g/100g)	类黄酮 Flavonoids（mg/100g 鲜重） 槲皮素 Quercetin	杨梅黄酮 Myricetin	玉米黄酮 Luteolin	炊二菲醇 Kaem-pferol	芹菜配基 Apigenin
P 063	青豆（盐焗，广州）	—	—	—	—	—	—
P 064	扁豆（广州）	—	—	—	—	—	—
P 065	蚕豆（广州）	—	—	—	—	—	—
P 066	蚕豆（武汉）	—	Tr	13.09	11.10	Tr	1.78
P 067	利源宝多味黄金豆(广州)	—	—	—	—	—	—
P 068	绿豆（广州）	—	—	—	—	—	—
P 069	绿豆（天津）	—	—	—	—	—	—
P 070	绿豆（武汉）	—	Tr	20.23	Tr	Tr	10.00
P 071	绿豆（重庆）	—	—	—	—	—	—
P 072	红豆（广州）	—	—	—	—	—	—
P 073	大红豆（重庆）	—	—	—	—	—	—
P 074	小红豆（重庆）	—	—	—	—	—	—
P 075	赤小豆（广州）	—	—	—	—	—	—
P 076	赤小豆（天津）	—	—	—	—	—	—
P 077	赤小豆（武汉）	—	Tr	17.50	9.94	1.13	2.06
P 078	大白豆（重庆）	—	—	—	—	—	—
P 079	小白豆（重庆）	—	—	—	—	—	—
P 080	豆腐（重庆）	87.3	0.32	1.67	1.27	Tr	0.33
P 081	豆腐（天津）	77.4	—	—	—	—	—
P 082	豆腐（新鲜，广州）	82.2	—	—	—	—	—
P 083	米豆腐（重庆）	92.0	0.46	2.44	Tr	Tr	0.34
P 084	卤豆腐干（武汉）	29.1	—	—	—	—	—
P 085	白豆干（广州）	74.1	—	—	—	—	—
P 086	豆腐干（天津）	64.4	—	—	—	—	—
P 087	豆腐干（武汉）	83.2	—	—	—	—	—
P 088	黄豆干（广州）	75.2	—	—	—	—	—
P 089	豆干（重庆）	68.7	1.86	Tr	0.81	0.27	Tr
P 090	豆皮（广州）	55.6	—	—	—	—	—
P 091	豆皮（天津）	64.7	—	—	—	—	—
P 092	豆皮（武汉）	71.6	Tr	2.06	3.94	0.73	0.83
P 093	豆皮（重庆）	—	—	—	—	—	—
P 094	素虾（武汉）	38.7	—	—	—	—	—
	蔬菜类及制品						
P 095	香芹茎（天津，春夏）	95.0	Tr	Tr	2.49	Tr	4.08

常见食物中植物化学物含量
Phytochemical content of common foods

序号 Number	食物名称 Food name	大豆异黄酮 Isoflavone (mg/100g 鲜重)			花青素 Anthcoyanidin (mg/100g 鲜重)			白藜芦醇 Resveratrol (μg/100g 鲜重)	
		黄豆甙元 Daidzein	黄豆黄素 Glycitein	染料木黄酮 Genistein	飞燕草素 Delphinidin	矢车菊素 Cyamidin	芍药素 Peonidin	白藜芦醇 Resveratrol	白藜芦醇苷 Polydatin
P063	青豆（盐焗，广州）	Tr	Tr	Tr	—	—	—	—	—
P064	扁豆（广州）	Tr	0.24	Tr	Tr	Tr	Tr	11	Tr
P065	蚕豆（广州）	Tr	0.10	Tr	—	—	—	Tr	2
P066	蚕豆（武汉）	—	—	—	0.3	0.1	Tr	2	8
P067	利源宝多味黄金豆(广州)	19.46	3.43	20.89	—	—	—	—	—
P068	绿豆（广州）	Tr	0.19	0.15	8.8	12.0	Tr	Tr	Tr
P069	绿豆（天津）	0.01	0.02	0.06	0.8	1.6	Tr	Tr	Tr
P070	绿豆（武汉）	—	—	—	0.3	0.5	Tr	1	7
P071	绿豆（重庆）	Tr	0.01	0.06	3.8	7.3	Tr	Tr	Tr
P072	红豆（广州）	Tr	0.19	Tr	20.3	20.3	Tr	Tr	Tr
P073	大红豆（重庆）	—	—	—	8.4	10.5	Tr	—	—
P074	小红豆（重庆）	—	—	—	—	—	—	Tr	70
P075	赤小豆（广州）	Tr	Tr	0.10	3.8	9.3	Tr	—	—
P076	赤小豆（天津）	0.05	Tr	0.04	3.4	13.0	Tr	Tr	Tr
P077	赤小豆（武汉）	—	—	—	Tr	5.3	Tr	Tr	Tr
P078	大白豆（重庆）	Tr	0.01	0.03	Tr	Tr	Tr	55	54
P079	小白豆（重庆）	—	—	—	Tr	Tr	Tr	—	—
P080	豆腐（重庆）	4.10	1.57	5.24	Tr	Tr	Tr	—	—
P081	豆腐（天津）	2.62	0.88	5.31	Tr	Tr	Tr	1	Tr
P082	豆腐（新鲜，广州）	4.68	1.66	5.30	Tr	Tr	Tr	Tr	14
P083	米豆腐（重庆）	Tr	Tr	0.01	Tr	Tr	Tr	—	—
P084	卤豆腐干（武汉）	5.41	1.51	5.89	Tr	Tr	Tr	Tr	6
P085	白豆干（广州）	4.04	1.41	4.50	Tr	Tr	Tr	Tr	11
P086	豆腐干（天津）	2.42	0.72	5.14	Tr	Tr	Tr	Tr	8
P087	豆腐干（武汉）	3.29	1.07	3.17	Tr	Tr	Tr	Tr	Tr
P088	黄豆干（广州）	4.49	1.40	5.32	Tr	Tr	Tr	Tr	17
P089	豆干（重庆）	2.99	1.37	3.08	Tr	Tr	Tr	—	—
P090	豆皮（广州）	8.96	2.28	12.19	—	—	—	—	—
P091	豆皮（天津）	5.55	1.29	10.22	Tr	Tr	Tr	Tr	71
P092	豆皮（武汉）	5.59	1.16	7.41	Tr	Tr	Tr	—	—
P093	豆皮（重庆）	56.92	7.53	69.07	Tr	Tr	Tr	Tr	81
P094	素虾（武汉）	3.76	2.17	5.65	Tr	Tr	Tr	Tr	26
	蔬菜类及制品								
P095	香芹茎（天津，春夏）	—	—	—	—	—	—	—	—

常见食物中植物化学物含量
Phytochemical content of common foods

序号 Number	食物名称 Food name	水分 Water (g/100g)	类黄酮 Flavonoids (mg/100g 鲜重)				
			槲皮素 Quercetin	杨梅黄酮 Myricetin	玉米黄酮 Luteolin	坎二菲醇 Kaem-pferol	芹菜配基 Apigenin
P 096	香芹叶（天津，春夏）	94.0	3.91	0.40	Tr	Tr	26.60
P 097	韭苔（天津，春夏）	90.1	4.78	4.56	0.36	8.40	1.14
P 098	小白菜（广东，秋冬）	92.5	8.80	3.46	Tr	Tr	0.64
P 099	小白菜（天津，春夏）	93.9	5.54	2.93	Tr	2.51	Tr
P 100	小白菜（重庆，秋冬）	94.9	1.49	2.79	0.73	Tr	0.45
P 101	小包菜（广州）	90.9	Tr	1.62	Tr	0.30	0.71
P 102	洋白菜（卷心菜，天津）	93.7	—	—	—	—	—
P 103	紫包菜（广州）	88.1	4.95	5.10	2.94	0.39	0.51
P 104	紫甘蓝（重庆）	89.9	2.37	4.42	—	0.50	1.82
P 105	紫衣甘蓝（天津）	92.3	4.44	7.32	0.56	0.85	0.57
P 106	雍菜（天津）	92.1	6.02	1.15	Tr	0.43	0.22
P 107	雍菜（重庆）	93.8	2.96	2.94	0.92	1.20	0.31
P 108	油菜（天津，春夏）	96.1	0.70	Tr	Tr	0.51	Tr
P 109	油菜（重庆，春夏）	96.0	0.71	2.04	0.48	Tr	Tr
P 110	油麦菜（广州，春夏）	95.0	2.71	1.57	0.60	Tr	Tr
P 111	油麦菜（天津，春夏）	91.9	1.22	1.22	0.20	Tr	Tr
P 112	油麦菜（广州，秋冬）	95.9	5.83	2.30	1.15	Tr	0.56
P 113	紫茄子（武汉）	93.8	2.01	2.96	Tr	Tr	Tr
P 114	小番茄（重庆）	93.6	0.95	25.50	3.04	Tr	0.52
P 115	小红尖椒（广州）	82.0	4.88	18.60	Tr	1.24	Tr
P 116	小红尖辣椒（天津）	70.8	9.03	6.99	3.35	0.30	Tr
P 117	小尖椒（天津，秋冬）	91.1	5.09	3.82	2.01	0.41	0.36
P 118	小青尖椒（广州，秋冬）	92.5	0.27	1.63	Tr	Tr	Tr
P 119	小青尖椒（重庆，秋冬）	86.3	0.89	1.92	Tr	0.64	1.23
P 120	紫心萝卜（广东）	88.3	7.69	16.60	Tr	Tr	Tr
P 121	小米冬瓜（重庆）	95.4	0.36	2.89	0.24	0.37	Tr
P 122	小南瓜（金皮，广东）	91.5	2.31	13.43	0.31	0.54	0.74
P 123	小南瓜（青皮，天津）	95.8	1.54	6.80	Tr	0.26	Tr
P 124	薤（重庆）[皎头]	68.9	1.75	1.93	Tr	0.35	Tr
P 125	雪里红（广州）	91.7	0.39	4.99	2.29	Tr	0.86
P 126	血皮菜（重庆）	91.7	0.27	1.22	2.07	0.84	0.83
P 127	羊角脆（天津）	90.9	0.62	5.15	Tr	1.16	Tr
P 128	宜昌茼蒿（武汉，春夏）	—	Tr	Tr	Tr	0.24	Tr
P 129	银杏（重庆）	89.1	Tr	7.80	2.64	2.50	Tr
P 130	油豆（天津，春夏）	96.9	7.51	6.54	0.32	0.68	0.89

常见食物中植物化学物含量
Phytochemical content of common foods

序号 Number	食物名称 Food name	大豆异黄酮 Isoflavone (mg/100g 鲜重)			花青素 Anthcoyanidin (mg/100g 鲜重)			白藜芦醇 Resveratrol (μg/100g 鲜重)	
		黄豆甙元 Daidzein	黄豆黄素 Glycitein	染料木黄酮 Genistein	飞燕草素 Delphinidin	矢车菊素 Cyamidin	芍药素 Peonidin	白藜芦醇 Resveratrol	白藜芦醇苷 Polydatin
P 096	香芹叶（天津，春夏）	—	—	—	Tr	Tr	Tr	—	—
P 097	韭苔（天津，春夏）	—	—	—	Tr	Tr	Tr	—	—
P 098	小白菜（广东，秋冬）	Tr	0.01	Tr	Tr	Tr	Tr	4	6
P 099	小白菜（天津，春夏）	—	—	—	Tr	Tr	Tr	—	—
P 100	小白菜（重庆，秋冬）	Tr	Tr	Tr	Tr	Tr	Tr	34	24
P 101	小包菜（广州）	0.01	Tr	Tr	Tr	Tr	Tr	1	Tr
P 102	洋白菜（卷心菜，天津）	Tr	Tr	Tr	—	—	—	—	—
P 103	紫包菜（广州）	—	—	—	Tr	163.7	Tr	—	—
P 104	紫甘蓝（重庆）	Tr	Tr	Tr	Tr	133.6	0.7	Tr	10
P 105	紫衣甘蓝（天津）	0.03	Tr	Tr	Tr	105.9	Tr	Tr	Tr
P 106	雍菜（天津）	Tr	0.02	Tr	Tr	Tr	Tr	—	—
P 107	雍菜（重庆）	—	—	—	Tr	Tr	Tr	100	20
P 108	油菜（天津，春夏）	Tr	Tr	Tr	Tr	Tr	Tr	—	—
P 109	油菜（重庆，春夏）	Tr	Tr	Tr	—	—	—	5	Tr
P 110	油麦菜（广州，春夏）	0.01	Tr	0.01	Tr	Tr	Tr	4	Tr
P 111	油麦菜（天津，春夏）	—	—	—	Tr	Tr	Tr	Tr	Tr
P 112	油麦菜（广州，秋冬）	—	—	—	Tr	Tr	Tr	—	—
P 113	紫茄子（武汉）	—	—	—	3.7	10.9	Tr	—	—
P 114	小番茄（重庆）	—	—	—	—	—	—	33	94
P 115	小红尖椒（广州）	—	—	—	Tr	0.1	Tr	1	14
P 116	小红尖辣椒（天津）	—	—	—	Tr	Tr	Tr	—	—
P 117	小尖椒（天津，秋冬）	—	—	—	Tr	Tr	Tr	—	—
P 118	小青尖椒（广州，秋冬）	Tr	0.01	0.13	Tr	Tr	Tr	—	—
P 119	小青尖椒（重庆，秋冬）	—	—	—	—	—	—	241	75
P 120	紫心萝卜（广东）	—	—	—	—	—	—	—	—
P 121	小米冬瓜（重庆）	Tr	Tr	Tr	Tr	Tr	Tr	—	—
P 122	小南瓜（金皮，广东）	—	—	—	Tr	Tr	Tr	—	—
P 123	小南瓜（青皮，天津）	—	—	—	—	—	—	Tr	Tr
P 124	薤（重庆）[皎头]	—	—	—	Tr	Tr	Tr	—	—
P 125	雪里红（广州）	Tr	Tr	Tr	Tr	Tr	Tr	Tr	Tr
P 126	血皮菜（重庆）	Tr	0.15	Tr	Tr	1.0	Tr	—	—
P 127	羊角脆（天津）	—	—	—	—	—	—	—	—
P 128	宜昌茼蒿（武汉，春夏）	—	—	—	—	—	—	Tr	8
P 129	银杏（重庆）	Tr	0.01	Tr	Tr	Tr	Tr	—	—
P 130	油豆（天津，春夏）	—	—	—	0.5	0.8	Tr	10	130

常见食物中植物化学物含量
Phytochemical content of common foods

序号 Number	食物名称 Food name	水分 Water (g/100g)	类黄酮 Flavonoids（mg/100g 鲜重）				
			槲皮素 Quercetin	杨梅黄酮 Myricetin	玉米黄酮 Luteolin	坎二菲醇 Kaem-pferol	芹菜配基 Apigenin
P 131	油豆角（天津）	90.2	3.95	7.88	0.23	0.62	0.46
P 132	扁豆（鲜，武汉，春夏）	90.4	4.38	3.82	0.60	0.35	2.41
P 133	蚕豆（鲜，重庆）	72.3	—	—	—	—	—
P 134	鱼腥草（武汉）	85.3	Tr	Tr	Tr	0.83	Tr
P 135	鱼腥草（重庆）	87.6	Tr	1.32	Tr	3.80	Tr
P 136	玉兰片（重庆）	92.7	2.35	2.46	Tr	Tr	2.77
P 137	紫菜头（天津）	92.4	4.02	10.83	0.23	0.50	1.09
P 138	紫苏（广州）	85.2	—	—	—	—	—
	菌藻类						
P 139	双胞蘑菇（重庆）	93.6	Tr	4.67	0.40	1.52	Tr
P 140	口蘑（天津）	93.1	0.75	1.04	Tr	Tr	4.91
P 141	金针菇（上海，秋冬）	90.3	0.43	4.52	Tr	0.29	1.63
P 142	金针菇（天津，春夏）	90.4	0.56	0.71	Tr	0.33	Tr
P 143	金针菇（重庆，秋冬）	89.1	Tr	10.40	0.67	Tr	0.86
P 144	鸡腿菇（重庆）	86.3	0.56	21.80	1.75	Tr	0.31
P 145	鸡腿菇（天津）	90.4	1.19	2.56	1.47	Tr	Tr
P 146	鸡腿菇（武汉）	92.8	0.63	5.14	Tr	Tr	Tr
P 147	鸡尾菇（广东）	90.7	Tr	0.90	0.22	0.46	0.93
P 148	花菇（广东）	83.9	0.38	7.52	0.61	Tr	2.30
P 149	杏鲍菇（广东）	87.8	0.47	Tr	Tr	0.53	Tr
P 150	真姬菇（广州）	92.8	—	—	—	—	—
P 151	蘑菇（重庆）	90.1	0.46	2.90	0.49	Tr	2.16
P 152	毛菇（广东）	92.4	Tr	6.16	0.50	2.07	0.29
P 153	平菇（广东，秋冬）	92.6	0.27	5.94	Tr	0.41	1.88
P 154	平菇（天津，秋冬）	93.4	1.00	5.39	Tr	0.28	0.28
P 155	平菇（武汉）	81.0	—	—	—	—	—
P 156	白雪菇（重庆）	92.8	Tr	16.10	0.81	Tr	0.26
P 157	海鲜菇（广州）	93.7	0.25	3.86	Tr	0.22	Tr
P 158	草菇（广东）	92.0	Tr	0.45	0.58	Tr	0.28
P 159	草菇（武汉）	90.2	0.76	4.93	Tr	0.28	—
P 160	茶树菇（广东，秋冬）	90.5	0.39	2.27	Tr	0.30	Tr
P 161	茶树菇（重庆，秋冬）	92.0	0.20	1.22	1.28	Tr	1.11
P 162	银耳（广东）	14.9	4.40	Tr	Tr	1.62	3.77

常见食物中植物化学物含量
Phytochemical content of common foods

序号 Number	食物名称 Food name	大豆异黄酮 Isoflavone (mg/100g 鲜重)			花青素 Anthcoyanidin (mg/100g 鲜重)			白藜芦醇 Resveratrol (μg/100g 鲜重)	
		黄豆甙元 Daidzein	黄豆黄素 Glycitein	染料木黄酮 Genistein	飞燕草素 Delphinidin	矢车菊素 Cyamidin	芍药素 Peonidin	白藜芦醇 Resveratrol	白藜芦醇苷 Polydatin
P 131	油豆角（天津）	—	—	—	Tr	0.6	Tr	Tr	200
P 132	扁豆（鲜，武汉，春夏）	—	—	—	Tr	0.8	0.4	—	—
P 133	蚕豆（鲜，重庆）	Tr	Tr	Tr	2.0	1.4	Tr	8	45
P 134	鱼腥草（武汉）	1.06	0.81	0.79	Tr	Tr	Tr	—	—
P 135	鱼腥草（重庆）	0.02	0.13	0.43	Tr	19.4	1.8	125	5
P 136	玉兰片（重庆）	—	—	—	Tr	Tr	Tr	55	94
P 137	紫菜头（天津）	—	—	—	Tr	Tr	Tr	—	—
P 138	紫苏（广州）	—	—	—	Tr	51.1	0.4	—	—
	菌藻类								
P 139	双胞蘑菇（重庆）	Tr	Tr	Tr	Tr	Tr	Tr	1	Tr
P 140	口蘑（天津）	—	—	—	Tr	Tr	Tr	6	11
P 141	金针菇（上海，秋冬）	Tr	Tr	Tr	Tr	Tr	Tr	Tr	Tr
P 142	金针菇（天津，春夏）	Tr	Tr	Tr	Tr	Tr	Tr	Tr	80
P 143	金针菇（重庆，秋冬）	0.08	Tr	Tr	Tr	Tr	Tr	Tr	463
P 144	鸡腿菇（重庆）	—	—	—	Tr	Tr	Tr	165	Tr
P 145	鸡腿菇（天津）	Tr	Tr	Tr	Tr	Tr	Tr	6	58
P 146	鸡腿菇（武汉）	0.21	0.21	0.21	Tr	Tr	Tr	42	574
P 147	鸡尾菇（广东）	Tr	Tr	0.01	Tr	Tr	Tr	Tr	3
P 148	花菇（广东）	Tr	0.01	Tr	Tr	Tr	Tr	Tr	Tr
P 149	杏鲍菇（广东）	Tr	Tr	Tr	Tr	Tr	Tr	Tr	Tr
P 150	真姬菇（广州）	—	—	—	Tr	Tr	Tr	Tr	Tr
P 151	蘑菇（重庆）	0.04	0.03	0.02	Tr	Tr	Tr	Tr	Tr
P 152	毛菇（广东）	Tr	Tr	Tr	Tr	Tr	Tr	Tr	5
P 153	平菇（广东，秋冬）	Tr	Tr	0.01	Tr	Tr	Tr	Tr	2
P 154	平菇（天津，秋冬）	Tr	Tr	Tr	Tr	Tr	Tr	Tr	88
P 155	平菇（武汉）	0.05	0.06	0.04	Tr	Tr	Tr	Tr	Tr
P 156	白雪菇（重庆）	Tr	Tr	Tr	Tr	Tr	Tr	—	—
P 157	海鲜菇（广州）	Tr	Tr	Tr	Tr	Tr	Tr	Tr	Tr
P 158	草菇（广东）	—	—	—	Tr	Tr	Tr	Tr	2
P 159	草菇（武汉）	—	—	—	Tr	Tr	Tr	Tr	Tr
P 160	茶树菇（广东，秋冬）	Tr	0.01	Tr	Tr	Tr	Tr	2	1
P 161	茶树菇（重庆，秋冬）	Tr	Tr	Tr	Tr	Tr	Tr	586	157
P 162	银耳（广东）	0.06	0.01	0.01	Tr	Tr	Tr	Tr	56

常见食物中植物化学物含量

Phytochemical content of common foods

序号 Number	食物名称 Food name	水分 Water (g/100g)	类黄酮 Flavonoids (mg/100g 鲜重)				
			槲皮素 Quercetin	杨梅黄酮 Myricetin	玉米黄酮 Luteolin	坎二菲醇 Kaem-pferol	芹菜配基 Apigenin
	水果类及制品						
P 163	芭蕉（重庆，秋冬）	81.1	1.54	18.90	5.64	Tr	1.64
P 164	香蕉（广东，春夏）	77.1	2.97	39.52	1.23	1.43	—
P 165	大蕉（广东）	74.0	2.57	21.37	0.84	0.76	—
P 166	皇帝蕉（广州，秋冬）	64.0	2.01	43.46	5.35	Tr	4.99
P 167	白糖黄皮果（广东,春夏）	84.5	7.42	12.65	Tr	Tr	Tr
P 168	鸡心黄皮果（广州,春夏）	82.9	9.80	48.12	0.70	1.51	—
P 169	香瓜（重庆）	95.3	0.91	3.07	0.29	Tr	3.03
P 170	白甜瓜（天津，春夏）	95.3	0.20	3.24	Tr	1.00	Tr
P 171	青甜瓜（天津，春夏）	92.9	0.50	4.52	0.24	0.40	0.96
P 172	甜瓜（海南，春夏）	93.4	0.82	2.45	0.28	Tr	—
P 173	甜瓜（青，天津）	93.1	0.50	4.52	0.24	0.40	0.87
P 174	哈密瓜（广州，秋冬）	88.8	0.94	39.90	Tr	1.15	Tr
P 175	哈密瓜（重庆，秋冬）	91.8	0.89	33.60	2.29	Tr	0.94
P 176	红瓤西瓜（广州，春夏）	90.9	0.56	9.34	Tr	0.46	Tr
P 177	西瓜（北京）	94.0	Tr	3.47	0.27	0.63	Tr
P 178	西瓜（天津，春夏）	94.1	0.21	5.00	0.25	1.12	Tr
P 179	西瓜（黄壤，海南）	88.2	1.48	25.15	0.68	0.82	0.88
P 180	荸荠（天津，秋冬）	89.5	1.25	26.20	0.56	1.11	0.55
P 181	荸荠（武汉，秋冬）	87.6	0.22	9.99	0.23	0.47	Tr
P 182	荸荠（重庆，秋冬）	85.4	1.25	8.72	0.93	Tr	Tr
P 183	菠萝（广州，秋冬）	85.4	1.30	34.90	Tr	2.65	Tr
P 184	菠萝蜜（广东，春夏）	72.9	6.71	29.78	1.19	1.54	Tr
P 185	布林（广州）	89.4	—	—	—	—	—
P 186	草莓（广州，春夏）	92.8	3.17	11.13	0.39	0.50	0.47
P 187	草莓（武汉，春夏）	89.8	3.06	11.50	—	1.98	—
P 188	草莓（重庆，秋冬）	90.3	1.72	16.77	Tr	Tr	1.31
P 189	草莓（天津）	87.8	—	—	—	—	—
P 190	大山楂（天津，秋冬）	76.1	22.80	13.10	0.91	0.74	1.99
P 191	小山楂（天津，秋冬）	70.2	18.90	8.94	0.96	0.49	0.95
P 192	山楂（广州，秋冬）	73.5	2.85	35.84	Tr	Tr	Tr
P 193	台湾大枣（广州）	87.7	—	—	—	—	—
P 194	大枣（天津）	66.6	5.79	51.00	1.56	2.83	4.85
P 195	冬枣（河北黄骅）	76.8	1.88	5.17	0.87	1.11	4.06

常见食物中植物化学物含量
Phytochemical content of common foods

序号 Number	食物名称 Food name	大豆异黄酮 Isoflavone (mg/100g 鲜重)			花青素 Anthcoyanidin (mg/100g 鲜重)			白藜芦醇 Resveratrol (μg/100g 鲜重)	
		黄豆甙元 Daidzein	黄豆黄素 Glycitein	染料木黄酮 Genistein	飞燕草素 Delphinidin	矢车菊素 Cyamidin	芍药素 Peonidin	白藜芦醇 Resveratrol	白藜芦醇苷 Polydatin
	水果类及制品								
P 163	芭蕉（重庆，秋冬）	Tr	Tr	Tr	81.1	Tr	Tr	—	—
P 164	香蕉（广东，春夏）	—	—	—	0.1	0.1	Tr	—	—
P 165	大蕉（广东）	Tr	0.05	Tr	0.5	Tr	Tr	Tr	170
P 166	皇帝蕉（广州，秋冬）	0.23	Tr	0.02	2.2	0.2	Tr	Tr	Tr
P 167	白糖黄皮果（广东,春夏）	—	—	—	Tr	Tr	Tr	—	—
P 168	鸡心黄皮果（广州,春夏）	—	—	—	0.6	Tr	Tr	—	—
P 169	香瓜（重庆）	0.03	0.02	0.01	Tr	Tr	Tr	Tr	Tr
P 170	白甜瓜（天津，春夏）	—	—	—	—	—	—	9	Tr
P 171	青甜瓜（天津，春夏）	—	—	—	Tr	Tr	Tr	—	—
P 172	甜瓜（海南，春夏）	—	—	—	Tr	Tr	Tr	Tr	100
P 173	甜瓜（青，天津）	—	—	—	—	—	—	1380	300
P 174	哈密瓜（广州，秋冬）	0.02	Tr	Tr	—	—	—	—	—
P 175	哈密瓜（重庆，秋冬）	Tr	Tr	Tr	Tr	Tr	Tr	—	—
P 176	红瓤西瓜（广州，春夏）	—	—	—	Tr	0.2	Tr	—	—
P 177	西瓜（北京）	—	—	—	—	—	—	—	—
P 178	西瓜（天津，春夏）	—	—	—	Tr	48.9	Tr	4	Tr
P 179	西瓜（黄壤，海南）	—	—	—	Tr	0.2	Tr	—	—
P 180	荸荠（天津，秋冬）	0.01	0.01	0.01	Tr	Tr	Tr	Tr	Tr
P 181	荸荠（武汉，秋冬）	0.01	0.01	0.02	Tr	Tr	Tr	—	—
P 182	荸荠（重庆，秋冬）	—	—	—	Tr	Tr	Tr	—	—
P 183	菠萝（广州，秋冬）	0.08	0.01	Tr	Tr	Tr	Tr	Tr	Tr
P 184	菠萝蜜（广东，春夏）	Tr	Tr	Tr	Tr	1.0	Tr	—	—
P 185	布林（广州）	—	—	—	0.5	54.0	1.1	—	—
P 186	草莓（广州，春夏）	—	—	—	Tr	1.1	Tr	—	—
P 187	草莓（武汉，春夏）	—	—	—	Tr	5.7	Tr	17	Tr
P 188	草莓（重庆，秋冬）	Tr	Tr	Tr	Tr	5.7	Tr	38	170
P 189	草莓（天津）	—	—	—	Tr	1.7	Tr	13	173
P 190	大山楂（天津，秋冬）	—	—	—	Tr	14.8	Tr	Tr	Tr
P 191	小山楂（天津，秋冬）	—	—	—	Tr	31.5	Tr	63	23
P 192	山楂（广州，秋冬）	Tr	Tr	Tr	Tr	24.6	Tr	—	—
P 193	台湾大枣（广州）	—	—	—	0.3	0.3	Tr	—	—
P 194	大枣（天津）	0.02	0.13	0.01	Tr	Tr	Tr	Tr	Tr
P 195	冬枣（河北黄骅）	Tr	0.02	0.04	Tr	0.4	Tr	—	—

常见食物中植物化学物含量
Phytochemical content of common foods

序号 Number	食物名称 Food name	水分 Water (g/100g)	类黄酮 Flavonoids（mg/100g 鲜重）				
			槲皮素 Quercetin	杨梅黄酮 Myricetin	玉米黄酮 Luteolin	坎二菲醇 Kaem-pferol	芹菜配基 Apigenin
P 196	冬枣（天津，秋冬）	76.0	4.33	24.10	1.00	1.10	Tr
P 197	冬枣（山东，秋冬）	75.9	3.10	32.00	Tr	2.99	Tr
P 198	小枣（天津）	71.7	—	—	—	—	—
P 199	枣（重庆）	82.3	5.42	9.81	Tr	1.20	Tr
P 200	番石榴（广州，春夏）	85.3	7.27	21.10	0.79	0.74	Tr
P 201	胭脂红番石榴（广州）	84.9	1.41	15.80	4.03	Tr	6.28
P 202	凤眼果（广州）	56.6	1.67	28.54	Tr	Tr	2.51
P 203	血橙（广州）	88.3	—	—	—	—	—
P 204	脐橙（武汉，春夏）	83.6	4.21	16.02	0.42	0.29	Tr
P 205	脐橙（重庆，春夏）	86.0	1.24	5.80	Tr	0.93	Tr
P 206	脐橙（广州，春夏）	88.3	8.67	40.75	Tr	1.32	Tr
P 207	脐橙（江西）	84.7	—	—	—	—	—
P 208	金橘（广州，春夏）	79.9	10.65	46.85	0.80	1.38	Tr
P 209	金橘（武汉）	79.4	—	—	—	—	—
P 210	小金橘（广东，春夏）	79.9	10.65	46.85	0.80	1.38	—
P 211	柑橘（武汉，春夏）	71.1	7.64	47.20	0.52	2.32	Tr
P 212	冰糖橘（宜昌）	80.0	—	—	—	—	—
P 213	芦柑（福建，春夏）	87.9	4.94	25.86	0.84	0.87	—
P 214	橘子（广州，秋冬）	65.5	7.20	68.80	Tr	5.56	Tr
P 215	乳橘（武汉，春夏）	68.9	5.79	41.20	Tr	1.17	—
P 216	沙糖橘（广州，秋冬）	87.0	1.45	26.60	Tr	1.91	Tr
P 217	蜜柑（广州）	88.4	—	—	—	—	—
P 218	皇帝柑（广东）	89.5	0.47	34.10	2.33	Tr	1.20
P 219	西柚（广州）	87.5	2.32	25.20	Tr	0.74	Tr
P 220	柚子（宜昌）	86.0	—	—	—	—	—
P 221	沙田蜜柚（梅州，秋冬）	87.2	1.63	8.73	Tr	1.38	Tr
P 222	橄榄（广东，秋冬）	83.0	1.84	11.70	6.30	Tr	5.68
P 223	贡橘（武汉）	80.0	—	—	—	—	—
P 224	海南香蕉（重庆）	81.3	1.60	26.99	Tr	Tr	2.06
P 225	海棠果（广州，秋冬）	85.4	2.65	21.00	Tr	2.46	Tr
P 226	黑布林（重庆）	85.0	2.71	43.20	5.18	Tr	0.97
P 227	黑加仑（美国进口）	80.0	0.38	45.30	Tr	Tr	2.20
P 228	红布林（重庆）	90.1	0.63	1.26	Tr	0.61	0.54
P 229	红提（广州）	80.3	—	—	—	—	—
P 230	火龙果（越南进口，春夏）	87.4	1.26	14.09	0.52	0.52	0.84

常见食物中植物化学物含量
Phytochemical content of common foods

序号 Number	食物名称 Food name	大豆异黄酮 Isoflavone (mg/100g 鲜重)			花青素 Anthcoyanidin (mg/100g 鲜重)			白藜芦醇 Resveratrol (μg/100g 鲜重)	
		黄豆甙元 Daidzein	黄豆黄素 Glycitein	染料木黄酮 Genistein	飞燕草素 Delphinidin	矢车菊素 Cyamidin	芍药素 Peonidin	白藜芦醇 Resveratrol	白藜芦醇苷 Polydatin
P 196	冬枣（天津，秋冬）	0.01	Tr	0.01	Tr	0.7	Tr	Tr	22
P 197	冬枣（山东，秋冬）	0.10	0.02	0.03	Tr	0.2	Tr	—	—
P 198	小枣（天津）	0.02	Tr	0.11	Tr	Tr	Tr	650	Tr
P 199	枣（重庆）	Tr	Tr	Tr	Tr	1.6	Tr	9	13
P 200	番石榴（广州，春夏）	—	—	—	0.8	3.9	Tr	Tr	1
P 201	胭脂红番石榴（广州）	Tr	0.01	Tr	0.3	1.6	0.3	Tr	3
P 202	凤眼果（广州）	Tr	Tr	Tr	Tr	0.1	Tr	—	—
P 203	血橙（广州）	—	—	—	Tr	Tr	Tr	—	—
P 204	脐橙（武汉，春夏）	—	—	—	Tr	Tr	Tr	Tr	Tr
P 205	脐橙（重庆，春夏）	Tr	Tr	0.06	Tr	Tr	Tr	157	304
P 206	脐橙（广州，春夏）	0.07	Tr	Tr	Tr	Tr	Tr	Tr	5
P 207	脐橙（江西）	0.02	0.07	0.06	Tr	Tr	Tr	—	—
P 208	金橘（广州，春夏）	Tr	0.07	0.08	Tr	Tr	Tr	—	—
P 209	金橘（武汉）	—	—	—	Tr	Tr	Tr	2	875
P 210	小金橘（广东，春夏）	—	—	—	—	—	—	Tr	181
P 211	柑橘（武汉，春夏）	—	—	—	Tr	Tr	Tr	Tr	1390
P 212	冰糖橘（宜昌）	—	—	—	—	—	—	Tr	2380
P 213	芦柑（福建，春夏）	Tr	Tr	Tr	Tr	Tr	Tr	—	—
P 214	橘子（广州，秋冬）	—	—	—	—	—	—	Tr	19
P 215	乳橘（武汉，春夏）	0.09	0.09	0.23	—	—	—	Tr	2570
P 216	沙糖橘（广州，秋冬）	0.06	Tr	0.01	—	—	—	Tr	13
P 217	蜜柑（广州）	—	—	—	—	—	—	2	4
P 218	皇帝柑（广东）	0.09	—	0.02	Tr	Tr	Tr	Tr	2
P 219	西柚（广州）	—	—	—	Tr	Tr	Tr	10	72
P 220	柚子（宜昌）	—	—	—	—	—	—	410	11340
P 221	沙田蜜柚（梅州，秋冬）	—	—	—	Tr	Tr	Tr	78	89
P 222	橄榄（广东，秋冬）	0.01	Tr	0.01	Tr	0.3	Tr	—	—
P 223	贡橘（武汉）	—	—	—	—	—	—	17	271
P 224	海南香蕉（重庆）	0.04	Tr	Tr	Tr	Tr	Tr	—	—
P 225	海棠果（广州，秋冬）	—	—	—	Tr	1.2	Tr	Tr	2
P 226	黑布林（重庆）	Tr	Tr	Tr	Tr	35.4	Tr	Tr	116
P 227	黑加仑（美国进口）	0.16	0.02	0.03	6.4	6.7	32.4	253	109
P 228	红布林（重庆）	Tr	Tr	Tr	Tr	11.6	Tr	—	—
P 229	红提（广州）	—	—	—	Tr	1.9	1.8	—	—
P 230	火龙果（越南进口，春夏）	—	—	—	—	—	—	—	—

常见食物中植物化学物含量
Phytochemical content of common foods

序号 Number	食物名称 Food name	水分 Water (g/100g)	类黄酮 Flavonoids（mg/100g 鲜重）				
			槲皮素 Quercetin	杨梅黄酮 Myricetin	玉米黄酮 Luteolin	坎二菲醇 Kaem-pferol	芹菜配基 Apigenin
P 231	火龙果（重庆，秋冬）	85.0	0.98	56.80	4.40	Tr	0.34
P 232	火龙果肉（广州，秋冬）	85.9	Tr	2.60	2.65	0.74	Tr
P 233	蜜梨（广州，秋冬）	86.6	0.96	37.90	4.37	Tr	4.26
P 234	水晶梨（广州，秋冬）	86.4	2.57	29.40	Tr	1.29	Tr
P 235	京白梨（辽宁，秋冬）	83.7	4.31	26.70	0.80	1.79	1.17
P 236	南果梨（辽宁，秋冬）	86.4	2.09	13.20	Tr	0.51	Tr
P 237	库尔勒香梨（天津,秋冬）	88.0	1.67	9.57	0.63	1.00	2.08
P 238	梨（重庆，春夏）	90.4	1.44	7.85	Tr	0.90	Tr
P 239	皇冠梨（武汉，春夏）	86.7	1.29	8.90	0.27	Tr	Tr
P 240	冰糖梨（广州，秋冬）	85.7	0.85	4.40	4.40	Tr	3.61
P 241	红酥梨（广州，春夏）	84.8	3.85	22.37	Tr	0.86	Tr
P 242	酸梨（天津，秋冬）	86.8	3.01	12.70	0.49	0.76	0.85
P 243	贡梨（新疆，秋冬）	87.4	0.97	35.20	4.13	Tr	3.74
P 244	香梨（新疆）	84.6	1.40	33.80	3.67	Tr	4.42
P 245	雪花梨（广州，秋冬）	84.9	0.96	33.72	3.94	Tr	2.47
P 246	雪花梨（天津，秋冬）	86.3	1.17	6.65	0.43	0.72	1.55
P 247	鸭梨（天津，秋冬）	86.8	3.13	8.61	5.36	0.30	Tr
P 248	李子（天津，秋冬）	84.0	4.08	8.91	0.91	0.70	Tr
P 249	李子（武汉，春夏）	87.9	4.43	17.20	Tr	0.40	Tr
P 250	李子（重庆，春夏）	84.0	0.65	5.22	1.07	Tr	6.89
P 251	三华李（广东）	87.9	3.93	15.04	0.43	0.46	0.69
P 252	小李子（光面，广州）	90.0	—	—	—	—	—
P 253	荔枝（广东，秋冬）	81.6	0.27	4.09	3.95	Tr	1.36
P 254	莲雾（广州）	91.1	0.48	44.02	3.55	Tr	1.54
P 255	榴莲（泰国进口，春夏）	71.5	5.89	46.96	1.60	1.86	Tr
P 256	榴莲（重庆，秋冬）	67.6	2.10	23.80	2.01	Tr	Tr
P 257	龙眼（广州，秋冬）	77.9	0.98	37.66	6.60	Tr	3.02
P 258	马蹄（广东）	85.6	1.82	39.68	0.45	1.13	Tr
P 259	芒果（广州）	86.7	—	—	—	—	—
P 260	芒果（重庆，秋冬）	77.3	2.54	10.30	11.40	Tr	2.81
P 261	苹果芒（重庆）	85.2	1.33	3.21	5.88	0.42	1.20
P 262	猕猴桃（山西，秋冬）	81.6	1.98	14.00	Tr	0.66	Tr
P 263	猕猴桃（重庆，秋冬）	90.1	0.75	24.30	2.58	Tr	2.83
P 264	猕猴桃（武汉，秋冬）	81.8	3.15	10.01	0.36	0.70	Tr
P 265	磨盘柿子（天津，秋冬）	82.4	4.89	28.40	0.74	1.00	1.84

常见食物中植物化学物含量

Phytochemical content of common foods

序号 Number	食物名称 Food name	大豆异黄酮 Isoflavone (mg/100g 鲜重)			花青素 Anthcoyanidin (mg/100g 鲜重)			白藜芦醇 Resveratrol (μg/100g 鲜重)	
		黄豆甙元 Daidzein	黄豆黄素 Glycitein	染料木黄酮 Genistein	飞燕草素 Delphinidin	矢车菊素 Cyamidin	芍药素 Peonidin	白藜芦醇 Resveratrol	白藜芦醇苷 Polydatin
P231	火龙果（重庆，秋冬）	Tr	0.05	Tr	Tr	Tr	Tr	497	677
P232	火龙果肉（广州，秋冬）	Tr	Tr	Tr	Tr	Tr	Tr	17	28
P233	蜜梨（广州，秋冬）	0.05	0.02	0.01	Tr	0.3	Tr	Tr	1
P234	水晶梨（广州，秋冬）	Tr	0.01	Tr	Tr	0.3	Tr	Tr	4
P235	京白梨（辽宁，秋冬）	—	—	—	Tr	0.3	Tr	15	13
P236	南果梨（辽宁，秋冬）	—	—	—	Tr	0.3	Tr	2	27
P237	库尔勒香梨（天津,秋冬）	—	—	—	Tr	Tr	Tr	Tr	Tr
P238	梨（重庆，春夏）	0.06	0.03	0.01	Tr	Tr	Tr	Tr	36
P239	皇冠梨（武汉，春夏）	0.07	0.06	0.05	Tr	0.2	Tr	Tr	50
P240	冰糖梨（广州，秋冬）	0.01	0.01	Tr	Tr	0.3	Tr	Tr	13
P241	红酥梨（广州，春夏）	0.02	0.02	0.03	—	—	—	—	—
P242	酸梨（天津，秋冬）	—	—	—	Tr	0.7	Tr	13	263
P243	贡梨（新疆，秋冬）	0.05	0.02	0.01	Tr	0.2	Tr	Tr	9
P244	香梨（新疆）	0.04	Tr	0.01	Tr	0.4	Tr	Tr	6
P245	雪花梨（广州，秋冬）	Tr	Tr	Tr	Tr	0.3	Tr	5	Tr
P246	雪花梨（天津，秋冬）	0.02	Tr	0.02	Tr	Tr	Tr	10	1
P247	鸭梨（天津，秋冬）	1.18	0.01	Tr	Tr	0.1	Tr	Tr	14
P248	李子（天津，秋冬）	0.08	Tr	Tr	Tr	39.9	Tr	41	154
P249	李子（武汉，春夏）	—	—	—	Tr	2.3	Tr	Tr	Tr
P250	李子（重庆，春夏）	0.05	Tr	Tr	Tr	6.2	Tr	Tr	Tr
P251	三华李（广东）	Tr	Tr	Tr	Tr	30.0	0.4	Tr	915
P252	小李子（光面，广州）	—	—	—	Tr	4.1	Tr	—	—
P253	荔枝（广东，秋冬）	0.56	Tr	Tr	Tr	0.4	Tr	70	100
P254	莲雾（广州）	0.01	Tr	Tr	0.2	5.3	Tr	Tr	2
P255	榴莲（泰国进口，春夏）	0.10	Tr	Tr	Tr	0.5	Tr	—	—
P256	榴莲（重庆，秋冬）	0.04	Tr	Tr	Tr	Tr	Tr	80	Tr
P257	龙眼（广州，秋冬）	0.07	0.05	0.03	Tr	0.3	Tr	—	—
P258	马蹄（广东）	0.04	0.06	0.05	Tr	0.4	Tr	—	—
P259	芒果（广州）	—	—	—	Tr	Tr	Tr	—	—
P260	芒果（重庆，秋冬）	0.03	0.02	Tr	Tr	Tr	Tr	Tr	45
P261	苹果芒（重庆）	Tr	Tr	Tr	Tr	Tr	Tr	—	—
P262	猕猴桃（山西，秋冬）	0.60	Tr	Tr	Tr	0.2	Tr	Tr	Tr
P263	猕猴桃（重庆，秋冬）	Tr	0.01	Tr	Tr	0.8	Tr	—	—
P264	猕猴桃（武汉，秋冬）	0.35	0.07	Tr	Tr	0.7	Tr	Tr	111
P265	磨盘柿子（天津，秋冬）	3.92	Tr	Tr	1.7	0.9	Tr	70	576

常见食物中植物化学物含量
Phytochemical content of common foods

序号 Number	食物名称 Food name	水分 Water (g/100g)	类黄酮 Flavonoids（mg/100g 鲜重） 槲皮素 Quercetin	杨梅黄酮 Myricetin	玉米黄酮 Luteolin	堪-菲醇 Kaem-pferol	芹菜配基 Apigenin
P 266	柿子（宜昌）	80.0	—	—	—	—	—
P 267	红柿（广州，秋冬）	80.0	0.68	23.86	5.24	Tr	2.71
P 268	木瓜（广州，春夏）	87.6	5.25	15.00	0.56	0.42	Tr
P 269	木瓜（重庆，秋冬）	88.0	0.89	8.00	0.50	Tr	8.68
P 270	柠檬（广东，秋冬）	89.0	5.08	10.30	Tr	0.94	Tr
P 271	柠檬（武汉）	87.7	—	—	—	—	—
P 272	柠檬（重庆，春夏）	90.3	1.65	6.56	1.19	Tr	5.46
P 273	枇杷（广州）	90.2	—	—	—	—	—
P 274	枇杷（重庆，秋冬）	87.5	0.86	27.30	2.04	Tr	0.55
P 275	红富士苹果（烟台，秋冬）	84.5	2.05	14.30	Tr	0.50	Tr
P 276	红香蕉苹果（天津，秋冬）	84.7	4.69	22.90	0.67	1.23	2.04
P 277	黄香蕉苹果（天津，秋冬）	83.9	3.43	20.00	0.76	1.68	3.54
P 278	红元帅苹果（广东，秋冬）	88.2	4.89	29.10	0.69	1.31	2.08
P 279	印度青苹果（天津，秋冬）	86.9	3.31	32.40	Tr	1.11	Tr
P 280	苹果（广州，春夏）	85.6	4.36	36.03	0.44	1.26	0.84
P 281	苹果皮（广州）	80.6	—	—	—	—	—
P 282	苹果（重庆，春夏）	86.6	0.65	7.46	0.93	Tr	Tr
P 283	沙果（天津，秋冬）	83.4	4.54	32.30	0.95	1.70	3.27
P 284	葡萄（巨峰，广州，春夏）	78.6	2.36	46.01	0.83	1.66	Tr
P 285	葡萄肉（广州）	86.2	0.41	56.26	4.32	0.49	1.38
P 286	葡萄子（广州）	29.6	—	—	—	—	—
P 287	葡萄（巨峰，天津，秋冬）	81.4	1.94	33.50	0.89	1.53	Tr
P 288	葡萄（玫瑰香，天津，秋冬）	87.0	0.65	23.10	0.48	1.93	1.75
P 289	葡萄皮（巨峰，广州，秋冬）	75.8	3.82	37.70	4.20	Tr	1.99
P 290	葡萄皮（武汉）	—	—	—	—	—	—
P 291	葡萄肉（武汉）	—	—	—	—	—	—
P 292	提子皮（宜昌）	—	—	—	—	—	—
P 293	提子肉（武汉）	—	1.20	32.30	Tr	1.64	Tr
P 294	提子子（宜昌）	—	—	—	—	—	—
P 295	青提（广州）	79.8	0.23	43.60	Tr	Tr	1.84
P 296	人参果（广州，春夏）	91.4	2.23	4.99	Tr	0.21	Tr
P 297	桑葚（天津，春夏）	81.6	4.14	8.65	0.52	1.70	3.05
P 298	桑葚（武汉）	87.2	—	—	—	—	—
P 299	桑葚（重庆，春夏）	81.7	6.62	12.80	Tr	1.46	Tr
P 300	桑葚（广州，春夏）	86.3	13.77	2.65	Tr	1.12	Tr

常见食物中植物化学物含量

Phytochemical content of common foods

序号 Number	食物名称 Food name	大豆异黄酮 Isoflavone (mg/100g 鲜重)			花青素 Anthcoyanidin (mg/100g 鲜重)			白藜芦醇 Resveratrol (μg/100g 鲜重)	
		黄豆甙元 Daidzein	黄豆黄素 Glycitein	染料木黄酮 Genistein	飞燕草素 Delphinidin	矢车菊素 Cyamidin	芍药素 Peonidin	白藜芦醇 Resveratrol	白藜芦醇苷 Polydatin
P 266	柿子（宜昌）	—	—	—	—	—	—	30	2340
P 267	红柿（广州，秋冬）	0.02	Tr	Tr	3.8	1.9	Tr	—	—
P 268	木瓜（广州，春夏）	—	—	—	Tr	Tr	Tr	—	—
P 269	木瓜（重庆，秋冬）	Tr	Tr	Tr	—	—	—	Tr	Tr
P 270	柠檬（广东，秋冬）	0.05	0.05	0.01	Tr	Tr	Tr	Tr	17
P 271	柠檬（武汉）	Tr	Tr	0.10	—	—	—	7	Tr
P 272	柠檬（重庆，春夏）	Tr	Tr	Tr	Tr	Tr	Tr	—	—
P 273	枇杷（广州）	—	—	—	Tr	0.1	0.1	—	—
P 274	枇杷（重庆，秋冬）	—	—	—	Tr	0.6	0.3	Tr	14
P 275	红富士苹果（烟台，秋冬）	Tr	0.01	0.02	Tr	Tr	Tr	Tr	40
P 276	红香蕉苹果（天津，秋冬）	0.09	0.03	0.04	Tr	0.4	Tr	Tr	30
P 277	黄香蕉苹果（天津，秋冬）	0.05	0.01	0.01	Tr	0.4	Tr	Tr	19
P 278	红元帅苹果（广东，秋冬）	0.62	Tr	Tr	Tr	1.0	Tr	Tr	23
P 279	印度青苹果（天津，秋冬）	—	—	—	Tr	0.3	Tr	Tr	23
P 280	苹果（广州，春夏）	0.04	Tr	Tr	Tr	0.8	Tr	—	—
P 281	苹果皮（广州）	—	—	—	Tr	1.5	Tr	—	—
P 282	苹果（重庆，春夏）	Tr	0.01	Tr	Tr	Tr	Tr	Tr	267
P 283	沙果（天津，秋冬）	—	—	—	Tr	2.2	Tr	Tr	Tr
P 284	葡萄（巨峰，广州，春夏）	Tr	Tr	0.01	1.0	1.4	6.3	—	—
P 285	葡萄肉（广州）	—	—	—	—	—	—	Tr	2
P 286	葡萄子（广州）	—	—	—	—	—	—	22	146
P 287	葡萄（巨峰，天津，秋冬）	—	—	—	Tr	Tr	Tr	90	79
P 288	葡萄（玫瑰香，天津，秋冬）	—	—	—	Tr	Tr	Tr	23	23
P 289	葡萄皮（巨峰，广州，秋冬）	0.04	Tr	0.02	—	—	—	268	112
P 290	葡萄皮（武汉）	—	—	—	—	—	—	16260	525
P 291	葡萄肉（武汉）	—	—	—	—	—	—	4	12
P 292	提子皮（宜昌）	—	—	—	—	—	—	202620	280800
P 293	提子肉（武汉）	—	—	—	Tr	Tr	Tr	440	4580
P 294	提子子（宜昌）	—	—	—	—	—	—	490	7050
P 295	青提（广州）	Tr	Tr	Tr	Tr	1.6	Tr	60	51
P 296	人参果（广州，春夏）	—	—	—	—	—	—	—	—
P 297	桑葚（天津，春夏）	0.05	0.08	0.07	—	—	—	104090	Tr
P 298	桑葚（武汉）	—	—	—	Tr	216.8	Tr	3049	Tr
P 299	桑葚（重庆，春夏）	Tr	Tr	Tr	Tr	125.3	1.2	—	—
P 300	桑葚（广州，春夏）	—	—	—	Tr	335.1	10.2	—	—

常见食物中植物化学物含量
Phytochemical content of common foods

序号 Number	食物名称 Food name	水分 Water (g/100g)	类黄酮 Flavonoids（mg/100g 鲜重）				
			槲皮素 Quercetin	杨梅黄酮 Myricetin	玉米黄酮 Luteolin	坎二菲醇 Kaem-pferol	芹菜配基 Apigenin
P 301	山竹（泰国进口，春夏）	79.9	4.44	30.98	1.32	1.00	Tr
P 302	山竹（重庆，秋冬）	81.0	2.53	27.10	9.06	Tr	2.64
P 303	圣女果（天津，秋冬）	91.9	3.54	10.20	0.20	0.58	0.35
P 304	圣女果（重庆，秋冬）	93.6	0.95	25.50	3.04	Tr	0.52
P 305	石榴（天津，秋冬）	83.9	7.38	56.40	1.23	2.60	5.30
P 306	石榴（广州，秋冬）	80.0	0.91	67.40	5.63	Tr	3.64
P 307	油桃（天津，春夏）	96.0	2.04	6.50	0.47	2.33	Tr
P 308	油桃（武汉，春夏）	85.2	3.19	20.40	Tr	0.94	Tr
P 309	水蜜桃（北京）	88.1	0.31	33.50	4.02	0.76	Tr
P 310	水蜜桃（天津，春夏）	87.8	1.41	3.85	Tr	0.83	Tr
P 311	水蜜桃（重庆，春夏）	90.0	1.49	5.35	Tr	0.62	Tr
P 312	黄桃（广州，春夏）	87.9	4.11	27.23	0.29	0.93	Tr
P 313	脆桃（武汉）	90.3	3.19	20.40	Tr	0.94	Tr
P 314	黄杏（天津，春夏）	90.9	3.02	5.06	0.35	Tr	0.95
P 315	杏（重庆，秋冬）	87.3	0.45	29.80	Tr	Tr	0.82
P 316	杨梅（广东，春夏）	86.8	3.07	8.49	Tr	0.29	Tr
P 317	杨梅（武汉）	86.4	—	—	—	—	—
P 318	杨梅（重庆，秋冬）	87.3	0.87	13.30	4.31	Tr	1.07
P 319	杨桃（广东，春夏）	90.7	2.87	16.34	Tr	0.51	0.60
P 320	樱桃（重庆，秋冬）	89.1	0.79	25.30	1.88	Tr	0.55
	坚果、种子类						
P 321	核桃（天津）	—	—	—	—	—	—
P 322	核桃（重庆）	—	—	—	—	—	—
P 323	核桃（广州）	—	—	—	—	—	—
P 324	夏威夷果（重庆）	—	2.93	16.50	Tr	Tr	4.66
P 325	榛子（重庆）	—	1.79	2.25	Tr	1.64	1.54
P 326	白芝麻（广州）	—	—	—	—	—	—
P 327	白芝麻（武汉）	—	Tr	Tr	7.82	Tr	2.29
P 328	黑芝麻（广州）	—	—	—	—	—	—
P 329	黑芝麻（武汉）	—	—	—	—	—	—
P 330	板栗（鲜，天津）	84.6	—	—	—	—	—
P 331	板栗（鲜，武汉）	51.5	3.49	33.30	0.56	1.32	—
P 332	板栗（鲜，广东）	57.0	3.42	20.98	0.75	1.09	—
P 333	碧根果（重庆）	—	0.28	Tr	6.58	Tr	1.76

常见食物中植物化学物含量
Phytochemical content of common foods

序号 Number	食物名称 Food name	大豆异黄酮 Isoflavone (mg/100g 鲜重)			花青素 Anthcoyanidin (mg/100g 鲜重)			白藜芦醇 Resveratrol (μg/100g 鲜重)	
		黄豆甙元 Daidzein	黄豆黄素 Glycitein	染料木黄酮 Genistein	飞燕草素 Delphinidin	矢车菊素 Cyamidin	芍药素 Peonidin	白藜芦醇 Resveratrol	白藜芦醇苷 Polydatin
P 301	山竹（泰国进口，春夏）	Tr	Tr	Tr	Tr	1.1	Tr	—	—
P 302	山竹（重庆，秋冬）	0.05	0.03	0.05	Tr	Tr	Tr	—	—
P 303	圣女果（天津，秋冬）	Tr	Tr	0.01	Tr	Tr	Tr	Tr	60
P 304	圣女果（重庆，秋冬）	—	—	—	Tr	Tr	Tr	—	—
P 305	石榴（天津，秋冬）	0.02	0.01	Tr	2.3	5.0	Tr	Tr	Tr
P 306	石榴（广州，秋冬）	Tr	Tr	0.01	0.7	3.7	Tr	1	8
P 307	油桃（天津，春夏）	—	—	—	Tr	2.3	Tr	60	170
P 308	油桃（武汉，春夏）	0.10	0.07	0.05	—	—	—	Tr	42
P 309	水蜜桃（北京）	Tr	Tr	Tr	Tr	0.3	Tr	Tr	Tr
P 310	水蜜桃（天津，春夏）	0.02	Tr	Tr	Tr	3.4	Tr	710	1220
P 311	水蜜桃（重庆，春夏）	3.74	Tr	Tr	Tr	1.1	Tr	Tr	130
P 312	黄桃（广州，春夏）	Tr	Tr	Tr	Tr	1.1	0.2	—	—
P 313	脆桃（武汉）	—	—	—	Tr	1.0	Tr	Tr	76
P 314	黄杏（天津，春夏）	—	—	—	Tr	1.0	0.2	240	1000
P 315	杏（重庆，秋冬）	Tr	Tr	Tr	Tr	0.9	Tr	Tr	172
P 316	杨梅（广东，春夏）	0.13	0.03	0.07	1.8	60.3	0.9	—	—
P 317	杨梅（武汉）	0.08	0.08	0.05	—	—	—	2007	496
P 318	杨梅（重庆，秋冬）	Tr	Tr	Tr	Tr	227.1	Tr	156	52
P 319	杨桃（广东，春夏）	0.03	0.11	Tr	Tr	1.8	Tr	—	—
P 320	樱桃（重庆，秋冬）	Tr	Tr	Tr	Tr	1.6	Tr	Tr	Tr
	坚果、种子类								
P 321	核桃（天津）	—	—	—	Tr	1.0	Tr	4	3141
P 322	核桃（重庆）	0.35	0.14	0.12	Tr	Tr	Tr	5	20
P 323	核桃（广州）	Tr	Tr	Tr	—	—	—	—	—
P 324	夏威夷果（重庆）	Tr	Tr	Tr	Tr	Tr	Tr	—	—
P 325	榛子（重庆）	Tr	Tr	Tr	Tr	Tr	Tr	—	—
P 326	白芝麻（广州）	0.07	Tr	Tr	Tr	1.6	Tr	129	Tr
P 327	白芝麻（武汉）	—	—	—	Tr	Tr	Tr	—	—
P 328	黑芝麻（广州）	0.55	0.14	0.12	Tr	3.5	Tr	433	11
P 329	黑芝麻（武汉）	—	—	—	—	—	—	51	Tr
P 330	板栗（鲜，天津）	Tr	0.01	Tr	Tr	Tr	Tr	Tr	Tr
P 331	板栗（鲜，武汉）	0.03	Tr	Tr	Tr	Tr	Tr	—	—
P 332	板栗（鲜，广东）	Tr	Tr	Tr	—	—	—	—	—
P 333	碧根果（重庆）	Tr	0.01	Tr	0.1	1.3	Tr	—	—

常见食物中植物化学物含量
Phytochemical content of common foods

序号 Number	食物名称 Food name	水分 Water (g/100g)	类黄酮 Flavonoids（mg/100g 鲜重）				
			槲皮素 Quercetin	杨梅黄酮 Myricetin	玉米黄酮 Luteolin	坎二菲醇 Kaem-pferol	芹菜配基 Apigenin
P 334	腰果（广州）	—	—	—	—	—	—
P 335	松子仁（广州）	—	—	—	—	—	—
P 336	杏仁粉（广州）	—	—	—	—	—	—
P 337	白莲子（广州）	—	—	—	—	—	—
P 338	莲子（武汉）	—	3.79	22.30	Tr	0.52	Tr
P 339	莲子（重庆）	—	3.70	Tr	Tr	Tr	1.84
P 340	红皮花生（武汉）	—	—	—	—	—	—
P 341	花生（广州）	—	—	—	—	—	—
P 342	花生米（天津）	—	—	—	—	—	—
P 343	花生米（重庆）	—	1.15	Tr	Tr	Tr	2.28
P 344	开心果（广州）	—	—	—	—	—	—
P 345	葵瓜子（广州）	—	—	—	—	—	—
P 346	南瓜子（广州）	—	—	—	—	—	—

注：序号“P”为 phytochemical

常见食物中植物化学物含量
Phytochemical content of common foods

序号 Number	食物名称 Food name	大豆异黄酮 Isoflavone (mg/100g 鲜重)			花青素 Anthcoyanidin (mg/100g 鲜重)			白藜芦醇 Resveratrol (μg/100g 鲜重)	
		黄豆甙元 Daidzein	黄豆黄素 Glycitein	染料木黄酮 Genistein	飞燕草素 Delphinidin	矢车菊素 Cyamidin	芍药素 Peonidin	白藜芦醇 Resveratrol	白藜芦醇苷 Polydatin
P 334	腰果（广州）	Tr	Tr	Tr	Tr	Tr	Tr	—	—
P 335	松子仁（广州）	Tr	Tr	Tr	—	—	—	Tr	Tr
P 336	杏仁粉（广州）	—	—	—	Tr	Tr	Tr	—	—
P 337	白莲子（广州）	Tr	Tr	Tr	—	—	—	Tr	Tr
P 338	莲子（武汉）	Tr	Tr	0.04	0.5	2.4	Tr	Tr	104
P 339	莲子（重庆）	Tr	Tr	Tr	Tr	Tr	Tr	—	—
P 340	红皮花生（武汉）	—	—	—	—	—	—	Tr	6
P 341	花生（广州）	Tr	Tr	Tr	Tr	7.0	Tr	9	136
P 342	花生米（天津）	—	—	—	Tr	2.6	Tr	76	37
P 343	花生米（重庆）	Tr	0.05	Tr	Tr	Tr	Tr	—	—
P 344	开心果（广州）	Tr	Tr	Tr	Tr	1.4	Tr	Tr	Tr
P 345	葵瓜子（广州）	Tr	Tr	Tr	—	—	—	10	6
P 346	南瓜子（广州）	0.32	0.31	0.32	—	—	—	Tr	Tr

表 6-5　部分食物中大豆异黄酮含量（USDA）

Table 6-5　Isoflavone Content of Selected Foods（USDA）

（mg/100g 可食部）

序号 Number	食物名称 Food name	食物英文名称 English food name	大豆异黄酮（Isoflavone） 总计 Total	黄豆甙元 Daidzein	染料木黄酮 Genistein	黄豆黄素 Glycitein
	豆类及制品					
1001	大豆（熟，煮，不加盐）	Soybeans，mature seeds，cooked，boiled，without salt	65.11	30.76	31.26	3.75
1002	大豆（烤）	Soybeans，mature seeds，dry roasted（includes soy nuts）	148.50	62.14	75.78	13.33
1003	大豆（生）	Soybeans，mature seeds，raw（all sources）	154.53	62.07	80.99	14.99
1004	大豆（生，澳大利亚）	Soybeans，mature seeds，raw（Australia）	120.84	39.88	65.64	17.12
1005	大豆（生，巴西）	Soybeans，mature seeds，raw（Brazil）	99.82	29.09	67.57	13.10
1006	大豆（生，中国）	Soybeans，mature seeds，raw（China）	118.28	53.38	57.98	11.71
1007	大豆（生，欧洲）	Soybeans，mature seeds，raw（Europe）	103.56	45.44	39.78	22.37
1008	大豆（生，日本）	Soybeans，mature seeds，raw（Japan）	130.65	45.95	74.33	9.01
1009	大豆（生，韩国）	Soybeans，mature seeds，raw（Korea）	178.81	78.86	89.32	18.76
1010	大豆（生，中国台湾）	Soybeans，mature seeds，raw（Taiwan）	85.68	27.77	45.88	13.24
1011	大豆（生，美国）	Soybeans，mature seeds，raw（United States）	159.98	61.33	86.33	13.33
1012	黑豆（生）	Beans，black，mature seeds，raw	0.01	0.01	0.00	0.00
1013	红豆（生）	Beans，adzuki，mature seeds，raw	0.59	0.36	0.23	0.00
1014	罐装豆子（烤，普通或素食）	Beans，baked，canned，plain or vegetarian	0.01	0.00	0.01	0.00
1015	菜豆（生）	Beans，common，raw（Phaseolus vulgaris）	0.59	0.29	0.30	0.00
1016	芸豆（红，煮，不加盐）	Beans，kidney，red，mature seeds，cooked，boiled，without salt	0.01	0.01	0.01	
1017	芸豆（红，生）	Beans，kidney，red，mature seeds，raw	0.02	0.01	0.01	
1018	白芸豆（生）	Beans，navy，mature seeds，raw	0.21	0.01	0.20	
1019	青刀豆（生）	Beans，pinto，mature seeds，raw	0.18	0.01	0.17	
1020	赤小豆（生）	Beans，red，mature seeds，raw	0.16	0.00	0.16	
1021	红花菜豆（熟）	Beans，scarlet runner，mature seeds，cooked	0.09	0.04	0.05	

部分食物中大豆异黄酮含量（USDA）
Isoflavone content of selected foods（USDA）

（mg/100g 可食部）

序号 Number	食物名称 Food name	食物英文名称 English food name	大豆异黄酮（Isoflavone）			
			总计 Total	黄豆甙元 Daidzein	染料木黄酮 Genistein	黄豆黄素 Glycitein
1022	红花菜豆（生）	Beans，scarlet runner，mature seeds，raw	0.12	0.05	0.07	0.00
1023	小白豆（生）	Beans，small white，mature seeds，raw	0.37	0.00	0.37	
1024	白豆（熟，煮，不加盐）	Beans，white，mature seeds，cooked，boiled，without salt	0.04	0.01	0.03	0.00
1025	白豆（生）	Beans，white，mature seeds，raw	0.02	0.00	0.01	0.01
1026	蚕豆（油炸）	Broadbeans（fava beans），mature seeds，fried	1.29	0.00	1.29	
1027	蚕豆（生）	Broadbeans（fava beans），mature seeds，raw	0.63	0.33	0.15	0.28
1028	鹰嘴豆（熟，煮，不加盐）	Chickpeas（garbanzo beans，bengal gram），mature seeds，cooked，boiled，without salt	0.02	0.00	0.02	
1029	鹰嘴豆（生）	Chickpeas（garbanzo beans，bengal gram），mature seeds，raw	0.38	0.21	0.06	0.18
1030	鹰嘴豆泥	Hummus，commercial	0.01	0.00	0.01	0.00
1031	豇豆（生）	Cowpeas，common（blackeyes，crowder，southern），mature seeds，raw	0.03	0.01	0.02	
1032	扁豆（绿，生）	Lentils，green，raw	0.06	0.01	0.05	0.00
1033	大利马豆（熟，煮，不加盐）	Lima beans，large，mature seeds，cooked，boiled，without salt	0.01	0.01	0.03	
1034	羽扇豆（生）	Lupins，mature seeds，raw	0.25	0.10	0.15	0.00
1035	绿豆（熟，煮，不加盐）	Mung beans，mature seeds，cooked，boiled，without salt	0.01	0.01	0.01	0.00
1036	绿豆（生）	Mung beans，mature seeds，raw	0.09	0.00	0.09	0.00
1037	黑绿豆（生）	Mungo beans，mature seeds，raw	0.02	0.01	0.01	0.00
1038	豌豆（绿，熟，煮，不加盐）	Peas，green，split，mature seeds，cooked，boiled，without salt	0.02	0.00	0.01	0.00
1039	豌豆（绿，生）	Peas，green，split，mature seeds，raw	0.44	0.32	0.11	0.00
1040	鸽子豌豆（生）	Pigeon peas（red gram），mature seeds，raw	0.56	0.02	0.54	
1041	大豆酸奶	Soy yogurt	33.17	13.77	16.59	2.80
1042	大豆饮料	Soy drink	7.85	2.75	5.10	
1043	大豆蛋白饮料	Soy Protein Drink	81.65	27.98	42.91	10.76
1044	成人大豆配方饮料（雅培）	Soy-based liquid formula for adults，ABBOTT NUTRITION，ENRICH	0.54	0.14	0.40	

部分食物中大豆异黄酮含量（USDA）
Isoflavone content of selected foods（USDA）

(mg/100g 可食部)

序号 Number	食物名称 Food name	食物英文名称 English food name	大豆异黄酮（Isoflavone） 总计 Total	黄豆甙元 Daidzein	染料木黄酮 Genistein	黄豆黄素 Glycitein
1045	成人大豆配方饮料（雅培）	Soy-based liquid formula for adults，ABBOTT NUTRITION，GLUCERNA	0.57	0.21	0.33	0.10
1046	成人大豆配方饮料（雅培）	Soy-based liquid formula for adults，ABBOTT NUTRITION，JEVITY ISOTONIC	0.34	0.03	0.31	
1047	豆奶（低脂，添加钙、维生素A和维生素D）	Soymilk（All flavors），lowfat，with added calcium，vitamins A and D	2.56	1.01	1.51	0.04
1048	豆奶（脱脂，添加钙、维生素A和维生素D）	Soymilk（all flavors），nonfat，with added calcium，vitamins A and D	0.70	0.30	0.41	0.00
1049	豆奶（液态，巧克力，添加钙、维生素A和维生素D）	Soymilk，fluid，chocolate，with added caclium，vitamins A and D	7.80	3.40	4.15	0.25
1050	冰豆奶	Soymilk，iced	4.71	1.90	2.81	
1051	豆奶（大豆提取物，澳大利亚）	Soymilk，made from soy isolate（purchased in Australia）	5.90	2.80	3.10	
1052	豆奶（原味，香草味）	Soymilk，original and vanilla，fortified or unfortified	10.73	4.84	6.07	0.93
1053	豆片（脱脂）	Soybeans，flakes，defatted	131.53	37.47	91.22	14.23
1054	豆片（全脂）	Soybeans，flakes，full-fat	62.31	21.75	39.57	1.12
1055	豆浆糕（干）	Soymilk curd，dried	83.30	40.85	42.45	
1056	腐竹（熟）	Soymilk skin or film（Foo jook or yuba），cooked	44.67	17.81	25.15	2.69
1057	腐竹（生）	Soymilk skin or film（Foo jook or yuba），raw	196.05	80.03	101.40	15.43
1058	豆腐酸奶	Tofu yogurt	16.30	5.70	9.40	1.20
1059	豆腐（蒸）	Tofu，AZUMAYA，extra firm，cooked（steamed）	22.70	8.00	12.75	1.95
1060	豆腐（煮）	Tofu，AZUMAYA，firm，cooked	31.35	12.80	16.15	2.40
1061	豆腐（冻干）	Tofu，dried-frozen（koyadofu）	83.20	29.59	51.04	3.44
1062	豆腐（经卤水处理）	Tofu，extra firm，prepared with nigari	22.63	8.23	12.45	1.95
1063	豆腐（炖）	Tofu，firm，braised	16.79	7.28	8.22	1.28
1064	豆腐（熟）	Tofu，firm，cooked	22.05	10.26	10.83	1.35
1065	豆腐（用硫酸钙、氯化镁处理）	Tofu，firm，prepared with calcium sulfate and magnesium chloride（nigari）	30.41	12.31	16.10	2.75
1066	豆腐（炸）	Tofu，fried	34.78	13.80	18.43	2.93
1067	豆腐片（生）	Tofu，pressed（Tau kwa），raw	33.91	15.59	16.01	2.77
1068	豆腐	Tofu，MORI-NU，silken，firm	29.97	12.42	16.95	2.40
1069	豆腐（生，经硫酸钙处理）	Tofu，raw，regular，prepared with calcium sulfate	22.73	8.56	12.99	1.98
1070	豆腐（软）	Tofu，silken	18.04	9.15	8.42	0.92

部分食物中大豆异黄酮含量（USDA）
Isoflavone content of selected foods（USDA）

（mg/100g 可食部）

序号 Number	食物名称 Food name	食物英文名称 English food name	大豆异黄酮（Isoflavone） 总计 Total	黄豆甙元 Daidzein	染料木黄酮 Genistein	黄豆黄素 Glycitein
1071	豆腐（熏）	Tofu，smoked	13.10	7.50	5.60	
1072	豆腐（软，用硫酸钙、氯化镁处理）	Tofu，soft，prepared with calcium sulfate and magnesium chloride(nigari)	22.61	9.49	11.91	1.68
1073	精致豆腐（强化维生素）	Tofu，soft，VITASOY-silken	29.24	8.59	20.65	
1074	豆腐，豆渣	Tofu，okara	9.39	3.62	4.47	1.30
1075	纳豆	Natto	82.29	33.22	37.66	10.55
1076	腐乳（加盐）	Tofu，salted and fermented（fuyu）	48.51	20.72	23.83	4.95
1077	腐乳	Sufu	13.75	7.50	5.46	0.78
1078	腐乳	Soybean，curd，fermented	34.68	12.18	21.12	2.30
1079	酱油（水解蔬菜蛋白）	Soy sauce made from hydrolyzed vegetable protein	0.10	0.10	0.00	0.00
1080	酱油（大豆、小麦）	Soy sauce made from soy and wheat (shoyu)	1.18	0.78	0.39	0.14
1081	大豆黄油（全脂）	Soybean butter，full fat，Worthington Foods，Inc.	0.57	0.22	0.30	0.05
	婴幼儿早餐谷物类和其他					
1082	雅培婴儿配方粉（强化铁）	Infant formula，ABBOTT NUTRITION，SIMILAC，ISOMIL，with iron，powder，not reconstituted	25.82	6.03	12.23	2.73
1083	美赞臣婴儿配方豆粉	Infant formula，ENFAMIL NEXT STEP，powder，soy formula，not reconstituted	25.00	7.23	14.75	3.00
1084	PBM 婴儿配方豆粉（液态）	Infant formula，PBM PRODUCTS，ULTRA BRIGHT BEGINNINGS，soy，liquid concentrate，(formerly WYETH-AYERST)	3.81	0.98	2.69	0.35
1085	PBM 婴儿配方豆粉	Infant formula，PBM PRODUCTS，ULTRA BRIGHT BEGINNINGS，Soy，powder，(formerly WYETH-AYERST)	28.01	5.70	13.55	2.05
1086	PBM 婴儿即食配方豆粉	Infant formula，PBM PRODUCTS，ULTRA BRIGHT BEGINNINGS，Soy，ready-to-feed，(formerly WYETH-AYERST)	2.63	0.75	1.60	0.28
1087	家乐氏即食谷物（美国）	Cereals ready-to-eat，KASHI GOLEAN by Kellogg	17.40	8.40	7.70	1.40
1088	家乐氏即食坚果玉米片（英国）	Cereals ready-to-eat，KELLOGG，KELLOGG'S CRUNCHY NUT CORN FLAKES (Purchased in the United Kingdom)	0.03	0.01	0.02	

部分食物中大豆异黄酮含量（USDA）
Isoflavone content of selected foods（USDA）

(mg/100g 可食部)

序号 Number	食物名称 Food name	食物英文名称 English food name	大豆异黄酮（Isoflavone） 总计 Total	黄豆甙元 Daidzein	染料木黄酮 Genistein	黄豆黄素 Glycitein
I 089	家乐氏即食谷物（美国）	Cereals ready-to-eat, KELLOGG, KELLOGG'S START (Purchased in the United Kingdom)	0.02	0.01	0.01	
I 090	家乐氏即食谷物(大豆蛋白)	Cereals ready-to-eat, KELLOGG'S, SMART START Soy Protein	93.90	41.90	41.90	10.20
I 091	花生（生）	Peanuts, all types, raw	0.26	0.02	0.24	
I 092	花生酱（减脂）	Peanut butter, smooth, reduced fat	2.09	1.30	0.69	0.08
I 093	绿豆芽（生）	Mung beans, mature seeds, sprouted, raw	0.10	0.06	0.08	0.00
I 094	豌豆（绿，冷冻）	Peas, green, frozen, unprepared	0.01	0.00	0.01	
I 095	青大豆（生，包括毛豆）	Soybeans, green, raw (includes edamame)	48.95	20.34	22.57	7.57
I 096	黄豆芽（蒸）	Soybeans, mature seeds, sprouted, cooked, steamed	12.50	5.00	6.70	0.80
I 097	黄豆芽（生）	Soybeans, mature seeds, sprouted, raw	34.39	12.86	18.77	2.88
	提取物和原料类					
I 098	植脂末（添加豆粉或大豆蛋白）	Non-dairy creamer, with added soy flour or soy protein	0.21	0.06	0.14	
I 099	大豆纤维	Soy fiber	44.43	18.80	21.68	7.90
I 100	大豆粉	Soy flour (textured)	172.55	67.69	89.42	20.02
I 101	大豆粉（脱脂）	Soy flour, defatted	150.94	64.55	87.31	15.08
I 102	大豆粉（全脂，生）	Soy flour, full-fat, raw	178.10	72.92	98.77	16.12
I 103	大豆粉（全脂，熟）	Soy flour, full-fat, roasted	165.04	89.46	85.12	16.40
I 104	速溶豆粉	Instant beverage, soy, powder, not reconstituted	109.51	40.07	62.18	10.90
I 105	大豆卵磷脂	Soy lecithin	15.70	5.40	10.30	
I 106	大豆粗粉（脱脂，生）	Soy meal, defatted, raw	209.58	80.77	114.71	16.12
I 107	浓缩大豆蛋白（水洗）	Soy protein concentrate, aqueous washed	94.65	38.25	52.81	4.94
I 108	浓缩大豆蛋白（乙醇提取）	Soy protein concentrate, produced by alcohol extraction	11.49	5.78	5.26	1.57
I 109	大豆蛋白提取物	Soy protein isolate	91.05	30.81	57.28	8.54

注：序号“I”为 isoflavone

附　录

Appendices

附 录

Appendices

附录 1
Appendix 1

食物名称中英文对照表
Chinese-English Food Names

编码 Code	食物名称 Food name	英文名称 English name	页码 Pages*
	谷类及制品	**GEREALS and CEREAL PRODUTCTS**	**27—39**
小麦		**WHEAT**	
011101	小麦	Wheat grain	
011102	五谷香	Wheat grain，*Fragrant crops*	
011201x	小麦粉（代表值）	Wheat flour	
011202	小麦粉（富强粉，特一粉）	Wheat flour，refined，special grade1	
011203	小麦粉（特二粉）	Wheat flour，refined，special grade2	
011204	小麦胚粉	Wheat germ flour	
011205	麸皮	Wheat bran	
011206	小麦粉（标准粉）	Wheat flour，moderately refined，standard grade	
011207	小麦粉（富强粉、特一粉）	Wheat flour，refined，special grade 1	
011208	小麦粉（特制）	Wheat flour，specially refined	
011301x	挂面（代表值）	Wheat noodle，dried	
011302	挂面（标准粉）	Wheat noodle，standard grade wheat flour，dried	
011304	挂面（精制龙须面）	Wheat noodle，lysine enriched wheat flour，dried	
011305x	面条（生，代表值）	Wheat noodle，fresh	
011306	面条（标准粉，切面）	Wheat noodle，standard grade wheat flour，fresh	
011308	面条（特粉，切面）	Wheat noodle，special grade 1 wheat flour	
011310	面条（干切面）	Wheat noodle，dried	
011311	面条（虾蓉面）	Wheat noodle，shrimp flavoured	
011312	通心面 [通心粉]	Wheat macaroni	
011313	挂面（富强粉）	Noodle，from refined wheat flour，dried，raw	
011314	龙须面（素）	Vermicelli，from wheat flour，plain or vegetarian，dried，raw	
011315	龙须面（鸡蛋）	Vermicelli，from wheat flour，egg powder added，dried，raw	
011316	面条（富强粉，切面）	Noodle，from refined wheat flour，fresh，raw	
011317	面条（富强粉，煮）	Noodle，from refined wheat flour，boiled，drained	
011401	花卷	Wheat bun，leavened，salted and twisted，steamed	
011402	空锅饼	Wheat bun，leavened，baked	
011403	烙饼（标准粉）	Wheat pancake，standard grade wheat flour，unleavened	
011404x	馒头（代表值）	Wheat bun，leavened，steamed	

注：此处页码是指该类食物在“表一　能量和食物一般营养成分表”中的页码范围

编码 Code	食物名称 Food name	英文名称 English name	页码 Pages*
011405	馒头（标准粉）	Wheat bun，leavened，standard grade wheat flour，steamed	
011407	烧饼（加糖）	Wheat bread，leavened，baked with sesame seeds and sugar	
011408	油饼	Wheat pancake，deep-fried	
011409	油条	Wheat dough stick，deep-fried	
011410	花卷（加牛奶）	Bun，twisted，form refined wheat flour，milk and salt added，leavened，steamed	
011411	馒头（富强粉）	Bun，from refined wheat flour，leavened，steamed	
011501	水面筋	Wheat gluten，fresh	
011502	油面筋	Wheat gluten，deep-fried	
011503	面筋（肉馅）	Wheat gluten，filled with mince pork	
稻米		**RICE**	
012001x	稻米（代表值）	Rice，grained	
012101	粳米（标一）	Round grained rice，standard grade 1	
012102	粳米（标二）	Round grained rice，standard grade 2	
012103	粳米（标三）	Round grained rice，standand grade 3	
012104	粳米（标四）	Round grained rice，standand grade 4	
012105	粳米（特等）	Round grained rice，special grade	
012106	粳米（极品精米）	Rice，round grain，refined，raw	
012107	粳米（西域王米）	Rice，round grain，refined，raw，from Xinjiang	
012108	粳米（小站稻米）	Rice，round grain，refined，raw，from Tianjin	
012201	籼米（标一）	Long grained rice，standard grade 1	
012202	籼米（标准）[机米]	Long grained rice，standard grade	
012203	籼米（优标）	Long grained rice，special grade	
012204	早籼	Long grained rice，early crop，unhulled	
012205	早籼（标一）	Long grained rice，early crop，standard grade 1	
012206	早籼（标二）	Long grained rice，early crop，standard grade 2	
012207	早籼（特等）	Long grained rice，early crop，special grade	
012208	晚籼（标一）	Long grained rice，late crop，standard grade 1	
012209	晚籼（标二）	Long grained rice，late crop，standard grade 2	
012210	晚籼（特等）	Long grained rice，late crop，special grade	
012211	籼稻（红）	Long grained rice，red，unhulled	
012212	黑米	Long grained rice，purple	
012213	香大米	Long grained rice，fragrant	
012214	籼米	Rice，long grain，moderately refined，raw	
012215	香米	Rice，long grain，fragrant，refined，raw	
012216	糙米	brown rice	
012301	糯米[江米]	Glutinous rice，regular grade	
012302	优糯米	Glutinous rice，special grade	
012303	早糯谷	Glutinous rice，early crop，unhulled	

编码 Code	食物名称 Food name	英文名称 English name	页码 Pages*
012304	紫红糯米 [血糯米]	Glutinous rice，purple	
012305	粳糯米	Glutinous rice，round grained	
012306	籼糯米	Glutinous rice，long grained	
012401x	米饭（蒸，代表值）	Rice，steamed	
012402	粳米饭（蒸）	Round grained rice，steamed	
012404	粳米粥	Round grained rice，porridge	
012405	籼米粉 [排米粉]	Long grained rice noodle，dried	
012406	籼米粉（干，细）	Long grained rice noodle，dried and thin	
012407	高蛋白豆米粉（籼米）	Long grained rice flour，high-protein，soybean flour enriched	
012408	籼米饭（蒸）	Rice，long grain，moderately refined，steamed	
012409	籼米粥	Rice porridge，long grain，moderately refined，boiled	
012410	米粉	Rice noodle，dried，raw	
012411	河粉	Rice noodle，flattened，dried，raw	
玉米		**CORN**	
013101	玉米（鲜）	Corn，fresh	
013102	玉米（白，干）	Corn grain，white，dried	
013103	玉米（黄，干）	Corn grain，yellow，dried	
013104	玉米面（白）	Corn flour，white	
013106	玉米面（强化豆粉）	Corn flour，enriched with soybean flour	
013108	玉米粒（黄、干）	Corn grain，yellow，dried，raw	
013109	玉米面（黄）	Corn flour，yellow，dried，raw	
013110	玉米糁（黄）	Corn grits，yellow，dried，raw	
013201	玉米笋（罐头）	Baby corn，sweet，canned	
013202	玉米面面条	Corn noodle，wheat flour added，dried，raw	
大麦		**BARLEY**	
014101	大麦 [元麦]	Barley grain	
014102	黑大麦	Barley grain，naked，black，raw	
014201	肚里黄	Naked barley grain，yellow inside	
014202	青稞	Naked barley grain	
小米、黄米		**MILLET**	
015101	小米	Foxtail millet，hulled	
015102	小米面	Foxtail millet flour	
015103	小米粥	Foxtail millet porridge	
015104	小米（黄）	Foxtail millet，hulled，yellow，raw	
015201	大黄米 [黍子]	Broomcorn millet，hulled	
015202	黄米	Broomcorn millet，hulled，yellow	
其他		**OTHERS**	
019001	高粱米	Sorghum，broomcorn	
019002	糜子（带皮）	Prosomillet，unhulled	

编码 Code	食物名称 Food name	英文名称 English name	页码 Pages*
019003	糜子米（炒米）	Prosomillet，roasted	
019004	苦荞麦粉	Tartarian buckwheat flour	
019005	荞麦	Buckwheat，hulled	
019006	荞麦（带皮）	Buckwheat，with hull	
019008	薏米［薏仁米、苡米］	Adlay，*Job's tears*	
019009	薏米面	Adlay flour	
019010	荞麦面	Buckwheat flour，refined	
019011	莜麦面	Naked oat flour，refined	
019012	燕麦	Qat	
019013	藜麦（绿有农化）	Quinoa（Green Agriculture）	
019014	藜麦（奥嘉）	Quinoa（AOJIA）	
019201	高粱面面条	Sorghum noodle，wheat flour added，dried，raw	
	薯类、淀粉及制品	**TUBERS，STARCHES and PRODUCTS**	**41—45**
薯类		**TUBERS**	
021101	马铃薯［土豆、洋芋］	Potato，white	
021102	马铃薯丁（脱水）	Potato，slab，dehydrated	
021105	马铃薯（烤）	Potato，baked，peeled	
021106	马铃薯（蒸）	Potato，steamed，peeled	
021107	马铃薯（煮）	Potato，boiled，peeled	
021108	马铃薯全粉	Potato flour	
021201	甘薯（白心）［红皮山芋］	Sweet potato，white flesh	
021203	甘薯片［白薯干］	Sweet potato slice，dried	
021204	甘薯粉［地瓜粉］	Sweet potato flour	
021205	甘薯（红心）［山芋、红薯］	Sweet potato，red flesh，raw	
021301	木薯	Cassava	
淀粉类		**STARCHES**	
022101	蚕豆淀粉	Broad bean starch	
022102	豌豆淀粉	Pea starch	
022103	玉米淀粉	Corn starch	
022104	团粉［芡粉］	Mixed starch	
022105	藕粉	Lotus root starch	
022106	桂花藕粉	Lotus root starch，with osmanthus flower	
022107	魔芋精粉［鬼芋粉、南星粉］	Giant arum flour	
022108	淀粉（小麦）	Starch，wheat	
022109	淀粉（大米）	Starch，rice	
022110	淀粉（马铃薯）	Starch，potato	
022111	淀粉（甘薯）	Starch，sweet potato	
022112	煎炸粉	Potato starch flour，for pan-frying	

编码 Code	食物名称 Food name	英文名称 English name	页码 Pages*
022201	粉丝	Corn starch noodle，thin，dried	
022202	豌豆粉丝	Pea starch noodle	
022203	粉条	Pea starch noodle，broad，dried	
	干豆类及制品	**DRIED LEGUMES and LEGUME PRODUCTS**	**47—55**
大豆		**SOYBEAN**	
031101	黄豆 [大豆]	Soybean	
031102	黑豆（干）[黑大豆]	Black soybean	
031103	青豆（干）[青大豆]	Green soybean	
031104	黄豆	Soybean，yellow	
031201	黄豆粉	Soybean flour	
031202	豆腐花 [豆腐粉]	Soybean milk powder	
031203	豆浆粉	Soybean milk powder	
031206	豆奶粉（维维牌）	Soybean milk powder，WEIWEI，cow's milk and sugar added	
031207	豆奶粉（多力牌）	Soybean milk powder，DUOLI，cow's milk powder，egg powder and sugar added，calcium fortified	
031208	豆奶粉（大磨牌）	Soybean milk powder，DAMO，cow's milk added，calcium and iron fortified，unsweetened	
031301x	豆腐（代表值）	Tofu，Soybean curd，semisoft	
031304	豆腐（内酯）	Tofu，Soybean curd，coagulated with gluconalactone，soft	
031305	豆腐脑 [老豆腐]	Soybean curd，soft，cooked with pickled vegetables	
031306	豆腐（北豆腐）	Tofu，Soybean curd，semisoft，Northern style	
031307	豆腐（南豆腐）	Tofu，Soybean curd，soft，Southern style	
031402	豆奶 [豆乳]	Soybean milk，mixed with bovine milk	
031403	豆汁（生）	*Sour soybean drink*，fermented ground beans	
031404	酸豆奶	Sour soybean milk，fermented	
031405	豆浆	Soybean milk ，unsweetened	
031406	豆浆（甜）	Soybean milk ，sweetened	
031501	豆腐丝	Soybean curd sheet，thin strip，semisoft	
031502	豆腐丝（干）	Soybean curd sheet，thin strip，dried	
031503	豆腐丝（油）	Soybean curd sheet，thin strip，deep fried	
031504	豆腐卷	Soybean curd sheet，rolled	
031506	油豆腐	Soybean curd，diced，deep fried	
031507	腐竹	Soybean milk film，stick shaped，skimmed from soy milk，dried	
031508	枝竹	*Soy bamboo* film，skimmed from soy milk，rolled	
031509	千张 [百页]	Soybean curd sheet，semisoft	
031510x	豆腐干（代表值）	Soybean curd slab，semisoft	
031511	豆腐干（菜干）	Soybean curd slab，salted，semisoft	
031512	豆腐干（臭干）	Fermented soybean curd slab，semisoft，pungent	
031513	豆腐干（酱油干）	Soybean curd slab，with soy sauce，semisoft	

编码 Code	食物名称 Food name	英文名称 English name	页码 Pages*
031514	豆腐干（卤干）	Soybean curd slab，cooked in soy sauce，semisoft	
031515	豆腐干（蒲包干）	Soybean curd slab，semisoft	
031516	豆腐干（香干）	Soybean curd slab，cooked with spices，semisoft	
031517	豆腐干（小香干）	Soybean curd slab，spiced，semisoft	
031518	豆腐干（熏干）	Soybean curd slab，smoked，semisoft	
031519	豆肝尖	Soybean curd pieces，cooked with spices，semisoft	
031520	素大肠	*Soy intestine*，rolled sheet，cooked with spices，semisoft	
031521	素火腿	*Soy ham*，rolled sheet，cooked with spices，semisoft	
031522	素鸡	*Soy chicken *，rolled sheet，cooked with spices，semisoft	
031523	素鸡丝卷	*Soy chicken shreds*，thin strip of rolled sheet，with spices	
031524	素什锦	Mixed soybean curd，cooked with soy sauce，semisoft	
031525	炸素虾	*Soy shrimp*，spices，deep fried	
031526	烤麸	Wheat gluten，cooked with soy sauce and sugar	
031527	豆腐皮	Soybean sheet，dried，skimmed from soybean milk	
031528	腐竹	Soybean stick，dried，skimmed from soybean milk	
031529	豆腐干	Soybean curd slab，semisoft	
绿豆		**MUNG BEAN**	
032101	绿豆（干）	Mung bean，dried	
032102	绿豆面	Mung bean flour	
032201	绿豆饼 [饼折]	Mung bean pancake	
赤小豆		**ADZUKI BEAN**	
033101	赤小豆（干）[小豆、红小豆]	Red bean，dried	
033201	小豆粥	Adzuki bean porridge，with osmanthus flower & sugar	
033204	红豆沙（去皮）	Adzuki bean paste，skin removed，sweetened	
033205	红豆馅	Adzuki bean paste，with skin，sweetened	
芸豆		**KIDNEY BEAN**	
034101	花豆（干，红）	Kidney bean，red，dried	
034102	花豆（干，紫）	Kidney bean，purple，dried	
034103	芸豆（干，白）	Kidney bean，white，dried	
034104	芸豆（干，红）	Kidney bean，red，dried	
034105	芸豆（干，虎皮）	Kidney bean，variegated，dried	
034106	芸豆（干，杂，带皮）	Kidney bean，multi colored，dried	
蚕豆		**BROAD BEAN**	
035101	蚕豆（干）	Broad bean，dried	
035102	蚕豆（带皮）	Broad bean，with seed coat	
035103	蚕豆（去皮）	Broad bean，seed coat removed	
035104	马牙大豆（干）	Broad bean，*Maya*，dried	
035105	脑豆（干）	Broad bean，*Naodou*，dried	
035201	蚕豆（烤）	Broad bean，roasted	

编码 Code	食物名称 Food name	英文名称 English name	页码 Pages*
035202	蚕豆（炸）[开花豆]	Broad bean, deep fried	
035203	蚕豆（煮）	Broad bean, immature seeds, cooked, boiled, drained, without salt	
其他		**OTHERS**	
039101	扁豆（干）	Hyacinth bean, green, dried	
039102	扁豆（干，白）	Hyacinth bean, white, dried	
039201	眉豆（干）[饭豇豆]	Cowpea, catjang, dried	
039202	豇豆（干）	Common cowpea, dried	
039203	豇豆（干，紫）	Cowpea, purple, dried	
039204	豇豆（煮）	Cowpea, boiled	
039301	豌豆（干）	Carden pea, dried	
039302	豌豆（花）	Carden pea, variegated	
039303	豌豆（煮）	Pea, boiled	
039401	鹰嘴豆[桃豆]	Chickpeas, dried, raw	
039901	荆豆（干）	Gorse, dried	
039902	木豆[扭豆、豆蓉]（干）	Cajan, dried	
	蔬菜类及制品	**VEGETABLES and VEGETABLE PRODUCTS**	**57—85**
根菜类		**ROOT VEGETABLES**	
041101	白萝卜（鲜）[莱菔]	Radish, white skin and flesh, raw	
041102	卞萝卜[红皮萝卜]	Radish, red skin and white flesh, round, raw	
041103	红旦旦萝卜[樱桃萝卜、小水萝卜]	Radish, red skin	
041104	红萝卜[卞萝卜]	Red radish	
041105	红心萝卜[心里美]	Radish, red flesh	
041106	花叶萝卜	radish, Petal leaf	
041108	水萝卜[脆萝卜]	Radish, Chinese	
041109	小水萝卜[算盘子、红皮萝卜]	Radish, small, red skin	
041110	红心萝卜[心里美]	*Beautiful heart *radish, red flesh and green skin	
041112	白萝卜（圆）	Radish, white skin and flesh, round, raw	
041113	青萝卜	Radish, green skin and flesh, raw	
041115	樱桃萝卜	Cherry radish, raw	
041201	胡萝卜（红）[金笋、丁香萝卜]	Carrot, red	
041202	胡萝卜（黄）	Carrot, yellow	
041203	胡萝卜（脱水）	Carrot, dehydrated	
041204	胡萝卜	Carrot, yellow, raw	
041301	芥菜头[大头菜、水芥]	Horseradish	
041302	苤蓝[玉蔓菁、球茎甘蓝、大头菜]	Kohlrabi	
041401	甜菜根（鲜）[甜菜头、糖萝卜]	Beetroot	
041402	根芹[根洋芹、球根塘蒿]	Celeriac, raw	

编码 Code	食物名称 Food name	英文名称 English name	页码 Pages*
041403	紫菜头	Garden beet，purple skin and flesh，raw	
鲜豆类		**LEGUMINOUS VEGETABLES and SPROUT**	
042101	扁豆 [月亮菜]	Hyacinth bean，green，with husk，raw	
042102	蚕豆（鲜）	Broad bean，with double seed coats	
042103	刀豆（鲜）	Jackbean	
042104	豆角	Kidney bean，green	
042105	豆角（鲜，白）	Kidney bean，white	
042106	荷兰豆	Snow pea，edible pod	
042107	龙豆（鲜）	Kidney bean	
042108	龙牙豆（鲜）[玉豆]	Kidney bean	
042109	毛豆（鲜）[青豆、菜用大豆]	*Pale green* soybean，with seed coat	
042110	四季豆（菜豆）	Beans，snap all season	
042111	豌豆（带荚，鲜）[回回豆]	Pea，with pod	
042112	豌豆尖	Pea shoots，tender greens	
042113	油豆角（鲜）[多花菜豆]	Scarlet runner bean	
042114	垅船豆（鲜）	Ridge bean，green	
042115	芸豆（鲜）	Kidney bean，green	
042117	豇豆（长）	Yardlong cowpea	
042118	扁豆	Hyacinth bean，green，with husk，raw	
042119	豇豆	Cowpea，common，with husk，raw	
042120	四季豆 [菜豆、芸豆]	Kidney bean，green，with husk，raw	
042121	四棱豆 [杨桃豆、翅豆]	Winged bean，with husk，raw	
042122	甜脆荷兰豆 [甜豆]	Sugar pea，with husk，raw	
042201	发芽豆	Broad bean，sprouted，with seed coat	
042202	黄豆芽	Soybean sprouts	
042205	黄豆芽	Sprout，soybean，raw	
042206	绿豆芽	Sprout，mung bean，raw	
042207	黑豆苗	Seedling，black bean，raw	
042208	豌豆苗	Seedling，pea，raw	
茄果、瓜菜类		**CUCURBITACEOUS and SOLANACEOUS VEGETABLES**	
043101x	茄子（代表值）	Eggplant	
043102	茄子（绿皮）	Eggplant，long，pale green skin	
043103	茄子（圆）	Eggplant，round	
043106	番茄（整个，罐头）	Tomato，whole，canned	
043107	奶柿子 [西红柿]	Tomato，oval	
043108	辣椒（红，尖，干）	Hot pepper，red，sharp top，dried	
043109	辣椒（红，小）	Hot pepper，red，small	
043112	甜椒（脱水）	Sweet pepper，dehydrated	
043113	葫子	Hispid bottle gourd	

编码 Code	食物名称 Food name	英文名称 English name	页码 Pages*
043115	茄子（白皮、长）	Eggplant, long, white skin, raw	
043116	茄子（紫皮、长）	Eggplant, long, dark purple skin, raw	
043117	茄子（紫皮、圆）	Eggplant, round, dark purple skin, raw	
043118	香瓜茄	Pepino, raw	
043119	番茄 [西红柿]	Tomato, raw	
043120	樱桃番茄 [小西红柿]	Cherry tomato, raw	
043121	辣椒（小红尖辣椒）	Chilli or hot pepper, red, small, raw	
043122	辣椒（小红尖辣椒、干）	Chilli or hot pepper, red, small, raw, dried	
043123	辣椒（青、尖）	Chilli or hot pepper, green, pointed tip, raw	
043124	甜椒 [灯笼椒、柿子椒]	Pepper or capsicum, sweet, green, raw	
043125	彩椒	Pepper or capsicum, sweet, red, yellow or purple etc., raw	
043126	秋葵 [黄秋葵、羊角豆]	Okra, raw	
043201	白瓜	Conomon, white skin	
043202	菜瓜 [生瓜、白瓜]	Conomon, white skin	
043204	方瓜	Pumpkin	
043205	佛手瓜 [棒瓜，菜肴梨]	Chayote	
043206	葫芦 [长瓜、蒲瓜、瓠瓜]	Calabash	
043207	葫芦条（干）	Calabash strip, dried	
043208	黄瓜（鲜）[胡瓜]	Cucumber	
043209	节瓜 [毛瓜]	Wax gourd	
043210	金瓜	Spaghetti squash	
043211	金丝瓜 [裸瓣瓜]	Cochinchina gymnopetalum	
043212	苦瓜（鲜）[凉瓜、癞瓜]	Balsampear, bitter melon	
043213	南瓜（鲜）[倭瓜、番瓜]	Pumpkin	
043214	南瓜粉	Pumpkin meal	
043215	蛇瓜 [蛇豆、大豆角]	Serpent gourd	
043217	笋瓜 [生瓜]	Winter squash	
043218	西葫芦	Zucchini, green, summer squash	
043219	面西胡瓜	Summer squash, yellow	
043220	小西胡瓜	Summer squash, green	
043221	冬瓜	Chinese wax gourd or winter melon, raw	
043222	飞碟瓜	Scallop squash, raw	
043223	黄金西葫芦	Zucchini, Golden, raw	
043224	黄茎瓜	Calabaza, raw	
043225	迷你黄瓜 [荷兰乳黄瓜]	Mini cucumber, raw	
043226	秋黄瓜 [旱黄瓜]	Cucumber, *Autumn*, raw	
043227	南瓜（栗面）	Pumpkin, raw	
043228	丝瓜	Sponge gourd, raw	

编码 Code	食物名称 Food name	英文名称 English name	页码 Pages*
葱蒜类		**ALLIUM VEGETABLES**	
044101	大蒜（白皮，鲜）[蒜头]	Garlic bulb	
044102	大蒜（脱水）	Garlic bulb，dehydrated	
044103	大蒜（紫皮，鲜）[蒜头]	Garlic bulb，purple skin	
044104	青蒜（青葱）	Leeks，young leaf	
044105	蒜黄（黄色）	Garlic greens，yellow leaf	
044106	蒜苗（绿色，青蒜）	Garlic stalk	
044107	蒜薹（圆）	Garlic scapes	
044202	大葱（红皮）	Scallion，red skin	
044203	分葱[四季葱、菜葱]	Fistular onion，chire	
044205	葱（小葱，鲜）	Scallion，spring onion	
044206	大葱	Scallion，raw，Green chinese onion	
044207	细香葱[香葱、四季葱]	Chive，raw	
044301	洋葱（鲜）[葱头]	Onion bulb	
044302	洋葱（白皮，脱水）	Onion bulb，white skin，dehydrated	
044303	洋葱（紫皮，脱水）	Onion bulb，purple skin，dehydrated	
044402	韭黄（韭芽，黄色）	Chives，yellow	
044403	韭薹	Chives flowering stalk	
044404	韭菜	Chinese chive，raw	
044501	薤[藠头]	Longstamen onion bulb	
044502	薤白（鲜）[小根蒜、山蒜、团蒜]	Longstamen onion bulb	
嫩茎、叶、花菜类		**STEM，LEAFY and FLOWERING VEGETABLES**	
045101x	大白菜（代表值）	*Bok choi*，white	
045102	大白菜（白梗）[黄芽白]	*Bok choi*，white	
045103	大白菜（青白口）	*Bok choi*，green	
045104	大白菜（小白口）	*Bok choi*，white	
045105	白菜（脱水）	Cabbage，dehydrated	
045108	白菜薹[菜薹、菜心]	Cabbage flowering stalk	
045109	红菜薹[紫菜薹]	Rape flowering stalk，red	
045110	瓢儿白[瓢儿菜]	Mustard，broad beaked	
045111	乌菜[乌塌菜、塌棵菜]	Broad beaked cabbage	
045113	油菜（黑）	Chinese cabbage，pakchoi	
045114	油菜（脱水）	Chinese cabbage，dehydrated	
045115	油菜（小）	Chinese cabbage，small	
045116	油菜薹[菜薹]	Cabbage Rape，Broccoli Raab	
045117	大白菜（白口）	Chinese cabbage，*Bok choi*，white leaves and stems，raw	
045118	大白菜（青口）	Chinese cabbage，*Bok choi*，green leaves and stems，raw	
045119	酸白菜[酸菜]	Chinese cabbage，pickled	
045120	小白菜[青菜]	*Bok choy*，petiole，raw	

编码 Code	食物名称 Food name	英文名称 English name	页码 Pages*
045121	奶白菜	Pak choi, petiole, raw	
045122	鸡毛菜	Mini pak choi, leaf and stem, raw	
045123	娃娃菜	Mini Chinese cabbage, raw	
045124	乌塌菜 [塌菜、塌棵菜]	Flat cabbage	
045125	油菜	Chinese cabbage, baby choi	
045126	油菜心	baby cabbage	
045201	圆白菜，卷心菜	Cabbage	
045203	菜花（脱水）[脱水花椰菜]	Cauliflower, dehydrated	
045205	芥菜（鲜）[雪里红，雪菜]	Crispifolia mustard greens	
045206	芥菜（大叶，鲜）[盖菜]	Mustard greens, broad leaf	
045207	芥菜（茎用，鲜）[青头菜]	Mustard stem	
045208	芥菜（小叶，鲜）[小芥菜]	Mustard greens, small leaf	
045210	结球甘蓝（绿）[圆白菜]	Cabbage, green, raw	
045211	结球甘蓝（紫）[圆白菜]	Cabbage, purple, raw	
045212	抱子甘蓝（小圆白菜）	Brussels sprouts, raw	
045213	羽衣甘蓝	Brassica, oleracea	
045214	盖菜	Mustard greens, broad leaf, raw	
045215	芥蓝 [甘蓝菜、盖蓝菜]	Kale, raw	
045216	菜花（白色）[花椰菜]	Cauliflower, white, raw	
045217	西兰花 [绿菜花]	Broccoli, raw	
045301	菠菜（鲜）[赤根菜]	Spinach	
045302	菠菜（脱水）	Spinach, dehydrated	
045303	冬寒菜（鲜）[冬苋菜、冬葵]	Mallow	
045305	胡萝卜缨（红，鲜）	Carrot leaf	
045306	苦菜 [节节花、拒马菜]	Common sowthistle	
045307	萝卜缨（白）	Radish leaf, white root	
045308	萝卜缨（青）	Radish leaf, green root	
045309	萝卜缨（小萝卜）	Radish leaf, red root, small	
045310	落葵 [木耳菜、软浆菜]	Vinespinach, red	
045312	芹菜茎	Celery stem	
045313	芹菜叶（鲜）	Celery leaf	
045316	甜菜叶（鲜）	Beta vulgaris	
045317	香菜（鲜）[芫荽]	Coriander leaf	
045318	香菜（脱水）	Coriander leaf, dehydrated	
045319	苋菜（绿，鲜）	Amaranth, pale green	
045320	苋菜（紫，鲜）[红苋]	Amaranth, purple	
045321	茼蒿（鲜）[蓬蒿菜、艾菜]	Chrysanthemum crown daisy, greens	
045322	茴香（鲜）[小茴香]	Fennel	
045323	荠菜（鲜）[蓟菜、菱角菜]	Shepherd's purse	

编码 Code	食物名称 Food name	英文名称 English name	页码 Pages*
045324	莴笋（鲜）[莴苣]	Lettuce stem	
045327	番杏 [新西兰菠菜、夏菠菜]	Common tetragonia，raw	
045328	樱桃萝卜缨	Cherry radish leaf and stem，raw	
045329	白凤菜	Green Gynura，raw	
045330	紫背天葵 [红风菜、血皮菜]	Gynura，raw	
045331	芹菜（茎）[旱芹、药芹]	Chinese celery stem，raw	
045332	西芹 [西洋芹菜、美芹]	Celery stem，raw	
045333	生菜 [叶用莴苣]	Endive lettuce，curl leafed，raw	
045334	油麦菜	Romaine lettuce，raw	
045335	叶甜菜（白梗）	Beta cicla，raw	
045336	莴笋叶 [莴苣菜]	Lettuce，leaf，raw	
045337	蕹菜 [空心菜、藤藤菜]	Water spinach，raw	
045338	观达菜 [根达菜、牛皮菜]	Swiss chard，leaf and stem，raw	
045339	球茎茴香 [甜茴香、意大利茴香]	Anise，raw	
045401	竹笋（鲜）	Bamboo shoot，whole	
045402	白笋（干）	bamboo shoot，dried	
045403	鞭笋（鲜）[马鞭笋]	Summer bamboo shoot	
045404	春笋（鲜）	Spring bamboo shoot	
045405	冬笋（鲜）	Winter bamboo shoot	
045406	黑笋（干）	bamboo shoot，dried	
045407	毛笋（鲜）[毛竹笋]	baby bamboo shoot	
045408	玉兰片（白笋）	Bamboo shoot，sliced，soaked in water	
045409	百合（鲜）	Lily	
045411	百合（脱水）	Lily，dehydrated	
045412	金针菜（鲜）[黄花菜]	Daylily flower	
045413	菊苣	Endive，Chicory	
045415	芦笋（绿）[石刁柏、龙须菜]	Asparagus stem，raw	
045416	芦笋（紫）	Asparagus stem，purple，raw	
045417	结球菊苣（红）	Radicchio Chicory，red，raw	
045418	软化白菊苣	Chicory witloof，raw	
045419	穿心莲	Andrographis paniculata，leaf	
045420	红薯叶	Sweet potato leaves	
045421	南瓜藤	Pumpkin Tender leaves	
045422	三七尖	Sanqi Tender leaves	
045423	棠梨花	Tangli flower	
045424	洋丝瓜苗	Towel gourd green shoots	
水生蔬菜类		**AQUATIC VEGETABLES**	
046001	慈姑（鲜）[乌芋、白地果]	Arrowhead	
046002	豆瓣菜（鲜）[西洋菜、水田芥]	Watercress	

编码 Code	食物名称 Food name	英文名称 English name	页码 Pages*
046003	菱角（老，鲜）[龙角]	Water caltrop	
046005	蒲菜（鲜）[香蒲、甘蒲、野茭白]	Cattail	
046006	水芹菜	Water celery	
046007	茭白（鲜）[茭笋、茭粑]	Water bamboo	
046008	荸荠（鲜）[马蹄、地栗]	Water chestnut	
046009	莼菜（瓶装）[花案菜]	Walershie，bottled	
046010	藕 [莲藕]	Lotus root，raw	
046011			
薯芋类		**TUBERS**	
047101	大薯（鲜）[参薯]	Winged yam	
047102	豆薯（鲜）[凉薯、地瓜、沙葛]	Yambean	
047103	葛（鲜）[葛署、粉葛]	Kudzu	
047104	山药（鲜）[薯蓣、大薯]	Yam	
047105	山药（干）	Yam，dried	
047202	槟榔芋（鲜）	Taro，*Binglang*	
047203	芋头 [芋艿、毛芋]	Taro，raw	
047204	芋头（煮）	Taro，boiled	
047301	姜（鲜）[黄姜]	Ginger	
047302	姜（干）	Ginger，dried	
047303	姜（子姜，鲜）[嫩姜]	Ginger，young	
047304	洋姜（鲜）[菊芋、鬼子姜]	Jerusalem artichoke	
野生蔬菜类		**WILD VEGETABLE**	
048001	艾蒿	Moxa	
048002	白花菜	Common spiderflower	
048003	白花桔梗	Balloonflower	
048004	白沙蒿（鲜）[沙蒿]	Ciliatescale wormwood	
048005	白沙蒿子（干）[沙蒿子]	Ciliatescale wormwood seeds	
048006	白薯叶（鲜）[甘薯叶]	Hispid yam leaf	
048007	百里香（鲜）	Thyme	
048008	败酱（鲜）[胭脂麻]	Whiteflower patrinia	
048009	扁蓄菜（鲜）[竹节草]	Common knotgrass	
048010	朝鲜蓟（鲜）	Artichokes	
048011	刺儿菜（鲜）[小蓟、蓟蓟菜]	Common cephalanoplos	
048012	刺楸（鲜）	Septemlobate kalopanax	
048013	达乌里胡枝子（鲜）[牛枝子、豆豆苗]	Dahurian bushclover	
048014	达乌里胡枝子子（鲜）[牛枝子子、豆豆苗子]	Dahurian bushclover seeds	
048015	大玻璃草叶（鲜）[大车前]	Rippleseed plantain	
048016	大巢菜（鲜）[野苕子、野豌豆]	Giant vetch	
048017	大蓟叶（鲜）[飞廉叶]	Japanese thistle leaf	

编码 Code	食物名称 Food name	英文名称 English name	页码 Pages*
048018	地肤（鲜）[益明、扫帚苗]	Belvedere	
048019	地笋（鲜）[地古牛、地瓜儿苗叶]	Bugleweed	
048020	豆腐柴（鲜）	Japanese premna	
048021	独行菜（鲜）	Peppergrass	
048022	独行菜（宽，鲜）	Peppergrass	
048024	胡枝子（鲜）[山豆子]	Shrub lespedeza	
048025	槐花（鲜）[洋槐花、豆槐花]	Japanese pagoda tree	
048026	黄麻叶（鲜）	Jute, potherb	
048027	碱蓬（鲜）[棉蓬、猪毛菜]	Common russian thistle	
048028	苦苦菜（鲜）	Wild lettuce	
048029	轮叶党参	Lance asiabell	
048030	罗勒 [兰香]	Basil	
048031	马齿苋（鲜）[长寿菜、瓜子菜]	Purslane	
048032	马兰头（鲜）[马兰、鸡儿肠、路边菊]	Kalimeris, Indica	
048033	麦瓶草（鲜）[米瓦罐]	Silene	
048034	牛至	Common origanum	
048035	牛蒡叶（鲜）	Great burdock	
048036	爬景天（鲜）[石头菜]	Gypsophila	
048037	喷瓜	Squirting cucumber	
048038	婆罗门参（白，鲜）	Oyster plant, white	
048039	婆罗门参（黑，鲜）[鸦葱]	Oyster plant, black	
048040	蒲公英叶（鲜）[黄花苗叶、孛孛丁叶]	Dandelion greens	
048041	掐不齐（鲜）[鸡眼草、牛黄草]	Japan clover	
048042	清明菜（鲜）[鼠曲菜]	Cudweed	
048044	沙参叶（鲜）[白参]	Upright ladybell	
048045	沙蓬子（鲜）[沙米]	Squarrose agriophyllum	
048046	山苦荬叶（鲜）[启明菜叶]	Ixeris	
048047	食用大黄（鲜）	rhubarb root	
048048	食用黄麻	Jute	
048049	酸模（鲜）	Garden sorrel	
048050	汤菜（鲜）	*Tangcai*, used for flavoring soups	
048051	土三七（鲜）[景天三七]	Aizoon stonecrop	
048052	歪头菜（鲜）[草豆、二叶萩]	Pair vetch	
048053	梧桐子（鲜）[瓢儿果]	Phoenix tree	
048054	夏枯草（鲜）[铁色草]	Asian selfheal	
048055	香椿（鲜）[香椿芽]	Toona leaf, young	
048056	香茅	Citronella	
048057	小旋花（鲜）[狗儿蔓]	Ivy glorybind	
048058	鸭跖草（鲜）[竹叶菜、淡竹叶]	Common dayflower	

编码 Code	食物名称 Food name	英文名称 English name	页码 Pages*
048059	野葱（鲜）[沙葱、麦葱]	Yellowflower onion	
048060	野韭菜（鲜）[山韭]	Aging onion	
048061	野菊（鲜）	Indian dendranthema	
048062	野蒜（鲜）[小蒜、野葱]	Wild onion, young leaf and bulb	
048063	野苋菜（鲜）[假苋菜]	Wrinkledfruit amaranth	
048064	茵陈蒿（鲜）[茵陈]	Capillary wormwood	
048065	榆钱（鲜）	Elm, young green fruit	
048067	珍珠花菜	Clethra loosestrife	
048068	紫花桔梗	Balloonflower	
048069	紫萼香茶菜	Purplehair rabdosia	
048070	苣荬菜（尖叶）[取荬菜、苦麻子]	Curly Endire bitter	
048072	苜蓿子（干）[紫苜蓿子]	Medic	
048073	茴芹（鲜）	Diversifolious pimpinella	
048074	荞菜（鲜）[野荞]	Knotweed	
048075	蒌蒿（鲜）	Seleng wormwood	
048076	蕨菜（鲜）[龙头菜、如意菜]	Wild brake	
048077	蕨菜（脱水）	Bracken, dehydrated	
048078	蕨麻（干）[鹅绒委陵菜]	Silverweed cinquefoil	
048079	枸杞菜（鲜）[枸杞、地骨]	Wolfberry leaf	
048080	酢浆草（鲜）[酸酸草、酸溜溜]	Garden sorrel	
048081	苦苣菜 [苦菜、天精菜]	Common sow thistle, raw	
048082	苜蓿 [草头、金花菜]	Alfalfa, raw	
048083	鱼腥草（叶）[蕺菜、臭菜]	Heartleaf houttuynia, leaf, raw	
048084	鱼腥草（根）	Heartleaf houttuynia, root, raw	
048085	刺五加尖	Acanthopanax senticosus，tender leaf	
048086	枸杞叶	leaf，Chinese wolf berry	
048087	灰灰菜（干，藜）	Chenopodium album Linn，wild vegetables	
048088	荆芥	Herba schizonepetae	
	菌藻类	**FUNGI and ALGAE**	**87—93**
菌类		**FUNGI**	
051001	草菇 [大黑头细花草]	Straw mushroom	
051002	大红菇（干）[草质红菇]	Red mushroom，large，dried	
051003	地衣（水浸）	Lichens，soaked in water	
051004	冬菇（干）[毛柄金线菌]	Winter mushroom，dried（Flammulina velutipes（Fr.）Sing.2014）	
051005	猴头菇（罐装）	*Monkey head* mushroom，canned	
051006	黄蘑（干）	Yellow mushroom，dried	
051007	黄蘑（水发）	Yellow mushroom，soaked in water	
051008	金针菇（鲜）	*Gold needle* mushroom，thin	

编码 Code	食物名称 Food name	英文名称 English name	页码 Pages*
051009	金针菇（罐装）	*Gold needle* mushroom，thin，canned	
051010	口蘑（白蘑）	Mongolian mushroom，white dried	
051011	蘑菇（鲜蘑）	Button mushroom	
051013	木耳（干）[黑木耳、云耳]	Wood ear fungus，dried	
051014	木耳（水发）[黑木耳、云耳]	Wood ear fungus，soaked in water	
051015	平菇[糙皮侧耳、青蘑]	Oyster mushroom	
051016	普中红蘑（干）	Red mushroom，medium sized，dried	
051017	双孢蘑菇[洋蘑菇]	*Foreign* double button mushroom	
051018	松蘑（干）[松口蘑、松茸]	*Pine* mushroom，dried	
051019	香菇（鲜）[香蕈、冬菇]	Shitake mushroom	
051020	香菇（干）[香蕈、冬菇]	Shitake mushroom dried	
051021	香杏丁蘑（干，大）	*Apricot* mushroom，large sized，dried	
051022	香杏片口蘑（干）	*Apricot* Mongolian mushroom，sliced，dried	
051023	羊肚菌（干）[干狼肚]	Morel mushroom	
051024	银耳（干）[白木耳]	Silver ear fungus，white，dried	
051025	珍珠白蘑（干）	*Pearl* mushroom，white，dried	
051026	榛蘑（半干）[假蜜环菌]	Bolete mushroom，dried	
051027	榛蘑（水发）	Bolete mushroom，soaked in water	
051028	白蘑菇[双孢蘑菇、洋蘑菇]	Button mushroom	
051029	北风菌[荷叶离褶伞、一窝羊]	Friedchicken mushroom	
051030	草菇[大黑头细花草、稻菇]	Straw mushroom，soaked in salted water，canned	
051031	茶树菇（干）[柱状田头菇、油茶菇]	Columnar agroc	
051032	干巴菌	Ganba fungus	
051033	红奶浆菌[多汁乳菇、谷熟菌]	Weeping milk cap	
051034	黄蘑（干）	Yellow mushroom，dried	
051035	黄伞菇（干）[多脂鳞伞、黄丝菌]	Golden pholiota，dried	
051036	鸡腿菇（干）[毛头鬼伞]	Shaggy mane，dried	
051037	鸡油菌[黄丝菌、杏菌]	Chanterelle	
051038	鸡枞[蚁枞、伞把菇、鸡枞菌]	Termite mushroom	
051039	鸡枞（干）	Termite mushroom，dried	
051040	鸡枞（油炸）[油鸡枞]	Termite mushroom，steamed，fried，salted，in oil	
051041	鸡枞花	Termite mushroom flowers	
051042	牛肝菌（白）[美味牛肝菌]	King bolete	
051043	牛肝菌（白、干）[美味牛肝菌]	King bolete，dried	
051044	牛肝菌（黑）[铜色牛肝菌]	Queen bolete	
051045	牛肝菌（鲜）[黄皮牛肝菌、黄皮疣柄牛肝菌、黄癞头]	—	
051046	乳牛肝菌（干）[粘盖牛肝菌、松树菌]	Cow spunk，dried	
051047	牛眼睛菌（鲜）[马勃菌]	Puffball	
051048	平菇[糙皮侧耳、青蘑]	Oyster mushroom	

编码 Code	食物名称 Food name	英文名称 English name	页码 Pages*
051049	青头菌 [变绿红菇、绿菇]	Virescent russule	
051050	松蘑（干）[松茸、松口蘑]	Matsutake，dried	
051051	杏鲍菇	King oyster mushroom	
051052	血红菇（干）	Red mushroom，dried	
051053	元蘑（干）[亚侧耳、冬蘑、黄蘑]	Late fall oyster，dried	
051054	竹荪（干）[竹笙、竹参]	Long net stinkhorn	
051055	榛蘑（干）[小蜜环菌]	Honey mushroom，wild，dried	
051056	蛹虫草（干）	Cordyceps militaris	
藻类		**ALGAE**	
052001	发菜（干）[仙菜]	Black-moss，dried	
052002	海带（鲜）[江白菜]	Kelp	
052003	海带 [江白菜、昆布]	Kelp	
052004	海带（浸）[江白菜、昆布]	Kelp，soaked in water	
052005	海冻菜（干）[石花菜、冻菜]	Agar agar，dried	
052006	琼脂 [紫菜胶洋粉]	Agar agar powder	
052007	苔菜（干）[苔条、条浒苔]	Sea grass，dried	
052008	紫菜（干）	Laver，dried	
052009	螺旋藻（干）	Spirulina，dried	
052010	裙带菜（干）[海芥菜、海木耳]	Sea water fungus，dried	
052011	海带菜（鲜）	Kelp sliver，with sugar，sesame and salt	
	水果类及制品	**FRUITS and FRUIT PRODUCTS**	**95—113**
仁果类		**KERNEL FRUITS**	
061101x	苹果（代表值）	Apple	
061102	伏苹果	Summer apple	
061103	国光苹果	*Bright China* apple	
061104	旱苹果	*Drought* apple	
061105	红富士苹果	*Red Fuji* apple	
061106	红香蕉苹果	*Banana* apple，banana flavored，red	
061107	红星苹果	*Red star* apple	
061108	红玉苹果	*Red Jade* apple	
061109	红元帅苹果	*Red Marshal* apple，red	
061110	黄香蕉苹果	*Banana* apple，banana flavored，yellow	
061111	黄元帅苹果	*Yellow Marshal* apple，yellow	
061112	金元帅苹果	*Gold Marshal* apple，yellow	
061113	青香蕉苹果	*Banana* apple，banana flavored，green	
061114	秋里蒙苹果	*Qiulimeng* apple	
061115	香玉苹果	*Fragrant Jade* apple，red	
061116	印度苹果	Indian apple	

编码 Code	食物名称 Food name	英文名称 English name	页码 Pages*
061117	祝光苹果	*Blessing* apple	
061118	倭锦苹果	*Crisp* pear	
061119	苹果（罐头）	Apple，canned	
061201x	梨（代表值）	Pear	
061202	梨（巴梨）	*Ba* pear	
061203	长把梨	Pear，long stem	
061204	冬果梨	*Winter fruit* pear	
061205	鹅黄梨	*Light yellow* pear	
061206	红肖梨	*Red skin* pear	
061207	锦丰梨	*Jinfeng* pear	
061208	京白梨	Bretsehneider pear	
061209	库尔勒香梨	*Kuerle* pear	
061210	莱阳梨	*Laiyang* pear	
061211	马蹄黄梨	*Snowflower* pear	
061212	明月梨	*Moon* pear	
061213	木梨	*Wood* pear	
061214	苹果梨	*Apple* pear	
061215	软梨	*Soft* pear	
061216	苏梅梨	*Sumei* pear	
061217	苏木梨	*Sumu* pear	
061218	酥梨	*Crisp* pear	
061219	酸梨	Sour pear	
061220	香梨	*Fragrant* pear	
061221	雪花梨	*Snowflower* pear	
061222	雪梨	*Snow* pear	
061223	鸭广梨	*Yaguang* pear	
061224	鸭梨	*Duck* pear	
061225	早酥梨	*Crisp* pear，early crop	
061226	紫酥梨	*Zisu* pear	
061227	鳄梨	Avocado	
061228	冬果梨（罐头）	*Winter fruit* pear，canned	
061229	梨（糖水罐头）	Pear，canned in sugar	
061301	红果 [山里红、大山楂]	Hawthorn，large	
061302	红果（干）	Hawthorn，large，dried	
061901	海棠果 [楸子]	Crabapple	
061902	海棠（罐头）	Crabapple，canned	
061903	沙果	Crabapple	
061904	吊蛋	*Hanging egg* wild pear，brown-skinned	
061905	面蛋	Wild pear，*Miandan*，only juice is consumed	

编码 Code	食物名称 Food name	英文名称 English name	页码 Pages*
061906	酸刺	Spinyleaf crazyweed，spine，a kind of wild fruit	
061907	蛇果	Apple，red delicious	
核果类		**DRUPE FRUITS**	
062101x	桃（代表值）	Peach	
062102	白粉桃	White peach	
062103	高山白桃	*Mountain* peach，white	
062104	旱久保桃	*Jiubao* peach，early maturing	
062105	桃（黄桃）	Yellow peach	
062106	金红桃	*Golden red* peach	
062107	桃（久保桃）	*Jiubao* Peach	
062115	蜜桃	Peach，*Honey* type	
062109	蒲桃	*Pu* peach	
062110	庆丰桃	*Celebrate Harvest* peach	
062111	晚桃（黄）	Peach，yellow，late maturing	
062112	五月鲜桃	*May fresh* peach	
062113	早桃（黄）	Peach，yellow，early maturing	
062116	桃（糖水罐头）	Peach，canned in syrup	
062201	李子	*Apricot* plum	
062202	李子杏	*Plum* apricot	
062203	梅 [青梅]	Stellatehair vatica	
062204	杏	Apricot	
062205	杏（罐头）	Apricot，canned	
062206	杏干	Apricot，dried	
062207	布朗	American plum or hog plum	
062208	西梅	Prune or garden plum	
062301	枣（鲜）	Jujube	
062302	枣（干）	Jujube，dried	
062303	枣（干，大）	Jujube，large，dried	
062304	枣（金丝小枣）	Jujube，*Jinsi* small	
062305	乐陵枣	Jujube，*Leling*，small	
062306	密云小枣	*Miyun* Jujube，small	
062307	黑枣（无核）[乌枣]	Dateplum persimmon，seeds removed，dried	
062308	黑枣（有核）	Jujube，black，smoked	
062309	酒枣	Jujube，preserved in liquor	
062310	蜜枣（椰枣）	*Honey* Jujube，deglet noor	
062312	冬枣	Winter jujube	
062313	小枣（干）	Jujube，dried	
062901	酸枣	Spine Jujube	
062902	樱桃	False sour cherry	

编码 Code	食物名称 Food name	英文名称 English name	页码 Pages*
062903	樱桃（野，白刺）	Downy cherry，wild，white prickle	
浆果类		**BERRYS**	
063101x	葡萄（代表值）	Grape	
063102	红玫瑰葡萄	*Red rose* grape	
063103	葡萄（巨峰）	*Giant* grape，large	
063104	葡萄（马奶子）	*Mare's nipple* grape，green	
063105	葡萄（玫瑰香）	*Rose fragrant* grape，rose flavored	
063106	紫葡萄	Grape，purple	
063107	葡萄干	Raisin	
063911	红提子葡萄	Grape or fox grape	
063201x	石榴（代表值）	Pomegranate，pale green-skinned	
063202	石榴（红粉皮）	Pomegranate，pink-skinned	
063203	石榴（玛瑙）	*Agate* pomegranate	
063204	石榴（青皮）	Pomegranate，pale green-skinned	
063301	柿	Persimmon	
063302	荷柿	*Lotus * persimmon	
063303	磨盘柿	*Millstone* persimmon	
063304	柿饼	Persimmon，dried	
063901x	桑葚（代表值）	Mulberry	
063902	桑葚（白）	Mulberry，white	
063903	桑葚（红）	Mulberry，purple	
063904	桑葚（干）	Mulberry，dried	
063905	醋栗 [灯笼果]	Gooseberry	
063906	黑醋栗 [黑加仑]	Currant	
063907	沙棘	Sea buckthorn	
063908	无花果	Fig	
063909	中华猕猴桃 [毛叶猕猴桃]	Chinese kiwi fruit	
063910	草莓 [洋莓、凤阳草莓]	Strawberry	
063912	无花果（干）	Fig，dried	
柑橘类		**ORANGE FRUITS**	
064101	橙	Orange	
064202	福橘	*Fu* Tangerine	
064203	橘柑子 [宽皮桂]	Satsuma orange	
064204	橘（金橘）[金枣]	Kumquat，oval	
064205	芦柑	*Lugan* tangerine	
064206	蜜橘	*Honey* tangerine	
064207	三湖红橘	*Three lakes* tangerine，red-skinned	
064208	橘（四川红橘）	*Sichuan* tangerine，rad-skinned	
064209	小叶橘	*Small leaf* tangerine	

编码 Code	食物名称 Food name	英文名称 English name	页码 Pages*
064210	早橘	*Early* tangerine，early maturing	
064211	橘饼	Tangerine，preserved in sugar	
064301	柚 [文旦]	Pomelo	
064302	柠檬	Lemon	
064303	葡萄柚（中国台湾）[西柚]	Grapefruit，from Taiwan of China	
064304	葡萄柚（以色列）[西柚]	Grapefruit，from Israel	
热带、亚热带水果		**TROPICAL and SUBTROPICAL FRUITS**	
065001	芭蕉 [甘蕉、板蕉、牙蕉]	Plantain	
065002	菠萝 [凤梨、地菠萝]	Pineapple	
065003	菠萝蜜 [木菠萝]	Jackfruit flesh	
065004	刺梨 [茨梨、木梨子]	Bureja gooseberry	
065005	番石榴 [鸡矢果、番桃]	Guava	
065006	桂圆	Longan	
065007	桂圆（干）	Longan，dried	
065008	桂圆肉	Longan flesh	
065009	黄皮果	Wampee	
065010	荔枝	Lychee	
065011	芒果 [抹猛果、望果]	Mango	
065012	木瓜 [番木瓜]	Papaya	
065013	人参果	Silverweed cinquefoil	
065015	杨梅 [树梅、山杨梅]	Bayberry	
065016	杨桃	Common averrhoa	
065017	椰子	Coconut	
065018	枇杷	Loquat	
065019	橄榄（白榄）	Chinese olive，white	
065020	余柑子 [油柑子]	Emblic leaf flower	
065021	桂圆（干）	Longan，dried	
065022	红毛丹	Rambutan	
065023	火龙果 [仙蜜果、红龙果]	Pitaya or dragon fruit	
065024	荔枝（干）	Litchi，dried	
065025	榴莲	Durian	
065026	芒果（大头）	Mango，*Datou*	
065027	木瓜 [番木瓜]	Papaya	
065028	酸木瓜	sour papaya	
065029	蒲桃 [香果、水石榴]	Rose apple	
065030	山竹	Mangosteen	
065031	香蕉（红皮，海南）	Banana，red skin，from Hainan	
065032	香蕉（红皮，泰国）	Banana，red skin，from Thailand	
065033	香蕉 [甘蕉]	Banana	

编码 Code	食物名称 Food name	英文名称 English name	页码 Pages*
瓜果类		MELONS	
066101	白金瓜	Conomon，white-skinned	
066102	白兰瓜	Honeydew，white-skinned，light green pulp	
066103	哈密瓜	*Hami* cantaloup	
066104	黄河蜜瓜	*Yellow River* honey melon	
066105	金塔寺瓜	*Jintasi* melon	
066106	灵蜜瓜	*Lingmi* melon	
066107	麻醉瓜	*Chamring* melon	
066108	甜瓜 [香瓜]	Casaba	
066201x	西瓜（代表值）	Watermelon	
066202	西瓜（京欣一号）	Watermelon，*Jingxin #l*	
066203	西瓜（郑州三号）	Watermelon，*Zhengzhou #3*	
066204	西瓜（忠于 6 号，黑皮）	Watermelon，*Zhongyu #6*，dark green-skinned	
066205	子瓜	Seed-watermelon	
066206	小西瓜 [地雷瓜]	Water melon，small	
	坚果、种子类	**NUTS AND SEEDS**	**115—121**
树坚果		NUTS	
071001	白果（干）[银杏]	Ginkgo nut，in shell，dried	
071002	菠萝蜜	Jackfruit seed	
071003	核桃（鲜）	Walnunt，in shell	
071004	核桃（干）[胡桃]	Walnut，in shell，dried	
071005	毛核桃	*Mockernut* hikory，wild	
071006	山核桃（干）	Wild walnut or hickory nut，in shell，dried	
071008	栗子（鲜）[板栗]	Chestnut，in shell	
071009	栗子（干）[板栗]	Chestnut，in shell，dried	
071010	栗子（熟）[板栗]	Chestnut，in shell	
071011	松子（生）	Pine-nut，in shell	
071012	松子（炒）	Pine-nut，in shell，roasted	
071013	松子仁	Pine-nut，kernel	
071014	杏仁	Almond kernel	
071015	杏仁（大杏仁）	Almond kernel，large	
071016	杏仁（炒）	Almond kernel，in shell，roasted	
071017	杏仁（原味）	Almond	
071018	杏仁（漂白后）	Almond，bleached	
071019	杏仁（过油炸干）	Almond，fried，whole	
071020	杏仁（烤干，不加盐）	Almond，roasted，without salt	
071021	杏仁（烤干，加盐）	Almond，roasted and salted，whole	
071022	橡实 [橡子、青冈子]	Blue Japanese oak	

编码 Code	食物名称 Food name	英文名称 English name	页码 Pages*
071024	榛子（干）	Hazelnut，in shell，dried	
071025	榛子（炒）	Hazelnut，in shell ，roasted	
071026	山核桃（熟）[小核桃]	Wild walnut or hickory nut，in shell，salted and roasted	
071027	栗子（北京密云）[板栗]	Chestnut，in shell，raw，from Miyun，Beijing	
071028	栗子（河南）[板栗]	Chestnut，in shell，raw，from Henan	
071029	栗子（山东）[板栗]	Chestnut，in shell，raw，from Shandong	
071030	栗子（河北迁西）[板栗]	Chestnut，in shell，raw，from Qianxi，Hebei	
071031	栗子（河北邢台）[板栗]	Chestnut，in shell，raw，from Xingtai，Hebei	
071032	栗子仁（熟）	Chestnut，roasted，shell removed	
071033	松子（熟）	Pine nut，in shell，salted and roasted	
071034	杏仁（熟，带壳）	Almond，in shell，salted and roasted	
071035	杏仁（熟，去壳）	Almond，shell removed，salted and roasted，large	
071036	腰果（熟）	Cashew nut，salted and roasted	
071037	榛子（熟）	Hazelnut，in shell，roasted	
071038	榛子仁（熟）	Hazelnut，without shell，salted and roasted	
071039	开心果（熟）	Pistachio，in shell，salted and roasted	
071040	香榧（熟）	Chinese torreya，in shell，salted and roasted	
种子		**SEEDS**	
072001	胡麻子	False sesame seeds	
072002	花生（鲜）[落花生、长生果]	Peanut，in shell，fresh	
072003	花生（炒）	Peanut，in shell，roasted	
072004	花生仁（生）	Peanut kernel，raw	
072005	花生仁（炒）	Peanut kernel，roasted	
072006	葵花子（生）	Sunflower seed，in shell	
072007	葵花子（炒，咸）	Sunflower seed，in shell，roasted	
072008	葵花子仁	Sunflower seed kernel	
072009	莲子（干）	Lotus seed，dried	
072010	莲子（糖水罐头）	Lotus seed，in sugar syrup	
072011	南瓜子（炒）[白瓜子]	Pumpkin seed，in shell，roasted	
072012	南瓜子仁	Pumpkin seed kernel	
072013	西瓜子（炒）	Watermelon seed，roasted，in shell	
072014	西瓜子	Watermelon seed，processed，in shell，plum flavored	
072015	西瓜子仁	Watermelon seed，kernel	
072016	芝麻子（白）	Sesame seed，white	
072017	芝麻子（黑）	Sesame seed，black	
072018	芡实米（鲜）[鸡头米]	Gorgon foxnut seeds，fresh	
072019	芡实米（干）[鸡头米]	Gorgon euryale seed	
072020	花生（烤，勤俭牌）	Peanut，in shell，salted and roasted，QINJIAN	
072021	花生（烤，密日兴牌）	Peanut，in shell，salted and roasted，MIRIXING	

续表

编码 Code	食物名称 Food name	英文名称 English name	页码 Pages*
072022	花生仁（油炸）	Peanut，without shell，fried，salted	
072023	葵花子（熟，奶油香）	Sunflower seed，in shell，salted and roasted，butter flavor	
072024	葵花子（熟，原味）	Sunflower seed，in shell，salted and roasted	
072025	南瓜子（熟）[白瓜子]	Pumpkin seed，in shell，salted and roasted	
072026	西瓜子（熟）[黑瓜子]	Watermelon seed，in shell，salted and roasted	
油脂类		**Fats and Oils**	**123—125**
192001	菜子油［青油］	Rapeseed oil	
192002	茶油	Tea-seed oil	
192003	大麻油（粟米油）	Sesame oil	
192004	豆油	Soybean oil	
192005	红花油	safflower oil	
192006	胡麻油	Linseed oil	
192007	花生油	Peanut oil	
192008	混合油（菜＋棕）	Mixed oil，rapeseed and palm oil	
192009	葵花子油	Sunflower seed oil	
192010	辣椒油	*Chili oil*，fried with chili pepper	
192012	麦胚油	Wheatgerm oil	
192013	棉子油	Cottonseed oil	
192014	色拉油	Salad oil，mix oil	
192015	椰子油	Coconut oil	
192016	玉米油	Corn oil	
192017	芝麻油［香油］	Sesame oil	
192018	棕榈油	Palm oil	
192019	橄榄油	Olive oil	

附录 2
Appendix 2

食物名称中拉文对照表
Chinese-Latin Food Names

食物名称 Food name	主要食品系或类型 Variety	别名或地方名称 Vernacular name	科学名称 Scientific name	科别 Family
谷类				
大麦		元麦 青稞	*Hordeum vulgare*	禾本科
	三叉大麦	洋辣 子麦	*Hordeum vulgare var. trifurcatumm*	禾本科
	裸麦（裸粒大麦青稞）	元麦 米麦 糌粑（熟品）	*Hordeum vulgare var.nudum*	禾本科
稻	籼		*Oryza sativa subsp hsien*	禾本科
	粳		*Oryza sativa subsp jing*	禾本科
	糯		*Oryza sativa var.glutinosa*	禾本科
高粱		蜀黍	*Sorghum vulgare*	禾本科
荞麦	普通荞麦	甜荞麦	*Fagopyrum esculentum*	蓼科
	苦荞麦	鞑靼荞麦	*Fagopyrum tataricum*	蓼科
黍	稷	大黄米（去壳后）黄米	*Panicum miliaceum*	禾本科
小麦	普通小麦		*Triticum aestivum*	禾本科
	硬粒小麦		*Triticum durum*	禾本科
	波兰小麦		*Triticum polonicum*	禾本科
	肿胀小麦	圆锥小麦	*Triticum turgidum*	禾本科
小米		谷子	*Setaria italica*	禾本科
燕麦		乌麦 雀麦	*Avena sativa*	禾本科
莜麦		油麦 龙麦	*Avena nuda*	禾本科
薏苡		薏米 回回米 药玉米（去壳前）	*Coix lachryma-jobi*	禾本科
玉米		玉蜀黍 包谷 包粟 粟米 玉谷	*Zea mays*	禾本科
薯类				
马铃薯		洋芋 土豆 地蛋 山药蛋 山药豆	*Solanum tuberosum*	茄科
甘薯		番薯 朱薯 金薯 红山药 唐薯 山芋 地瓜 山药 甜薯 红薯 白薯 红苕	*Ipomoea batatas*	旋花科
干豆类				
赤豆		红小豆 小豆	*Phaseolus angularis*	豆科
绿豆			*Phaseolus radiatus*	豆科
大豆		黄豆	*Glycine max*	豆科
蔬菜类				
萝卜			*Raphanus sativus var.sativus*	十字花科

食物名称 Food name	主要食品系或类型 Variety	别名或地方名称 Vernacular name	科学名称 Scientific name	科别 Family
萝卜（小）	四季萝卜	小萝卜 算盘子	*Raphanus sativus*	十字花科
胡萝卜		红萝卜 丁香萝卜 金笋	*Daucus carota var.sativa*	伞形花科
苴莲		球茎甘蓝 芥兰头 玉头	*Brassica caulorapa*	十字花科
甘露子		甘露儿 地蚕 宝塔菜 螺蛳菜	*Stachys sieboldi*	唇形科
甜菜		糖萝卜	*Beta vulgaris*	藜科
扁豆			*Dolichos lablab*	豆科
菜豆		芸豆 四季豆 架豆 豆角	*Phaseolus vulgaris*	豆科
蚕豆			*Vicia faba*	豆科
长豇豆			*Vigna sesquipedalis*	豆科
刀豆			*Canavalia gladiata*	豆科
豇豆			*Vigna sinensis*	豆科
眉豆		饭豇豆	*Vigna cylindrica*	豆科
豌豆			*Pisum sativum*	豆科
灯笼椒		甜柿椒 柿子椒 大椒	*Capsicum frutescens var.grossu*	茄科
番茄		番柿 西红柿	*Lycopersicon esculentum*	茄科
辣椒		辣子	*Capsicum frutescens*	茄科
茄		茄子 吊菜子 矮瓜	*Solanum melongena*	茄科
秋葵			*Abelmoschus esculentus*	锦葵科
菜瓜		生瓜 白瓜 稍瓜 越瓜	*Cucumis melo var.conomon*	葫芦科
冬瓜			*Benincasa hispida*	葫芦科
佛手瓜		安南瓜 洋茄子 菜肴梨	*Sechium edule Swartz.*	葫芦科
佛手瓜		洋丝瓜	*Sechium edule*	葫芦科
黄瓜		胡瓜	*Cucumis sativus*	葫芦科
葫芦			*Lagenaria siceraria*	葫芦科
节瓜			*Benincasa hispida var.chiehqua*	葫芦科
苦瓜		凉瓜 癞葡萄	*Momordica charantia*	葫芦科
瓠瓜			*Lagenaria siceraria var.makinoi*	葫芦科
瓠子		扁蒲	*Lagenaria siceraria var.hispita*	葫芦科
南瓜		番瓜 饭瓜 番南瓜 北瓜 倭瓜	*Cucurbita moschata*	葫芦科
蛇瓜		蛇豆	*Trichosanthes anguina*	葫芦科
丝瓜			*Luffa cylindrica*	葫芦科
笋瓜		北瓜 搅丝瓜 饭瓜	*Cucurbita maxima*	葫芦科
西葫芦			*Cucurbita pepo*	葫芦科
蒜		葫	*Allium sativum*	石蒜科
韭菜			*Allium Tuberosum*	石蒜科
洋葱			*Allium cepa*	石蒜科
白菜		黄芽白 绍菜	*Brassica pekinensis*	十字花科
菠菜			*Spinacia oleracea*	藜科
菜心		菜薹	*Brassica parachinensis*	十字花科

食物名称 Food name	主要食品系或类型 Variety	别名或地方名称 Vernacular name	科学名称 Scientific name	科别 Family
长叶莴苣		生菜	*Lactuca sativa var.lonifolia*	菊科
卷心菜		圆白菜 包菜 葵花白菜 疙瘩白 洋白菜 大头菜 包心菜 包包菜 莲花白 椰菜	*Brassica oleracea var.capitata capitata*	十字花科
莼菜		水案板	*Brasenia schreberi*	莼菜科葱
豆瓣菜		西洋菜 水田芥		
水生菜			*Nasturtium officinale*	十字花科
冬葵		冬寒菜 葵菜 冬苋菜蕲菜 邹叶锦葵	*Malva crispa*	锦葵科
旱芹		药芹 芹菜	*Apium graveolens*	伞形科
花椰菜		花菜 菜花	*Brassica oleracea var.botrytis*	十字花科
黄花菜		金针菜 柠檬萱草	*Hemerocallis citrina*	百合科
荠		荠菜 菱角菜	*Capsella bursa-pastoris*	十字花科
茴香		小茴香	*Foenieulum vulgare*	伞形科
江南山梗菜		苦菜 节节花	*Lobelia davidii*	半边莲科
君达菜		厚皮菜	*Beta vulgaris var.cicla*	藜科
落葵		木耳菜	*Basella rubra*	落葵科
马兰		马兰头 鸡儿肠 田边菊 路边菊 鱼鳅串	*Kalimeris indica*	菊科
雪里蕻		雪里红 雪菜	*Brassica juncea var.crispifolia*	十字花科
塌棵菜		飘儿白 塌古菜 乌塌菜	*Brassica narinosa*	十字花科
甜菜		忝菜	*Beta vulgaris*	藜科
茼蒿		艾菜	*Chrysanthemum coronarium*	菊科
蕹菜		通菜 空心菜 藤藤菜 翁菜 通菜蓊	*Ipomoea aquatica*	旋花科
莴苣			*Lactuca sativa*	菊科
莴笋			*Lactuca sativa var.asparagina*	菊科
苋		苋菜	*Amaranthus tricolor*	苋科
青菜		小白菜	*Brassica chinensis*	十字花科
芫荽		香菜 香荽 胡荽	*Coriandrum sativum*	伞形科
油菜			*Brassica campestris*	十字花科
苋菜	尾穗苋	红叶老枪谷 红苋	*Amaranthus caudatus var.atropur pureus*	苋科
竹笋	毛竹	茅竹 南竹 江南竹 孟宇竹	*Phyllostachys pubescens*	禾本科
百合			*Lilium brownii var.viridulum*	百合科
茭白		茭笋 茭粑 菰笋菰 菰手	*Zizania caduciflora*	禾本科
莲藕			*Nelumbo nucifera*	睡莲科
荸荠		马蹄	*Eleocharis dulcis*	沙草科
慈姑		乌芋 白地栗 河凫茨	*Sagittaria sagittifolia*	泽泻科
大薯		参薯 洞薯	*Dioscorea alata*	薯蓣科
豆薯		地瓜 凉薯	*Pachyrhizus erosus*	豆科
假芋		野芋头 山芋	*Colocasia fallax*	天南星科

食物名称 Food name	主要食品系或类型 Variety	别名或地方名称 Vernacular name	科学名称 Scientific name	科别 Family
姜			*Zingiber officinale*	姜科
菊芋		洋姜 洋生姜	*Helianthus tuberosus*	菊科
魔芋		南星 鬼芋	*Amorphophallus rivieri*	天南星科
薯蓣		山药	*Dioscorea opposita*	薯蓣科
野葛		葛藤 葛	*Pueraria lobatai*	豆科
芋		芋头 水芋 芋芨 毛艿 毛芋	*Colocasia esculenta*	天南星科
枸杞		地骨 地棘 枸杞菜	*Lycium chinense*	茄科
南苜蓿		草头 金花菜 苜齐头	*Medicago hispida Gaertn*	蝶形花科
紫苜蓿		苜蓿	*Medicago sativa L.*	豆科
榆钱	榆树	白榆 榆 家榆	*Ulmus pumila*	榆科
	旱榆	灰榆 黄青榆	*Ulmus glaucescens*	榆科
	大果榆	黄榆 毛榆 山榆	*Ulmus macrocarpa*	榆科
香椿			*Toona sinensis*	楝科
刺儿菜		小蓟 蓟蓟菜	*Cirsium segetum Bge.*	菊科
苦菜		苦苦菜 拒马菜	*Sonchus oleraceus L.*	菊科
山苦荬		启明菜	*Lactuca Sp.*	菊科
蒲公英		孛孛丁 黄花苗	*Taraxacum mongolicum Hand-Mazz.*	菊科
苍术		山蓟 山姜	*Atractylis ovata Thunb.*	菊科
清明菜		鼠曲草	*Gnaphalium multiceps Wall.*	菊科
洋姜		菊芋	*Helianthus tuberosus L.*	菊科
大蓟		飞廉	*Carduus crispus L.*	菊科
牛蒡		牛蒡子	*Arctium lappa Lim.*	菊科
山牛蒡			*Serratula deltoides Makino*	菊科
兔儿伞			*Cacalia aconitifolia Bge.*	菊科
鸦葱		少立菜	*Scorzonera austriaca L.*	菊科
东风菜			*Aster Scaber Thunb.*	菊科
野菊			*Chrysanthemum indicum L.*	菊科
茵陈蒿		茵陈	*Artemisia capillaris Thunb.*	菊科
青蒿		野茼蒿	*Artemisia Sp.*	菊科
庵蒿			*Artemisia keiskeana Miq.*	菊科
野艾蒿			*Artemisia Sp.*	菊科
水蒿		柳蒿	*Artemisia selengensis Turcz.*	菊科
白沙蒿		沙蒿	*Artemisia ordosica Krasehen.*	菊科
紫苜蓿		苜蓿	*Medicago sativa L.*	豆科
掐不齐		鸡眼草 牛黄黄	*Kummerowia striata Sehindl.*	豆科
草木樨		马苜蓿 辟汗草	*Melilolus Sp.*	豆科
大巢菜		野苕子 野豌豆	*Vicia sativa L.*	豆科
歪头菜		草豆 二叶萩	*Vicia unijuga Al.Br.*	豆科
大叶草藤		槐条花 芦豆苗	*Vicia pseudo-orobus Fisch.et Mey.*	豆科

食物名称 Food name	主要食品系或类型 Variety	别名或地方名称 Vernacular name	科学名称 Scientific name	科别 Family
江芒决明		山豇豆	*Lathyrus davidii Hance.*	豆科
小叶柠条		猴獠刺	*Caragana microphylla am.*	豆科
达乌里胡枝子		牛枝子 豆豆苗	*Lespedeza davurica(Laxm)Schindl.*	豆科
胡枝子		山豆子	*Lespedeza bicolor Turcz.*	豆科
槐		洋槐 豆槐	*Sophora japonica L.*	豆科
野韭菜		山韭	*Allium japonicum Regel*	百合科
小根蒜		山蒜 野蒜	*Allium nipponicum Franch et Sav.*	百合科
野葱		沙葱 麦葱	*Allium ledebouriaum Schult.*	百合科
萱草		金针菜	*Hemerocallis fulva L.*	百合科
玉竹		女萎	*Polygonatum officinale All.*	百合科
黏鱼须		金刚刺	*Smilax sieboidii Miq.*	百合科
水紫萼			*Hosta lancifolia Engler.*	百合科
刺梨		茨梨 木梨子	*Rosa roxbur ghii Tratt.*	蔷薇科
野蔷薇		刺花 多花蔷薇	*Rosa multiflora Thunb.*	蔷薇科
救军粮		红子 火把果	*Pyracattha fortuneana(Maxim)L.*	蔷薇科
悬钩子			*Rubus Sp.*	蔷薇科
水杨梅		地椒	*Geum aleppicum Jacq.*	蔷薇科
龙芽草		仙鹤草	*Agrimonia pilosa Ledeb.*	蔷薇科
蕨麻		人参果	*Potentilla anserina L.*	蔷薇科
水芹		野芹菜	*Oenanthe javanica DC.*	伞形花科
变豆菜		山芹菜	*Sanicula elata Ham.*	伞形花科
鸭儿芹		三叶芹	*Cryptotaenia japonica Hassk.*	伞形花科
茴芹			*Pimpinella Sp.*	伞形花科
土当归花		相白子	*Heracleum lanatum Michx.*	伞形花科
野当归			*Angelica flaccida Kom.*	伞形花科
蓄菜		竹节草	*Polygonum aviculare L.*	蓼科
酸模		猪耳朵、牛舌头	*Rumex acetosa L.*	蓼科
羊蹄		牛舌大黄、土当归	*Rumex crispus L.*	蓼科
野荞		荞儿菜 苦荞	*Polygonum Sp.*	蓼科
酸梗儿			*Polygonatum Sp.*	蓼科
夏枯草		铁色草	*Prunella vulgaris L.*	唇形花科
藿香		兜娄婆香	*Agastache rugosa O.Ktze.*	唇形花科
地瓜儿苗		地古牛 地笋	*Lycopus lucidus Turcz.*	唇形花科
佛座		龙床草	*Lamium amplexicaule L.*	唇形花科
连钱草		地钱儿	*Glechoma hederacea L.*	唇形花科
灰菜		灰条、藜	*Chenopodium album L.*	藜科
扫帚苗		地肤 益明	*Kochia scoparia (L.)Schrad.*	藜科
碱蓬		棉蓬 猪毛菜	*Salsola collina Pallas.*	藜科
沙蓬		沙米	*Agriophyllum arenarium Bieberstein*	藜科

食物名称 Food name	主要食品系或类型 Variety	别名或地方名称 Vernacular name	科学名称 Scientific name	科别 Family
假芹菜			*Dentaria macrophylla Bunge.*	十字花科
旋花		鼓子花	*Calystegia japonica Choisy.*	旋花科
小旋花		狗儿蔓	*Calystegia hederacea Wall.*	旋花科
桔梗			*Platycodon Sp.*	桔梗科
沙参		白参	*Adenophora Sp.*	桔梗科
麻杂菜		霞草	*Gypsophila oldhamiana Miq.*	石竹科
麦瓶草		米瓦罐	*Silene conoidea L.*	石竹科
金银花		忍冬藤	*Lonicera japonica Thunb.*	忍冬科
马鞭梢		蒴藋	*Sambucus javanica Reinw.*	忍冬科
土三七		景天三七	*Sedum aizoon L.*	景天科
爬景天		石头菜	*Sedum sarmentosum Bge.*	景天科
黄花龙芽		山白菜	*Patrinia scabiosaefolia Fisch.*	败酱科
白花败酱		胭脂麻	*Patrinia villosa Juss.*	败酱科
白薯		甜薯、红苕地瓜	*Dioscorea Sp.*	薯蓣科
野苋菜		假苋菜	*Amaranthus viridis L.*	苋科
马齿苋		长寿菜	*Portulaca oleracea L.*	马齿苋科
鸭跖草		竹叶菜 淡竹叶	*Commeline communis L.*	鸭跖草科
蕨菜		龙头菜 鹿蕨菜	*Pteridium aquilinum(L.)Ruhn.*	蕨科
枸杞芽		大叶枸杞	*Lycium chinensis Mill.*	茄科
车前子		车轮菜	*Plantago major L.*	车前科
荨麻		活麻	*Urtica thunber giana Sieb.et Zucc.*	荨麻科
蕺菜		折耳根 鱼腥草	*Houttuynia cordata Thunb.*	三白草科
堇菜		紫花地丁	*Viola Sp.*	堇菜科
母猪蔓		乌蔹莓	*Cissus japonica Willd.*	葡萄科
金丝蝴蝶		湖南连翘	*Hypericum ascyror L.*	金丝桃科
牻牛儿苗		老鸦嘴	*Geranium nepalen Sweet.*	牻牛儿苗科
珍珠菜		扯根菜	*Lysimachia clethroides Duby*	报春花科
北五味子		杵砣子	*Schizandra chinensi Baill.*	木兰科
酢酱草		酸酸草 酸溜溜	*Oxalis corniculata L.*	酢酱草科
大琉璃草		大车前	*Cynoglossum furcatun Wall.*	紫草科
仙桃		仙人掌果	*Opuntia monacancha Haw.*	仙人掌科
梧桐子		瓢儿果	*Sterculia platanifolia L.*	梧桐科
榆			*Ulmus campestris Sm.*	榆科
菌藻类				
草菇	小包脚菇	细花草菇 大花草菇 大黑头 稻草菇 兰花菇 麻菇 秆菇	*Volvariella volvacea*	鹅膏科
臭腐乳	腐乳毛霉①		*Mucor sufu*	毛霉科
粗皮侧耳		平菇 青蘑	*Pleurotus ostreatus*	侧耳科
革质红菇			*Russula alutacea*	伞菌科

食物名称 Food name	主要食品系或类型 Variety	别名或地方名称 Vernacular name	科学名称 Scientific name	科别 Family
猴头菌		猴头蘑 刺猬菌	*Hericium erinaceus*	齿菌科
红腐乳	腐乳毛霉		*Mucor sufu*	毛霉科
假蜜环菌		榛蘑 蜜环菌	*Armillariella mellea*	白蘑科
金针菇	毛丙金钱菌	朴菰 构菌 冻菌 冬菇 智力菇	*Collybia velutipes*	伞菌科
口蘑		香杏口蘑菇 虎皮香杏	*Tricholoma gambosum*	口蘑科
蒙古口蘑		白蘑 白蘑菇	*Tricholoma mongolicum*	口蘑科
木耳		黑木耳 云耳	*Auricularia auricula*	木耳科
蘑菇	洋茸	鲜蘑 雷窝子	*Agaricus campestris*	黑伞科
酿酒酵母	啤酒酵母		*Saccharomyces cerevisiae*	酵母科
双孢蘑菇		洋蘑菇	*Agaricus bisporus*	伞菌科
松口蘑		松蘑 松茸 鸡丝菌	*Tricholoma matsutake*	口蘑科
香菇		香蕈 冬菇	*Lentinus edodes*	侧耳科
亚侧耳		冬蘑 元蘑 黄蘑	*Hohenbuehelia serotina*	白蘑科
羊肚菌		羊肚蘑 羊肚菜 干狼菌	*Morchella esculenta*	马鞍菌科
银耳		白木耳 白耳子	*Tremella fuciformis*	银耳科
地木耳	沼泽念珠藻	葛仙米	*Nostoc commune*	念珠藻科
发菜			*Nostoc flagelliforme*	念珠藻科
海带	海带属	昆布 江白菜	*Laminaria japonica*	海带科
浒苔	浒苔属	海青菜 苔条 苔菜 海菜	*Enteromor pha prolifera*	石莼科
	条浒苔	苔条	*Enteromor pha clathrata*	石莼科
江篱[2]		龙须菜 牛毛 海菜 发菜	*Gracilaria verrucosa*	江篱科
昆布		昆布菜 鹅掌菜 面其菜五掌菜	*Ecklonia kurome*	翅藻科
裂叶马尾藻	海藻	海篙子	*Sargassum siliquastrum*	马尾藻科
麒麟菜[3]		鹿角菜 犄角菜	*Euchenuma muricatum*	红翎菜科
裙带菜		海介菜	*Undaria pinnatifida*	翅藻科
石花菜[4]	石花菜	海冻菜 冻菜	*Gelidium amansii*	石花菜科
	小石花菜	谭花 生冻草	*Gelidium divaricatum*	石花菜科
	大石花菜		*Gelidium pacificum*	石花菜科
紫菜[5]	边紫菜		*Porphyra marginata*	红毛菜科
	圆紫菜	春菜	*Porphyra suborbiculata*	红毛菜科
	坛紫菜		*Porphyra haitanensis*	红毛菜科
水果类				
芭蕉		甘蕉 板蕉 牙蕉 大叶芭蕉 大头芭蕉 芭蕉头	*Musa basjoo*	巴蕉科
白梨			*Pyrus bretschneideri*	蔷薇科
草莓		洋莓 凤梨草莓	*Fragaria ananassa*	蔷薇科
番石榴			*Psidium guajava*	桃金娘科
凤梨		菠萝 地菠萝 草菠萝	*Ananas comosus*	凤梨科
黑枣		君迁子 乌枣 软枣 红篮枣	*Diospyrus lotus*	柿科

食物名称 Food name	主要食品系或类型 Variety	别名或地方名称 Vernacular name	科学名称 Scientific name	科别 Family
花红		沙果 林檎	*Malus asiatica*	蔷薇科
黄皮		黄皮果	*Clausena lenis*	芸香科
橄榄			*Canarium album*	橄榄科
甘蔗			*Saccharum sinense*	禾本科
金橘		金枣	*Fortunella margarita*	芸香科
橘	柑橘类	柑 宽皮橘	*Citrus reticulata*	芸香科
李		玉皇李	*Prunus salicina*	蔷薇科
荔枝		离枝	*Litchi chinensis*	无患子科
龙眼		桂圆 圆眼	*Dimocarpus longan*	无患子科
罗汉果		光果木鳖	*Momordic grosvenori*	葫芦科
玛瑙石榴			*Punica granatum var legrellei.*	石榴科
芒果		抹猛果 望果 蜜望	*Mangifera indica*	漆树科
柠檬			*Citrus limonia*	芸香科
枇杷			*Eriobotrya japonica*	蔷薇科
苹果			*Malus pumila*	蔷薇科
葡萄			*Vitis vinifera*	葡萄科
蒲桃			*Syzygium jambos*	桃金娘科
青杨梅		青梅 杨梅	*Myrica adenophora*	杨梅科
楸子		海棠果	*Malus prunifolia*	蔷薇科
秋子梨		青梨 野梨 山梨 沙果梨 酸梨 花盖梨	*Pyrus ussuriensis*	蔷薇科
人参果		委陵菜 莲花菜 蕨麻	*Potentilla anserina*	蔷薇科
沙棘			*Hippophae rhamnoides*	胡颓子科
沙梨			*Pyrus pyrifolia*	蔷薇科
沙枣			*Elaeagnus angustifolia*	胡颓子科
山里红		红果 棠棣 大山楂	*Crataegus pinnatifida var.major*	蔷薇科
山楂			*Crataegus pinnatifida*	蔷薇科
石榴		安石榴 山力叶	*Punica granatum*	石榴科
酸橙			*Citrus aur antium*	芸香科
酸枣		棘	*Ziziphus jujuba var. spinosa*	鼠李科
甜橙	柑橘类	黄果 广柑 雪柑	*Citrus sinensis*	芸香科
桃			*Prunus persica*	蔷薇科
文冠果		木瓜 崖木瓜 文光果	*Xanthoceras sorbifolia*	无患子科
无花果			*Ficus carica*	桑科
西洋梨			*Pyrus communis*	蔷薇科
香蕉			*Musa nana*	芭蕉科
杏			*Prunus armeniaca*	蔷薇科
杨梅		山杨梅 树梅 朱红 珠蓉	*Myrica rubra*	杨梅科
椰子			*Cocos nucifera*	棕榈科

续表

食物名称 Food name	主要食品系或类型 Variety	别名或地方名称 Vernacular name	科学名称 Scientific name	科别 Family
柚			*Citrus grandis*	芸香科
油柿			*Diospyros kaki*	柿树科
枣			*Ziziphus jujuba*	鼠李科
中华猕猴桃		阳桃 羊桃 猕猴桃	*Actinidia chinensis*	猕猴桃科
桑葚	白桑系		*Morus alba*	桑科
	鲁桑系		*Morus multicaulis*	桑科
	山桑系		*Morus bombycis*	桑科
	广东桑		*Morus atropurpurea*	桑科
樱桃	中国樱桃	含桃 荆桃 朱桃	*Prunus pseudocerasus*	蔷薇科
	欧洲甜樱桃	洋樱桃 大樱桃 欧洲樱桃	*Prunus avium*	蔷薇科
	欧洲酸樱桃	磨把子 玻璃灯 琉璃泡	*Prunus cerasus*	蔷薇科
	毛樱桃	山樱桃 山豆子 朱桃 麦樱 英豆	*Prunus tomentosa*	蔷薇科
甜瓜		香瓜 哈密瓜 白兰瓜 华莱士瓜	*Cucumis melon*	葫芦科
西瓜		寒瓜	*Citrullus lanatus*	葫芦科
坚果、种子类				
胡桃		核桃	*Juglans regia*	胡桃科
栗		板栗	*Castanea mollissima*	壳斗科
山核桃		小核桃 核桃 山蟹	*Carya cathayensis*	胡桃科
榛		榛子	*Corylus heterophylla*	桦木科
松子		果松 海松	*Pinus koraiensis*	松科
	白皮松	白松 白果松 蛇皮松 虎皮松	*Pinus bungeana*	松科
	华山松	青松 五须松 白松	*Pinus armandii*	松科
莲		荷花	*Nelumbo nucifera*	睡莲科
落花生		花生	*Arachis hypogaea*	豆科
向日葵		丈菊	*Helianthus annuus*	菊科

注：①发酵后期不是纯种微生物；
②③④可作琼脂原料或直接食用；
⑤紫菜（Porphyra Spp.）种类很多，在此不一一例举

Notes

附录 3

Appendix 3

食物血糖生成指数

Glycemic Index of Foods

食物血糖生成指数（glycemic index，GI）是食物的一种生理学参数，是衡量食物引起餐后血糖反应的一项有效指标，它表示含 50g 可利用碳水化合物的食物和相当量的葡萄糖或白面包在一定时间内（一般为 2 小时）体内血糖应答水平百分比值，公式表示如下：

$$GI = \frac{\text{含有 50g 可利用碳水化合物的食物的餐后血糖应答}}{\text{50g 葡萄糖（或白面包）的餐后血糖应答}} \times 100$$

餐后血糖应答值一般用血糖应答曲线下的面积来表示。

一般认为：当血糖生成指数在 55 以下时，该食物为低 GI 食物；当血糖生成指数在 55 ～ 70 之间时，该食物为中等 GI 食物；当血糖生成指数在 70 以上时，该食物为高 GI 食物。但食物的血糖生成指数受多方面因素的影响，如受食物中碳水化合物的类型、结构、食物的化学成分和含量以及食物的物理状况和加工制作过程的影响等。

高 GI 的食物，进入胃肠后消化快、吸收率高，葡萄糖释放快，葡萄糖进入血液后峰值高；低 GI 食物，在胃肠中停留时间长，吸收率低，葡萄糖释放缓慢，葡萄糖进入血液后的峰值低，下降速度慢。食物血糖生成指数可以用于对糖尿病患者、高血压患者和肥胖者的膳食管理，也可用于运动员的膳食管理。

数据来源：本版书共有 259 个食物 GI 数据。提供的食物血糖生成指数数据得到国家自然科学基金、粮食公益性行业科研专项基金、原卫生部基金、达能营养基金等项目资助，由本实验室完成。协作单位有北京市营养源研究所、四川省疾病预防控制中心、辽宁省朝阳第一医院内分泌科、宁夏回族自治区疾病预防控制中心。本版在以前版本基础上修正了部分数据，添加了近年研究的数据和文献收集数据，大大丰富了数据量。

食物血糖生成指数

食物类 Food group		食物名称 Food name	GI
糖类			
	1	葡萄糖	100
	2	绵白糖	84
	3	蔗糖	65
	4	果糖	23
	5	乳糖	46
	6	麦芽糖	105
	7	蜂蜜	73
	8	胶质软糖	80
	9	巧克力	49
	10	MM 巧克力	32
	11	方糖	65
谷类及制品			
	12	* 小麦（整粒煮）	41
	13	* 粗麦粉（蒸）	65
	14	* 面条（强化蛋白质，细煮）	27
	15	* 面条（全麦粉，细）	37
	16	* 面条（白细，煮）	41
	17	* 面条（硬质小麦粉，细煮）	55
	18	* 线面条（实心，细）	35
	19	* 通心面（管状，粗）	45
	20	面条（小麦粉，硬，扁粗）	46
	21	面条（硬质小麦粉，加鸡蛋，粗）	49
	22	面条（硬质小麦粉，细）	55
	23	面条（挂面，全麦粉）	57
	24	面条（挂面，精制小麦粉）	55
	25	馒头（全麦粉）	82
	26	馒头（精制小麦粉）	85
	27	馒头（富强粉）	88
	28	烙饼	80

食物类 Food group		食物名称 Food name	GI	食物类 Food group		食物名称 Food name	GI
	29	油条	75		72	意大利面（全麦）	48
	30	稻麸	19		73	乌冬面	55
	31	* 米粉	54		74	饼干（小麦片）	69
	32	大米粥	69	**薯类、淀粉及制品**			
	33	大米饭（籼米，糙米）	71		75	马铃薯	62
	34	大米饭（粳米，糙米）	78		76	马铃薯（煮）	66
	35	大米饭（籼米，精米）	82		77	* 马铃薯（烤）	60
	36	大米饭（粳米，精米）	90		78	* 马铃薯（蒸）	65
	37	* 黏米饭 / 含直链淀粉高，煮	50		79	* 马铃薯（用微波炉烤）	82
	38	* 黏米饭 / 含直链淀粉低，煮	88		80	* 马铃薯（烧烤，无油脂）	85
	39	黑米饭	55		81	* 马铃薯泥	87
	40	速冻米饭	87		82	马铃薯粉条	13.6
	41	糯米饭	87		83	马铃薯片（油炸）	60
	42	大米糯米粥	65		84	炸薯条	60
	43	黑米粥	42		85	甘薯（山芋）	54
	44	大麦（整粒，煮）	25		86	甘薯（红，煮）	77
	45	大麦粉	66		87	藕粉	33
	46	黑麦（整粒，煮）	34		88	苕粉	35
	47	玉米（甜，煮）	55		89	粉丝汤（豌豆）	32
	48	玉米面（粗粉，煮）	68	**豆类及制品**			
	49	玉米面粥	50		90	黄豆（浸泡）	18
	50	玉米糁粥	51		91	黄豆（罐头）	14
	51	玉米饼	46		92	黄豆挂面（有面粉）	67
	52	玉米片（市售）	79		93	豆腐（炖）	32
	53	玉米片（高纤维，市售）	74		94	豆腐（冻）	22
	54	小米（煮）	71		95	豆腐干	24
	55	小米粥	60		96	绿豆	27
	56	米饼	82		97	绿豆挂面	33
	57	荞麦（黄）	54		98	蚕豆（五香）	17
	58	荞麦面条	59		99	扁豆	38
	59	荞麦面馒头	67		100	扁豆（红，小）	26
	60	燕麦麸	55		101	扁豆（绿，小）	30
	61	莜麦饭（整粒）	49		102	* 扁豆（绿，小，罐头）	52
	62	糜子饭（整粒）	72		103	* 小扁豆汤（罐头）	44
	63	燕麦饭（整粒）	42		104	* 利马豆（棉豆）	31
	64	* 燕麦片粥	55		105	* 利马豆（加 5 克蔗糖）	30
	65	* 即食燕麦粥	79		106	* 利马豆（加 10 克蔗糖）	31
	66	白面包	75		107	* 利马豆（嫩，冷冻）	32
	67	全麦（全麦面包）	74		108	鹰嘴豆	33
	68	面包（未发酵小麦）	70		109	* 鹰嘴豆（罐头）	42
	69	印度卷饼	62		110	* 咖喱鹰嘴豆（罐头）	41
	70	薄煎饼（美式）	52		111	* 青刀豆	39
	71	意大利面（精制面粉）	49		112	青刀豆（罐头）	45

续表

食物类 Food group		食物名称 Food name	GI
	113	* 豌豆	42
	114	黑马诺豆	46
	115	黑豆汤	46
	116	四季豆	27
	117	四季豆（高压处理）	34
	118	* 四季豆（罐头）	52
	119	* 芸豆	24
蔬菜类			
	120	* 甜菜	64
	121	胡萝卜（金笋）	71
	122	南瓜 [倭瓜、番瓜]	75
	123	麝香瓜	65
	124	山药（薯蓣）	51
	125	雪魔芋	17
	126	芋头（蒸芋芨 / 毛芋）	48
	127	朝鲜笋	15
	128	芦笋	15
	129	绿菜花	15
	130	菜花	15
	131	芹菜	15
	132	黄瓜	15
	133	茄子	15
	134	鲜青豆	15
	135	莴笋（各种类型）	15
	136	生菜	15
	137	青椒	15
	138	西红柿	15
	139	菠菜	15
	140	* 胡萝卜（煮）	39
水果类及制品			
	141	苹果	36
	142	梨	36
	143	桃	28
	144	桃（罐头，含果汁）	30
	145	桃（罐头，含糖浓度低）	52
	146	桃（罐头，含糖浓度高）	58
	147	杏干	31
	148	杏罐头，含淡味果汁	64
	149	李子	24
	150	樱桃	22
	151	葡萄	43
	152	葡萄干	64
	153	葡萄（淡黄色，小，无核）	56
	154	猕猴桃	52
	155	柑（橘子）	43
	156	柚	25
	157	巴婆果	58
	158	菠萝	66
	159	芒果	55
	160	芭蕉（甘蕉板蕉）	53
	161	香蕉	52
	162	香蕉（生）	30
	163	西瓜	72
	164	哈密瓜	70
	165	枣	42
	166	* 草莓酱（果冻）	49
种子类			
	167	花生	14
	168	腰果	25
乳及乳制品			
	169	牛奶	27.6
	170	牛奶（加糖和巧克力）	34
	171	牛奶（加人工甜味剂和巧克力）	24
	172	全脂牛奶	27
	173	脱脂牛奶	32
	174	低脂奶粉	11.9
	175	降糖奶粉	26
	176	老年奶粉	40
	177	克糖奶粉	47.6
	178	酸奶（加糖）	48
	179	酸乳酪（普通）	36
	180	酸乳酪（低脂）	33
	181	酸乳酪（低脂，加人工甜味剂）	14
	182	豆奶	19
	183	冰淇淋	51
	184	酸奶（水果）	41
	185	豆奶	34
速食食品			
	186	大米（即食，煮 1 分钟）	46
	187	大米（即食，煮 6 分钟）	87
	188	小麦片	69
	189	燕麦片（混合）	83
	190	荞麦方便面	53
	191	即食羹	69
	192	营养饼	66
	193	* 全麦维（家乐氏）	42

食物类 Food group		食物名称 Food name	GI	食物类 Food group		食物名称 Food name	GI
	194	* 可可米（家乐氏）	77		228	爆玉米花	55
	195	* 卜卜米（家乐氏）	88	饮料类			
	196	* 比萨饼（含乳酪）	60		229	苹果汁	41
	197	汉堡包	61		230	水蜜桃汁	33
	198	白面包	88		231	巴梨汁（罐头）	44
	199	面包（全麦粉）	69		232	菠萝汁（不加糖）	46
	200	面包（粗面粉）	64		233	柚子果汁（不加糖）	48
	201	面包（黑麦粉）	65		234	橙汁（纯果汁）	50
	202	面包（小麦粉，高纤维）	68		235	橘子汁	57
	203	面包（小麦粉，去面筋）	70		236	可乐饮料	40
	204	* 面包（小麦粉，含水果干）	47		237	芬达软饮料	68
	205	* 面包（50% ~ 80% 碎小麦粒）	52		238	啤酒（澳大利亚产）	66
	206	* 面包（75% ~ 80% 大麦粒）	34		239	冰淇淋	61
	207	* 面包（50% 大麦粒）	46		240	冰淇淋 / 低脂	50
	208	* 面包（80% ~ 100% 大麦粉）	66	混合膳及其他			
	209	* 面包（黑麦粒）	50		241	馒头 + 芹菜炒鸡蛋	49
	210	* 面包（45% ~ 50% 燕麦麸）	47		242	馒头 + 酱牛肉	49
	211	* 面包（80% 燕麦粒）	65		243	馒头 + 黄油	68
	212	* 面包（混合谷物）	45		244	饼 + 鸡蛋炒木耳	48
	213	新月形面包	67		245	饺子 / 三鲜	28
	214	棍子面包	90		246	包子 / 芹菜猪肉	39
	215	燕麦粗粉饼干	55		247	硬质小麦粉肉馅馄饨	39
	216	油酥脆饼干	64		248	牛肉面	89
	217	高纤维黑麦薄脆饼干	65		249	米饭 + 鱼	37
	218	竹芋粉饼干	66		250	米饭 + 芹菜炒猪肉	57
	219	小麦饼干	70		251	米饭 + 炒蒜苗	58
	220	苏打饼干	72		252	米饭 + 蒜苗炒鸡蛋	68
	221	格雷厄姆华饼干	74		253	米饭 + 红烧猪肉	73
	222	华夫饼干	76		254	玉米粉加入人造黄油 / 煮	69
	223	香草华夫饼干	77		255	猪肉炖粉条	17
	224	膨化薄脆饼干	81		256	西红柿汤	38
	225	闲趣饼干（达能）	47		257	二合面窝头 / 玉米面 + 面粉	65
	226	牛奶香脆饼干（达能）	39		258	牛奶蛋糊 / 牛奶 + 淀粉 + 糖	43
	227	酥皮糕点	59		259	黑五类粉	58

注：* 表示引用国外数据。

1. "GI Database". Web.archive.org. Archived from the original on February 15, 2009. Retrieved 2012-08-01.
2. Revised International Table of Glycemic Index（GI）and Glycemic Load（GL）Values—2008 Table of about 2500 food items with their glycemic index and load values.
3. Human Nutrition Unit; School of Molecular Bioscience. "Glycemic Index". international GI database. University of Sydney. External link in|work=（help）— Searchable database of over 2600 foods with their glycemic index and load values.

附录 4
Appendix 4

酒精相对密度与质量分数、体积分数关系表（15℃）
Relative Density of Alcohol and the Concentration of Alcohol Expressed by Percentage（15℃）

相对密度	质量分数 /%	体积分数 /%	100ml 中的质量 /g	相对密度	质量分数 /%	体积分数 /%	100ml 中的质量 /g
1.000	0.00	0.00	0.00	0.969	22.10	26.96	21.40
0.999	0.53	0.67	0.53	0.968	22.87	27.87	22.12
0.998	1.06	1.34	1.06	0.967	23.63	28.76	22.82
0.997	1.61	2.02	1.60	0.966	24.37	29.64	23.52
0.996	2.17	2.72	2.16	0.965	25.09	30.49	24.19
0.995	2.73	3.42	2.72	0.964	25.81	31.32	24.85
0.994	3.31	4.14	3.29	0.963	26.51	32.14	25.50
0.993	3.90	4.88	3.87	0.962	27.19	32.93	26.13
0.992	4.51	5.63	4.47	0.961	27.86	33.71	26.75
0.991	5.13	6.40	5.08	0.960	28.52	34.47	27.36
0.990	5.76	7.18	5.70	0.959	29.17	35.22	27.95
0.989	6.41	7.99	6.34	0.958	29.81	35.95	28.53
0.988	7.08	8.81	6.99	0.957	30.43	36.67	29.10
0.987	7.77	9.66	7.66	0.956	31.05	37.37	29.66
0.986	8.48	10.52	8.35	0.955	31.66	38.06	30.21
0.985	9.20	11.41	9.06	0.954	32.25	38.74	30.74
0.984	9.94	12.32	9.78	0.953	32.84	39.40	31.27
0.983	10.71	13.25	10.52	0.952	33.42	40.60	31.79
0.982	11.48	14.20	11.27	0.951	33.99	40.70	32.30
0.981	12.28	15.16	12.03	0.950	34.56	41.33	32.80
0.980	13.08	16.14	12.81	0.949	35.11	41.95	33.30
0.979	13.90	17.14	13.60	0.948	35.66	42.57	33.78
0.978	14.73	18.14	14.39	0.947	36.21	43.17	34.26
0.977	15.56	19.14	15.19	0.946	36.75	43.77	34.73
0.976	16.40	20.15	15.99	0.945	37.28	44.35	35.20
0.975	17.23	21.16	16.79	0.944	37.80	44.93	35.66
0.974	18.07	22.16	17.58	0.943	38.32	45.50	36.11
0.973	18.89	23.14	18.37	0.942	38.84	46.07	36.56
0.972	19.71	24.12	19.14	0.941	39.35	46.63	37.00
0.971	20.52	25.08	19.91	0.940	39.86	47.18	37.44
0.970	21.32	26.03	20.66	0.939	40.37	47.72	37.87

相对密度	质量分数 /%	体积分数 /%	100ml 中的质量 /g	相对密度	质量分数 /%	体积分数 /%	100ml 中的质量 /g
0.938	40.87	48.26	38.03	0.899	58.71	66.45	52.74
0.937	41.36	48.80	38.72	0.898	59.15	66.87	53.07
0.936	41.85	49.33	39.14	0.897	59.58	67.29	53.40
0.935	42.34	49.85	39.56	0.896	60.02	67.70	53.73
0.934	42.83	50.37	39.97	0.895	60.45	68.12	54.05
0.933	43.31	50.88	40.38	0.894	60.88	68.53	54.38
0.932	43.79	51.39	40.78	0.893	61.51	68.94	54.71
0.931	44.27	51.89	41.18	0.892	61.75	69.34	55.03
0.930	44.75	52.39	41.58	0.891	62.18	69.75	55.35
0.929	45.22	52.89	41.97	0.890	62.61	70.16	55.67
0.928	45.69	53.39	42.37	0.889	63.04	70.56	55.99
0.927	46.16	53.88	42.76	0.888	63.47	70.96	56.31
0.926	46.63	54.36	43.14	0.887	63.90	71.36	56.63
0.925	47.09	54.84	43.52	0.886	64.33	71.76	56.94
0.924	47.55	55.32	43.90	0.885	64.75	72.15	57.26
0.923	48.01	55.80	44.28	0.884	65.18	72.55	57.57
0.922	48.47	56.27	44.65	0.883	65.61	72.94	57.88
0.921	48.93	56.74	45.03	0.882	66.04	73.33	58.19
0.920	49.39	57.21	45.40	0.881	66.46	73.72	58.50
0.919	49.84	57.67	45.76	0.880	66.89	74.11	58.81
0.918	50.29	58.13	46.13	0.879	67.31	74.49	59.12
0.917	50.75	58.59	46.49	0.878	67.74	74.88	59.42
0.916	51.20	59.05	46.86	0.877	68.16	75.26	59.73
0.915	51.65	59.50	47.22	0.876	68.58	75.64	60.03
0.914	52.09	59.95	47.57	0.875	69.01	76.02	60.33
0.913	52.54	60.40	47.93	0.874	69.43	76.40	60.63
0.912	52.99	60.84	48.28	0.873	69.85	76.78	60.93
0.911	53.43	61.29	48.64	0.872	70.27	77.15	61.23
0.910	53.88	61.73	48.99	0.871	70.70	77.53	61.52
0.909	54.32	62.17	49.33	0.870	71.12	77.90	61.82
0.908	54.76	62.61	49.68	0.869	71.54	78.27	62.11
0.907	55.20	63.04	50.03	0.868	71.95	78.64	62.40
0.906	55.65	63.47	50.37	0.867	72.37	79.00	62.69
0.905	56.09	63.91	50.71	0.866	72.79	79.37	62.98
0.904	56.52	64.34	51.06	0.865	73.21	79.73	63.27
0.903	56.96	64.76	51.39	0.864	73.63	80.09	63.56
0.902	57.40	65.19	51.73	0.863	74.04	80.45	63.85
0.901	57.84	65.61	52.07	0.862	74.46	80.81	64.13
0.900	58.27	66.03	52.40	0.861	74.87	81.17	64.41

续表

相对密度	质量分数 /%	体积分数 /%	100ml 中的质量 /g	相对密度	质量分数 /%	体积分数 /%	100ml 中的质量 /g
0.860	75.29	81.52	64.69	0.826	88.88	92.44	73.66
0.859	75.70	81.87	64.97	0.825	89.26	92.72	73.58
0.858	76.12	82.23	65.25	0.824	89.64	93.00	73.80
0.857	76.53	82.57	65.53	0.823	90.02	93.28	74.02
0.856	76.94	82.92	65.81	0.822	90.39	93.55	74.24
0.855	77.35	83.27	66.08	0.821	90.76	93.82	74.45
0.854	77.76	83.61	66.36	0.820	91.13	94.09	74.66
0.853	78.17	83.96	66.63	0.819	91.50	94.35	74.87
0.852	78.58	84.30	66.90	0.818	91.87	94.61	75.08
0.851	78.99	84.64	67.16	0.817	92.23	94.87	75.29
0.850	79.40	84.97	67.43	0.816	92.59	95.13	75.49
0.849	79.81	85.31	67.70	0.815	92.96	95.38	75.69
0.848	80.21	85.64	67.96	0.814	93.31	95.63	75.89
0.847	80.62	85.97	68.23	0.813	93.67	95.88	76.09
0.846	81.02	86.30	68.49	0.812	94.03	96.13	76.29
0.845	81.43	86.63	68.75	0.811	94.38	96.37	76.48
0.844	81.83	86.95	69.00	0.810	94.73	96.61	76.67
0.843	82.23	87.28	69.26	0.809	95.08	96.85	76.86
0.842	82.63	87.60	69.52	0.808	95.43	97.08	77.04
0.841	83.03	87.92	69.77	0.807	95.77	97.31	77.22
0.840	83.43	88.23	70.02	0.806	96.11	97.54	77.40
0.839	83.83	88.55	70.27	0.805	96.46	97.76	77.58
0.838	84.22	88.86	70.52	0.804	96.79	97.99	77.76
0.837	84.62	89.18	70.77	0.803	97.13	98.20	77.93
0.836	85.01	89.48	71.01	0.802	97.47	98.42	78.10
0.835	85.41	89.79	71.26	0.801	97.80	98.63	78.27
0.834	85.80	90.09	71.50	0.800	98.13	98.84	78.44
0.833	86.19	90.40	71.74	0.799	98.46	99.05	78.61
0.832	86.58	90.70	71.97	0.798	98.79	99.26	78.77
0.831	86.97	90.99	72.21	0.797	99.11	99.46	78.93
0.830	87.35	91.29	72.44	0.796	99.44	99.66	79.08
0.829	87.74	91.58	72.67	0.795	99.76	99.86	79.24
0.828	88.12	91.87	72.90	0.79425	100.00	100.00	79.36
0.827	88.50	92.15	73.13				

摘自：杨桂馥主编．软饮料工业手册．北京：中国轻工业出版社，2002

附录 5
Appendix 5

中国居民膳食营养素参考摄入量
Chinese Dietary Reference Intakes（DRIs）

（中国营养学会 2013 年 6 月发布）

膳食营养素参考摄入量（DRIs）是为了保证人体合理摄入营养素而设定的每日平均膳食营养素摄入量的一组参考值。由中国营养学会 2013 年修订并发布，包括 7 项内容：平均需要量（EAR）、推荐摄入量（RNI）、适宜摄入量（AI）和可耐受最高摄入量（UL），以及宏量营养素可接受范围（AMDR），预防非传染性慢性疾病的建议摄入量（RI-NCD）和特定建议值 SPL。

一、平均需要量（estimated average requirement，EAR）

EAR 是某一特定性别、年龄及生理状况群体中对某营养素需要量的平均值。摄入量达到 EAR 水平时可以满足群体中半数个体对该营养素的需要，而不能满足另外半数个体的需要。

EAR 是 RNI 的基础，如果个体摄入量呈常态分布，一个人群的 RNI=EAR+2SD。针对人群，EAR 可以用于评估群体中摄入量不足的发生率。针对个体，可以检查其摄入不足的可能性。

二、推荐摄入量（recommended nutrient intake，RNI）

RNI 可以满足某一特定群体中绝大多数（97% ～ 98%）个体的需要。长期摄入 RNI 水平，可以维持组织中有适当的储备和机体健康。

RNI 是健康个体的膳食营养素摄入量目标，个体摄入量低于 RNI 时并不一定表明该个体未达到适宜营养状态。如果某个体的平均摄入量达到或超过了 RNI，可以认为该个体没有摄入不足的危险。

三、适宜摄入量（adequate intake，AI）

AI 是通过观察或实验获得的健康人群某种营养素的摄入量。AI 应能满足目标人群中几乎所有个体的需要。AI 的准确性远不如 RNI，可能显著高于 RNI。

AI 主要用作个体的营养素摄入目标，同时用作限制过多摄入的标准。当健康个体摄入量达到 AI 时，出现营养缺乏的危险性很小。如长期摄入超过 AI，则有可能产生毒副作用。

四、可耐受最高摄入量（tolerable upper intake level，UL）

UL 是平均每日可以摄入该营养素的最高量。这个量对一般人群中的几乎所有个体似不致于损害健康。

UL 的主要用途是检查个体摄入量过高的可能，避免发生中毒。当摄入量超过 UL 时，发生毒副作用的危险性会增加。在大多数情况下，UL 包括膳食、强化食物和添加剂等各种来源的营养素之和。

五、宏量营养素可接受范围（acceptable macronutrient distribution ranges，AMDR）

AMDR 指脂肪、蛋白质和碳水化合物理想的摄入量范围，常用能量摄入量的百分比表示。

六、预防非传染性慢性病的摄入量（proposed intakes for preventing non-communicable chronic diseases，PI-NCD）

PI-NCD 以非传染性慢性病的一级预防为目标，提出的每日摄入量。目前仅有 Na、K 和维生素 C。

七、特定建议值（specific proposed levels，SPL）

表 5-1　中国居民膳食**能量**需要量（EER）

人群	能量/(MJ/d)						能量/(kcal/d)					
	身体活动水平（轻）		身体活动水平（中）		身体活动水平（重）		身体活动水平（轻）		身体活动水平（中）		身体活动水平（重）	
	男	女	男	女	男	女	男	女	男	女	男	女
0 岁～	—[a]	—	0.38MJ/(kg · d)	0.38MJ/(kg · d)	—	—	—	—	90kcal/(kg · d)	90kcal/(kg · d)	—	—
0.5 岁～	—	—	0.33MJ/(kg · d)	0.33MJ/(kg · d)	—	—	—	—	80kcal/(kg · d)	80kcal/(kg · d)	—	—
1 岁～	—	—	3.77	3.35	—	—	—	—	900	800	—	—
2 岁～	—	—	4.60	4.18	—	—	—	—	1100	1000	—	—
3 岁～	—	—	5.23	5.02	—	—	—	—	1250	1200	—	—
4 岁～	—	—	5.44	5.23	—	—	—	—	1300	1250	—	—
5 岁～	—	—	5.86	5.44	—	—	—	—	1400	1300	—	—
6 岁～	5.86	5.23	6.69	6.07	7.53	6.90	1400	1250	1600	1450	1800	1650
7 岁～	6.28	5.65	7.11	6.49	7.95	7.32	1500	1350	1700	1550	1900	1750
8 岁～	6.90	6.07	7.74	7.11	8.79	7.95	1650	1450	1850	1700	2100	1900
9 岁～	7.32	6.49	8.37	7.53	9.41	8.37	1750	1550	2000	1800	2250	2000
10 岁～	7.53	6.90	8.58	7.95	9.62	9.00	1800	1650	2050	1900	2300	2150
11 岁～	8.58	7.53	9.83	8.58	10.88	9.62	2050	1800	2350	2050	2600	2300
14 岁～	10.46	8.37	11.92	9.62	13.39	10.67	2500	2000	2850	2300	3200	2550
18 岁～	9.41	7.53	10.88	8.79	12.55	10.04	2250	1800	2600	2100	3000	2400
50 岁～	8.79	7.32	10.25	8.58	11.72	9.83	2100	1750	2450	2050	2800	2350
65 岁～	8.58	7.11	9.83	8.16	—	—	2050	1700	2350	1950	—	—
80 岁～	7.95	6.28	9.20	7.32	—	—	1900	1500	2200	1750	—	—
孕妇（早）	—	+0[b]	—	+0	—	+0	—	+0	—	+0	—	+0
孕妇（中）	—	+1.26	—	+1.26	—	+1.26	—	+300	—	+300	—	+300
孕妇（晚）	—	+1.88	—	+1.88	—	+1.88	—	+450	—	+450	—	+450
乳母	—	+2.09	—	+2.09	—	+2.09	—	+500	—	+500	—	+500

注：a：未制定参考值者用“—”表示；
b:“+”表示在同龄人群参考值基础上额外增加量

表 5-2　中国居民膳食**蛋白质和碳水化合物**参考摄入量（DRIs）

人群	蛋白质 EAR（g/d）		蛋白质 RNI（g/d）		总碳水化合物（g/d）		添加糖 /%E
	男	女	男	女	EAR/AI	/%E[c]	
0 岁～	—[a]	—	9（AI）	9（AI）	60（AI）	—	—
0.5 岁～	15	15	20	20	85（AI）	—	—
1 岁～	20	20	25	25	120	50 ～ 65	—
2 岁～	20	20	25	25	120	50 ～ 65	—
3 岁～	25	25	30	30	120	50 ～ 65	—
4 岁～	25	25	30	30	120	50 ～ 65	＜ 10
5 岁～	25	25	30	30	120	50 ～ 65	＜ 10
6 岁～	25	25	35	35	120	50 ～ 65	＜ 10
7 岁～	30	30	40	40	120	50 ～ 65	＜ 10
8 岁～	30	30	40	40	120	50 ～ 65	＜ 10
9 岁～	40	40	45	45	120	50 ～ 65	＜ 10
10 岁～	40	40	50	50	120	50 ～ 65	＜ 10
11 岁～	50	45	60	55	150	50 ～ 65	＜ 10
14 岁～	60	50	75	60	150	50 ～ 65	＜ 10
18 岁～	60	50	65	55	120	50 ～ 65	＜ 10
50 岁～	60	50	65	55	120	50 ～ 65	＜ 10
65 岁～	60	50	65	55	—	50 ～ 65	＜ 10
80 岁～	60	50	65	55	—	50 ～ 65	＜ 10
孕妇（早）	—	+0[b]	—	+0	130	50 ～ 65	＜ 10
孕妇（中）	—	+10	—	+15	130	50 ～ 65	＜ 10
孕妇（晚）	—	+25	—	+30	130	50 ～ 65	＜ 10
乳母	—	+20	—	+25	160	50 ～ 65	＜ 10

注：a：未制定参考值者用“—”表示；

b:“+”表示在同龄人群参考值基础上额外增加量；

c：%E 为占能量的百分比

表 5-3　中国居民膳食**脂肪和脂肪酸**参考摄入量（DRIs）

人群	总脂肪 AMDR /%E[c]	饱和脂肪酸 U-AMDR /%E	n-6 多不饱和脂肪酸 /%E	n-3 多不饱和脂肪酸 /%E	EPA+DHA /（g/d）
0 岁～	48（AI）	—[a]	—	—	0.10[d]
0.5 岁～	40（AI）	—	—	—	0.10[d]
1 岁～	35（AI）	—	—	—	0.10[d]
4 岁～	20 ～ 30	＜ 8	—	—	—
7 岁～	20 ～ 30	＜ 8	—	—	—
11 岁～	20 ～ 30	＜ 8	—	—	—
14 岁～	20 ～ 30	＜ 8	—	—	—
18 岁～	20 ～ 30	＜ 10	2.5 ～ 9.0	0.5 ～ 2.0	0.25 ～ 2.0
50 岁～	20 ～ 30	＜ 10	2.5 ～ 9.0	0.5 ～ 2.0	0.25 ～ 2.0
65 岁～	20 ～ 30	＜ 10	2.5 ～ 9.0	0.5 ～ 2.0	0.25 ～ 2.0
80 岁～	20 ～ 30	＜ 10	2.5 ～ 9.0	0.5 ～ 2.0	0.25 ～ 2.0
孕妇（早）	20 ～ 30	＜ 10	2.5 ～ 9.0	0.5 ～ 2.0	0.25（0.20[d]）
孕妇（中）	20 ～ 30	＜ 10	2.5 ～ 9.0	0.5 ～ 2.0	0.25（0.20[d]）
孕妇（晚）	20 ～ 30	＜ 10	2.5 ～ 9.0	0.5 ～ 2.0	0.25（0.20[d]）
乳母	20 ～ 30	＜ 10	2.5 ～ 9.0	0.5 ～ 2.0	0.25（0.20[d]）

注：a：未制定参考值者用“—”表示；
c：%E 为占能量的百分比；
d：DHA

表 5-4 中国居民膳食**维生素**推荐摄入量（RNI）或适宜摄入量（AI）

人群	维生素 A /(μgRAE/d)[e] RNI 男	维生素 A /(μgRAE/d)[e] RNI 女	维生素 D /(μg/d) RNI	维生素 E /(mgα-TE/d)[f] AI	维生素 K /(μg/d) AI	维生素 B_1 /(mg/d) RNI 男	维生素 B_1 /(mg/d) RNI 女	维生素 B_2 /(mg/d) RNI 男	维生素 B_2 /(mg/d) RNI 女	维生素 B_6 /(mg/d) RNI	维生素 B_{12} /(μg/d) RNI	泛酸 /(mg/d) AI	叶酸 /(μgDFE/d)[g] RNI	烟酸 /(mg NE/d)[h] RNI 男	烟酸 /(mg NE/d)[h] RNI 女	胆碱 /(mg/d) AI 男	胆碱 /(mg/d) AI 女	生物素 /(μg/d) AI	维生素 C /(mg/d) RNI
0 岁～	300（AI）		10（AI）	3	2	0.1（AI）		0.4（AI）		0.2（AI）	0.3（AI）	1.7	65（AI）	2（AI）		120		5	40（AI）
0.5 岁～	350（AI）		10（AI）	4	10	0.3（AI）		0.5（AI）		0.4（AI）	0.6（AI）	1.9	100（AI）	3（AI）		150		9	40（AI）
1 岁～	310		10	6	30	0.6		0.6		0.6	1.0	2.1	160	6		200		17	40
4 岁～	360		10	7	40	0.8		0.7		0.7	1.2	2.5	190	8		250		20	50
7 岁～	500		10	9	50	1.0		1.0		1.0	1.6	3.5	250	11	10	300		25	65
11 岁～	670	630	10	13	70	1.3	1.1	1.3	1.1	1.3	2.1	4.5	350	14	12	400		35	90
14 岁～	820	630	10	14	75	1.6	1.3	1.5	1.2	1.4	2.4	5.0	400	16	13	500	400	40	100
18 岁～	800	700	10	14	80	1.4	1.2	1.4	1.2	1.4	2.4	5.0	400	15	12	500	400	40	100
50 岁～	800	700	10	14	80	1.4	1.2	1.4	1.2	1.6	2.4	5.0	400	14	12	500	400	40	100
65 岁～	800	700	15	14	80	1.4	1.2	1.4	1.2	1.6	2.4	5.0	400	14	11	500	400	40	100
80 岁～	800	700	15	14	80	1.4	1.2	1.4	1.2	1.6	2.4	5.0	400	13	10	500	400	40	100
孕妇(早)	—[a]	+0[b]	+0	+0	+0	—	+0	—	+0	+0.8	+0.5	+1.0	+200	—	+0	—	+20	+0	+0
孕妇(中)	—	+70	+0	+0	+0	—	+0.2	—	+0.2	+0.8	+0.5	+1.0	+200	—	+0	—	+20	+0	+15
孕妇(晚)	—	+70	+0	+0	+0	—	+0.3	—	+0.3	+0.8	+0.5	+1.0	+200	—	+0	—	+20	+0	+15
乳母	—	+600	+0	+3	+5	—	+0.3	—	+0.3	+0.3	+0.8	+2.0	+150	—	+3	—	+120	+10	+50

注：a：未制定参考值者用“—”表示；
b：“+”表示在同龄人群参考值基础上额外增加量；
e：视黄醇活性当量(RAE，μg) = 膳食或补充剂来源全反式视黄醇(μg) + 1/2 补充剂纯品全反式 β- 胡萝卜素(μg) + 1/12 膳食全反式 β - 胡萝卜素(μg) + 1/24 其他膳食维生素 A 原类胡萝卜素(μg)；
f：α- 生育酚当量（α-TE），膳食中总 α - TE 当量（mg） = 1 × α - 生育酚（mg） + 0.5 × β - 生育酚（mg） + 0.1 × γ - 生育酚（mg） + 0.02 × δ - 生育酚（mg） + 0.3 × α - 三烯生育酚（mg）；
g：膳食叶酸当量（DFE，μg） = 天然食物来源叶酸（μg） +1.7 × 合成叶酸（μg）；
h：烟酸当量（NE，mg） = 烟酸（mg） +1/60 色氨酸（mg）

表 5-5 中国居民膳食**矿物质**推荐摄入量（RNI）或适宜摄入量（AI）

人群	钙 /(mg/d)	磷 /(mg/d)	钾 /(mg/d)	钠 /(mg/d)	镁 /(mg/d)	氯 /(mg/d)	铁 /(mg/d)		碘 /(μg/d)	锌 /(mg/d)		硒 /(μg/d)	铜 /(mg/d)	氟 /(mg/d)	铬 /(μg/d)	锰 /(mg/d)	钼 /(μg/d)
	RNI	RNI	AI	AI	RNI	AI	RNI		RNI	RNI		RNI	RNI	AI	AI	AI	RNI
							男	女		男	女						
0 岁～	200（AI）	100（AI）	350	170	20（AI）	260	0.3（AI）		85（AI）	2.0（AI）		15（AI）	0.3（AI）	0.01	0.2	0.01	2（AI）
0.5 岁～	250（AI）	180（AI）	550	350	65（AI）	550	10		115(AI)	3.5		20（AI）	0.3（AI）	0.23	4.0	0.7	15(AI)
1 岁～	600	300	900	700	140	1100	9		90	4.0		25	0.3	0.6	15	1.5	40
4 岁～	800	350	1200	900	160	1400	10		90	5.5		30	0.4	0.7	20	2.0	50
7 岁～	1000	470	1500	1200	220	1900	13		90	7.0		40	0.5	1.0	25	3.0	65
11 岁～	1200	640	1900	1400	300	2200	15	18	110	10	9.0	55	0.7	1.3	30	4.0	90
14 岁～	1000	710	2200	1600	320	2500	16	18	120	11.5	8.5	60	0.8	1.5	35	4.5	100
18 岁～	800	720	2000	1500	330	2300	12	20	120	12.5	7.5	60	0.8	1.5	30	4.5	100
50 岁～	1000	720	2000	1400	330	2200	12	12	120	12.5	7.5	60	0.8	1.5	30	4.5	100
65 岁～	1000	700	2000	1400	320	2200	12	12	120	12.5	7.5	60	0.8	1.5	30	4.5	100
80 岁～	1000	670	2000	1300	310	2000	12	12	120	12.5	7.5	60	0.8	1.5	30	4.5	100
孕妇（早）	+0[b]	+0	+0	+0	+40	+0	—[a]	+0	+110	—	+2.0	+5	+0.1	+0	+1.0	+0.4	+10
孕妇（中）	+200	+0	+0	+0	+40	+0	—	+4	+110	—	+2.0	+5	+0.1	+0	+4.0	+0.4	+10
孕妇（晚）	+200	+0	+0	+0	+40	+0	—	+9	+110	—	+2.0	+5	+0.1	+0	+6.0	+0.4	+10
乳母	+200	+0	+400	+0	+0	+0	—	+4	+120	—	+4.5	+18	+0.6	+0	+7.0	+0.3	+3

注：a：未制定参考值者用“—”表示；
b：“+”表示在同龄人群参考值基础上额外增加量

表 5-6　中国居民膳食微量营养素可耐受最高摄入量（UL）

人群	钙 /(mg/d)	磷 /(mg/d)	铁 /(mg/d)	碘 /(μg/d)	锌 /(mg/d)	硒 /(μg/d)	铜 /(mg/d)	氟 /(mg/d)	锰 /(mg/d)	钼 /(μg/d)	维生素 A[j] /(μg RAE/d)[e]	维生素 D /(μg/d)	维生素 E /(mgα-TE/d)[f]	维生素 B_6 /(mg/d)	叶酸[i] /(μg/d)	烟酸 /(mg NE/d)[h]	烟酰胺 /(mg/d)	胆碱 /(mg/d)	维生素 C /(mg/d)
0 岁 ~	1000	—[a]	—	—	—	55	—	—	—	—	600	20	—	—	—	—	—	—	—
0.5 岁 ~	1500	—	—	—	—	80	—	—	—	—	600	20	—	—	—	—	—	—	—
1 岁 ~	1500	—	25	—	8	100	2	0.8	—	200	700	20	150	20	300	10	100	1000	400
4 岁 ~	2000	—	30	200	12	150	3	1.1	3.5	300	900	30	200	25	400	15	130	1000	600
7 岁 ~	2000	—	35	300	19	200	4	1.7	5.0	450	1500	45	350	35	600	20	180	1500	1000
11 岁 ~	2000	—	40	400	28	300	6	2.5	8.0	650	2100	50	500	45	800	25	240	2000	1400
14 岁 ~	2000	—	40	500	35	350	7	3.1	10	800	2700	50	600	55	900	30	280	2500	1800
18 岁 ~	2000	3500	42	600	40	400	8	3.5	11	900	3000	50	700	60	1000	35	310	3000	2000
50 岁 ~	2000	3500	42	600	40	400	8	3.5	11	900	3000	50	700	60	1000	35	310	3000	2000
65 岁 ~	2000	3000	42	600	40	400	8	3.5	11	900	3000	50	700	60	1000	35	300	3000	2000
80 岁 ~	2000	3000	42	600	40	400	8	3.5	11	900	3000	50	700	60	1000	30	280	3000	2000
孕妇(早)	2000	3500	42	600	40	400	8	3.5	11	900	3000	50	700	60	1000	35	310	3000	2000
孕妇(中)	2000	3500	42	600	40	400	8	3.5	11	900	3000	50	700	60	1000	35	310	3000	2000
孕妇(晚)	2000	3500	42	600	40	400	8	3.5	11	900	3000	50	700	60	1000	35	310	3000	2000
乳母	2000	3500	42	600	40	400	8	3.5	11	900	3000	50	700	60	1000	35	310	3000	2000

注：a：未制定参考值者用“—”表示。有些营养素未制定可耐受最高摄入量，主要是因为研究资料不充分，并不表示过量摄入没有健康风险；
e：视黄醇活性当量（RAE，μg）= 膳食或补充剂来源全反式视黄醇（μg）+ 1/2 补充剂纯品全反式 β- 胡萝卜素（μg）+ 1/12 膳食全反式 β- 胡萝卜素（μg）+ 1/24 其他膳食维生素 A 原类胡萝卜素（μg）；
f：α- 生育酚当量（α-TE），膳食中总 α-TE 当量（mg）= 1 × α- 生育酚（mg）+ 0.5 × β- 生育酚（mg）+ 0.1 × γ- 生育酚（mg）+ 0.02 × δ- 生育酚（mg）+ 0.3 × α- 三烯生育酚（mg）；
h：烟酸当量（NE，mg）= 烟酸（mg）+1/60 色氨酸（mg）；
i：指合成叶酸摄入量上限，不包括天然食物来源的叶酸量；
j：不包括来自膳食维生素 A 原类胡萝卜素的 RAE

表 5-7　中国成人其他膳食成分特定建议值（SPL）和可耐受最高摄入量（UL）

其他膳食成分	SPL	UL
膳食纤维 /（g/d）	25（AI）	—[a]
植物甾醇 /（g/d）	0.9	2.4
植物甾醇脂 /（g/d）	1.5	3.9
番茄红素 /（mg/d）	18	70
叶黄素 /（mg/d）	10	40
原花青素 /（mg/d）	—	800
大豆异黄酮[b]/（mg/d）	55	120
花色苷 /（mg/d）	50	—
氨基葡萄糖 /（mg/d）	1000	—
硫酸或烟酸氨基葡萄糖 /（mg/d）	1500	—
姜黄素 /（mg/d）	—	720

注：a：未制订参考值者用“—”表示；
　　b：指绝经后妇女

附录 6

Appendix 6　National Nutrition Plan（2017—2030）

国民营养计划（2017—2030 年）

国办发〔2017〕60 号

营养是人类维持生命、生长发育和健康的重要物质基础，国民营养事关国民素质提高和经济社会发展。近年来，我国人民生活水平不断提高，营养供给能力显著增强，国民营养健康状况明显改善。但仍面临居民营养不足与过剩并存、营养相关疾病多发、营养健康生活方式尚未普及等问题，成为影响国民健康的重要因素。为贯彻落实《"健康中国 2030"规划纲要》，提高国民营养健康水平，制定本计划。

一、总体要求

（一）指导思想

全面贯彻党的十八大和十八届三中、四中、五中、六中全会精神，深入贯彻习近平总书记系列重要讲话精神和治国理政新理念新思想新战略，紧紧围绕统筹推进"五位一体"总体布局和协调推进"四个全面"战略布局，认真落实党中央、国务院决策部署，牢固树立和贯彻落实新发展理念，坚持以人民健康为中心，以普及营养健康知识、优化营养健康服务、完善营养健康制度、建设营养健康环境、发展营养健康产业为重点，立足现状，着眼长远，关注国民生命全周期、健康全过程的营养健康，将营养融入所有健康政策，不断满足人民群众营养健康需求，提高全民健康水平，为建设健康中国奠定坚实基础。

（二）基本原则

坚持政府引导。注重统筹规划、整合资源、完善制度、健全体系，充分发挥市场在配置营养资源和提供服务中的作用，营造全社会共同参与国民营养健康工作的政策环境。

坚持科学发展。探索把握营养健康发展规律，充分发挥科技引领作用，加强适宜技术的研发和应用，提高国民营养健康素养，提升营养工作科学化水平。

坚持创新融合。以改革创新驱动营养型农业、食品加工业和餐饮业转型升级，丰富营养健康产品供给，促进营养健康与产业发展融合。

坚持共建共享。充分发挥营养相关专业学术团体、行业协会等社会组织，以及企业、个人在实施国民营养计划中的重要作用，推动社会各方良性互动、有序参与、各尽其责，使人人享有健康福祉。

（三）主要目标

到 2020 年，营养法规标准体系基本完善；营养工作制度基本健全，省、市、县营养工作体系逐步完善，基层营养工作得到加强；食物营养健康产业快速发展，传统食养服务日益丰富；营养健康信息化水平逐步提升；重点人群营养不良状况明显改善，吃动平衡的健康生活方式进一步普及，居民营养健康素养得到明显提高。实现以下目标：

——降低人群贫血率。5 岁以下儿童贫血率控制在 12% 以下；孕妇贫血率下降至 15% 以下；老年人群贫血率下降至 10% 以下；贫困地区人群贫血率控制在 10% 以下。

——孕妇叶酸缺乏率控制在 5% 以下；0—6 个月婴儿纯母乳喂养率达到 50% 以上；5 岁以下儿童生长迟缓率控制在 7% 以下。

——农村中小学生的生长迟缓率保持在 5% 以下，缩小城乡学生身高差别；学生肥胖率上升趋势减缓。

——提高住院病人营养筛查率和营养不良住院病人的营养治疗比例。

——居民营养健康知识知晓率在现有基础上提高 10%。

到2030年，营养法规标准体系更加健全，营养工作体系更加完善，食物营养健康产业持续健康发展，传统食养服务更加丰富，“互联网+营养健康”的智能化应用普遍推广，居民营养健康素养进一步提高，营养健康状况显著改善。实现以下目标：

——进一步降低重点人群贫血率。5岁以下儿童贫血率和孕妇贫血率控制在10%以下。

——5岁以下儿童生长迟缓率下降至5%以下；0—6个月婴儿纯母乳喂养率在2020年的基础上提高10%。

——进一步缩小城乡学生身高差别；学生肥胖率上升趋势得到有效控制。

——进一步提高住院病人营养筛查率和营养不良住院病人的营养治疗比例。

——居民营养健康知识知晓率在2020年的基础上继续提高10%。

——全国人均每日食盐摄入量降低20%，居民超重、肥胖的增长速度明显放缓。

二、完善实施策略

（一）完善营养法规政策标准体系

推动营养立法和政策研究。开展营养相关立法的研究工作，进一步健全营养法规体系。研究制定临床营养管理、营养监测管理等规章制度。制定完善营养健康相关政策。研究建立各级营养健康指导委员会，加强营养健康法规、政策、标准等的技术咨询和指导。

完善标准体系。加强标准制定的基础研究和措施保障，提高标准制修订能力。科学、及时制定以食品安全为基础的营养健康标准。制修订中国居民膳食营养素参考摄入量、膳食调查方法、人群营养不良风险筛查、糖尿病人膳食指导、人群营养调查工作规范等行业标准。研究制定老年人群营养食品通则、餐饮食品营养标识等标准，加快修订预包装食品营养标签通则、食品营养强化剂使用标准、婴儿配方食品等重要食品安全国家标准。

（二）加强营养能力建设

加强营养科研能力建设。加快研究制定基于我国人群资料的膳食营养素参考摄入量，改变依赖国外人群研究结果的现状，优先研究铁、碘等重要营养素需要量。研究完善食物、人群营养监测与评估的技术与方法。研究制定营养相关疾病的防控技术及策略。开展营养与健康、营养与社会发展的经济学研究。加强国家级营养与健康科研机构建设，以国家级和省级营养专业机构为基础，建立3—5个区域性营养创新平台和20—30个省部级营养专项重点实验室。

加强营养人才培养。强化营养人才的专业教育和高层次人才培养，推进对医院、妇幼保健机构、基层医疗卫生机构的临床医生、集中供餐单位配餐人员等的营养培训。开展营养师、营养配餐员等人才培养工作，推动有条件的学校、幼儿园、养老机构等场所配备或聘请营养师。充分利用社会资源，开展营养教育培训。

（三）强化营养和食品安全监测与评估

定期开展人群营养状况监测。定期开展具有全国代表性的人群营养健康状况、食物消费状况监测，收集人群食物消费量、营养素摄入量、体格测量、实验室检测等信息。针对区域特点，根据需要逐步扩大监测地区和监测人群。

加强食物成分监测工作。拓展食物成分监测内容，定期开展监测，收集营养成分、功能成分、与特殊疾病相关成分、有害成分等数据。持续更新、完善国家食物成分数据库。建立实验室参比体系，强化质量控制。

开展综合评价与评估工作。抢救历史调查资料，及时收集、系统整理各类监测数据，建立数据库。开展人群营养健康状况评价、食物营养价值评价。开展膳食营养素摄入、污染物等有害物质暴露的风险—受益评估，为制定科学膳食指导提供依据。

强化碘营养监测与碘缺乏病防治。持续开展人群尿碘、水碘、盐碘监测以及重点食物中的碘调查，逐步扩大覆盖地区和人群，建立中国居民碘营养状况数据库。研究制定人群碘营养状况科学评价技术与指标。制定差异化碘干预措施，实施精准补碘。

（四）发展食物营养健康产业

加大力度推进营养型优质食用农产品生产。编制食用农产品营养品质提升指导意见，提升优质农产品的营养水平，将“三品一标”（无公害农产品、绿色食品、有机农产品和农产品地理标志）在同类农产品中总体占比提高至80%以上。创立营养型农产品推广体系，促进优质食用农产品的营养升级扩版，推动广大贫困地区安全、营养的农产品走出去。研究与建设持续滚动的全国农产品营养品质数据库及食物营养供需平衡决策支持系统。

规范指导满足不同需求的食物营养健康产业发展。开发利用我国丰富的特色农产品资源，针对不同人群的健康需求，着力发展保健食品、营养强化食品、双蛋白食物等新型营养健康食品。加强产业指导，规范市场秩序，科学引导消费，促进生产、消费、营养、健康协调发展。

开展健康烹饪模式与营养均衡配餐的示范推广。加强对传统烹饪方式的营养化改造，研发健康烹饪模式。结合人群营养需求与区域食物资源特点，开展系统的营养均衡配餐研究。创建国家食物营养教育示范基地，开展示范健康食堂和健康餐厅建设，推广健康烹饪模式与营养均衡配餐。

强化营养主食、双蛋白工程等重大项目实施力度。继续推进马铃薯主食产品研发与消费引导，以传统大众型、地域特色型、休闲及功能型产品为重点，开展营养主食的示范引导。以优质动物、植物蛋白为主要营养基料，加大力度创新基础研究与加工技术工艺，开展双蛋白工程重点产品的转化推广。

加快食品加工营养化转型。优先研究加工食品中油、盐、糖用量及其与健康的相关性，适时出台加工食品中油、盐、糖的控制措施。提出食品加工工艺营养化改造路径，集成降低营养损耗和避免有毒有害物质产生的技术体系。研究不同贮运条件对食物营养物质等的影响，控制食物贮运过程中的营养损失。

（五）大力发展传统食养服务

加强传统食养指导。发挥中医药特色优势，制定符合我国现状的居民食养指南，引导养成符合我国不同地区饮食特点的食养习惯。通过多种形式促进传统食养知识传播，推动传统食养与现代营养学、体育健身等有效融合。开展针对老年人、儿童、孕产妇及慢性病人群的食养指导，提升居民食养素养。实施中医药治未病健康工程，进一步完善适合国民健康需求的食养制度体系。

开展传统养生食材监测评价。建立传统养生食材监测和评价制度，开展食材中功效成分、污染物的监测及安全性评价，进一步完善我国既是食品又是中药材的物品名单。深入调研，筛选一批具有一定使用历史和实证依据的传统食材和配伍，对其养生作用进行实证研究。建设养生食材数据库和信息化共享平台。

推进传统食养产品的研发以及产业升级换代。将现代食品加工工业与传统食养产品、配方等相结合，推动产品、配方标准化，推进产业规模化，形成一批社会价值和经济价值较大的食养产品。建立覆盖全国养生食材主要产区的资源监测网络，掌握资源动态变化，为研发、生产、消费提供及时的信息服务。

（六）加强营养健康基础数据共享利用

大力推动营养健康数据互通共享。依托现有信息平台，加强营养与健康信息化建设，完善食物成分与人群健康监测信息系统。构建信息共享与交换机制，推动互联互通与数据共享。协同共享环境、农业、食品药品、医疗、教育、体育等信息数据资源，建设跨行业集成、跨地域共享、跨业务应用的基础数据平台。建立营养健康数据标准体系和电子认证服务体系，切实提高信息安全能力。积极推动“互联网＋营养健康”服务和促进大数据应用试点示范，带动以营养健康为导向的信息技术产业发展。

全面深化数据分析和智能应用。建立营养健康数据资源目录体系，制定分级授权、分类应用、安全审查的管理规范，促进数据资源的开放共享，强化数据资源在多领域的创新应用。推动多领域数据综合分析与挖掘，开展数据分析应用场景研究，构建关联分析、趋势预测、科学预警、决策支持模型，推动整合型大数据驱动的服务体系，支持业务集成、跨部门协同、社会服务和科学决策，实现政府精准管理和高效服务。

大力开展信息惠民服务。发展汇聚营养、运动和健康信息的可穿戴设备、移动终端（APP），推动“互联网＋”、大数据前沿技术与营养健康融合发展，开发个性化、差异化的营养健康电子化产品，如营养计算器，膳食营养、运动健康指导移动应用等，提供方便可及的健康信息技术产品和服务。

（七）普及营养健康知识

提升营养健康科普信息供给和传播能力。围绕国民营养、食品安全科普宣教需求，结合地方食物资源和饮食习惯，结合传统食养理念，编写适合于不同地区、不同人群的居民膳食指南等营养、食品安全科普宣传资料，使科普工作更好落地。创新科普信息的表达形式，拓展传播渠道，建立免费共享的国家营养、食品安全科普平台。采用多种传播方式和渠道，定向、精准地将科普信息传播到目标人群。加强营养、食品安全科普队伍建设。发挥媒体的积极作用，坚决反对伪科学，依法打击和处置各种形式的谣言，及时发现和纠正错误营养宣传，避免营养信息误导。

推动营养健康科普宣教活动常态化。以全民营养周、全国食品安全宣传周、“5·20”全国学生营养日、“5·15”全国碘缺乏病防治日等为契机，大力开展科普宣教活动，带动宣教活动常态化。推动将国民营养、食品安全知识知晓率纳入健康城市和健康村镇考核指标。建立营养、食品安全科普示范工作场所，如营养、食品安全科普小屋等。定期开展科普宣传的效果评价，及时指导调整宣传内容和方式，增强宣传工作的针对性和有效性。开展舆情监测，回应社会关注，合理引导舆论，为公众解疑释惑。

三、开展重大行动

（一）生命早期 1000 天营养健康行动

开展孕前和孕产期营养评价与膳食指导。推进县级以上妇幼保健机构对孕妇进行营养指导，将营养评价和膳食指导纳入我国孕前和孕期检查。开展孕产妇的营养筛查和干预，降低低出生体重儿和巨大儿出生率。建立生命早期 1000 天营养咨询平台。

实施妇幼人群营养干预计划。继续推进农村妇女补充叶酸预防神经管畸形项目，积极引导围孕期妇女加强含叶酸、铁在内的多种微量营养素补充，降低孕妇贫血率，预防儿童营养缺乏。在合理膳食基础上，推动开展孕妇营养包干预项目。

提高母乳喂养率，培养科学喂养行为。进一步完善母乳喂养保障制度，改善母乳喂养环境，在公共场所和机关、企事业单位建立母婴室。研究制定婴幼儿科学喂养策略，宣传引导合理辅食喂养。加强对婴幼儿腹泻、营养不良病例的监测预警，研究制定并实施婴幼儿食源性疾病（腹泻等）的防控策略。

提高婴幼儿食品质量与安全水平，推动产业健康发展。加强婴幼儿配方食品及辅助食品营养成分和重点污染物监测，及时修订完善婴幼儿配方食品及辅助食品标准。提高研发能力，持续提升婴幼儿配方食品和辅助食品质量。

（二）学生营养改善行动

指导学生营养就餐。鼓励地方因地制宜制定满足不同年龄段在校学生营养需求的食谱指南，引导学生科学营养就餐。制定并实施集体供餐单位营养操作规范。

学生超重、肥胖干预。开展针对学生的“运动＋营养”的体重管理和干预策略，对学生开展均衡膳食和营养宣教，增强学生体育锻炼。加强对校园及周边食物售卖的管理。加强对学生超重、肥胖情况的监测与评价，分析家庭、学校和社会等影响因素，提出有针对性的综合干预措施。

开展学生营养健康教育。推动中小学加强营养健康教育。结合不同年龄段学生的特点，开展形式多样的课内外营养健康教育活动。

（三）老年人群营养改善行动

开展老年人群营养状况监测和评价。依托国家老年医学研究机构和基层医疗卫生机构，建立健全中国老年人群营养筛查与评价制度，编制营养健康状况评价指南，研制适宜的营养筛查工具。试点开展老年人群的营养状况监测、筛查与评价工作并形成区域示范，逐步覆盖全国 80% 以上老年人群，基本掌握我国老年人群营养健康状况。

建立满足不同老年人群需求的营养改善措施，促进“健康老龄化”。依托基层医疗卫生机构，为居家养老人群提供膳食指导和咨询。出台老年人群的营养膳食供餐规范，指导医院、社区食堂、医养结合机构、养老机构营养配餐。开发适合老年人群营养健康需求的食品产品。对低体重高龄老人进行专项营养干预，逐步提高老年人群的整体健康水平。

建立老年人群营养健康管理与照护制度。逐步将老年人群营养健康状况纳入居民健康档案，实现无缝对接与有效管理。依托现有工作基础，在家庭保健服务中纳入营养工作内容。推进多部门协作机制，实现营养工作与医养结合服务内容的有效衔接。

（四）临床营养行动

建立、完善临床营养工作制度。通过试点示范，进一步全面推进临床营养工作，加强临床营养科室建设，使临床营养师和床位比例达到 1 ∶ 150，增加多学科诊疗模式，组建营养支持团队，开展营养治疗，并逐步扩大试点范围。

开展住院患者营养筛查、评价、诊断和治疗。逐步开展住院患者营养筛查工作，了解患者营养状况。建立以营养筛查—评价—诊断—治疗为基础的规范化临床营养治疗路径，依据营养阶梯治疗原则对营养不良的住院患者进行营养治疗，并定期对其效果开展评价。

推动营养相关慢性病的营养防治。制定完善高血压、糖尿病、脑卒中及癌症等慢性病的临床营养干预指南。对营养相关慢性病的住院患者开展营养评价工作，实施分类指导治疗。建立从医院、社区到家庭的营养相关慢性病患者长期营养管理模式，开展营养分级治疗。

推动特殊医学用途配方食品和治疗膳食的规范化应用。进一步研究完善特殊医学用途配方食品标准，细化产品分类，促进特殊医学用途配方食品的研发和生产。建立统一的临床治疗膳食营养标准，逐步完善治疗膳食的配方。加强医护人员相关知识培训。

（五）贫困地区营养干预行动

将营养干预纳入健康扶贫工作，因地制宜开展营养和膳食指导。试点开展各类人群营养健康状况、食物消费模式、食物中主要营养成分和污染物监测。因地制宜制定膳食营养指导方案，开展区域性的精准分类指导和宣传教育。针对改善居民营养状况和减少特定污染物摄入风险，研究农业种植养殖和居民膳食结构调整的可行性，提出解决办法和具体措施，并在有条件的地区试点先行。

实施贫困地区重点人群营养干预。继续推进实施农村义务教育学生营养改善计划和贫困地区儿童营养改善项目，逐步覆盖所有国家扶贫开发工作重点县和集中连片特困地区县。鼓励贫困地区学校结合本地资源、因地制宜开展合理配餐，并改善学生在校就餐条件。持续开展贫困地区学生营养健康状况和食品安全风险监测与评估。针对贫困地区人群营养需要，制定完善营养健康政策、标准。对营养干预产品开展监测，定期评估改善效果。

加强贫困地区食源性疾病监测与防控，减少因食源性疾病导致的营养缺乏。加强贫困地区食源性疾病监测网络和报告系统建设，了解贫困地区主要食源性疾病病种、流行趋势、对当地居民营养和健康状况的影响，重点加强腹泻监测及溯源调查，掌握食品污染来源、传播途径。针对食源性疾病发生的关键点，制定防控策略。开展营养与健康融合知识宣传教育。

（六）吃动平衡行动

推广健康生活方式。积极推进全民健康生活方式行动，广泛开展以“三减三健”（减盐、减油、减糖，健康口腔、健康体重、健康骨骼）为重点的专项行动。推广应用《中国居民膳食指南》指导日常饮食，控制食盐摄入量，逐步量化用盐用油，同时减少隐性盐摄入。倡导平衡膳食的基本原则，坚持食物多样、谷类为主的膳食模式，推动国民健康饮食习惯的形成和巩固。宣传科学运动理念，培养运动健身习惯，加强个人体重管理，对成人超重、肥胖者进行饮食和运动干预。定期修订和发布居民膳食指南、成年人身体活动指南等。

提高运动人群营养支持能力和效果。建立运动人群营养网络信息服务平台，构建运动营养处方库，推进运动人群精准营养指导，降低运动损伤风险。及时修订运动营养食品相关国家标准和行业标准，提升运动营养食品技术研发能力，推动产业发展。

推进体医融合发展。调查糖尿病、肥胖、骨骼疾病等营养相关慢性病人群的营养状况和运动行为，构建以预防为主、防治结合的营养运动健康管理模式。研究建立营养相关慢性病运动干预路径。构建体医融合模式，发挥运动干预在营养相关慢性病预防和康复等方面的积极作用。

四、加强组织实施

（一）强化组织领导

地方各级政府要结合本地实际，强化组织保障，统筹协调，制定实施方案，细化工作措施，将国民营养计划实施情况纳入政府绩效考评，确保取得实效。各级卫生计生部门要会同有关部门明确职责分工，加强督查评估，将各项工作任务落到实处。

（二）保障经费投入

要加大对国民营养计划工作的投入力度，充分依托各方资金渠道，引导社会力量广泛参与、多元化投入，并加强资金监管。

（三）广泛宣传动员

要组织专业机构、行业学会、协会以及新闻媒体等开展多渠道、多形式的主题宣传活动，增强全社会对国民营养计划的普遍认知，争取各方支持，促进全民参与。

（四）加强国际合作

加强与国际组织和相关国家营养专业机构的交流，通过项目合作、教育培训、学术研讨等方式，提升我国在营养健康领域的国际影响力。

附录 7
Appendix 7

《中国食物成分表》出版史
Publishing History of *China FCD*

名　称	主要作者和出版年代	内容简况
《营养概论》 《食物成分表》	吴宪先生 商务印书馆，1929 年，1940 年	首次完成了中国 400 多种常用食物的热量、蛋白质、脂肪、水、糖、粗纤维和 61 种食物的钙、磷和铁的含量，以及 74 种食物的用加减号表示的 4 种维生素的相对含量
第 1 版		
《食物成分表》	中央卫生实验研究院 周启源先生，杨恩孚先生 商务印书馆，1952 年初版	我国第一部真正意义上的食物成分表，是中央卫生实验研究院营养系在 1949—1951 年期间完成的工作。包括了 293 种主要食物中热量、蛋白质、脂肪、水分、糖、粗纤维和 6 种维生素的含量。引用了吴宪先生的食物水分含量 1952 年版是横排，定价：10 000 元
《食物成分表》	中央卫生实验研究院 周启源先生 商务印书馆，1955 年修订版，1957 年修订版	对上版进行了修订和补充。食物条目增加到 444 种；特别是加入了野菜、藏族食物。增加了 4 种矿物质的含量（镁、钾、钠、氯）。食物烹调中 3 种营养素变化也被包括在本书。 1957 年版竖排，精装，印刷 4 次，累计发行 27 800 册
第 2 版		
《食物成分表》	中国医学科学院劳动卫生环境卫生与营养卫生研究所　编著 周启源先生 人民卫生出版社，1963 年	单位更名为中国医学科院。该版增加了我国四大海产经济鱼类（黄鱼、鳓鱼、鲐鱼及带鱼）以及四大淡水养殖鱼类（青鱼、草鱼、鲢鱼、鲟鱼）的维生素 B 族的测定结果。增加了 13 种谷类食物和 8 种豆类食物的必需氨基酸含量
《食物成分表》	中国医学科学院卫生研究所　编著 周启源先生 人民卫生出版社，1977 年	增加了胆固醇含量、发酵豆制品中维生素 B_{12} 含量以及部分食物及油脂中脂肪酸含量。增加了食物的鉴别资料和食物普通名称和学名（即拉丁名称）对照表 32 开本 / 468 页。 印刷 4 次，发行 658 000 册
第 3 版		
《食物成分表》	中国医学科学院卫生研究所　编著 沈治平先生 人民卫生出版社，1981 年	该版修改了不恰当的数据；补充了食物的别名；重新设计了版面的格式，黄色封面 从 1981 年到 1989 年 3 月共 8 次印刷，发行 122 720 册
《食物成分表》（日文版）	中国医学科学院卫生研究所　编著 由刘志诚、于守洋教授等翻译成日文 株式会社雄晖社出版，1982 年	内容同上。定价 3800 日元

续表

名　称	主要作者和出版年代	内容简况
第 4 版		
《食物成分表》(全国代表值)	中国预防医学科学院营养与食品卫生研究所 编著 主　编：王光亚 主　审：沈治平 人民卫生出版社，1991 年	新数据来源于国家自然科学基金项目。该版包括了 28 大类、1358 种食物的 26 种一般营养素成分含量；400 余种食物的氨基酸、脂肪酸及胆固醇含量 定价：18.5 元，印刷 10 次，累计发行 10 万余册。绿色封面
《食物成分表》(全国分省值)	中国预防医学科学院营养与食品卫生研究所 编著 主　编：王光亚 主　审：沈治平 人民卫生出版社，1992 年	各省分析结果的集锦包括 28 大类 3282 食物的 24 种食物一般营养素成分含量，1388 种食物的氨基酸含量，932 种食物脂肪酸含量，962 种食物胆固醇含量 定价：12.2 元。红色封面
The Composition of Chinese Foods (英文版)	主　编：王光亚　Banoo Parpia　闻芝梅 ILSI Press，Washington DC，1997	内容同 1991 年版全国代表值。国外销售
第 5 版		
《中国食物成分表 2002》 《中国食物成分表 2009》(第一册)	中国疾病预防控制中心营养与食品安全所 编著 主　编：杨月欣　王光亚　潘兴昌 北京大学医学出版社，2002 年 2009 年修订版	在第 4 版基础上，增加了部分新数据。新数据来源于在国家科技项目支持。该版共有 21 类 1506 种食物的 31 种营养成分（含胆固醇）数据；657 条食物的 18 种氨基酸数据；32 种脂肪酸数据；170 余条食物叶酸数据；130 条食物碘数据；114 条食物大豆异黄酮数据；208 条食物血糖生成指数数据。增加了部分食物图片。全书中英文对照 定价：148 元，发行 10 万余册
电子版	中国疾病预防控制中心营养与食品安全所 编著 主　编：杨月欣 北京协和医学音像出版社，2002 年	内容同《中国食物成分表 2002》书，中文、英文版，用于对外交流
《中国食物成分表 2004》(第二册)	中国疾病预防控制中心营养与食品安全所 编著 主　编：杨月欣 北京大学医学出版社，2005 年	本书数据全部来自国家科技部、北京市自然科学基金支持等。共包含新项目完成的 757 条食物和加工食品，有 36 种营养成分；20 种氨基酸，38 种脂肪酸。此外，还增加了可溶性和不溶性膳食纤维、维生素 D、生物素、泛酸、胆碱、维生素 B_6、叶酸、维生素 B_{12}、维生素 K 的成分数据。第一次给出了详细的食物样品描述，并附有食物图片。中英文对照 定价：148 元，发行 3 万余册
第 6 版		
《中国食物成分表（标准版）》 (第一册　植物性食物)	中国疾病预防控制中心营养与健康所 编著 主　编：杨月欣 北京大学医学出版社，2018 年	本书以植物性食物为主，共有八类 3300 余个食物条目。其中 862 条为植物性食物的一般营养成分含量，增加了 230 余条脂肪酸数据，增加了 960 余种食物中胆碱、花青素、大豆异黄酮、植物甾醇等植物化合物数据，增加了 740 余条维生素和碘的数据。修订了维生素 A 数据、食物血糖生成指数，关联了食物图片与食物编码，修订了食物英文名称
《中国食物成分表（标准版）》 (第二册　动物性食物)	中国疾病预防控制中心营养与健康所 编著 主　编：杨月欣 北京大学医学出版社，2019 年	本书以动物性食物为主，共有八类 3600 余个食物条目。其中 1005 条为动物性食物的一般营养成分含量，增加了 192 条婴幼儿食品数据，490 条食物嘌呤含量，47 条鱼类 DHA 和 EPA 含量，以及胆碱、碘等食物含量。新增数据超过上版 50%。修订了维生素 A 数据，关联了食物图片与食物编码，修订了食物英文名称
《中国食物成分表(标准版)》(第三册)	待出版	加工食品

Notes

食物图片
Food Images

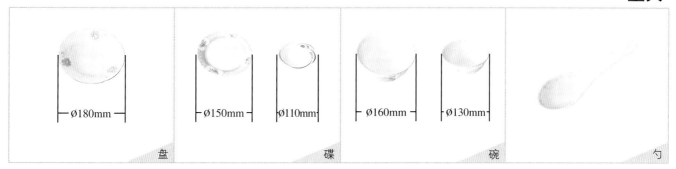

量具

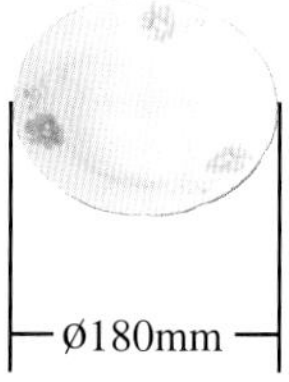

盘

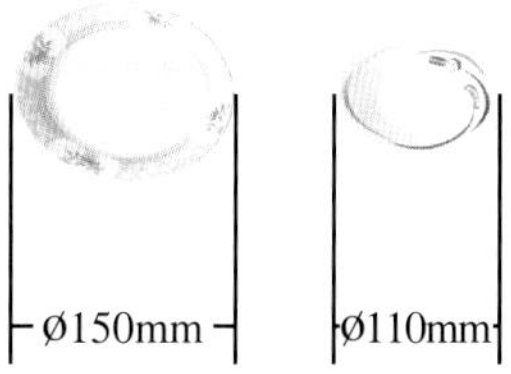

碟

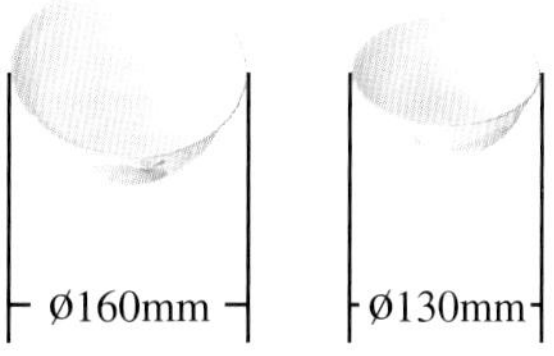

碗

勺

谷类及制品

011201
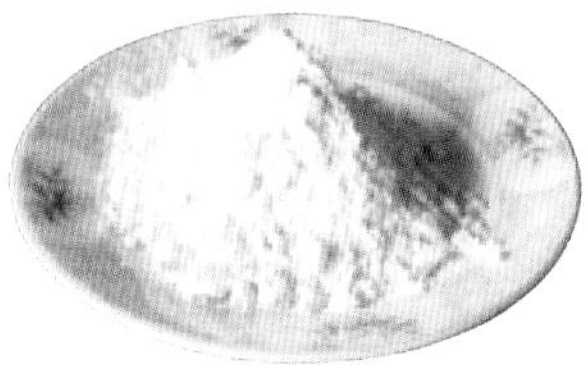
50g 小麦粉

011301
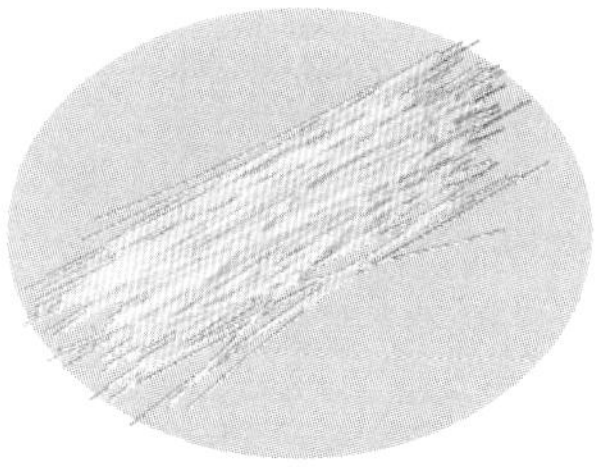
50g 挂面

011306
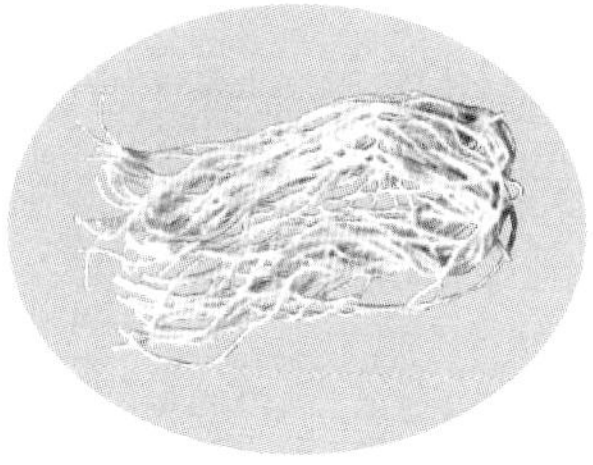
50g 切面

011317
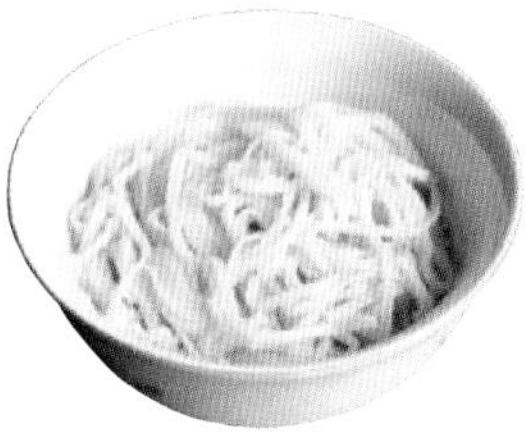
141g（挂面 50g） 面条（煮）

011403
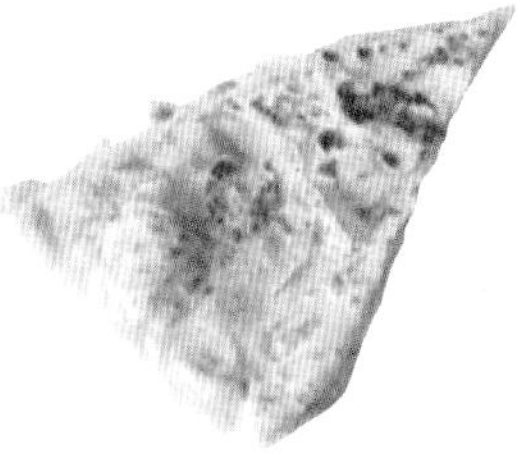
250g 烙饼

011404
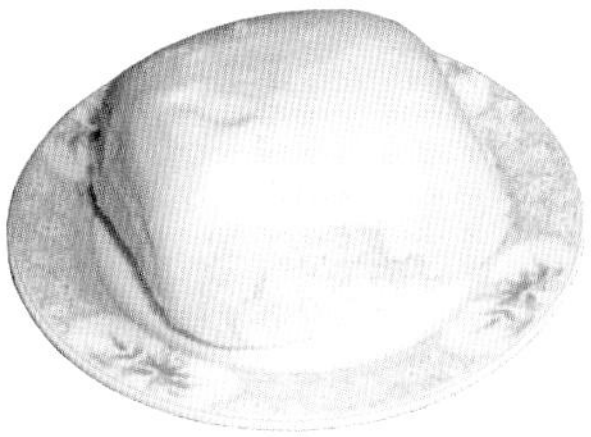
96g 馒头

011407
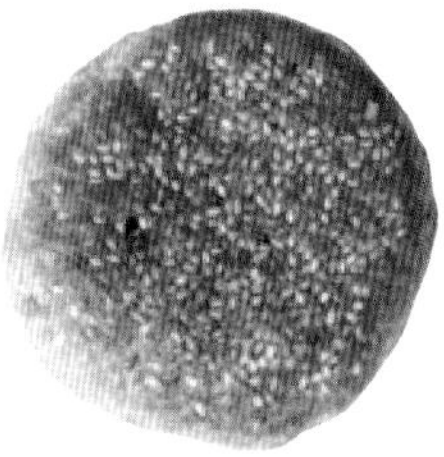
90g 烧饼

011409
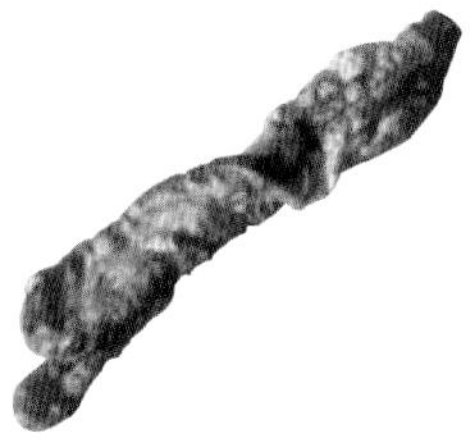
80g 油条

011410
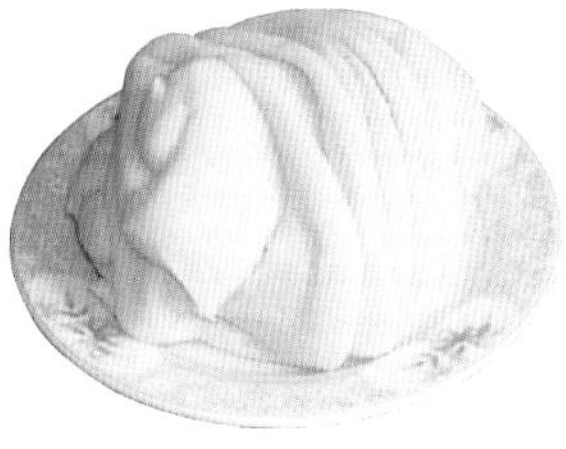
140g 花卷

012101
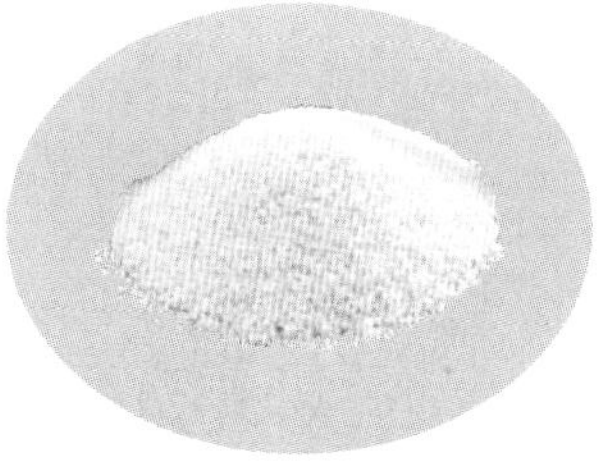
70g 粳米

012201
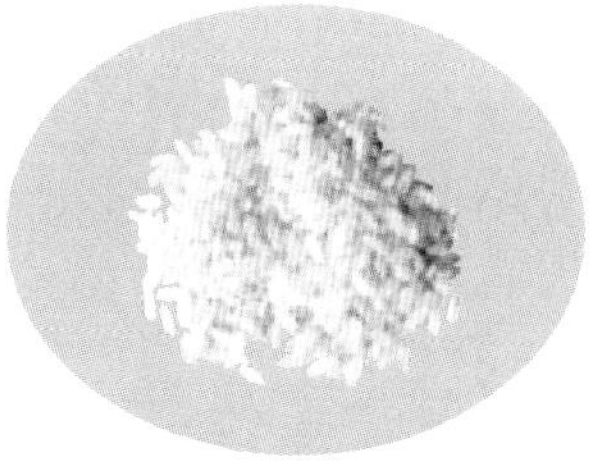
10g 籼米

012212
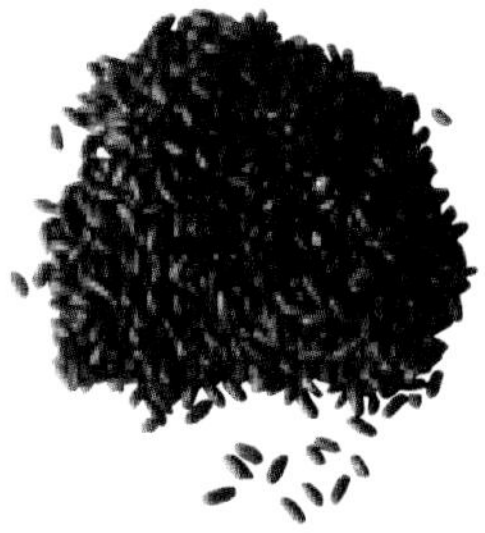
25g 黑米

012213

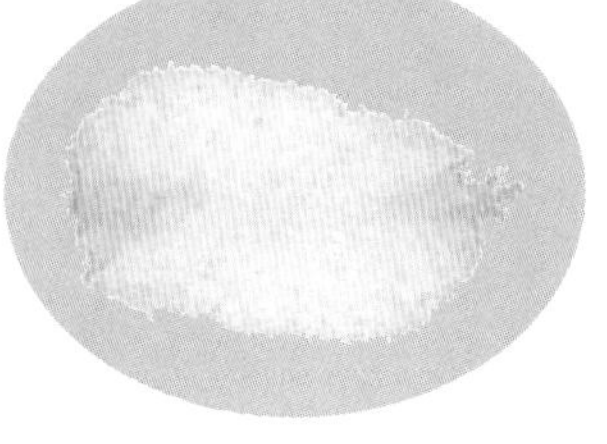

20g 香米

012216

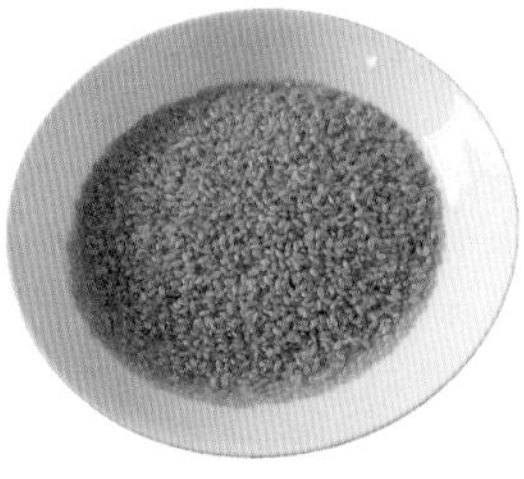

200g 糙米

012301

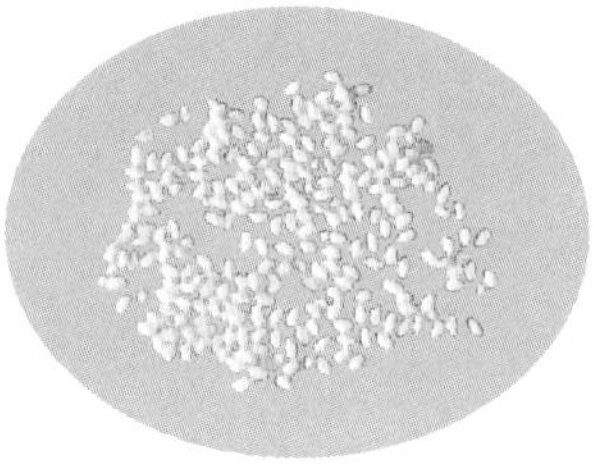

5g 糯米

012401

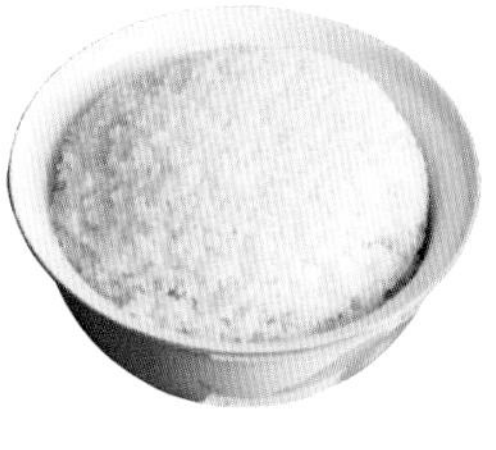

586g（大米 250g）米饭（蒸）

012404

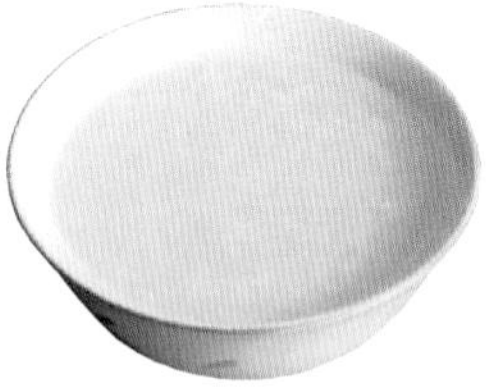

250g（大米 20g） 粳米粥

013109

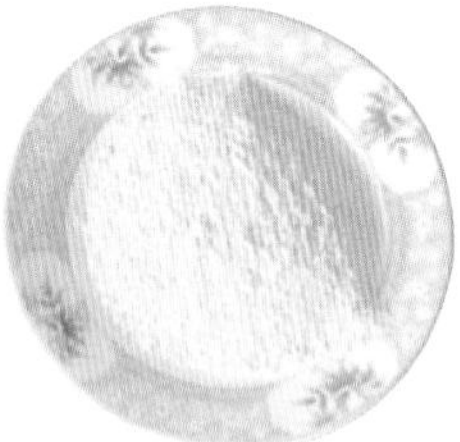

50g 玉米面

013110

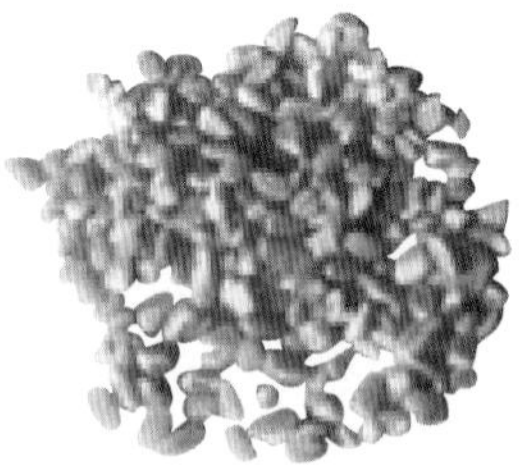

10g 玉米糁

014101

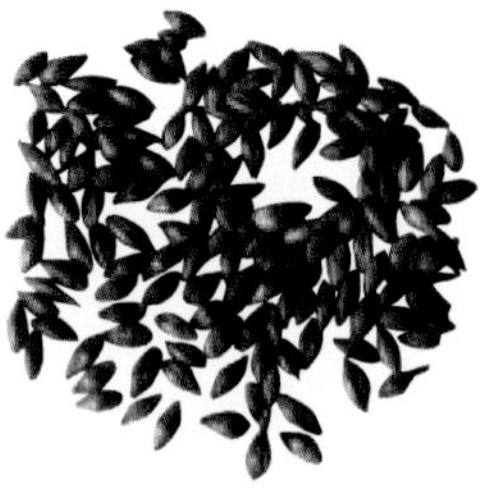

5g 大麦

015101

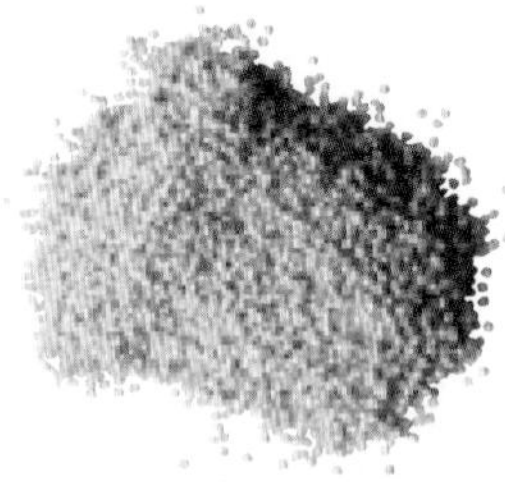

20g 小米

019001

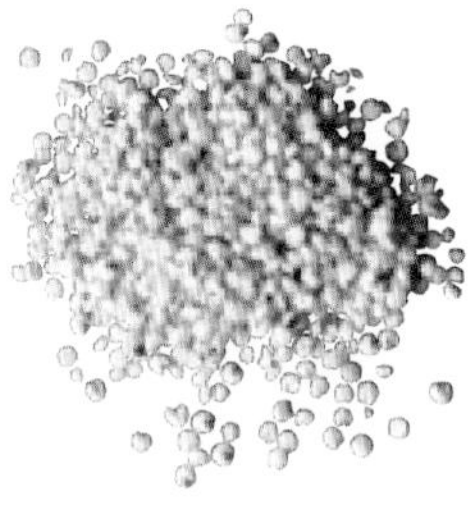

15g 高粱米

019008

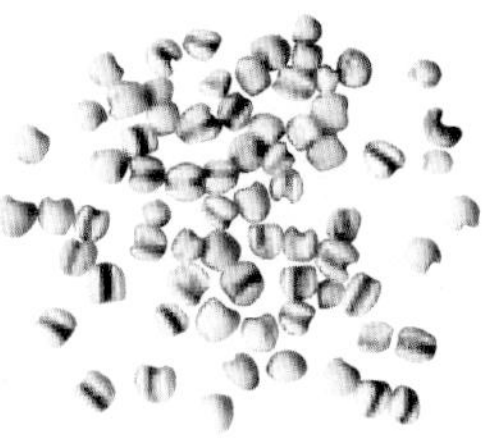

5g 薏米

019012

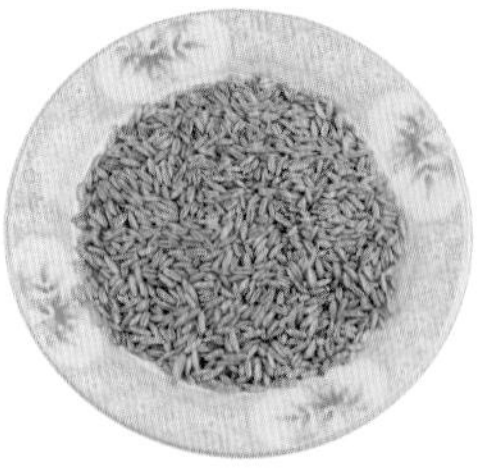

50g 燕麦

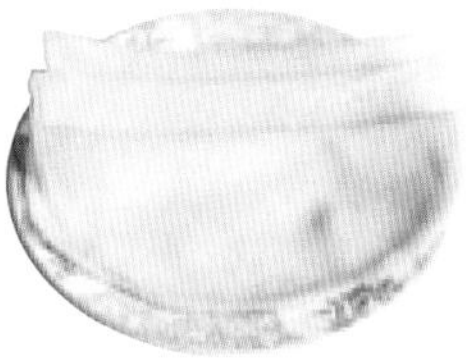

12g × 3 薄饼

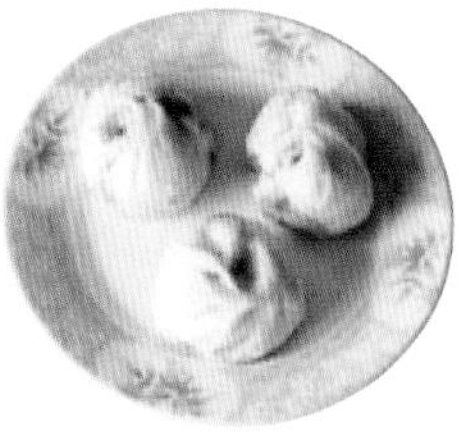

25g × 3 小笼包子

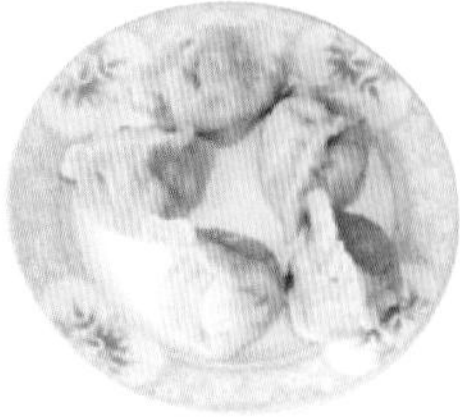

20g × 5 饺子

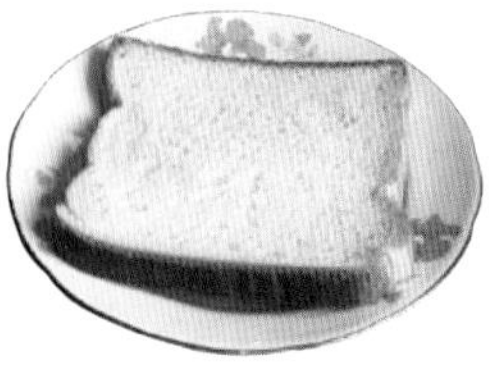

35g 面包

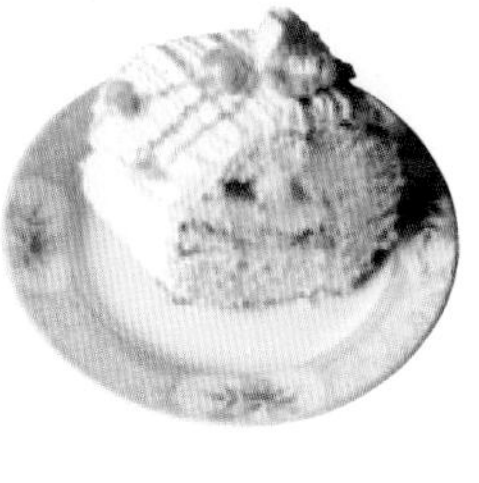

100g 蛋糕

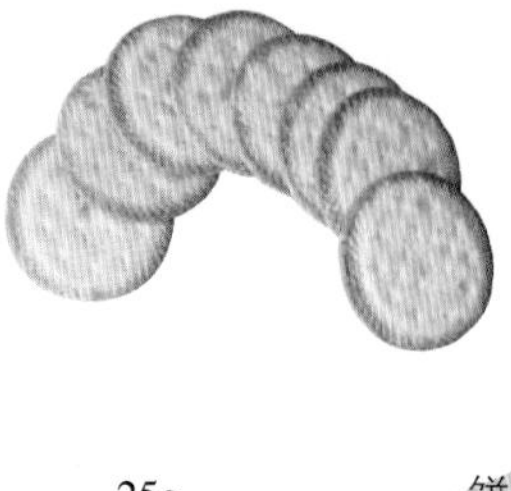

25g 饼干

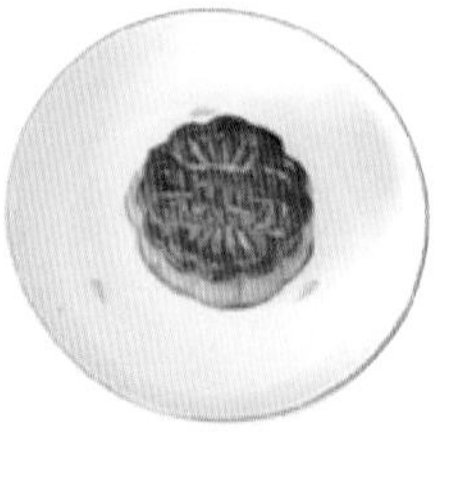

45g 小月饼

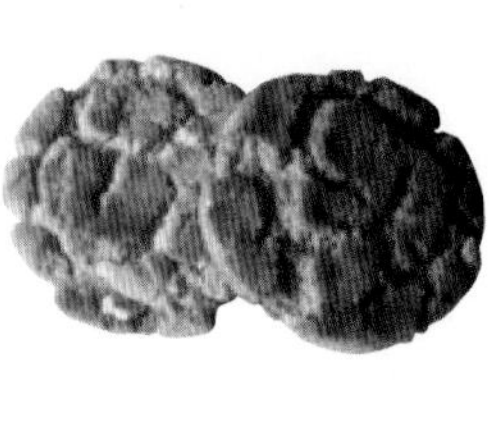

28g × 2 桃酥

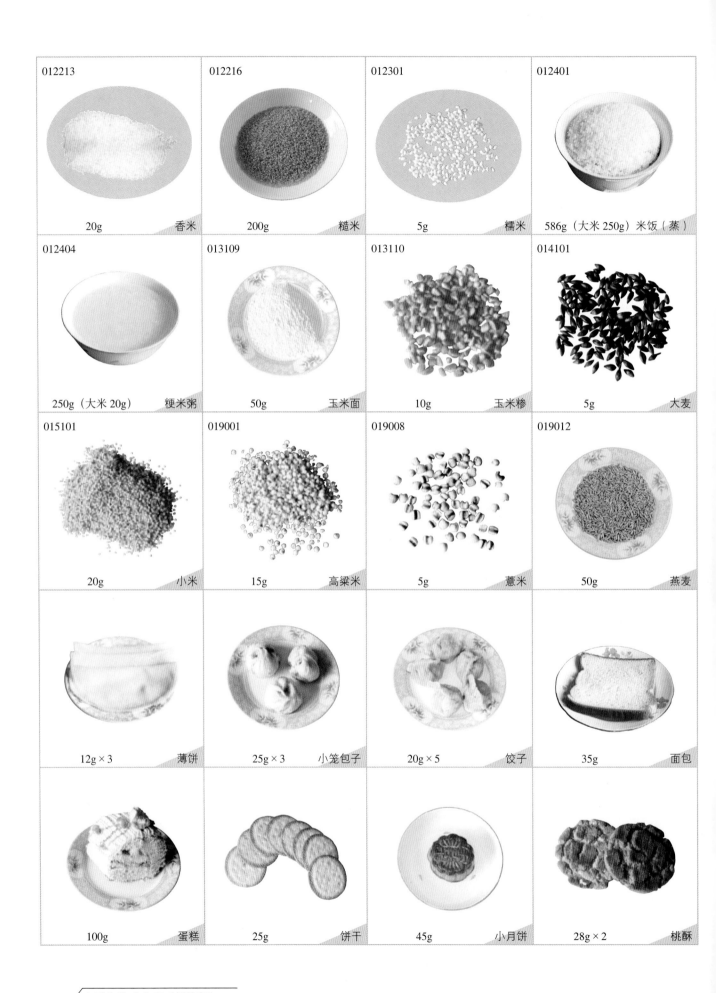

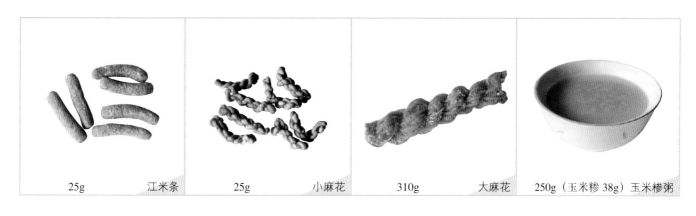

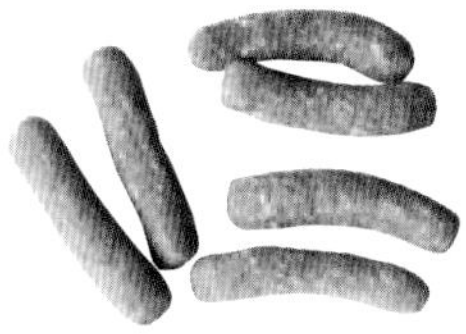

25g 江米条

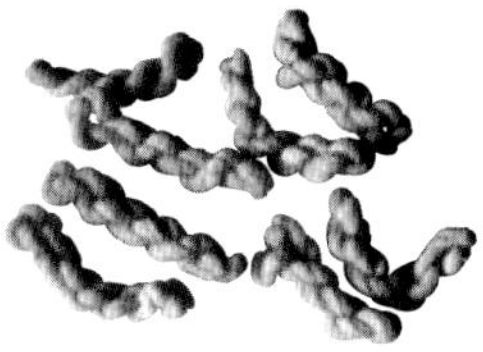

25g 小麻花

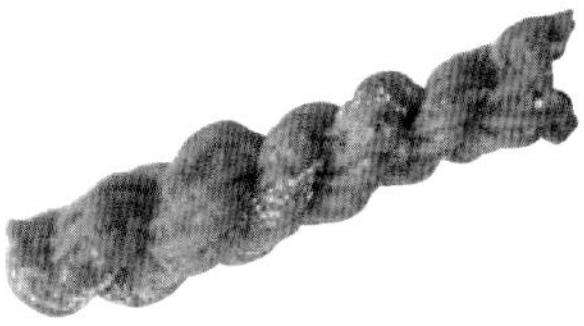

310g 大麻花

250g（玉米糁 38g）玉米糁粥

薯类、豆类及制品

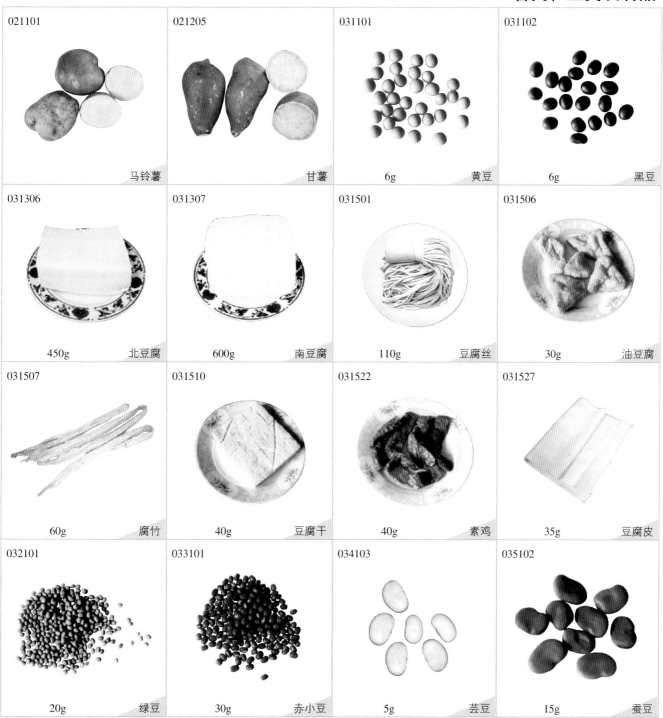

021101

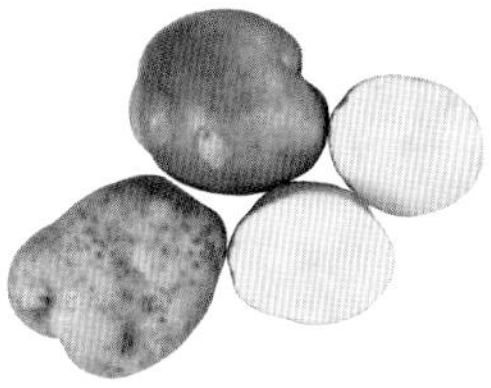

马铃薯

021205

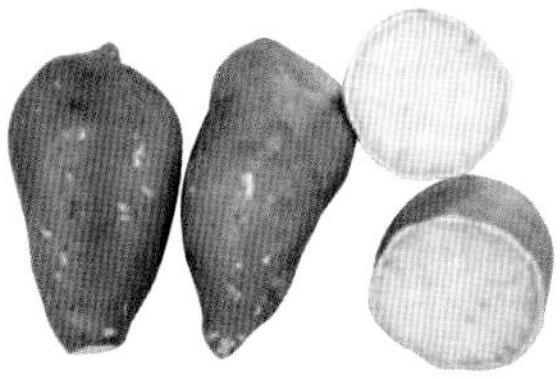

甘薯

031101

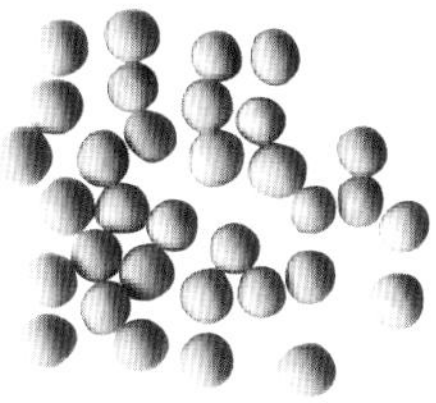

6g 黄豆

031102

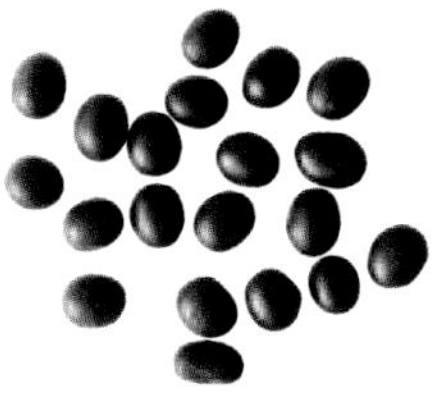

6g 黑豆

031306

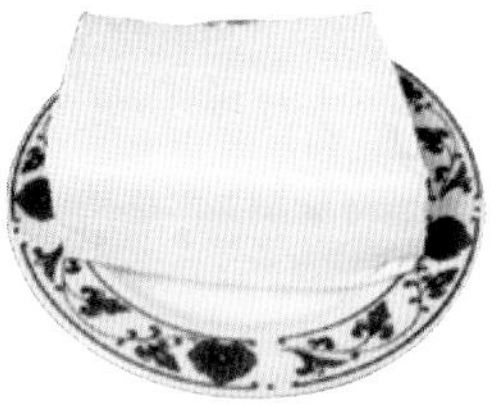

450g 北豆腐

031307

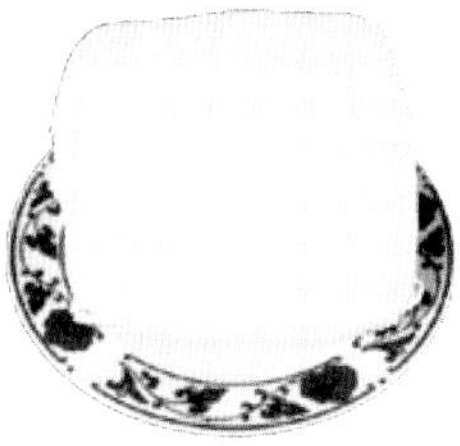

600g 南豆腐

031501

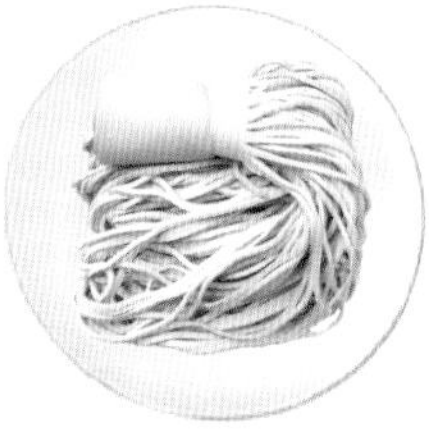

110g 豆腐丝

031506

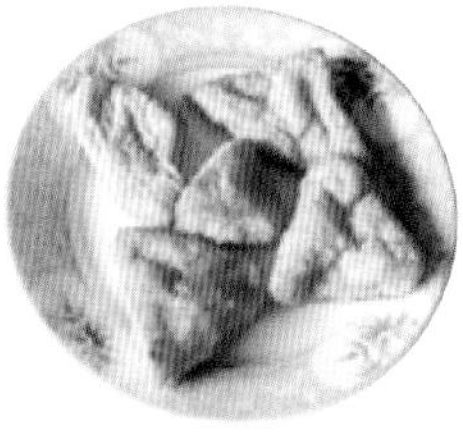

30g 油豆腐

031507

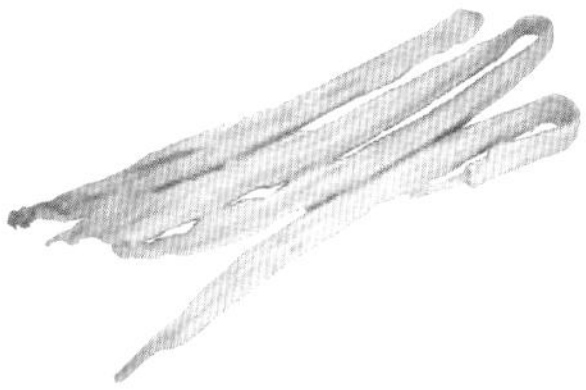

60g 腐竹

031510

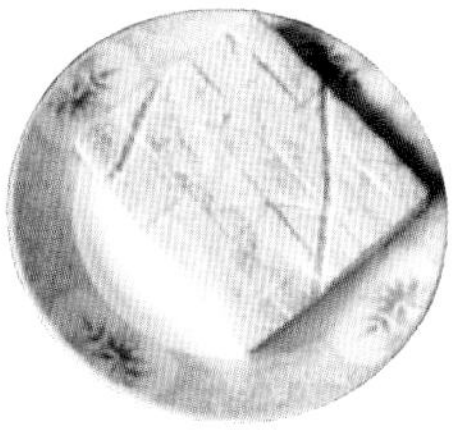

40g 豆腐干

031522

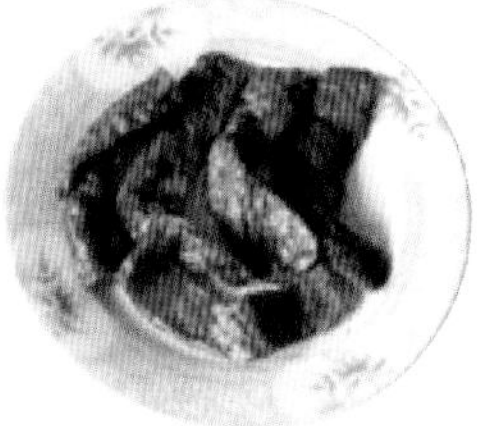

40g 素鸡

031527

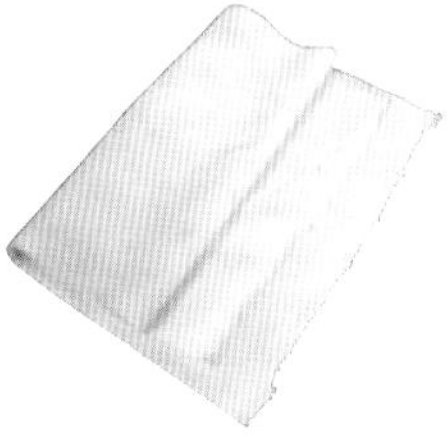

35g 豆腐皮

032101

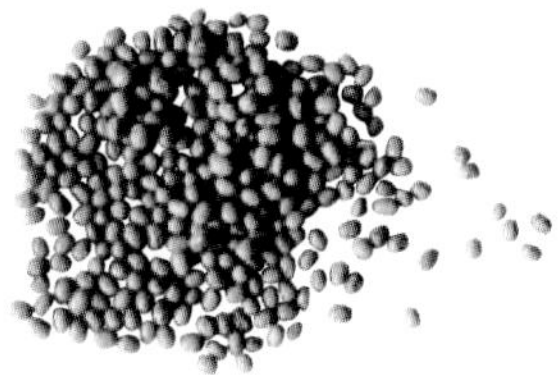

20g 绿豆

033101

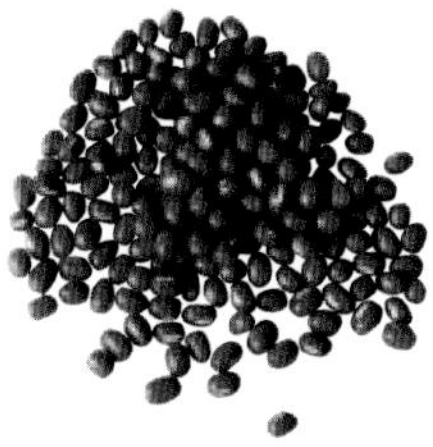

30g 赤小豆

034103

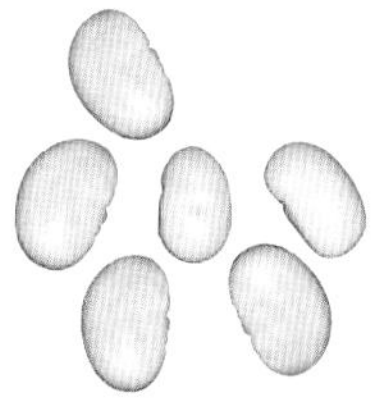

5g 芸豆

035102

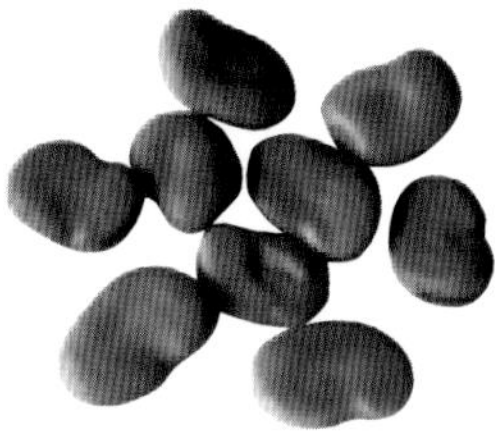

15g 蚕豆

蔬菜

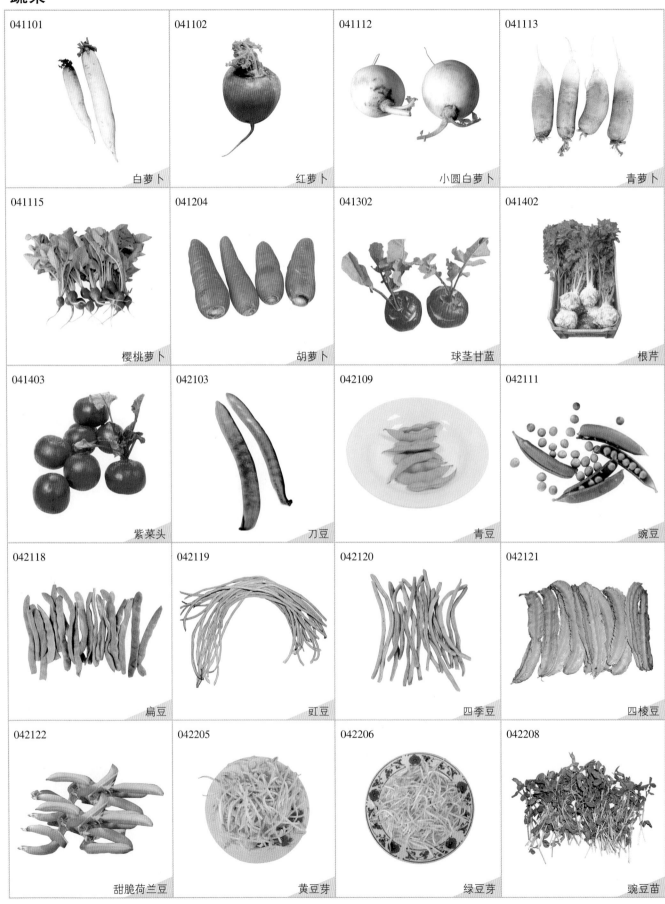

041101

白萝卜

041102

红萝卜

041112

小圆白萝卜

041113

青萝卜

041115

樱桃萝卜

041204

胡萝卜

041302

球茎甘蓝

041402

根芹

041403

紫菜头

042103

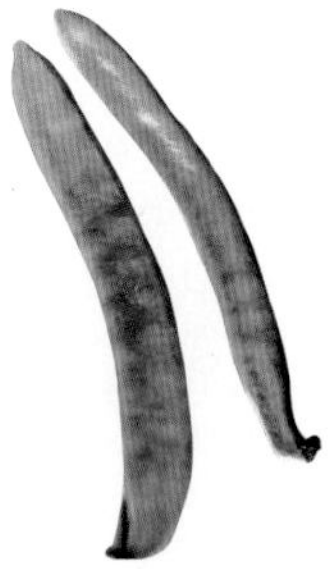

刀豆

042109

青豆

042111

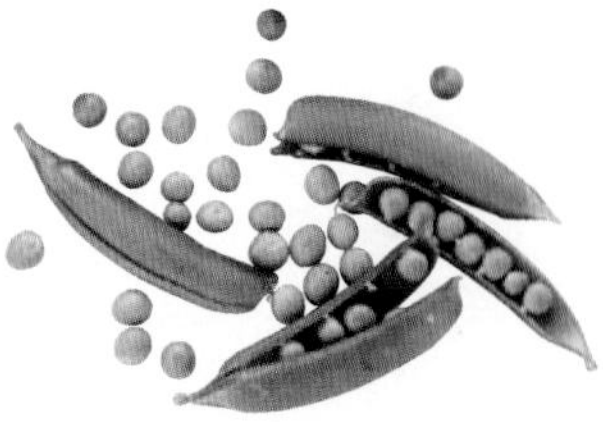

豌豆

042118

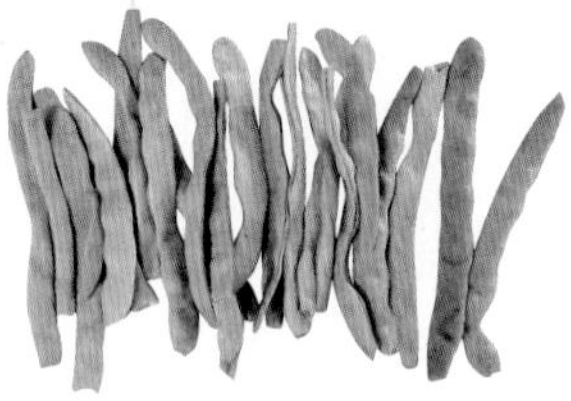

扁豆

042119

豇豆

042120

四季豆

042121

四棱豆

042122

甜脆荷兰豆

042205

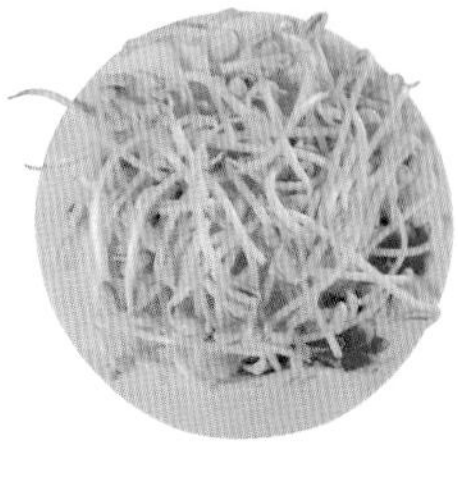

黄豆芽

042206

绿豆芽

042208

豌豆苗

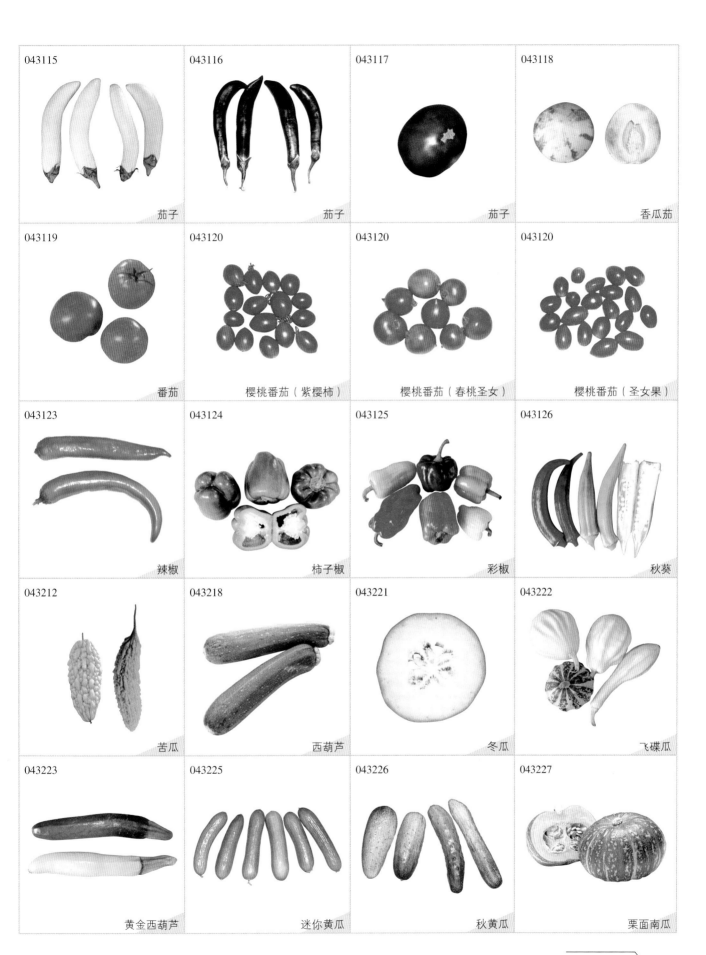

043115

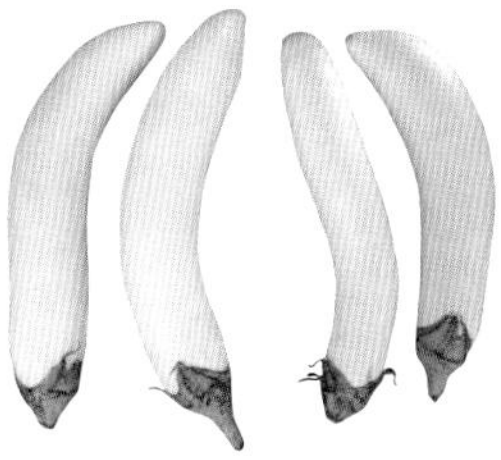

茄子

043116

茄子

043117

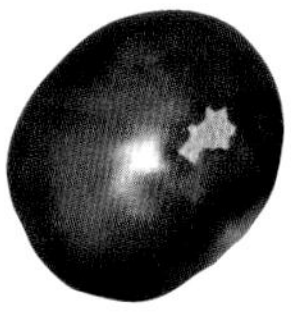

茄子

043118

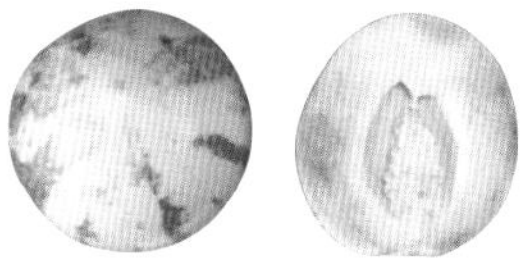

香瓜茄

043119

番茄

043120

樱桃番茄（紫樱柿）

043120

樱桃番茄（春桃圣女）

043120

樱桃番茄（圣女果）

043123

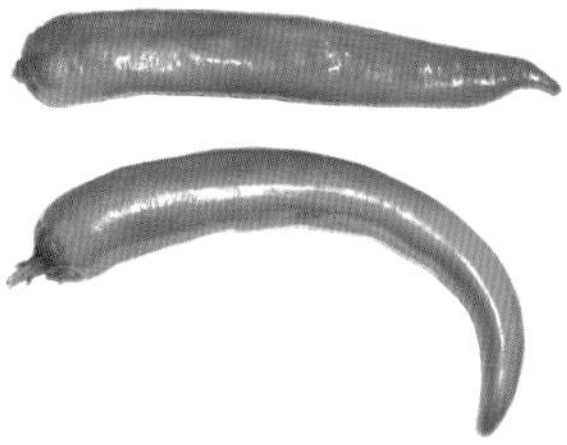

辣椒

043124

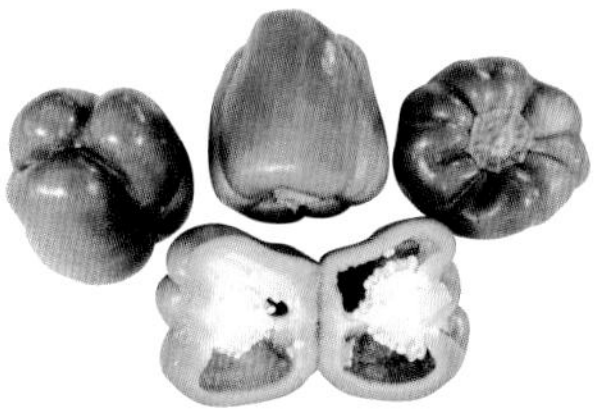

柿子椒

043125

彩椒

043126

秋葵

043212

苦瓜

043218

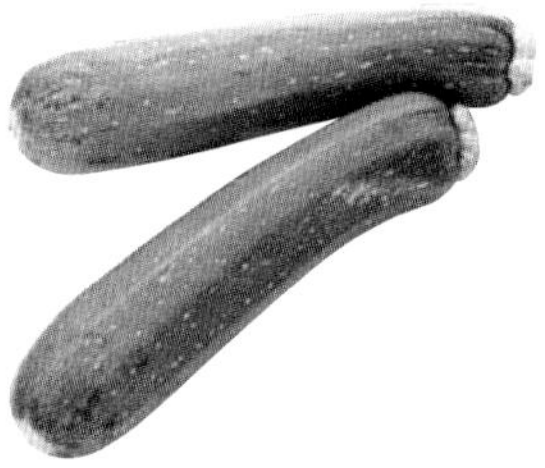

西葫芦

043221

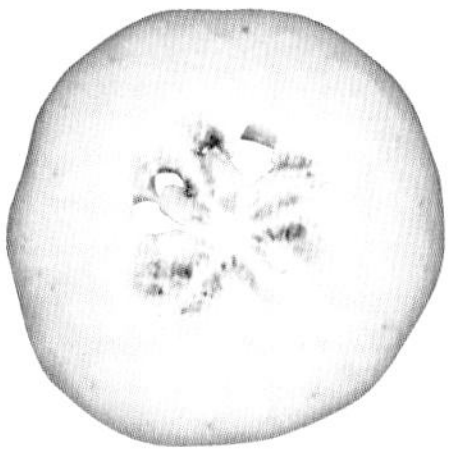

冬瓜

043222

飞碟瓜

043223

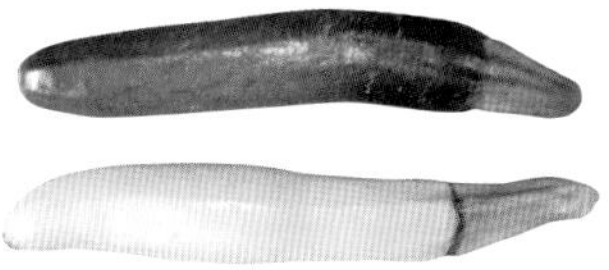

黄金西葫芦

043225

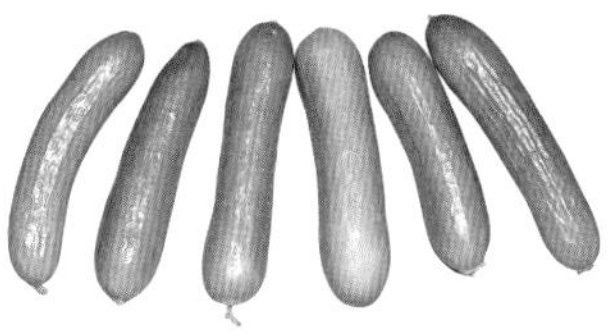

迷你黄瓜

043226

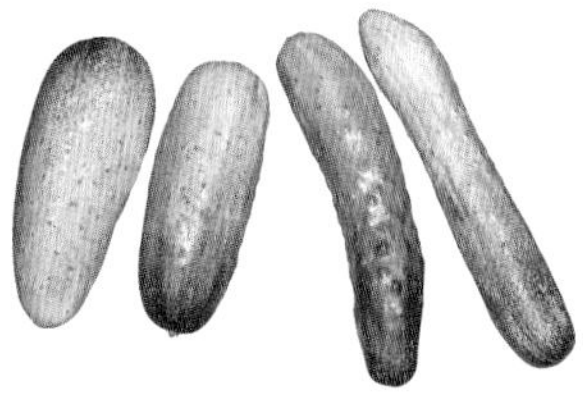

秋黄瓜

043227

栗面南瓜

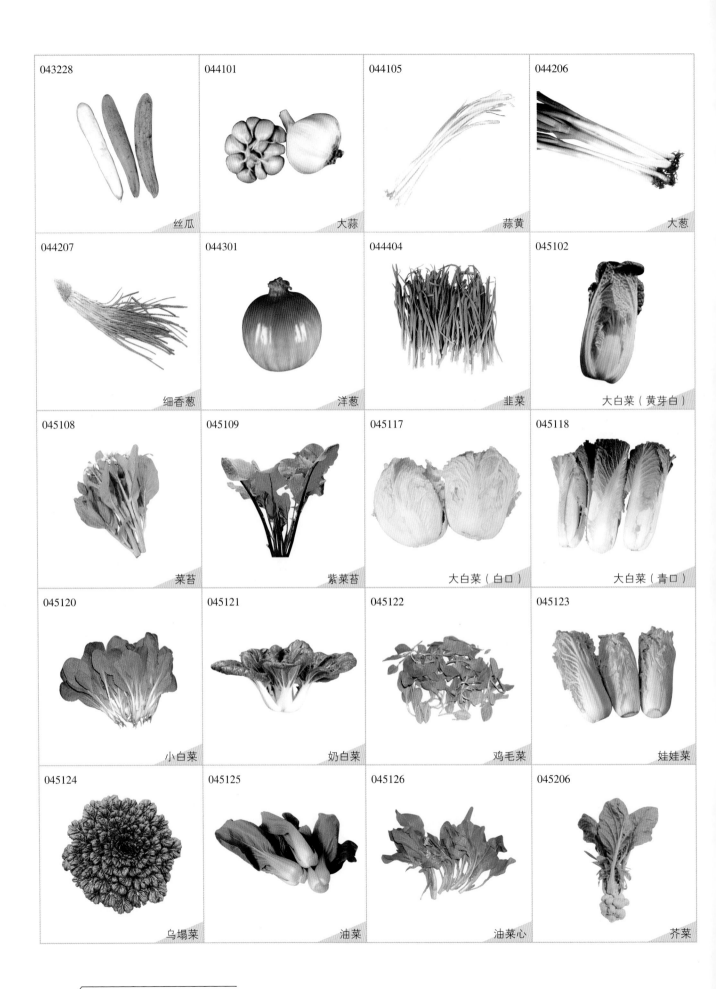

043228

丝瓜

044101

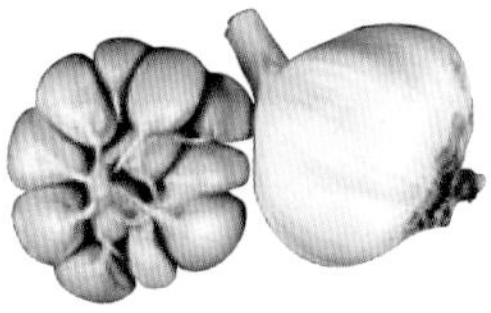

大蒜

044105

蒜黄

044206

大葱

044207

细香葱

044301

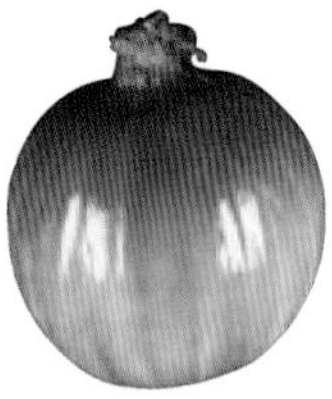

洋葱

044404

韭菜

045102

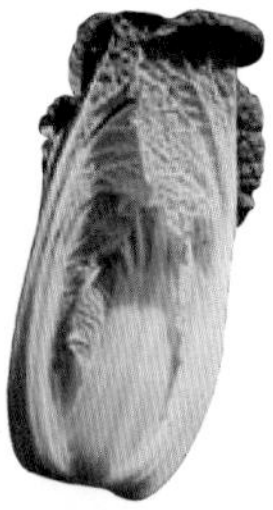

大白菜（黄芽白）

045108

菜苔

045109

紫菜苔

045117

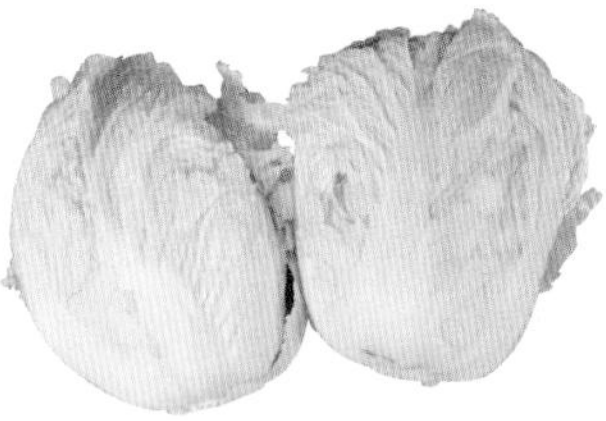

大白菜（白口）

045118

大白菜（青口）

045120

小白菜

045121

奶白菜

045122

鸡毛菜

045123

娃娃菜

045124

乌塌菜

045125

油菜

045126

油菜心

045206

芥菜

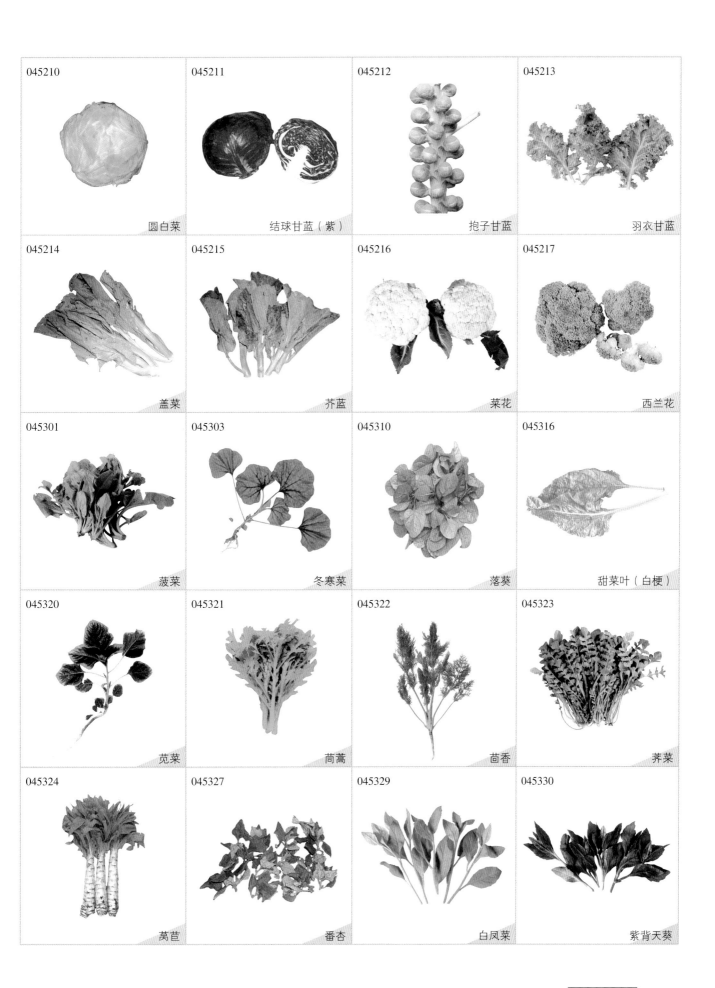

045210

圆白菜

045211

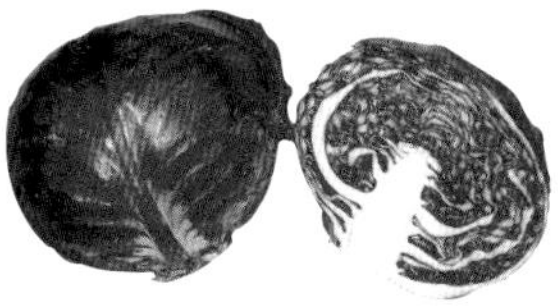

结球甘蓝（紫）

045212

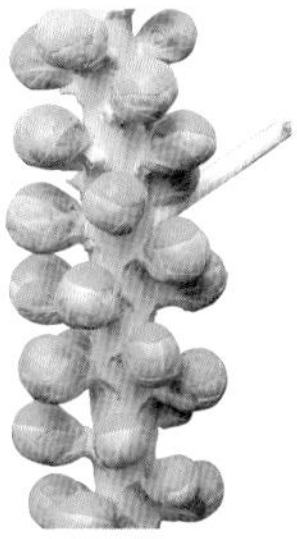

抱子甘蓝

045213

羽衣甘蓝

045214

盖菜

045215

芥蓝

045216

菜花

045217

西兰花

045301

菠菜

045303

冬寒菜

045310

落葵

045316

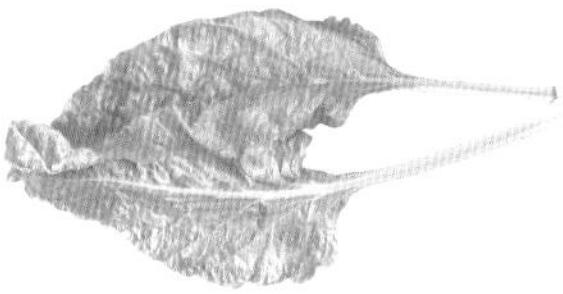

甜菜叶（白梗）

045320

苋菜

045321

茼蒿

045322

茴香

045323

荠菜

045324

莴苣

045327

番杏

045329

白凤菜

045330

紫背天葵

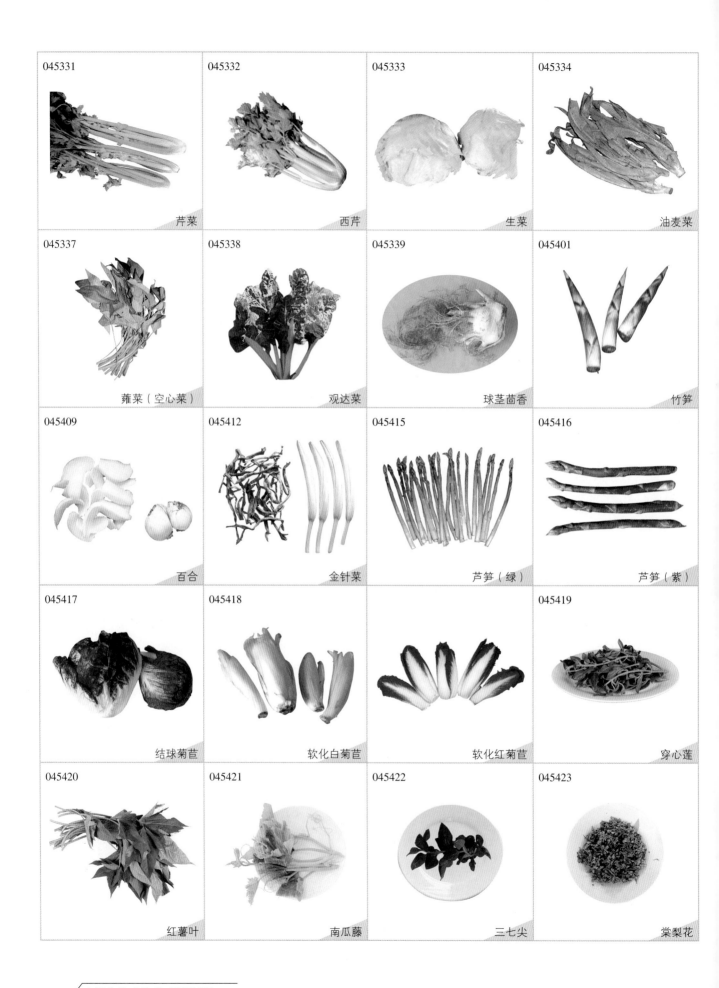

045331

芹菜

045332

西芹

045333

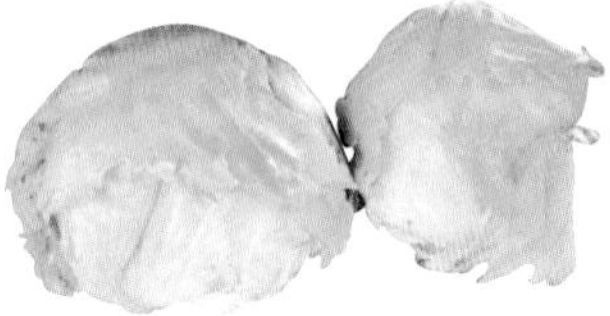

生菜

045334

油麦菜

045337

蕹菜（空心菜）

045338

观达菜

045339

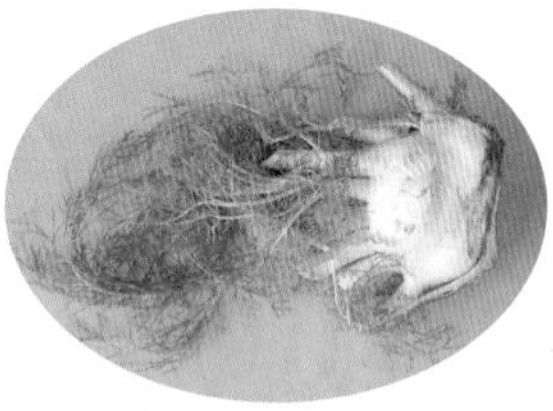

球茎茴香

045401

竹笋

045409

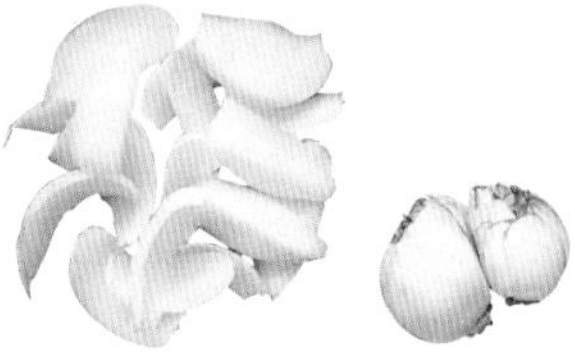

百合

045412

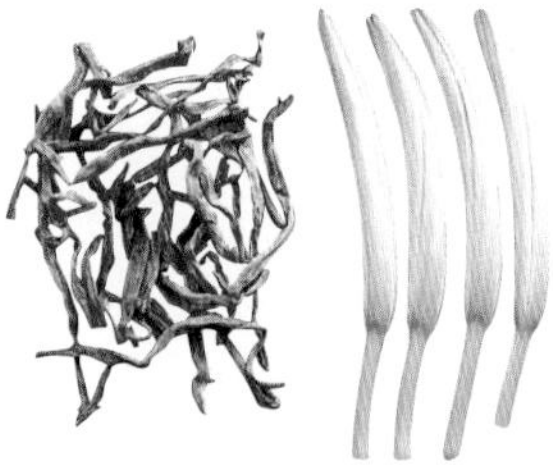

金针菜

045415

芦笋（绿）

045416

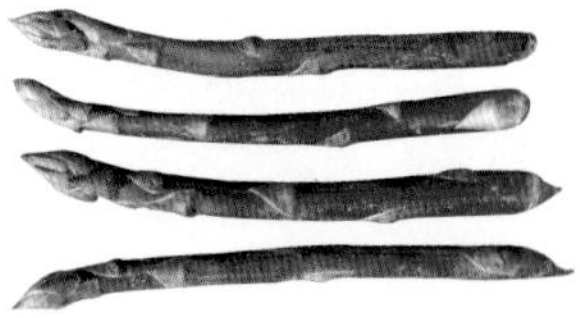

芦笋（紫）

045417

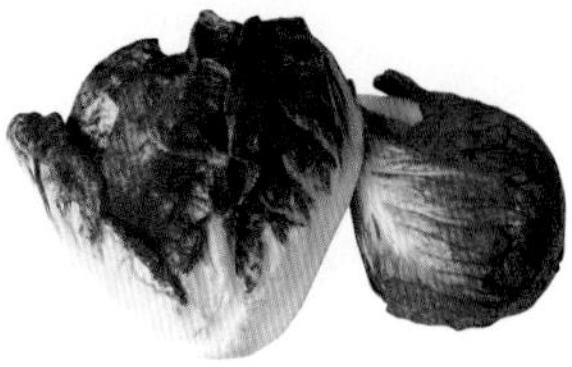

结球菊苣

045418

软化白菊苣

软化红菊苣

045419

穿心莲

045420

红薯叶

045421

南瓜藤

045422

三七尖

045423

棠梨花

045424

洋丝瓜苗

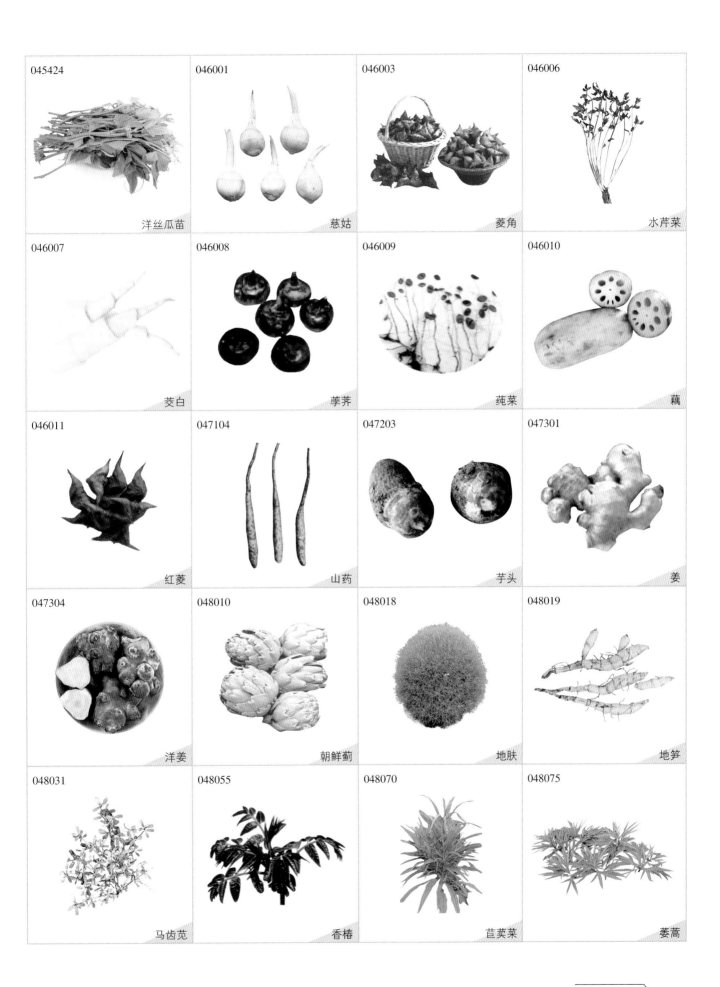

046001
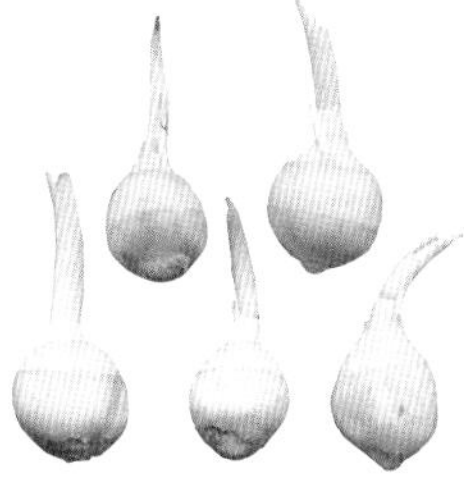
慈姑

046003

菱角

046006

水芹菜

046007

茭白

046008

荸荠

046009
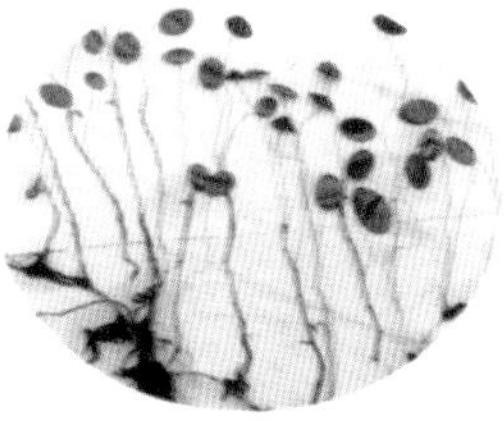
莼菜

046010
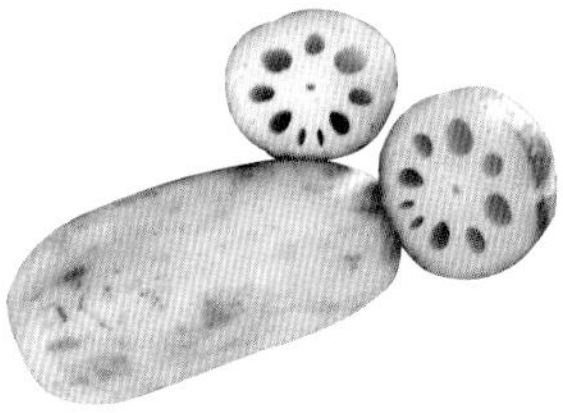
藕

046011

红菱

047104
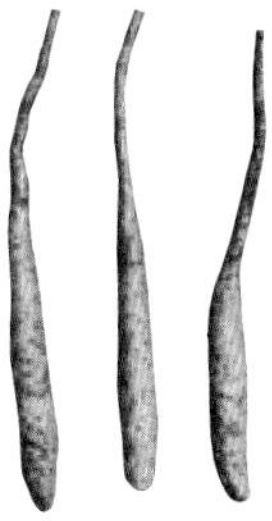
山药

047203
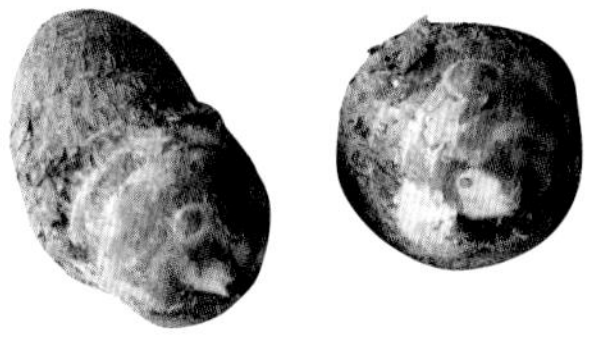
芋头

047301
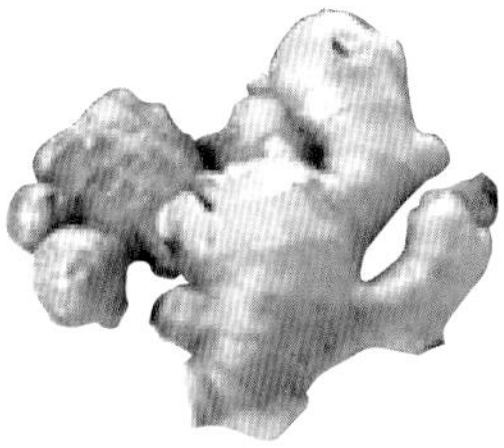
姜

047304

洋姜

048010

朝鲜蓟

048018
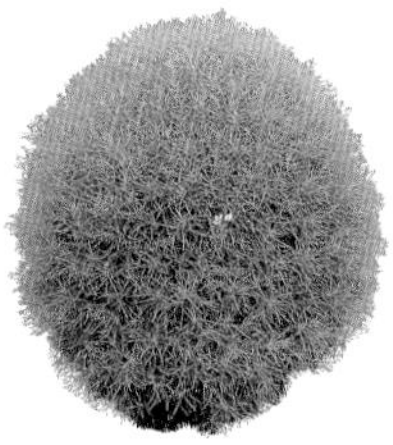
地肤

048019
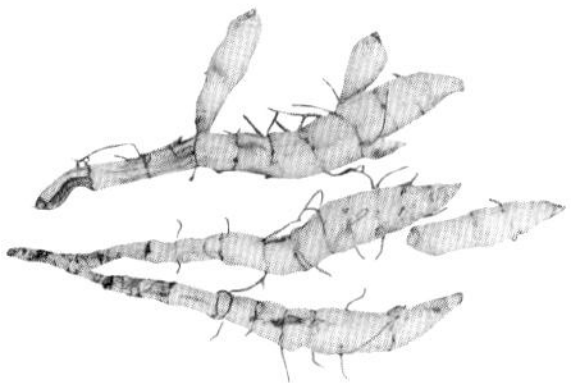
地笋

048031

马齿苋

048055

香椿

048070

苣荬菜

048075

蒌蒿

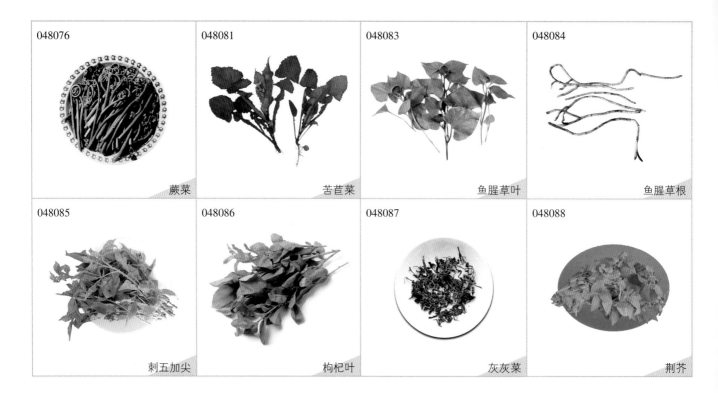

048076

蕨菜

048081

苦苣菜

048083

鱼腥草叶

048084

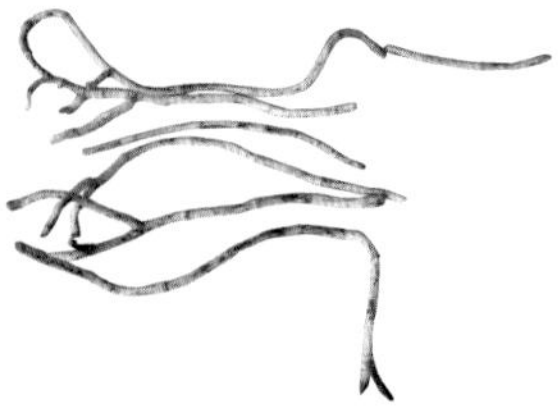

鱼腥草根

048085

刺五加尖

048086

枸杞叶

048087

灰灰菜

048088

荆芥

菌藻类

051001

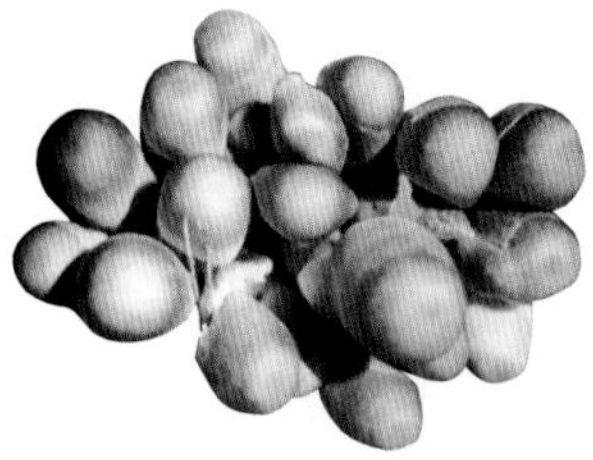

草菇

051002

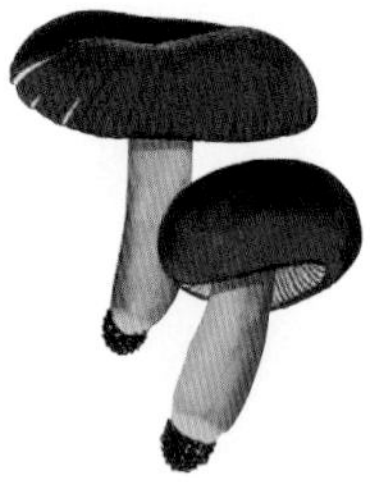

大红菇

051005

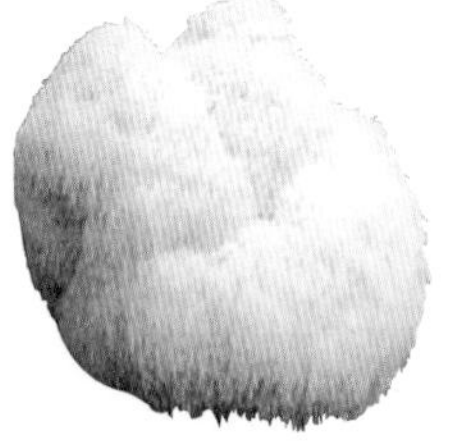

猴头菇

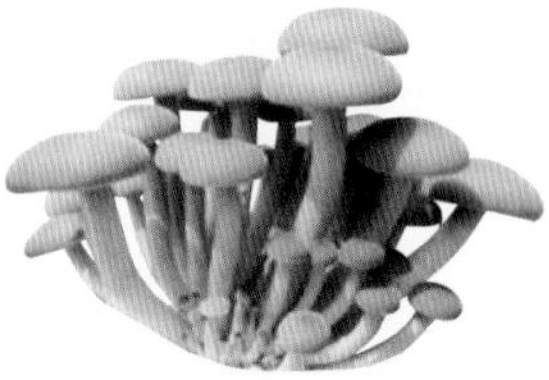

杨树菇

051008

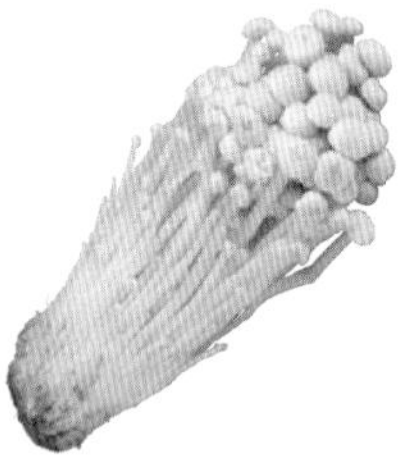

金针菇

051010

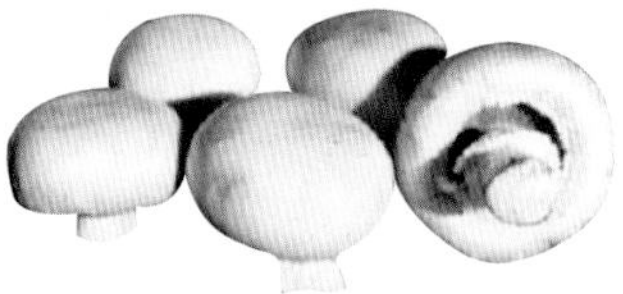

口蘑（白蘑菇）

051013

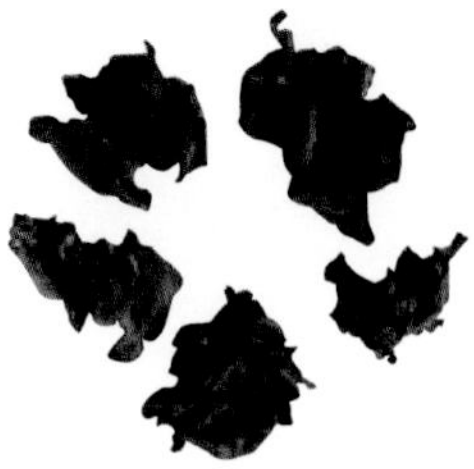

木耳

051014

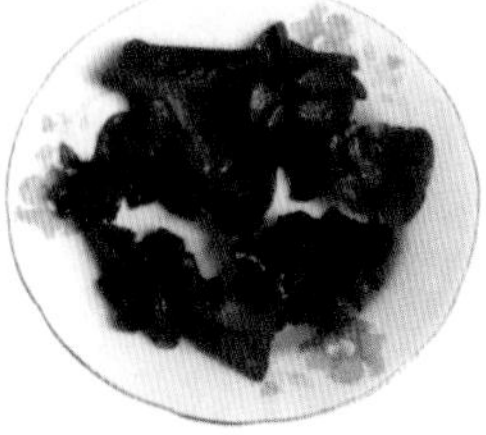

38g（干木耳 5g） 木耳（水发）

051015

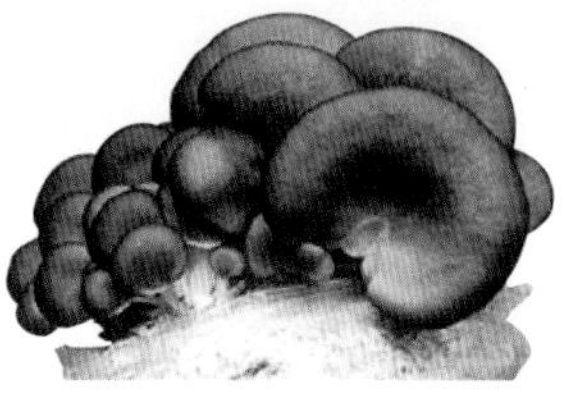

平菇

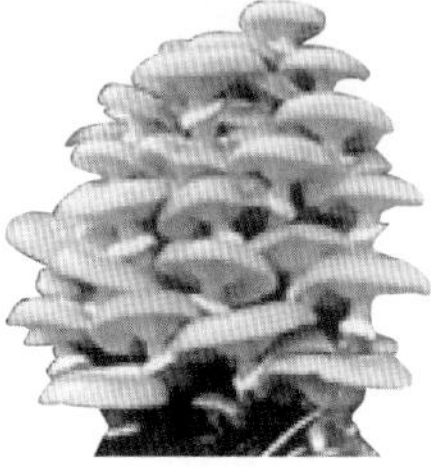

蜜环菌

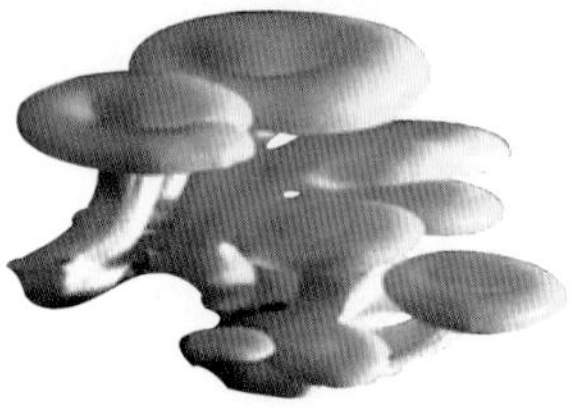

金顶侧耳

051018

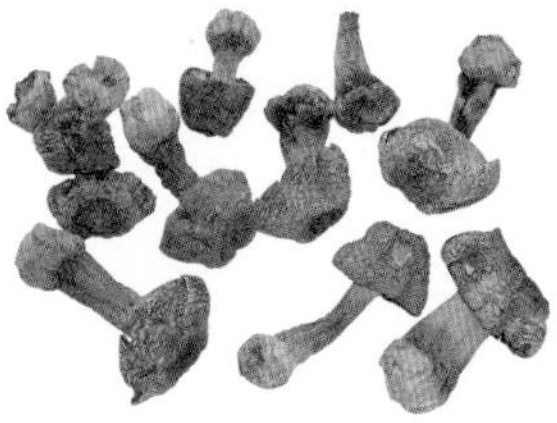

松茸

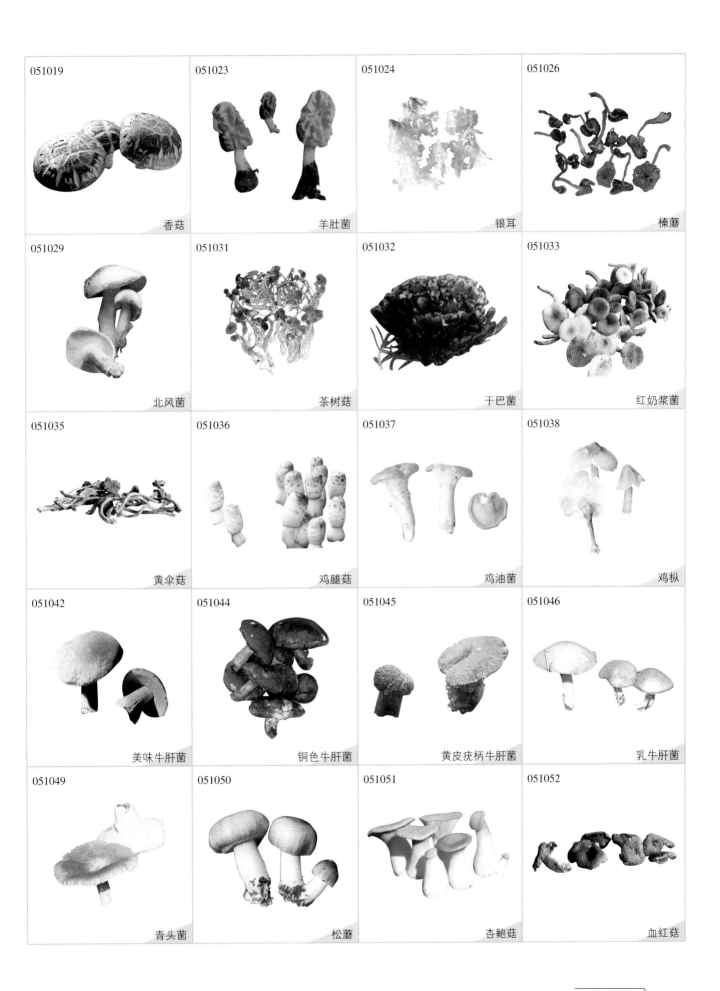

051019

香菇

051023

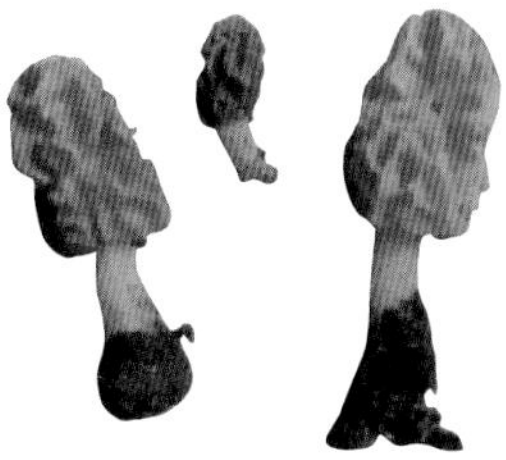

羊肚菌

051024

银耳

051026

榛蘑

051029

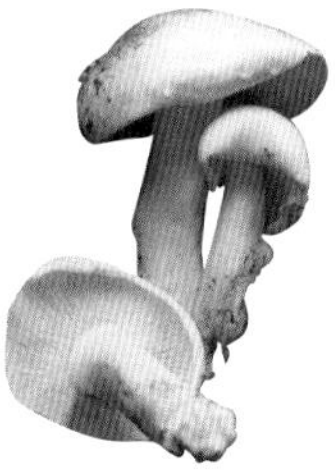

北风菌

051031

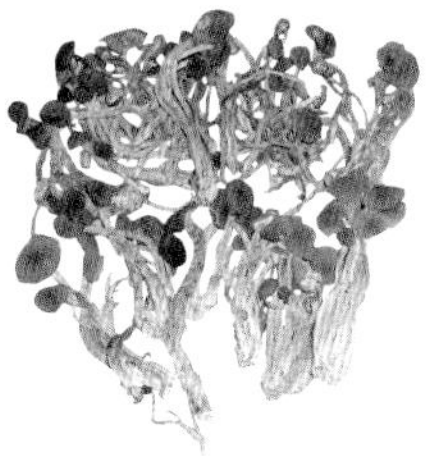

茶树菇

051032

干巴菌

051033

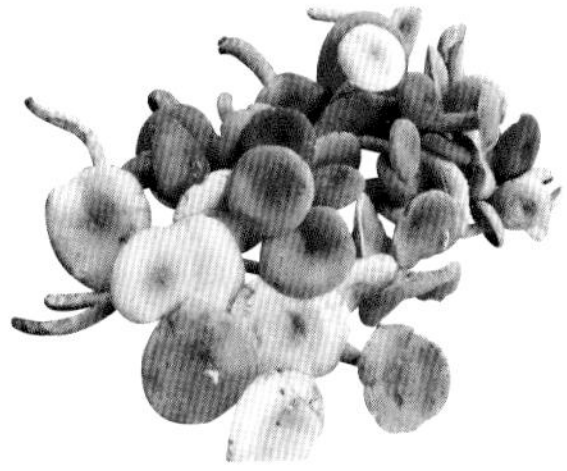

红奶浆菌

051035

黄伞菇

051036

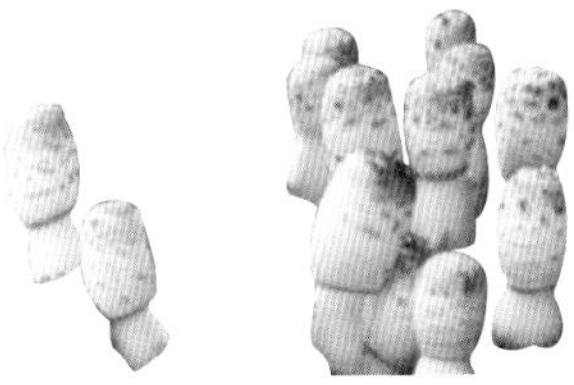

鸡腿菇

051037

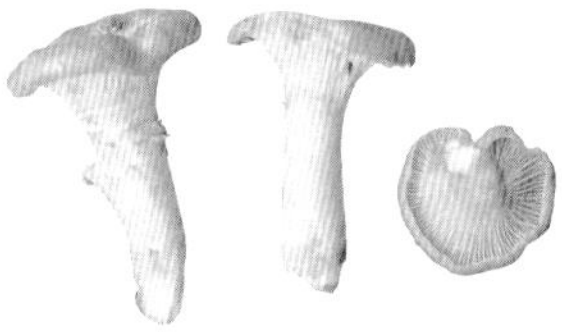

鸡油菌

051038

鸡枞

051042

美味牛肝菌

051044

铜色牛肝菌

051045

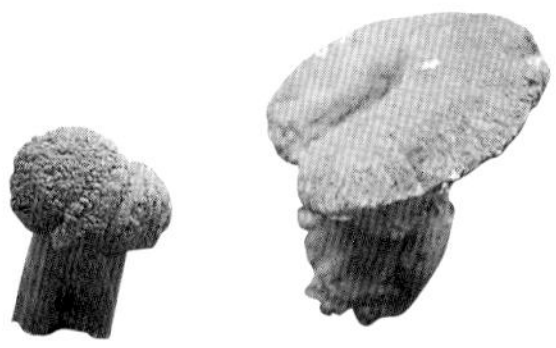

黄皮疣柄牛肝菌

051046

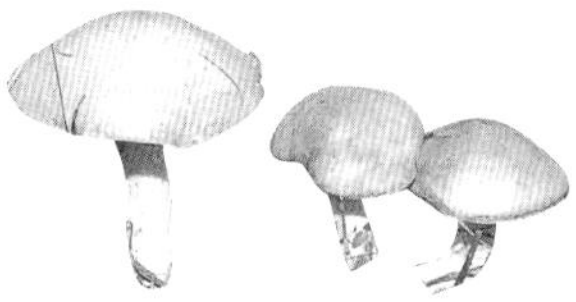

乳牛肝菌

051049

青头菌

051050

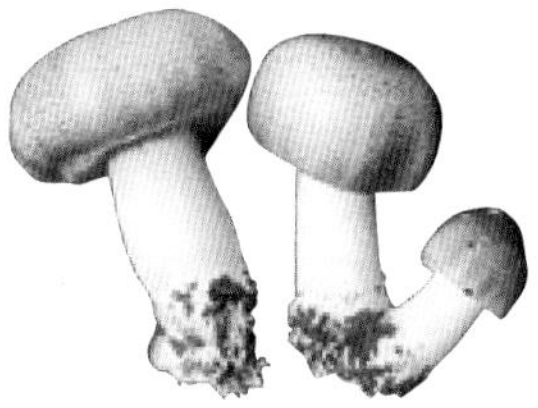

松蘑

051051

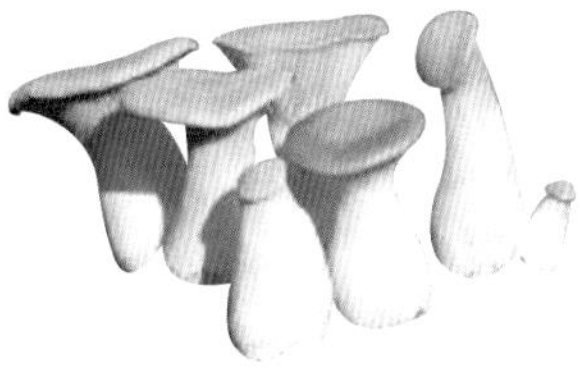

杏鲍菇

051052

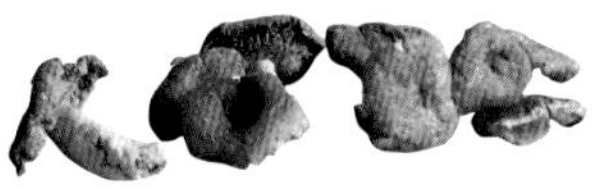

血红菇

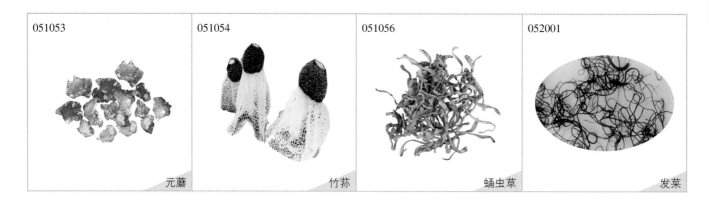

051053

元蘑

051054

竹荪

051056

蛹虫草

052001

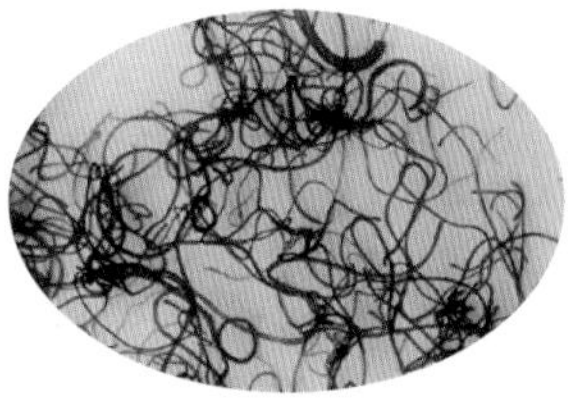

发菜

水果

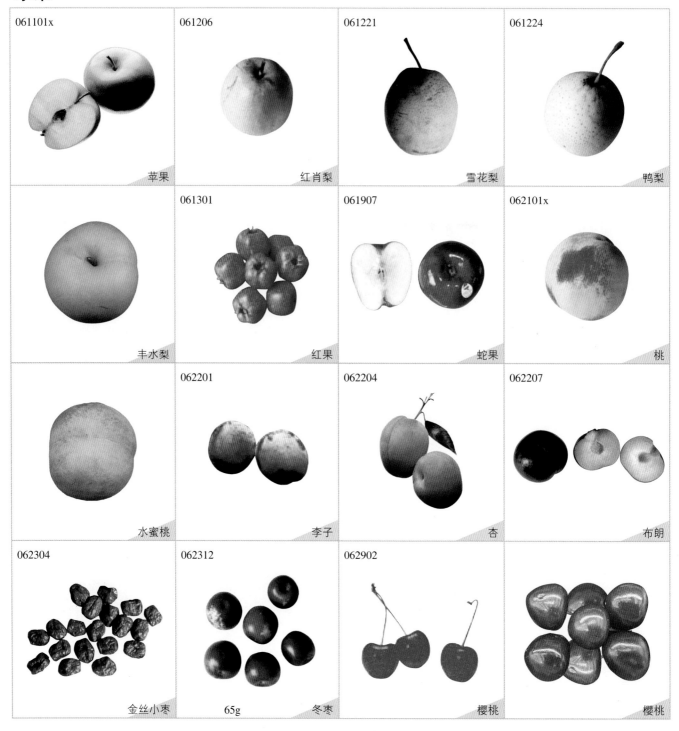

061101x

苹果

061206

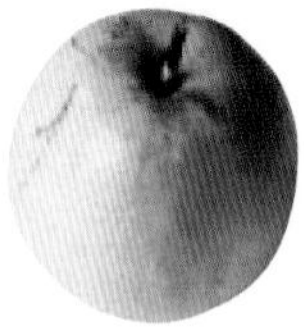

红肖梨

061221

雪花梨

061224

鸭梨

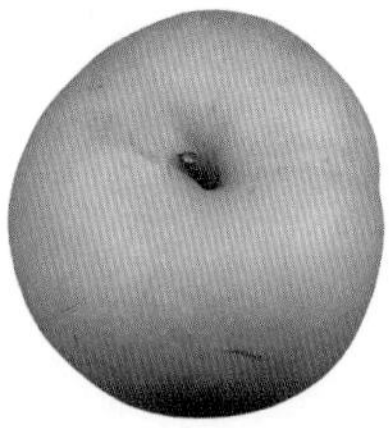

丰水梨

061301

红果

061907

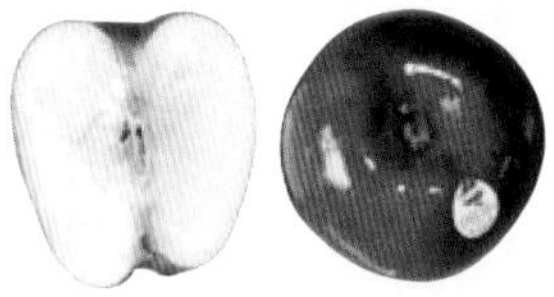

蛇果

062101x

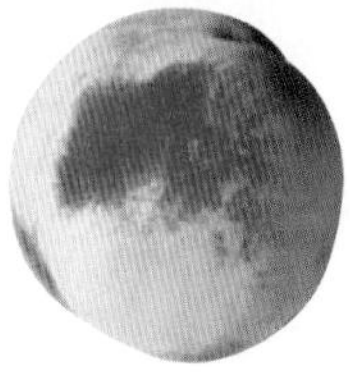

桃

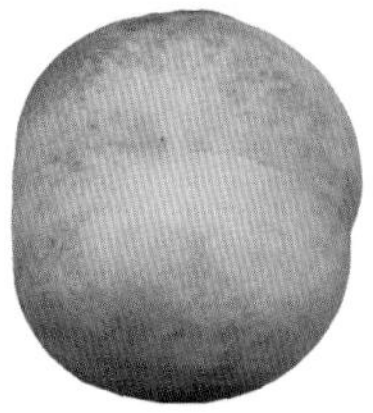

水蜜桃

062201

李子

062204

杏

062207

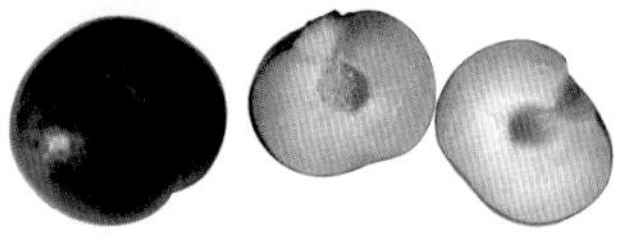

布朗

062304

金丝小枣

062312

65g 冬枣

062902

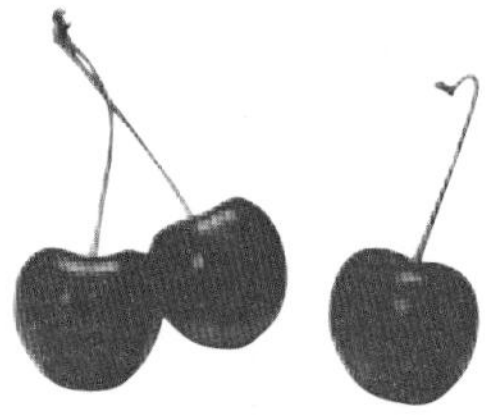

樱桃

樱桃

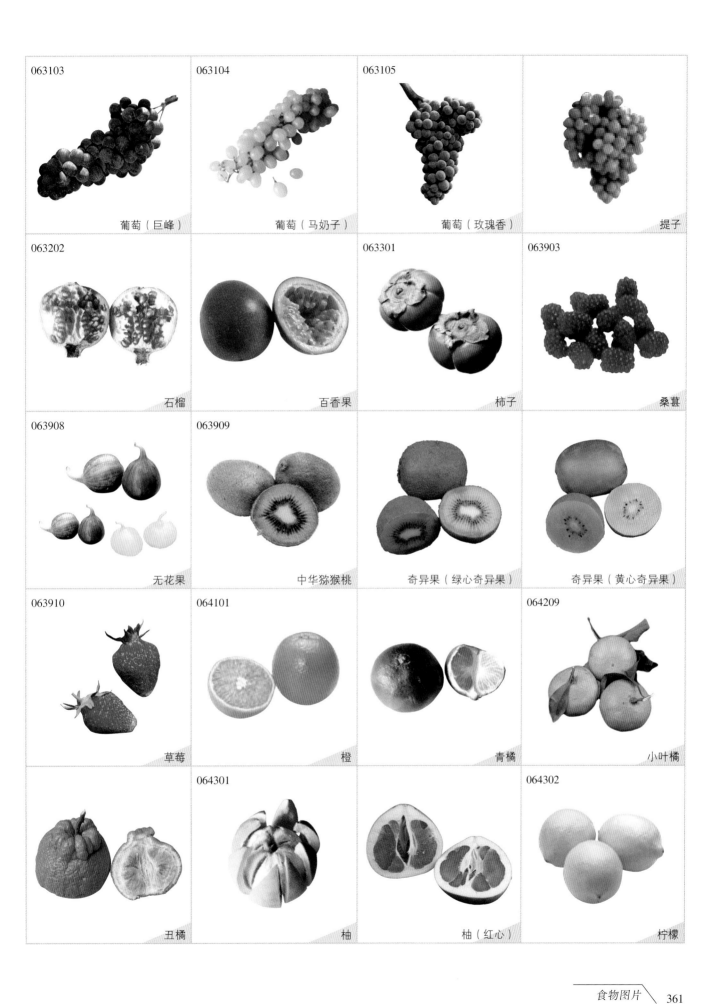

063103

葡萄（巨峰）

063104

葡萄（马奶子）

063105

葡萄（玫瑰香）

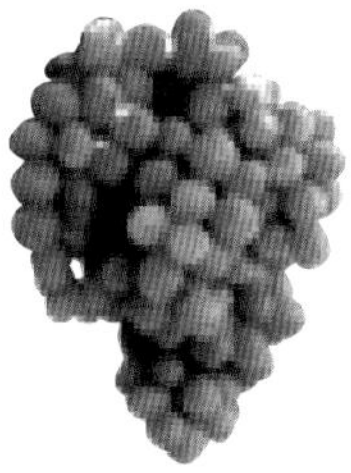

提子

063202

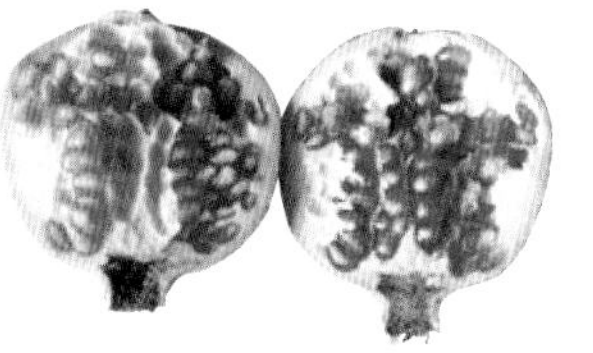

石榴

百香果

063301

柿子

063903

桑葚

063908

无花果

063909

中华猕猴桃

奇异果（绿心奇异果）

奇异果（黄心奇异果）

063910

草莓

064101

橙

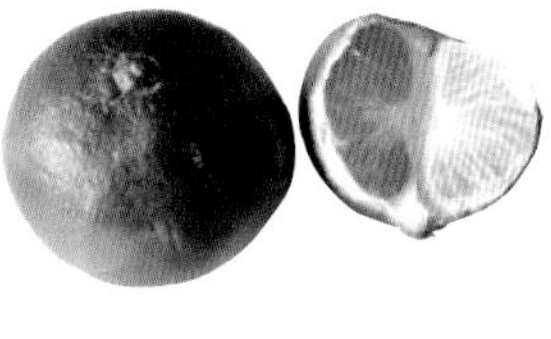

青橘

064209

小叶橘

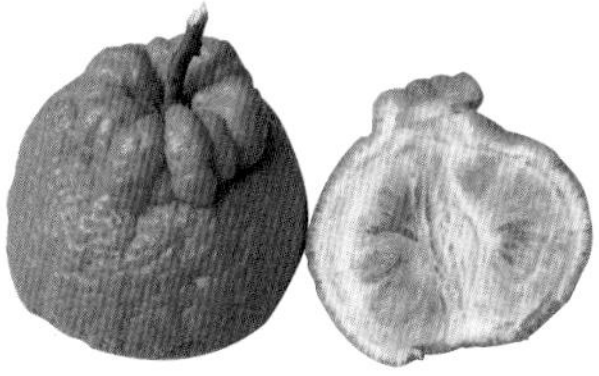

丑橘

064301

柚

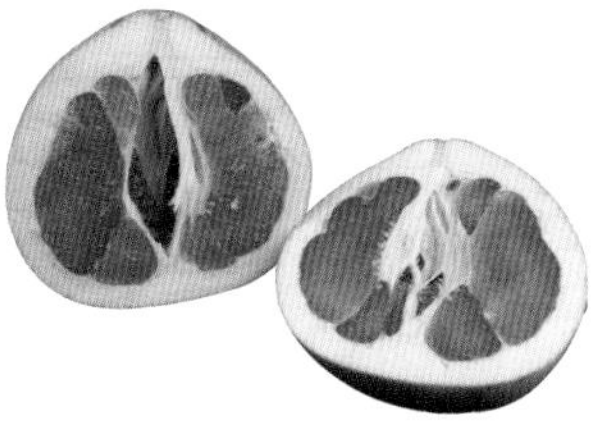

柚（红心）

064302

柠檬

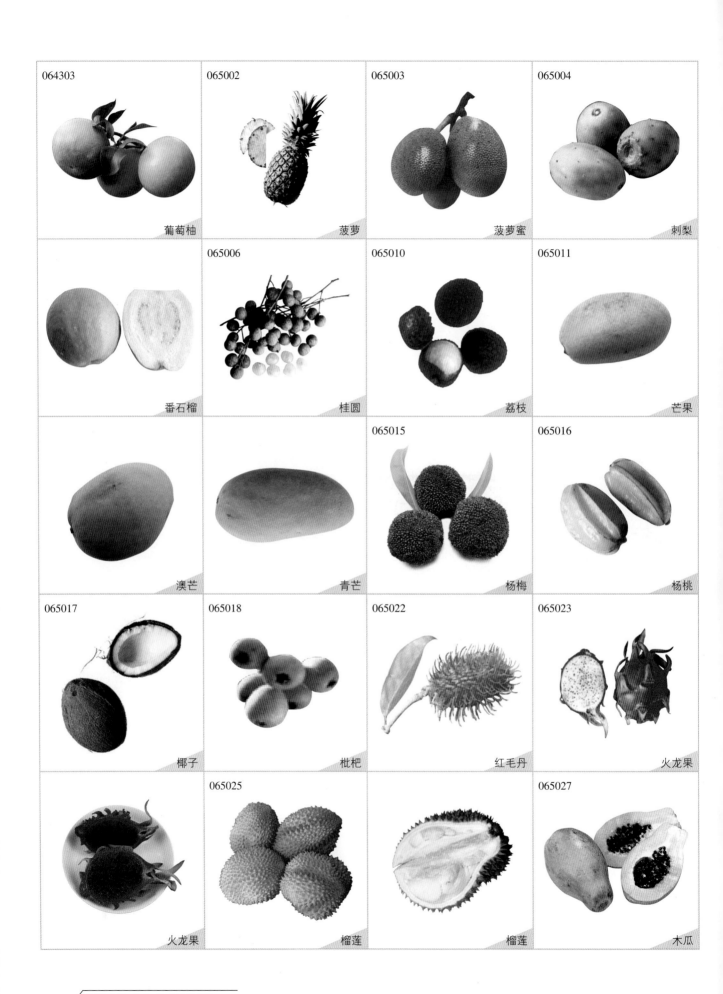

064303

葡萄柚

065002

菠萝

065003

菠萝蜜

065004

刺梨

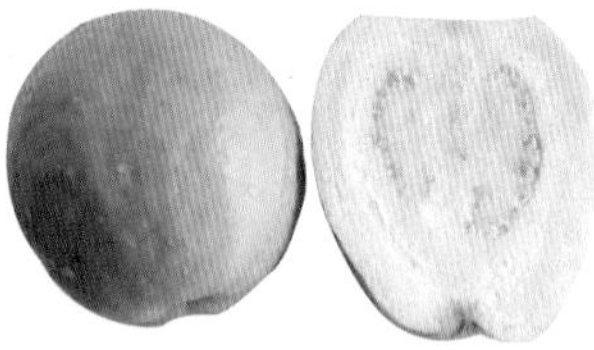

番石榴

065006

桂圆

065010

荔枝

065011

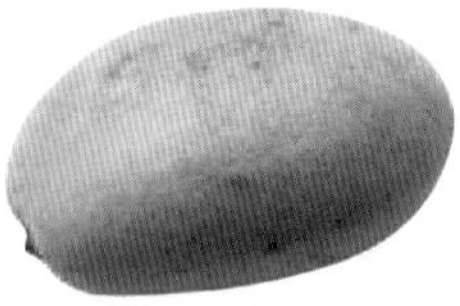

芒果

澳芒

青芒

065015

杨梅

065016

杨桃

065017

椰子

065018

枇杷

065022

红毛丹

065023

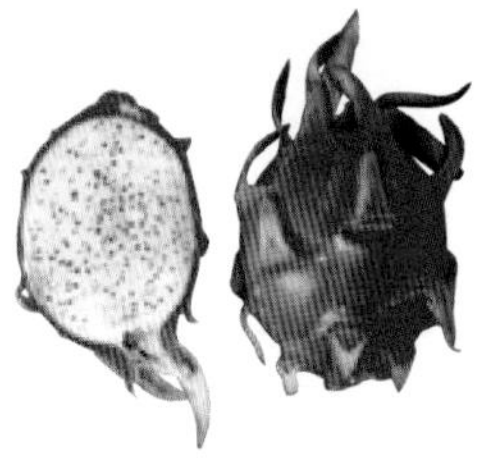

火龙果

火龙果

065025

榴莲

榴莲

065027

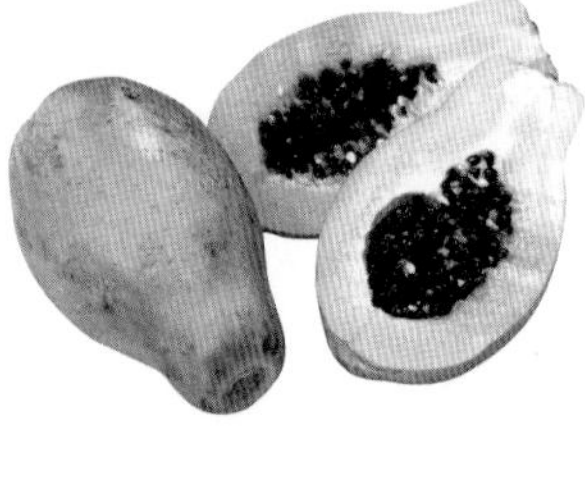

木瓜

065030

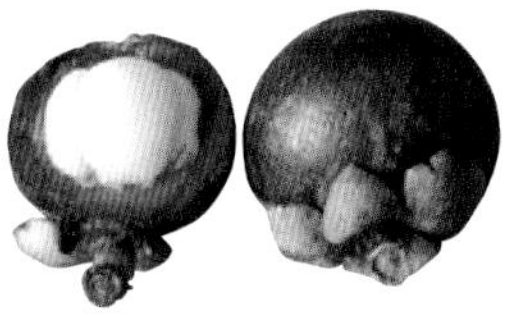

山竹

065031

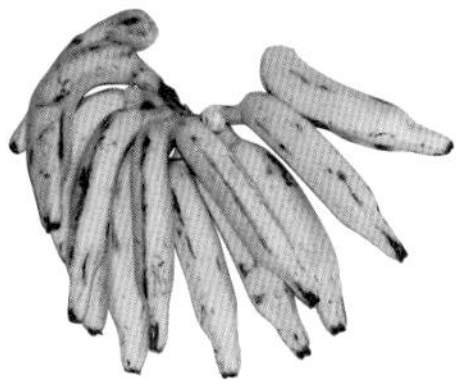

香蕉（芭蕉）

065032

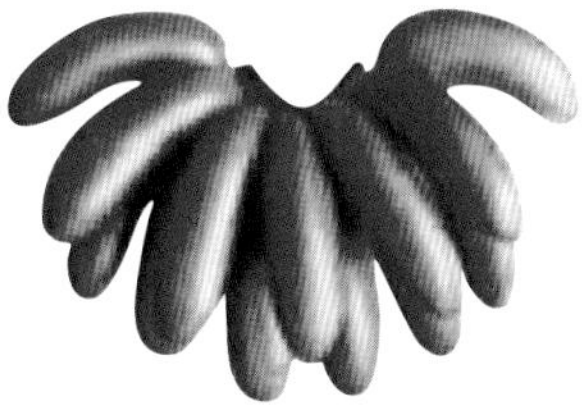

香蕉（红皮）

065033

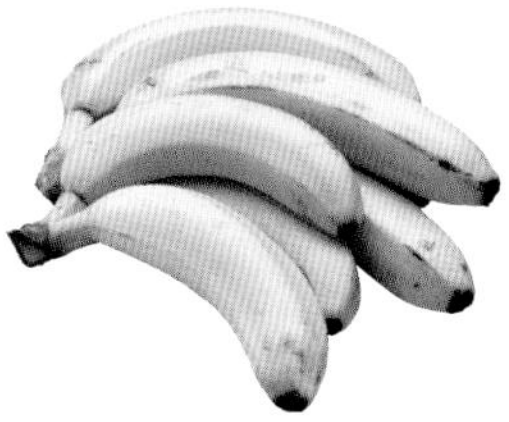

香蕉

066103

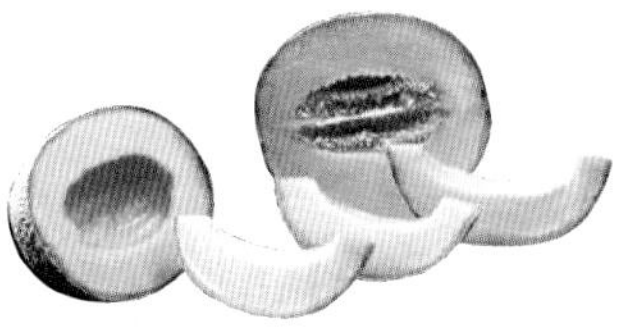

哈密瓜

066201x

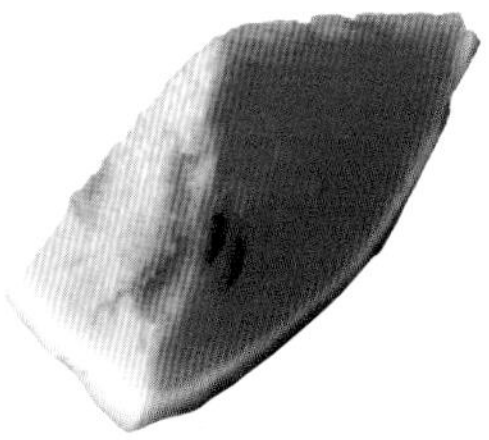

西瓜

066206

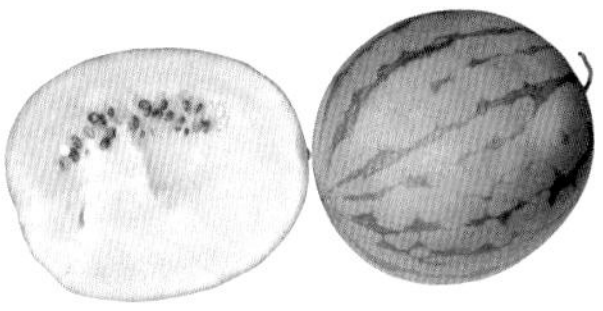

小西瓜

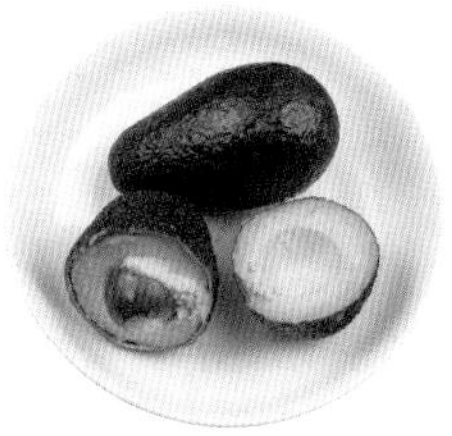

牛油果

坚果类

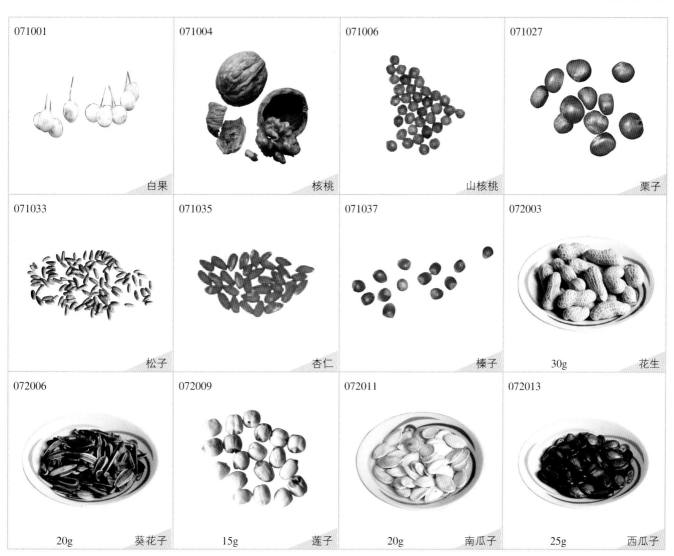

071001

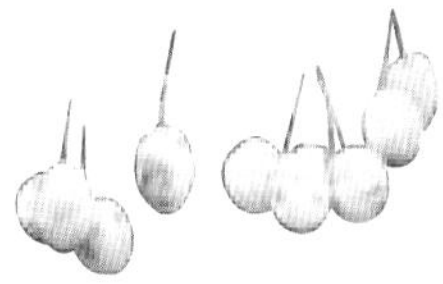

白果

071004

核桃

071006

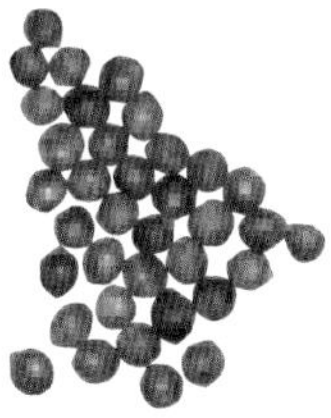

山核桃

071027

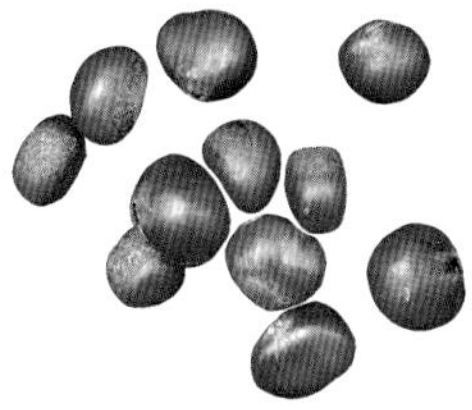

栗子

071033

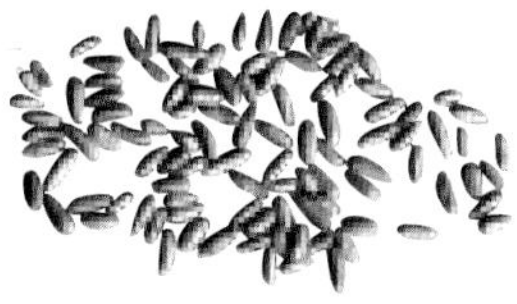

松子

071035

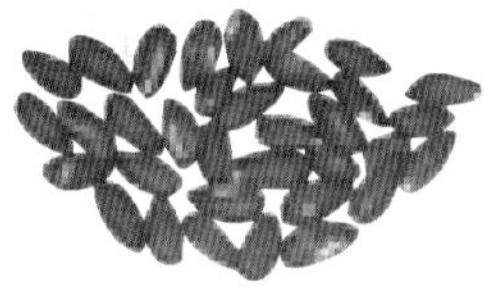

杏仁

071037

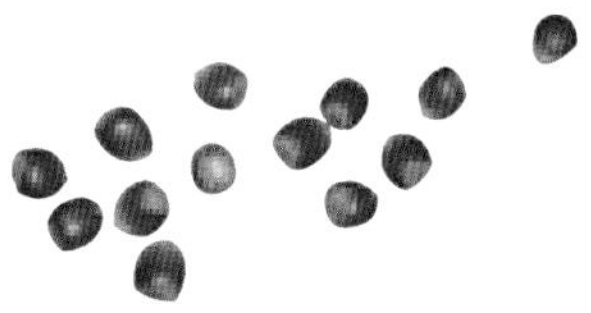

榛子

072003

30g 花生

072006

20g 葵花子

072009

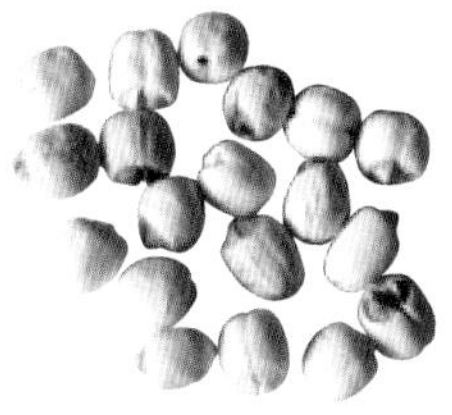

15g 莲子

072011

20g 南瓜子

072013

25g 西瓜子

中国营养学会
Chinese Nutrition Society

中国居民平衡膳食宝塔（2016）

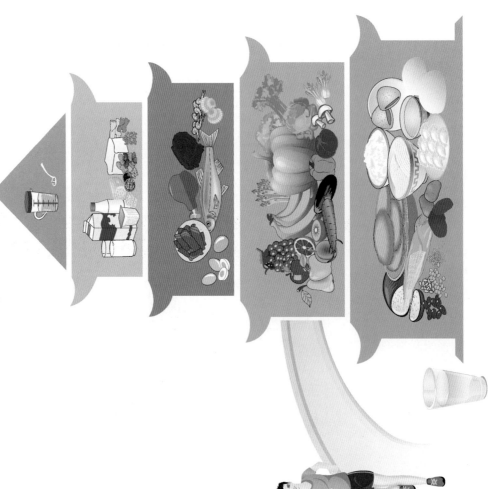

盐 <6克
油 25~30克

奶及奶制品 300克
大豆及坚果类 25~35克

畜禽肉 40~75克
水产品 40~75克
蛋　类 40~50克

蔬菜类 300~500克
水果类 200~350克

谷薯类 250~400克
全谷物和杂豆 50~150克
薯类 50~100克

水 1500~1700毫升